免疫相关性疾病及临床护理

吴松泉　王光丽　编著

科学出版社

北京

内 容 简 介

免疫相关性疾病指由机体免疫缺陷、免疫功能异常或以免疫调节紊乱作为主要或重要发病机制而引起的一系列临床疾病。随着疾病的免疫发病机制不断被阐明,免疫相关性疾病的种类和范围在不断扩大和延伸。本书系统阐述了临床常见或典型的免疫相关性疾病及其护理措施,紧扣临床实际,突出展现国内外最新进展。全书共 15 章,概述部分介绍了免疫相关性疾病发生的基础和免疫应答及其调节机制,各论部分介绍了血液、心血管、消化、呼吸、泌尿生殖、内分泌、神经、眼耳鼻喉、皮肤等系统或部位常见或典型的免疫相关性疾病。

本书可供临床医护工作者、临床医学和护理学专业研究生使用和参考。

图书在版编目（CIP）数据

免疫相关性疾病及临床护理 / 吴松泉,王光丽编著. —北京:科学出版社,2024.1

ISBN 978-7-03-077256-5

Ⅰ. ①免… Ⅱ. ①吴… ②王… Ⅲ. ①免疫性疾病－诊疗 Ⅳ. ①R593 ②R473.5

中国国家版本馆 CIP 数据核字（2023）第 247681 号

责任编辑:丁慧颖 / 责任校对:张小霞
责任印制:赵　博 / 封面设计:吴朝洪

科 学 出 版 社 出版

北京东黄城根北街 16 号
邮政编码:100717
http://www.sciencep.com

北京富资园科技发展有限公司印刷
科学出版社发行　各地新华书店经销

*

2024 年 1 月第 一 版　开本:787×1092　1/16
2025 年 1 月第二次印刷　印张:20
字数:460 000

定价:105.00 元

前　言

　　免疫相关性疾病又称免疫性疾病，指由机体免疫缺陷、免疫功能异常或以免疫调节紊乱作为主要或重要发病机制而引起的一系列临床疾病。随着现代免疫学研究的不断深入，大量与临床疾病有关的免疫反应机制被逐步阐明，许多原来认为与免疫无关的疾病被发现与免疫系统或免疫功能存在密不可分的关系。疾病的免疫发病机制不断被探明，免疫相关性疾病的种类和范围也在不断扩大和延伸，相关患病人群的数量大幅增长，系统梳理和分析免疫相关性疾病及其临床护理措施的必要性和重要性日益凸显。完善临床疾病医护体系，撰写出版阐述免疫相关性疾病及临床护理的专著具有重要现实意义和应用价值。

　　《免疫相关性疾病及临床护理》较为全面、系统地阐述了病因和（或）发病机制与免疫系统和（或）免疫调节功能密切相关的临床常见或典型疾病及其护理方法，紧扣临床护理工作实际，突出展现免疫相关性疾病的护理特点。

　　本书的撰写坚持科学性、先进性及适用性基本原则，力求思路清晰、结构合理，科学性和临床实用性兼备，对临床免疫相关性疾病的护理实践具有一定指导作用，可供临床医护工作者、临床医学和护理学专业研究生使用和参考。

　　感谢以章岚、陈矜豆、沈晰、王宁、赵褚涵、赵千乐、张冠芝、蓝汪瑛、黄佩佩为代表的多位同学所做的部分资料的前期收集和整理工作。本书的撰写参考了近年来发表的大量相关学术文献，部分文献未能在本书的参考文献中一一列出。本书的出版得到国家自然科学基金面上项目（项目编号：81570013）的资助和笔者所在单位丽水学院的大力支持。在此一并致以最诚挚的感谢！

　　由于基础免疫学、临床免疫学及临床护理学研究的迅猛发展，医疗、护理技术进展的日新月异，以及资料收集的局限性，加之编者水平所限，书中难免存在疏漏、不妥之处，恳请同行和读者不吝赐教、批评指正。

吴松泉　王光丽

2023 年 8 月

目　　录

免疫相关性疾病又称免疫性疾病（immune diseases），是由于机体免疫缺陷或以免疫功能异常作为主要或重要发病机制而引起的一系列临床疾病。免疫相关性疾病发生的基础是机体的免疫防御体系和免疫应答机制。免疫（immunity）在医学上的原意为免除瘟疫，即抵抗传染病的防御能力。随着免疫学学科的发展，现代免疫被定义为机体免疫系统识别"自己"和"非己"，对自身成分形成固有免疫耐受，识别与排除非己抗原性异物的一种生理功能。免疫对机体既有有利的一面，也有有害的一面。正常情况下，机体的免疫机制能够识别并清除病原体等外来入侵的抗原性异物，及时识别并清除体内衰老死亡的自身细胞及发生突变的肿瘤细胞，从而维持机体的健康状态。在免疫机制失衡的情况下，如免疫力过强或过低、免疫调节发生紊乱，也可对机体产生有害作用，严重者可引起疾病，从而导致免疫相关性疾病的产生。

机体的免疫功能主要表现在三个方面。一是免疫防御（immunological defence），指机体识别与排斥病原生物等抗原异物的免疫保护功能，即抗感染免疫作用，如免疫防御反应过强，可出现超敏反应，反应过弱则可导致免疫缺陷病或持续感染；二是免疫自稳（immunological homeostasis），指机体识别和清除损伤或衰老死亡的自身细胞，维持机体内环境生理平衡的功能，如免疫自稳功能异常，可导致自身免疫病或其他免疫相关性疾病；三是免疫监视（immunological surveillance），指机体识别和清除体内发生突变的自身细胞的功能，如免疫监视功能低下，机体易产生持续感染或恶性肿瘤。

第一节　机体的免疫防御体系

机体的免疫防御体系主要由免疫系统构成，循环系统及其他系统中的血液、淋巴液、组织液等也是重要组成部分，是机体产生免疫应答、发挥免疫功能的物质基础。机体各免疫物质之间彼此相互连接和沟通，相互激发又相互制约，构成了一个复杂的免疫网络（immune network）体系，从而保持机体免疫作用的动态平衡。机体的免疫防御体系由免疫器官和组织、免疫细胞及免疫分子组成，是机体执行免疫功能的组织系统。

一、机体的免疫器官和免疫组织

免疫器官按其发生与功能的不同，可分为中枢免疫器官及外周免疫器官和组织，二者通过血液循环及淋巴循环相互联系。

（一）中枢免疫器官

中枢免疫器官又称初级淋巴器官。人类的中枢免疫器官包括骨髓和胸腺，是各类免疫细胞发生、分化和成熟的场所。

1. 骨髓（bone marrow） 位于骨髓腔内，分为红骨髓和黄骨髓。红骨髓具有活跃的造血功能，由造血组织和血窦构成。造血组织主要由造血细胞和骨髓基质细胞组成。骨髓内有大量的骨髓造血干细胞，造血干细胞具有分化成不同血细胞的能力，故被称为多能造血干细胞。骨髓基质细胞可产生多种细胞因子，形成造血干细胞分化的微环境。骨髓造血干细胞首先分化为髓系祖细胞和淋巴系祖细胞。髓系祖细胞最终分化成熟为粒细胞、单核细胞、红细胞、血小板。淋巴系祖细胞一部分经血迁入胸腺，发育成熟为具有免疫功能的 T 细胞；另一部分则在骨髓内继续分化为 B 细胞或自然杀伤细胞（NK 细胞），然后经血液循环迁至外周免疫器官。

骨髓是各类血细胞和免疫细胞发生及成熟的场所，也是 B 细胞应答的场所，尤其是再次免疫应答的场所，其所产生的抗体是血清抗体的主要来源。

2. 胸腺（thymus） 位于胸骨后，心脏上方。胸腺分为左、右两叶，其表面结缔组织形成被膜，伸入胸腺实质，将实质分隔成若干胸腺小叶。胸腺小叶外层为实质，内层为髓质。胸腺的主要成分是胸腺细胞和胸腺基质细胞。胸腺细胞主要为处在不同分化阶段的未成熟 T 细胞。胸腺基质细胞包括胸腺上皮细胞、巨噬细胞、树突状细胞和成纤维细胞。胸腺基质细胞及其分泌的胸腺激素和细胞因子等共同构成胸腺细胞分化的微环境。

胸腺是 T 细胞分化、发育、成熟的场所。来自骨髓的淋巴系祖细胞在胸腺微环境诱导下，经过阳性选择和阴性选择过程，90%以上的胸腺细胞死亡，少部分胸腺细胞最终分化发育为成熟的功能性 CD4$^+$ T 细胞或 CD8$^+$ T 细胞，并获得自身免疫耐受和主要组织相容性复合体（MHC）限制性抗原识别能力，移行至外周淋巴器官及血液循环中，发挥细胞免疫功能。青春期后，胸腺随年龄增长而逐渐萎缩退化。老年期胸腺萎缩，多被脂肪组织取代，功能衰退，造成细胞免疫功能下降，机体易发生感染和肿瘤。

胸腺基质细胞产生的多种细胞因子和胸腺激素对 T 细胞的分化成熟起重要作用，对外周免疫器官和免疫细胞也具有调节作用。T 细胞在胸腺微环境的发育中通过阴性选择（自身反应性 T 细胞通过 T 细胞抗原受体与胸腺基质细胞表面的自身抗原肽-MHC 复合物以高亲和力结合）启动细胞程序性死亡，导致自身反应性 T 细胞克隆清除，形成自身耐受。

（二）外周免疫器官及组织

外周免疫器官又称次级淋巴器官，包括淋巴结、脾、黏膜相关淋巴组织等，是成熟淋巴细胞定居和产生免疫应答的场所。

1. 淋巴结（lymph node） 分布于全身非黏膜部位的淋巴通道上，常成群分布于肺门、腹股沟、腋下等处。人体有 500～600 个淋巴结。淋巴结内主要有 T 细胞、B 细胞、巨噬细胞和树突状细胞。

（1）淋巴结的结构。淋巴结表面覆盖有结缔组织被膜，被膜深入实质形成小梁。淋巴结分为皮质和髓质，彼此通过淋巴窦相通。皮质位于被膜下，包括浅皮质区、深皮质区和皮质淋巴窦。浅皮质区又称为非胸腺依赖区，分布着初级淋巴滤泡和次级淋巴滤泡。初级淋巴滤泡（或称淋巴小结）为未受抗原刺激的淋巴滤泡，主要含静止的初始 B 细胞；次级淋巴滤泡为受抗原刺激的淋巴滤泡，其内出现生发中心，含大量增殖分化的 B 细胞。深皮质区即副皮质区，又称胸腺依赖区，位于浅皮质区和髓质之间，是 T 细胞定居的场所。

淋巴结的髓质由髓索和髓窦组成，髓索内含 B 细胞、浆细胞、T 细胞、肥大细胞及巨噬细胞等；髓窦内富含巨噬细胞。

（2）淋巴结的功能。淋巴结是成熟 T 细胞和 B 细胞定居的主要部位，其中 T 细胞占淋巴结内淋巴细胞总数的 75%，B 细胞占 25%。淋巴结也是发生免疫应答的主要场所，抗原提呈细胞携带所摄取的抗原进入淋巴结，将已被加工、处理的抗原提呈给淋巴结内的 T 细胞，使之活化、增殖、分化为效应性 T 细胞。淋巴结还参与淋巴细胞再循环，定居在外周免疫器官的淋巴细胞由输出淋巴管进入胸导管，经上腔静脉进入血液循环，在淋巴结副皮质区穿越高内皮微静脉，返回外周免疫器官或组织。参与淋巴细胞再循环的主要是 T 细胞，占 70%～80%。淋巴细胞再循环使淋巴细胞有更多机会与抗原和抗原提呈细胞接触，淋巴组织不断从循环池中补充新的淋巴细胞，以增强机体的免疫功能。此外，侵入机体的病原微生物、毒素或其他有害物质随淋巴液进入局部淋巴结，淋巴液在淋巴窦中缓慢移动，有利于淋巴窦内的巨噬细胞吞噬、清除抗原性异物，发挥过滤淋巴液的作用。

2. 脾（spleen）　是人体内最大的淋巴器官。

（1）脾的结构。脾外层为结缔组织被膜，被膜向脾内伸展形成若干小梁。脾实质可分为白髓、红髓和边缘区三部分，脾内含有大量淋巴窦。白髓由密集的淋巴细胞构成，包括动脉周围淋巴鞘和淋巴滤泡。动脉周围淋巴鞘为 T 细胞居住区，鞘内的淋巴滤泡为 B 细胞居住区。红髓分布于白髓周围，包括髓索和髓窦，髓索主要为 B 细胞居住区，也含巨噬细胞和树突状细胞。边缘区位于白髓和红髓交界处，是血液和淋巴液进出的通道。

（2）脾的功能。脾是贮存红细胞的血库，具有重要的免疫功能。脾是各种成熟淋巴细胞定居的场所，其中 B 细胞约占淋巴细胞总数的 60%，T 细胞约占 40%。脾也是淋巴细胞接受抗原刺激并发生免疫应答的场所。脾还可合成某些生物活性物质，如补体、干扰素等。此外，脾可清除血液中的病原体、衰老死亡的红细胞及白细胞、某些突变细胞、免疫复合物及其他异物，从而发挥过滤作用，使血液得到净化。

3. 黏膜相关淋巴组织（mucosal-associated lymphoid tissue，MALT）　主要由肠相关淋巴组织、鼻相关淋巴组织和支气管相关淋巴组织所组成，包括呼吸道、消化道、泌尿生殖道黏膜固有层和上皮细胞下散在的无被膜淋巴组织，以及某些带有生发中心的器官化的淋巴组织，如扁桃体、小肠派尔集合淋巴结及阑尾等。黏膜相关淋巴组织在呼吸道、消化道及泌尿生殖道黏膜构成了一道免疫屏障，是参与局部适应性免疫应答的主要部位，在黏膜局部抗感染免疫中发挥重要作用。

黏膜相关淋巴组织中的 B 细胞多为产生分泌型 IgA 的 B 细胞，其所产生的分泌型 IgA 在黏膜局部防御病原微生物感染中起重要作用。人体的黏膜表面积约有 400m^2，是病原微生物等抗原性异物入侵机体的主要途径，因此黏膜相关淋巴组织是人体重要的防御屏障。机体约有 50% 的淋巴组织分布于黏膜系统，因此黏膜相关淋巴组织又是发生局部适应性免疫应答的主要部位。

二、机体参与免疫应答的细胞

免疫细胞是指所有参与免疫应答或与免疫应答有关的细胞，主要包括淋巴细胞、单核巨噬细胞、自然杀伤细胞、抗原提呈细胞、粒细胞和肥大细胞等。所有的免疫细胞均来源于骨髓的造血干细胞，后者继续分化为各种血细胞和免疫细胞。免疫细胞及其不同分化阶段可表达不同种类和数量的表面膜蛋白或分化抗原，它们与免疫细胞的功能发挥密切相关。分化抗原是鉴定免疫细胞种类、亚型及反映免疫细胞分化成熟和功能状态的重要标志物，以分化群（cluster of differentiation，CD）表示。

（一）T 淋巴细胞

T 淋巴细胞（T lymphocyte）简称 T 细胞，来源于骨髓中的淋巴样干细胞，在胸腺中发育分化，成熟后离开胸腺进入外周免疫器官和免疫组织定居，并经淋巴细胞再循环而分布全身。根据 T 细胞表面标志物和功能特征，T 细胞可分为不同的亚群。T 细胞介导适应性细胞免疫应答，并在胸腺依赖抗原诱导的体液免疫应答中发挥重要辅助作用。

1. T 细胞的表面分子 T 细胞表面具有许多重要的膜分子，如 TCR、CD3、CD4 及 CD8 等，参与 T 细胞的抗原识别及活化、增殖和分化，发挥 T 细胞的效应功能。

（1）TCR-CD3 复合物。T 细胞受体（T cell receptor，TCR）为所有 T 细胞表面的特征性标志物，是由 α、β、γ、δ 四种肽链组成的异二聚体，分 TCRαβ 和 TCRγδ 两种类型。TCR 通常与一组 CD3 分子以非共价键结合形成 TCR-CD3 复合物。CD3 分子由 6 条 5 种多肽链 γ、δ、ε、ζ、η 以非共价键组合而成，因其胞内区有免疫受体酪氨酸激活模体（immunoreceptor tyrosine-based activation motif，ITAM），故能转导 TCR 的细胞活化信号。TCR 与 CD3 通过盐桥组成稳定的复合物。TCR-CD3 复合物是 T 细胞识别抗原和转导信号的主要结构，其中 TCR 特异识别由 MHC 分子提呈的抗原肽，CD3 转导 T 细胞活化的第一信号。

（2）CD4 和 CD8 分子。CD4 和 CD8 分子属 T 细胞表面的 TCR 辅助受体。CD4 和 CD8 也是 T 细胞亚群的标志物，成熟的 T 细胞一般仅表达 CD4 和 CD8 中的一种，即 $CD4^+$ T 细胞或 $CD8^+$ T 细胞。CD4 分子是单链跨膜蛋白，与 MHC II 类分子互为受体。CD8 分子由 α 和 β 肽链组成，与 MHC I 类分子互为受体。CD4 和 CD8 分子分别与抗原提呈细胞或靶细胞上的 MHC II 类和 I 类分子结合，可加强细胞间的相互作用，辅助 TCR 识别抗原，参与 TCR 识别抗原所产生的活化信号转导和 T 细胞的发育分化。CD4 分子还是人类免疫缺陷病毒表面糖蛋白 gp120 的受体。与 CD4 分子结合是人类免疫缺陷病毒侵入并感染 $CD4^+$ T 细胞的机制之一。

（3）共刺激分子。共刺激分子（costimulating molecule，CM）是表达于抗原提呈细胞（antigen-presenting cell，APC）和 T 细胞、B 细胞表面的黏附分子，因其具有介导产生共刺激信号的作用，故称共刺激分子。T 细胞的完全活化需要两种活化信号的协同作用：第一信号由 TCR 识别抗原产生，经 CD3 分子将信号转至细胞内；第二信号（即共刺激信号）由 APC 或靶细胞表面的共刺激分子与 T 细胞表面相应共刺激分子受体相互作用而产生。在共刺激信号的作用下，已活化的抗原特异性 T 细胞克隆增殖，并分化为效应 T 细胞。主要的共刺激分子及其配体有 CD28 和 B7（CD80/CD86）、CD40 和 CD40L（CD40 ligand，CD40 配体）、CD2（淋巴细胞功能相关抗原-2，lymphocyte function associated antigen-2，LFA-2）和 LFA-3、LFA-1 及 ICAM-1（细胞间黏附分子-1，intercellular adhesion molecule-1）等。

（4）细胞因子受体。T 细胞活化后还表达多种细胞因子受体。例如，表达的 IL-2R、IL-4R、IL-6R、IL-12R、IFN-γR 等可诱导 T 细胞的活化、增殖和分化；表达的 Fas 配体（Fas ligand，FasL）可诱导活化 T 细胞凋亡。

2. T 细胞的亚群及功能 根据 TCR 肽链组成的不同，可将 T 细胞分为 αβT 细胞和 γδT 细胞；根据分化抗原的不同，可分为 CD4$^+$ T 细胞和 CD8$^+$ T 细胞；根据接受抗原刺激后的分化情况，可分为初始 T 细胞、效应 T 细胞和记忆 T 细胞；根据功能特性的不同，可分为辅助性 T 细胞、细胞毒性 T 细胞和调节性 T 细胞。

（1）αβT 细胞和 γδT 细胞。αβT 细胞主要分布于外周淋巴组织和血液，执行适应性免疫应答，其抗原识别受 MHC 限制，主要功能为介导细胞免疫、辅助体液免疫和参与免疫调节。γδT 细胞主要分布于黏膜和皮下组织，执行固有性免疫应答，一般不表达 CD4 分子，主要功能是介导局部黏膜免疫，并可识别杀伤某些病毒或胞内寄生菌感染的细胞及肿瘤细胞。

（2）CD4$^+$ T 细胞和 CD8$^+$ T 细胞。CD4$^+$ T 细胞只表达 TCRαβ，不表达 TCRγδ，其识别抗原肽受 MHC Ⅱ类分子限制，主要有 Th 细胞。CD8$^+$ T 细胞主要表达 TCRαβ，少数也表达 TCRγδ，其识别抗原肽受 MHC Ⅰ类分子限制，主要有 CTL 细胞。

（3）初始 T 细胞、效应 T 细胞和记忆 T 细胞。初始 T 细胞（naive T cell，Tn）是从未接受过抗原刺激的成熟 T 细胞。效应 T 细胞（effector T cell，Te）是接受抗原刺激后，经克隆扩增和分化，可发挥免疫效应的终末 T 细胞。记忆 T 细胞（memory T cell，Tm）是接受抗原刺激后在增殖分化过程中停止分化并成为静息状态的长寿 T 细胞。

（4）辅助性 T 细胞、细胞毒性 T 细胞和调节性 T 细胞。辅助性 T 细胞（T helper cell，Th）可分为 Th0、Th1、Th2、Th3 和 Th17 五种亚型。Th0 为 Th 前体细胞；Th1 细胞主要分泌 IL-2、IFN-γ、TNF-β，参与细胞免疫；Th2 细胞主要分泌 IL-4、IL-5、IL-6、IL-10，参与体液免疫；Th3 主要分泌转化生长因子 β（TGF-β），参与免疫负调节；Th17 细胞主要分泌 IL-17、IL-21 和 IL-22 等促炎细胞因子，参与炎症反应。

细胞毒性 T 细胞（cytotoxic T lymphocyte，CTL 或 Tc）的主要功能是特异性杀伤某些肿瘤细胞和病毒感染的靶细胞，也可分泌细胞因子参与免疫调节。调节性 T 细胞（regulatory T cell，Treg）包括自然调节 T 细胞（natural regulatory T cell，nTreg）和诱导性调节 T 细胞（induced regulatory T cell，iTreg）。调节性 T 细胞具有负向调节功能，对其他免疫细胞具有非特异性抑制作用。

（二）B 淋巴细胞

B 淋巴细胞（B lymphocyte）简称 B 细胞。哺乳动物的 B 细胞在骨髓中发育成熟，其发育过程可分为祖 B 细胞、前 B 细胞、未成熟 B 细胞及成熟 B 细胞等几个阶段。成熟 B 细胞表面同时表达膜表面免疫球蛋白 M（membrane immunoglobulin M，mIgM）和膜表面免疫球蛋白 D（mIgD），接受抗原刺激后大多进一步分化为浆细胞。少数停止分化，成为记忆 B 细胞。

1. B 细胞的表面分子

（1）B 细胞受体。B 细胞受体（B cell receptor，BCR）即膜表面免疫球蛋白（mIg），主要为 mIgM 和 mIgD，是 B 细胞的特征性表面标志物。mIg 由 2 条重链和 2 条轻链通过二硫键共价结合组成，其作用是结合特异性抗原。mIg 与 Igα/Igβ 异二聚体相连形成 BCR 复合体，Igα（CD79a）和 Igβ（CD79b）的作用是将 BCR 的特异性识别信号转导至胞内。CD19-CD21-CD81 复合体是 B 细胞表面的 BCR 辅助受体，CD19 与 CD21 紧密相连，其胞内区与酪氨酸激酶相连，可转导活化信号；CD81 为跨膜蛋白，具有稳定 CD19-CD21-CD81 复合体的作用。

（2）共刺激分子。B 细胞的活化也需要两种信号：通过表面 BCR-Igα/Igβ 复合受体和 BCR 辅助受体识别结合抗原或抗原-C3d 复合物，诱导产生的 B 细胞活化的第一信号；B 细胞通过表面的 CD40 和 ICAM-1 等共刺激分子与 Th 细胞表面相应的 CD40L 和 LFA-1 共刺激分子结合，诱导产生 B 细胞活化的第二信号。

1）CD40 分子：属肿瘤坏死因子受体超家族，其配体 CD40L（CD154）表达于活化 Th 细胞，CD40 与 CD40L 结合后可诱导产生共刺激信号，刺激 B 细胞的成熟和功能分化。

2）ICAM-1 分子：与活化 Th 细胞表面的黏附分子 LFA-1 结合，诱导产生共刺激信号，共同促进 B 细胞活化第二信号的产生。

3）B7-1/B7-2 分子（CD80/CD86）：B 细胞作为抗原提呈细胞，在与 Th 细胞相互作用过程中，可与 Th 表面相应共刺激分子（CD28、LFA-1）结合，诱导产生共刺激信号，即 T 细胞活化的第二信号。

（3）MHC 分子。B 细胞作为抗原提呈细胞，可通过其 MHC Ⅱ 类分子，将外源性抗原以抗原肽-MHC Ⅱ 类分子复合物的形式运载到细胞表面，供 $CD4^+$ Th 细胞识别，促进或增强 T 细胞活化第一信号的产生。

（4）补体受体（complement receptor，CR）。补体受体主要包括能与补体裂解片段 C3b 和 C3d 结合的受体，分别称为 CR1 和 CR2。CR1（CD35）即 C3b 受体，与相应补体成分结合后可促使 B 细胞活化；CR2（CD21）即 C3d 受体，也是 EB 病毒受体，是 B 细胞辅助受体之一。

（5）IgG Fc 受体。B 细胞表面能与 IgG Fc 段结合的结构称 FcγR。FcγR 可与由 IgG 抗体与抗原形成的免疫复合物结合，对 B 细胞的活化、增殖与分化发挥调节作用。IgG Fc 受体不是 B 细胞特有的标志物，其他免疫细胞如中性粒细胞、NK 细胞、巨噬细胞和其他抗原提呈细胞表面也可表达，并发挥不同作用。

（6）细胞因子受体。B 细胞可表达多种与其活化、增殖、分化密切相关的细胞因子受体，如 IL-1R、IL-4R、IL-5R、IL-6R、IL-10R、IFN-γ 等，与相关细胞因子结合后可诱导或促进 B 细胞活化、增殖和分化。

2. B 细胞的亚群及功能　根据 B 细胞是否表达 CD5，可将其分为 B1 细胞和 B2 细胞两个亚群。B1 细胞表面表达 CD5 和 mIgM，几乎不表达 mIgD，由于其发育在先，故称 B1 细胞。B1 细胞主要分布于肠道固有层及腹膜腔，在肠道黏膜免疫中发挥重要作用。B2 细胞即通常所指的 B 细胞，不表达 CD5，在抗原刺激及 Th 辅助下，被激活为活化 B 细胞，产生高亲和力抗体，参与体液免疫应答。B2 细胞还具有抗原提呈及分泌细胞因子的功能。

（三）单核巨噬细胞

单核巨噬细胞包括血液中的单核细胞（monocyte）和组织器官中的巨噬细胞（macrophage）。巨噬细胞在不同的部位有不同的名称，其表面可表达 MHC I 类、II 类分子，甘露糖受体（mannose receptor，MR）、清道夫受体（scavenger receptor，SR）和 Toll 样受体（Toll-like receptor，TLR）等模式识别受体（pattern recognition receptor，PRR），以及 IgG Fc 受体（FcγR）、补体 C3b/C4b 受体（CR1/CR2）和多种细胞因子受体，但无特异性抗原受体。巨噬细胞是机体固有免疫应答的重要组成部分，并在适应性免疫应答的各个阶段发挥重要作用。吞噬细胞主要具有以下 4 种功能。

1. 杀伤清除病原体　巨噬细胞通过表面 PRR 和调理性受体，可有效摄取病原体等抗原性异物，并通过氧依赖和非氧依赖杀菌途径杀伤病原体，进而在多种水解酶作用下使之消化降解。

2. 介导炎症反应　活化的巨噬细胞可分泌 TNF-α、IL-1、IL-6、IL-8 等多种细胞因子和前列腺素 E、白三烯 B4、血小板活化因子等炎症介质，介导炎症反应。适量的细胞因子和炎症介质可产生免疫保护作用，但过量则对机体有害。

3. 加工提呈抗原　巨噬细胞作为抗原提呈细胞，可将加工处理过的抗原以抗原肽-MHC I 类、II 类分子复合物的形式表达于细胞表面，提呈给 Th 细胞，启动适应性免疫应答。

4. 抗肿瘤作用　巨噬细胞经细菌脂多糖、γ 干扰素（IFN-γ）、粒细胞-巨噬细胞集落刺激因子（GM-CSF）等刺激活化后，可通过溶酶体、细胞毒性物质及抗体依赖性细胞介导的细胞毒作用（antibody dependent cell mediated cytotoxicity，ADCC）非特异性地杀伤肿瘤细胞。

（四）自然杀伤细胞

自然杀伤细胞（nature killer cell，NK）来源于骨髓多能造血干细胞，主要分布于外周血和脾，淋巴结中有少量存在。NK 细胞不表达特异性抗原受体，其表面标志物主要有 CD56、CD16、CD2 及活化、抑制受体。NK 细胞表面有能够激发 NK 细胞杀伤活性的杀伤细胞活化受体（killer activating receptor，KAR）和能够抑制 NK 细胞杀伤活性的杀伤细胞抑制受体（killer inhibitory receptor，KIR），其中 KIR 需与靶细胞表面的 MHC I 类分子结合才能发挥作用。NK 细胞的主要功能如下。

1. 抗感染和抗肿瘤作用　NK 细胞不依赖于抗原刺激，可直接杀伤肿瘤细胞及病毒、胞内寄生菌感染的细胞，因此称为自然杀伤细胞，在机体免疫监视和早期抗感染免疫过程中发挥重要作用。NK 细胞表面的 CD16 为 IgG Fc 受体（FcγR III），当 IgG 抗体与靶细胞表面相应表位特异性结合后，可通过其 Fc 段与 Fcγ III 的结合使 NK 细胞对靶细胞产生定向非特异性杀伤作用，称抗体依赖性细胞介导的细胞毒作用。

2. 免疫调节作用　NK 细胞既可通过抑制 B 细胞的增殖分化，又可通过分泌 IFN-γ、TNF-β 和 GM-CSF 等细胞因子，对机体免疫功能进行调节。

（五）树突状细胞

树突状细胞（dendritic cell，DC）主要来源于骨髓的多能造血干细胞，因其表面具有许多树枝样或伪足样突起而得名。树突状细胞根据不同的组织分布具有不同的名称，如并指状树突状细胞、朗格汉斯细胞、间质性树突状细胞、血液树突状细胞等，因胞质内无溶酶体及吞噬体，故无吞噬能力。未成熟树突状细胞具有较强的迁移能力。人类树突状细胞的主要特征性标志物是表达 CD1a、CD11c 及 CD83，成熟的树突状细胞高水平表达 MHC Ⅱ类分子。树突状细胞是体内专职的抗原提呈细胞，能高效摄取、加工处理和提呈抗原。树突状细胞的主要功能如下。

1. 摄取、加工处理和提呈抗原 树突状细胞通过吞饮、吞噬作用摄入抗原，经蛋白酶溶解处理后形成的抗原肽与MHC Ⅱ类分子结合为复合物表达于树突状细胞表面，再提呈给 CD4$^+$ T 细胞。树突状细胞是体内功能最强的抗原提呈细胞，并能高效刺激初始 T 细胞使其增殖分化，而巨噬细胞和 B 细胞却只能刺激已活化的记忆 T 细胞。因此，树突状细胞是机体免疫应答的始动者，处于启动、调控并维持免疫应答的中心环节。

2. 参与免疫激活，诱导免疫耐受 树突状细胞表达多种趋化性细胞因子、黏附分子及共刺激分子，对 T 细胞、B 细胞具有直接或间接的激活作用。树突状细胞不仅参与胸腺内 T 细胞发育过程中的阴性选择，通过清除自身应答性克隆而诱导中枢免疫耐受，其还可参与诱导外周免疫耐受的形成。

（六）粒细胞

粒细胞主要包括中性粒细胞、嗜酸性粒细胞和嗜碱性粒细胞，是重要的固有免疫细胞。

1. 中性粒细胞（neutrophil） 是血液中数量最多的白细胞，占外周血白细胞总数的 60%～70%。中性粒细胞表面可表达黏附分子，具有 IgG Fc 受体和 C3b 受体，无特异性抗原受体。细胞内含有溶酶体颗粒及多种酶类，包括髓过氧化物酶、酸性磷酸酶、碱性磷酸酶、溶菌酶、防御素等。中性粒细胞具有很强的趋化作用和吞噬能力，当感染发生时，中性粒细胞是最早到达病原体感染部位的吞噬细胞，具有强大的非特异性吞噬杀菌能力。

2. 嗜酸性粒细胞（eosinophil） 主要分布于呼吸道、消化道和泌尿生殖道黏膜上皮下结缔组织中，外周血中的嗜酸性粒细胞占白细胞总数的 1%～3%。嗜酸性粒细胞表面具有嗜酸性粒细胞趋化因子受体、IL-3R、IL-5R 和血小板活化因子受体等多种与其趋化或活化相关的受体，胞内含碱性蛋白、阳离子蛋白、过氧化物酶、芳基硫酸酯酶和组胺酶。嗜酸性粒细胞在抗寄生虫免疫中具有重要作用，并参与过敏性炎症反应。

3. 嗜碱性粒细胞（basophil） 主要分布于外周血中，约占白细胞总数的 0.2%。嗜碱性粒细胞表面具有高亲和力 IgE Fc 受体，胞内含有组织胺、5-羟色胺、肝素和嗜酸性粒细胞趋化因子等多种生物活性介质。嗜碱性粒细胞介导引发 Ⅰ 型超敏反应，是参与 Ⅰ 型超敏反应的重要细胞。

（七）肥大细胞

肥大细胞（mast cell）主要分布于皮肤、呼吸道、胃肠道黏膜下结缔组织和血管壁周围组织中，细胞表面具有模式识别受体、过敏毒素 C3a/C5a 受体和高亲和力 IgE Fc 受体，胞质颗粒内含组胺、5-羟色胺、激肽酶原、白三烯、前列腺素 D_2 和血小板活化因子等生物活性介质。肥大细胞是参与局部炎症反应的重要细胞，也是引发 I 型超敏反应的主要细胞。

三、参与免疫应答的分子

（一）抗原

抗原（antigen，Ag）是指能刺激机体免疫系统产生适应性免疫应答，并能与相应的免疫应答产物（抗体或效应 T 细胞）在体内或体外发生特异性结合并产生免疫效应或反应的物质。

1. 抗原的特性 抗原具有两种特性：一是免疫原性（immunogenicity），即刺激机体产生免疫应答，诱导 B 细胞产生抗体、诱导 T 细胞分化为效应 T 细胞的特性；二是抗原性（antigenicity）或免疫反应性（immunoreactivity），是与免疫应答产物即相应抗体或效应 T 细胞特异性结合的特性。同时具有免疫原性和抗原性的抗原称为完全抗原，只有抗原性而无免疫原性的抗原称为半抗原或不完全抗原。抗原分子中决定抗原特异性的特殊化学基团称为抗原决定簇（antigenic determinant）或抗原决定基，是 T/B 细胞表面抗原识别受体（TCR/BCR）和抗体特异性识别结合的基本结构单位，又称表位（epitope）。两种不同抗原如含有相同或相似的抗原表位，则称为共同抗原。

2. 抗原的分类 根据不同分类原则可将抗原分为不同种类。根据抗原诱导抗体产生是否需要 T 细胞参与分为 T 细胞依赖性抗原（T-dependent antigen，TD-Ag）和非 T 细胞依赖性抗原（T-independent antigen，TI-Ag）。大多数天然抗原（如细菌、异种血清等）和大多数蛋白质抗原为 T 细胞依赖性抗原，刺激 B 细胞产生抗体必须有 T 细胞的辅助；少数抗原如细菌脂多糖、荚膜多糖、聚合鞭毛素等刺激 B 细胞产生抗体无须 T 细胞的参与，为非 T 细胞依赖性抗原。

根据抗原与机体的亲缘关系可将抗原分为异种抗原、同种异型抗原、自身抗原和嗜异性抗原。异种抗原是指对人而言来自其他物种的抗原性物质。同种异型抗原是指来自同一种属不同个体间的特异性抗原。自身抗原是指能够诱导机体发生自身免疫应答或自身免疫病的自身组织成分。嗜异性抗原是指与种属无关，存在于人、动物、植物和微生物之间的共同抗原，即具有相同抗原表位的抗原。

根据抗原提呈细胞内抗原的来源可将抗原分为外源性抗原和内源性抗原。外源性抗原是指来源于细胞外的抗原，如病原微生物、异种蛋白、其他细胞等，被抗原提呈细胞处理后与 MHC II 类分子结合成复合物，提呈给 $CD4^+$ T 细胞识别；内源性抗原是指细胞被病毒感染后，病毒基因编码的蛋白质抗原分子及肿瘤细胞自身合成的蛋白质抗原分子。内源性抗原被抗原提呈细胞处理后与 MHC I 类分子结合成复合物，供 $CD8^+$ T 细胞识别。

3. 机体免疫应答的重要抗原 引起机体免疫应答的重要抗原主要包括细菌、病毒、螺旋体、寄生虫等各种病原生物及其代谢产物（如细菌外毒素），动物免疫血清（如抗毒素），人类红细胞血型抗原、主要组织相容性抗原和免疫球蛋白同种异型抗原，以及嗜异性抗原、自身抗原、肿瘤抗原等。

（二）抗体

抗体（antibody，Ab）是指 B 细胞受抗原刺激后，增殖、分化为浆细胞，由浆细胞合成并分泌的具有免疫功能的球蛋白。抗体是一类免疫球蛋白（immunoglobulin，Ig），主要存在于血液、组织液及外分泌液中，是介导体液免疫的重要效应分子。抗体可分为分泌型（secreted Ig，sIg）和膜型（membrane Ig，mIg）。分泌型主要存在于血液等体液中，发挥免疫功能；膜型存在于 B 细胞膜上，即 B 细胞表面的抗原受体（BCR）。

1. 抗体的结构　抗体的化学成分为球蛋白，其单体分子是由两条相同的重链（heavy chain，H 链）和两条相同的轻链（light chain，L 链）通过链间二硫键连接组成的四肽链分子，呈"Y"形。重链分为 γ、α、μ、δ、ε 五种类型，与此对应的抗体分别为 IgG、IgA、IgM、IgD 和 IgE。轻链分为 κ 链和 λ 链，据此可将抗体分为 κ 型和 λ 型。每条重链及轻链都有氨基端（N 端）和羧基端（C 端）两个端。靠近 N 端重链的 1/4 段与轻链的 1/2 段，氨基酸的组成和排列变化较大，称为可变区（variable region，V 区）；其他部分则相对比较恒定，称为恒定区（constant region，C 区）。重链和轻链可变区结构域中，有三个区段氨基酸组成和排列顺序有更大的变异性，称为超变区（hypervariable region，HVR），三个超变区共同组成了抗原结合部位，称为互补决定区（complementarity determining region，CDR）。互补决定区决定抗体与抗原决定簇结合的特异性，是抗体和抗原表位互补结合的区域。

抗体分子的每条肽链均可通过折叠，并由链内二硫键连接形成若干个球形功能区，或称结构域（domain）。每个结构域约由 110 个氨基酸组成，具有不同的生物学功能，称为抗体功能区。轻链有 VL 和 CL 两个功能区。IgG、IgA 和 IgD 的重链有 4 个功能区，分别为 VH、CH1、CH2、CH3；IgE 和 IgM 则多一个功能区 CH4，故有 5 个功能区。

体液中的 IgM 为五聚体，由 5 个单体连接而成；分泌型 IgA（sIgA）为二聚体，由 2 个单体组成。单体之间由连接链（joining chain，J 链）通过二硫键连接。连接链是由浆细胞合成的多肽链。分泌型 IgA 还具有分泌片（secretory piece，SP），由黏膜上皮细胞合成分泌。IgA 与连接链在浆细胞内合成并连接，在穿越黏膜上皮细胞时与分泌片结合，形成分泌型 IgA。分泌片具有保护 sIgA 免受外分泌液中蛋白酶降解的作用。

抗体肽链的某些部分易被蛋白酶水解。木瓜蛋白酶（papain）可在 IgG 重链铰链区链间二硫键近氨基端将其断裂为三个片段，即两个完全相同的抗原结合片段（fragment of antigen binding，Fab）和一个可结晶片段（crystallizable fragment，Fc），其中 Fab 段能与抗原表位发生特异性结合。

2. 各类抗体的特性与功能　抗体的功能与其结构密切相关，是由抗体的各功能区的特点决定的。与抗原特异性结合主要由可变区完成，与抗原结合后激发的效应功能及其他一些功能则由恒定区完成。

（1）IgG。IgG 主要存在于血液和组织液中，占血清免疫球蛋白总量的 75%～80%，主要由脾脏和淋巴结中的浆细胞合成分泌，是再次体液免疫应答产生的主要抗体，具有重要的抗感染免疫作用，大多数抗细菌抗体、抗病毒抗体、抗毒素都为 IgG 类抗体。某些自身抗体如系统性红斑狼疮的抗核抗体、抗甲状腺球蛋白抗体也属于 IgG 类抗体。IgG 还参与Ⅱ、Ⅲ型超敏反应。IgG 类抗体是唯一能够通过胎盘的抗体，在新生儿抗感染中发挥重要作用。

IgG 包括四个亚类，其中 IgG1～3 与相应抗原结合后，可激活补体经典途径，IgG4 凝聚物可激活补体旁路途径。IgG 与相应抗原结合，并通过其 Fc 段与表面具有 IgG Fc 受体（FcγR）的吞噬细胞和 NK 细胞结合后，可产生促进吞噬的调理作用和 ADCC 效应。

（2）IgM。IgM 是分子量最大的免疫球蛋白，在细胞膜上为单体形式的膜型 IgM（mIgM），在体液中为五聚体形式。mIgM 是组成 B 细胞抗原识别受体（BCR）的主要成分。由于 IgM 不易通过血管壁，故主要存在于血液中，占血清免疫球蛋白总量的 10%，体内半衰期为 5 天左右。IgM 是个体发育过程中最早合成和分泌的抗体，发育晚期的胎儿即能合成 IgM，由于母体的 IgM 不能通过胎盘，故脐带血中若检出 IgM 则提示宫内感染。

IgM 是免疫应答过程中最早出现的抗体分子，在机体早期免疫防护中起重要作用。又由于半衰期短，故 IgM 升高说明机体存在近期感染，检测 IgM 可用于感染的早期诊断。天然血型抗体为 IgM。IgM 也参与 Ⅱ、Ⅲ 型超敏反应。

（3）IgA。IgA 分为血清型和分泌型两种类型。血清型 IgA 主要为单体 IgA，占血清 Ig 总量的 10%～15%，具有一定的抗感染免疫作用。sIgA 主要存在于呼吸道、消化道、泌尿生殖道黏膜表面，以及乳汁、唾液和泪液等外分泌液中，通过阻抑黏附、裂解细菌、免疫排除作用，在机体防止局部微生物感染中发挥重要作用，在黏膜表面也有中和毒素的作用，是参与黏膜局部免疫的主要抗体。新生儿可从母亲分泌的初乳中获得 sIgA，这对其抵御呼吸道和消化道感染具有重要意义。

（4）IgD。IgD 分为血清型和膜结合型两种类型，均以单体形式存在。血清型 IgD 含量低，占血清 Ig 总量的 0.3%，其生物学功能目前还不清楚。膜结合型 IgD（mIgD）是表达于 B 细胞表面的抗原受体，也是 B 细胞发育分化的标志物，未成熟 B 细胞只表达 mIgM，成熟 B 细胞同时表达 mIgM 和 mIgD，活化 B 细胞或记忆 B 细胞表面的 mIgD 逐渐消失。

（5）IgE。IgE 是最晚出现且血清中含量最低的免疫球蛋白，仅占血清 Ig 总量的 0.02%，主要由黏膜下淋巴组织中的浆细胞合成分泌。在过敏性疾病或寄生虫感染时，特异性 IgE 抗体的含量显著增高。IgE 为亲细胞性抗体，可通过其 CH2 和 CH3 与肥大细胞、嗜碱性粒细胞表面相应高亲和力受体（FcεR Ⅰ）结合，引起 Ⅰ 型超敏反应。IgE 还与抗寄生虫免疫有关。

3. 人工抗体 人工制备的抗体包括多克隆抗体、单克隆抗体和基因工程抗体。多克隆抗体（polyclonal antibody，PcAb）是利用纯化的抗原免疫动物诱导动物多个 B 细胞克隆产生针对该抗原多种抗原表位的抗体混合物。单克隆抗体（monoclonal antibody，McAb）是指由单一克隆杂交瘤细胞产生的只识别某一特定抗原表位的同源抗体。基因工程抗体（genetic engineering antibody）是利用基因工程技术在基因水平上对编码抗体的基因进行切割、拼接或修饰后而表达的重组抗体。

（三）补体系统

补体（complement，C）是存在于人和脊椎动物血清及组织液中的一组具有酶活性的蛋白质，是具有精密调控机制的蛋白质反应系统，故称为补体系统，包括 30 余种组分。补体系统不仅是机体固有免疫系统的重要组成部分，而且在适应性免疫应答过程中也发挥重要作用。生理条件下，绝大多数补体成分以无活性酶前体形式存在，在被激活前无生物学功能。补体系统过度活化或补体组分缺陷/功能障碍与多种疾病的发生发展密切相关。

1. 补体系统的组成 补体系统各组分按其生物学功能分为三类。①补体系统固有成分：包括参与经典激活途径的 C1、C4、C2；参与甘露糖结合凝集素激活途径的甘露糖结合凝集素（mannose-binding lectin，MBL）、MBL 相关的丝氨酸蛋白酶（MBL-associated serine protease，MASP）；参与旁路激活途径的 B 因子、D 因子、P 因子及补体激活的共同成分 C3、C5～C9。②补体调节蛋白：以可溶性或膜结合形式存在、参与补体调控的 C1 抑制物、I 因子、H 因子、C4 结合蛋白及促衰变因子（DAF）等。③补体受体（CR）：存在于细胞膜表面，介导补体活性片段或调节蛋白生物学效应的受体分子，包括补体受体 1～4（CR1～4）和过敏毒素受体（C3aR、C5aR）等。

2. 补体系统的激活 是指在激活物的存在下，补体固有成分以级联酶促反应方式依次活化的过程。补体系统的激活有三条途径。

（1）经典途径。该途径以 IgG1～3 或 IgM 类抗体与相应抗原结合形成的抗原-抗体复合物为主要激活物，从复合物与 C1q 结合开始，依次激活，使补体固有成分按 C1、C4、C2、C3、C5～C9 顺序发生酶促级联反应，产生一系列生物学效应的补体活化途径。此过程可分为识别、活化和膜攻击三个阶段。识别阶段起始于 C1 识别抗原-抗体复合物，C1q 桥联复合物中的免疫球蛋白后，其构型发生改变，导致 C1r 和 C1s 的相继活化，一旦 C1s 活化，即完成识别阶段。活化的 C1s 即为 C1 酯酶，可依次裂解 C1 和 C2。活化阶段是形成 C3 转化酶（C4b2b）和 C5 转化酶（C4b2b3b）的阶段。在膜攻击阶段，C5 转化酶裂解 C5 并依次作用于 C6～C9，形成攻膜复合物（membrane attack complex，MAC），导致靶细胞溶解破坏。

（2）MBL 途径。甘露糖结合凝集素（MBL）途径的激活物主要是病原微生物表面的甘露糖、岩藻糖和 N 氨基半乳糖残基，它们可直接识别结合血浆中的 MBL。MBL 结构与 C1q 分子类似，与病原微生物表面相应糖类配体结合后，其构象发生改变，可与丝氨酸蛋白酶 1、2（MASP-1、2）结合并使之活化。活化的 MASP-2 以类似于 C1s 的方式裂解 C4 和 C2 形成 C3 转化酶（C4b2a），其后的反应过程与经典激活途径相同；而活化的 MASP-1 可直接裂解 C3 生成 C3b，参与和增强旁路途径酶促级联反应。

（3）旁路途径。旁路途径是以革兰氏阴性菌、脂多糖（内毒素）、酵母多糖、葡聚糖、凝聚的 IgA 和 IgG4 为激活物，不依赖于抗体，越过 C1、C4、C2 三种成分，直接与液相 C3b 结合后，在 B 因子、D 因子和 P 因子的参与下，使补体固有成分以 C3、C5～C9 顺序发生激活的过程。旁路途径是生物进化种系发生过程中最早出现的补体活化途径。

3. 补体系统的生物学功能 补体激活形成的攻膜复合物可导致靶细胞溶解破坏；补体在活化过程中产生的裂解片段可通过与细胞膜表面相应受体结合，发挥多种生物学效应。

（1）溶菌和溶解细胞作用。补体激活产生的攻膜复合物在细菌或细胞表面形成穿膜亲水通道，可产生溶菌和细胞溶解作用。补体激活产生溶菌作用或使肿瘤和病毒感染的靶细胞溶解破坏，对机体有益。在某些情况下，如引起机体正常自身细胞溶解，可导致组织损伤和生理功能紊乱，从而引起疾病。

（2）调理作用。补体激活过程中产生的 C3b、C4b 称为调理素，它们一端与靶细胞或免疫复合物结合，另一端与带有相应受体的吞噬细胞（如单核巨噬细胞、中性粒细胞）结合，在靶细胞和吞噬细胞间起桥梁作用，促进吞噬细胞对靶细胞或免疫复合物的吞噬作用。

（3）炎症介质作用。补体裂解片段 C3a、C4a 和 C5a 也称过敏毒素，可与肥大细胞、嗜碱性粒细胞表面的相应受体结合，促使其脱颗粒，释放组胺等血管活性介质，引起血管扩张、毛细血管通透性增加、平滑肌收缩。C5a 还有趋化作用，又称中性粒细胞趋化因子，能吸引中性粒细胞向炎症部位聚集。C2a 具有激肽样作用，能增加血管通透性，引起炎症反应。

（4）清除免疫复合物。C3、C4 可结合到免疫复合物上，阻碍免疫复合物相互形成更大分子在组织中沉积。C3b 可嵌入抗原抗体分子之间，使抗原和抗体分子间亲和力降低，部分抗原抗体分离，导致复合物变小，易于降解或排出。补体还可通过 C3b、C4b 使免疫复合物黏附到表面带有相应补体受体的红细胞、血小板及某些淋巴细胞上，形成较大的复合物，从而易于被吞噬细胞吞噬和清除。

（5）参与适应性免疫应答。补体活化产物可通过参与免疫应答的启动，免疫细胞的活化、增殖和分化，免疫效应及维持免疫记忆等方式，参与适应性免疫应答。例如，C3b/C4b介导的调理作用可促进抗原提呈细胞对抗原的摄取和提呈；滤泡树突状细胞通过表面 CR1（C3bR）可使抗原-抗体-C3b 复合物停留于淋巴结皮质区，刺激 B 细胞产生免疫应答及诱导形成记忆 B 细胞。

（四）细胞因子

细胞因子（cytokine，CK）是由免疫细胞（单核巨噬细胞、T 细胞、B 细胞、NK 细胞等）或间质细胞（血管内皮细胞、表皮细胞、成纤维细胞等）合成和分泌的一类具有广泛生物学活性的低分子量蛋白质。

1. 细胞因子的共同特点 细胞因子多为小分子（8～30kDa）多肽，以单体形式存在，个别细胞因子以双体或三聚体形式存在，通常以旁分泌或自分泌形式作用于邻近细胞或细胞自身，少数因子的作用方式类似内分泌，可作用于远处细胞。一种细胞可分泌多种细胞因子，不同类型的细胞也可生成一种或几种相同的细胞因子。细胞因子通过结合细胞表面的高亲和力受体发挥生物学效应，发挥作用时具有多效性、重叠性、拮抗性或协同性等特点。众多细胞因子在体内相互促进或相互制约，形成十分复杂的细胞因子调节网络。

2. 细胞因子的种类和作用 根据结构和生物学功能，细胞因子可分为六类，即白细胞介素、干扰素、肿瘤坏死因子、集落刺激因子、趋化性细胞因子和生长因子。

（1）白细胞介素（interleukin，IL）。白细胞介素是一组由淋巴细胞、单核吞噬细胞及其他非免疫细胞产生的介导白细胞和其他细胞间相互作用的细胞因子，目前已发现 38 种（IL-1～IL-38）。IL 的主要作用是调节细胞生长和分化，促进免疫应答及介导炎症反应。

（2）肿瘤坏死因子（tumor necrosis factor，TNF）。肿瘤坏死因子分为 TNF-α 和 TNF-β，能直接或间接杀伤或抑制肿瘤细胞。TNF-α 主要由活化的单核巨噬细胞产生；TNF-β 主要由活化的 T 细胞产生，又称淋巴毒素（lymphotoxin，LT）。目前已发现肿瘤坏死因子家族的 30 多种细胞因子，它们在调节适应性免疫应答、杀伤靶细胞和诱导细胞凋亡等过程中发挥重要作用。

（3）干扰素（interferon，IFN）。干扰素具有干扰病毒感染和复制的能力，分为 α、β

和 γ 三种类型。IFN-α 和 IFN-β 主要由白细胞、成纤维细胞和病毒感染的组织细胞产生，又称Ⅰ型干扰素，具有较强的抗病毒作用。IFN-γ 主要由活化的 Th1 细胞、CTL 细胞和 NK 细胞产生，又称Ⅱ型干扰素，具有较强的免疫调节作用。

（4）集落刺激因子（colony stimulating factor，CSF）。集落刺激因子是指能够选择性刺激多能造血干细胞和不同发育阶段造血干细胞定向增殖分化、在半固体培养基中形成不同细胞集落的细胞因子，包括干细胞因子（stem cell factor，SCF）、多集落刺激因子（multi-CSF，IL-3）、粒细胞-巨噬细胞集落刺激因子（GM-CSF）、巨噬细胞集落刺激因子（macrophage-CSF，M-CSF）、粒细胞集落刺激因子（granulocyte-CSF，G-CSF）、红细胞生成素（erythropoietin，EPO）和血小板生成素（thrombopoietin，TPO）等。

（5）趋化性细胞因子（chemokine）。趋化性细胞因子是一类结构有较大同源性的对白细胞具有趋化和激活作用的细胞因子，分子量为 8～10kDa，目前已发现数十种趋化性细胞因子，可分为 CXC、CC、C 和 CXXXC 四个亚家族，代表性的如中性粒细胞激活蛋白 1（neutrophil activating protein1，NAP1，又称 IL8）、单核细胞趋化蛋白 1（monocyte chemotactic protein 1，MCP-1）、淋巴细胞趋化因子（lymphotactin，LTN）等。

（6）生长因子。生长因子（growth factor，GF）是一类可介导不同类型细胞生长和分化的细胞因子，如表皮生长因子（epidermal growth factor，EGF）、成纤维细胞生长因子（fibroblast growth factor，FGF）、神经生长因子（nerve growth factor，NGF）、转化生长因子 β（transforming growth factor β，TGF-β）等。

3. 细胞因子受体（cytokine receptor，CKR） 主要以跨膜蛋白形式表达于靶细胞表面，其胞膜外区可识别相应的细胞因子，胞质区可启动受体激活后的信号转导。靶细胞可通过表面细胞因子受体接受相应细胞因子刺激而被激活，发挥其生物学作用。有些细胞因子受体也能以游离形式存在于体液中。细胞因子受体可分为免疫球蛋白超家族受体、Ⅰ型细胞因子受体家族、干扰素受体家族、肿瘤坏死因子受体超家族和趋化因子受体家族等五种类型。

（五）主要组织相容性复合体及其产物

主要组织相容性复合体（major histocompatibility complex，MHC）是一组决定组织相容性，并与免疫应答密切相关的紧密连锁的基因群，其编码的产物是主要组织相容性抗原。人类的主要组织相容性抗原首先在人外周血白细胞表面发现，故称人类白细胞抗原（human leucocyte antigen，HLA）。因此，人类的主要组织相容性复合体也可称为人类白细胞抗原复合体（HLA 复合体）。主要组织相容性抗原在启动适应性免疫应答中发挥重要作用。

1. HLA 复合体的基因结构 人类 MHC 即 HLA 复合体，位于人第 6 号染色体短臂，共有 224 个基因座位，其中 128 个为功能性基因。HLA 复合体包括Ⅰ类基因区、Ⅱ类基因区和Ⅲ类基因区。Ⅰ类基因区位于远离着丝点的一端，内含经典 HLA-A、HLA-B、HLA-C 三个基因座和非经典 HLA-E、HLA-F、HLA-G、HLA-H 等基因座。经典Ⅰ类基因编码的产物为 HLA Ⅰ类分子重链（α 链）。HLA Ⅰ类分子轻链（β2 微球蛋白）的编码基因位于第 15 号染色体。HLA Ⅰ类分子的主要功能是结合、提呈内源性抗原肽，参与适应性免疫应答。

HLA Ⅱ类基因区位于靠近着丝点的一端，包括经典 HLA-DP、HLA-DQ、HLA-DR 三个亚区和非经典 HLA-DO 和 HLA-DM 两个亚区。经典Ⅱ类基因编码的产物是 HLA Ⅱ类分子，主要功能是结合、提呈外源性抗原肽，也参与适应性免疫应答。

HLA Ⅲ类基因区位于Ⅱ类与Ⅰ类基因区之间，具有多个免疫功能相关基因，编码补体成分、肿瘤坏死因子、热休克蛋白等，在固有免疫应答和免疫调节中发挥作用。

2. HLA 的分子结构和分布 HLA Ⅰ类分子是由重链（α 链）、轻链（β2 微球蛋白，β2-microglobulin，β2M）两条多肽链借非共价键连接组成的异二聚体糖蛋白分子，重链为跨膜蛋白，由胞外区、跨膜区和胞内区组成，其胞外区含有 α1、α2 和 α3 三个结构域，其中的 α1 和 α2构成抗原肽结合槽。HLA Ⅱ类分子是由 α 链和 β 链以非共价键结合组成的异二聚体糖蛋白分子，两条链均为跨膜蛋白，由胞外区、跨膜区和胞内区三部分组成，胞外区各含两个类似的结构域，即 α1、α2 结构域和 β1、β2 结构域，其中 α1结构域和 β1结构域组成抗原肽结合槽。

经典 HLA Ⅰ类分子分布于人体所有有核细胞及血小板表面。HLA Ⅱ类分子分布于树突状细胞、巨噬细胞、B 细胞等专职抗原提呈细胞，以及胸腺上皮细胞和某些活化的 T 细胞表面，在血管内皮细胞和精子细胞上也有少量表达。HLA Ⅰ类和Ⅱ类分子也可出现在血清、尿液、唾液及乳汁等体液中，称为分泌型或可溶型 HLA Ⅰ类和Ⅱ类分子。

3. HLA 分子的生物学功能 HLA 分子的主要生物学功能可概括为以下四个方面。

（1）参与抗原的提呈。抗原提呈细胞内，HLA Ⅰ类和Ⅱ类分子可通过其抗原肽结合槽，分别与内源性和外源性抗原肽结合，形成抗原肽-HLA Ⅰ类或Ⅱ类分子复合体，表达于抗原提呈细胞表面，供 CD8$^+$ T 细胞和 CD4$^+$ T 细胞识别、结合，启动适应性免疫应答。

（2）制约免疫细胞间的相互作用——MHC 限制性。在免疫应答过程中，T 细胞与抗原提呈细胞相互作用时，T 细胞除了须识别抗原提呈细胞上的抗原肽，还须识别抗原提呈细胞上的 HLA Ⅰ类或 HLA Ⅱ类分子，即 CD8$^+$ T 细胞只能识别 HLA Ⅰ类分子提呈的抗原肽，CD4$^+$ T 细胞只能识别 HLA Ⅱ类分子提呈的抗原肽。

（3）参与胸腺内 T 细胞的分化。胸腺上皮细胞表达的 HLA 分子和胸腺中抗原提呈细胞表面的自身抗原肽-HLA 分子复合体分别参与了对 T 细胞的阳性选择和阴性选择，使自身反应性 T 细胞克隆被清除或处于无应答状态，从而对自身抗原形成固有免疫耐受，只有那些具有识别非己抗原受体的单阳性 T 细胞才能分化发育成具有免疫活性的 T 细胞。

（4）引起移植排斥反应。同种异基因组织器官移植时，HLA 分子作为同种异型抗原，可刺激机体产生特异性效应 T 细胞和相应抗体，后者可与移植物细胞表面相应 HLA 抗原分子结合，通过免疫损伤效应使供体组织细胞破坏，引起移植排斥反应。

（六）黏附分子

细胞黏附分子（cell adhesion molecule，CAM）是参与细胞与细胞之间及细胞与细胞外基质之间相互作用的分子，为跨膜糖蛋白，由三部分组成：①胞外区，为肽链的 N 端部分，带有糖链，参与识别配体；②跨膜区，多为一次跨膜；③胞质区，为肽链的 C 端部分，与细胞膜下的骨架成分直接相连，或与胞内的化学信号分子相连，参与信号转导。

黏附分子可分为钙黏素家族、选择素家族、免疫球蛋白超家族、整合素家族及透明质酸黏素五类。黏附分子以受体-配体相结合的形式发挥作用，参与细胞的信号转导与活化、细胞的伸展与移动，以及细胞的生长与分化，在免疫应答、炎症反应、凝血、肿瘤转移及创伤愈合等一系列重要生理、病理过程中发挥重要作用。

第二节 机体的免疫应答机制

免疫应答（immune response）是指机体免疫系统识别和清除抗原性异物的一系列生理过程。根据参与免疫应答的细胞及作用机制的不同，可将免疫应答分为固有免疫应答（innate immune response）和适应性免疫应答（adaptive immune response）两大类型。在免疫应答过程中，固有免疫应答和适应性免疫应答相辅相成，密不可分。固有免疫应答往往是适应性免疫应答的前提，适应性免疫应答通过固有免疫应答发挥免疫效应，并促进固有免疫应答的产生。

一、固有免疫应答

固有免疫（innate immunity）又称天然免疫、先天免疫或非特异性免疫，是生物体在长期种系进化过程中逐渐形成的一种天然防御功能。固有免疫生来就有，能稳定遗传，无特殊针对性，对各种非己抗原性异物均可产生防御作用，是机体抵抗病原体感染的重要防线。

1. 固有免疫系统的组成及功能 固有免疫系统主要由组织屏障、固有免疫细胞和固有免疫分子组成。

（1）组织屏障。机体的组织屏障包括皮肤黏附屏障、血脑屏障、血胎屏障和血睾屏障。皮肤黏附屏障及其附属成分组成的物理屏障、化学屏障和微生物屏障是机体阻挡和抵御外来病原体入侵的第一道防线。血脑屏障、血睾屏障和血胎屏障可分别阻止病原体进入中枢神经系统、附睾及胎儿体内，使机体重要器官或胎儿得到保护。

（2）固有免疫细胞。固有免疫细胞存在于血液和组织中，主要包括单核巨噬细胞、中性粒细胞、自然杀伤细胞、树突状细胞、γδT 细胞、B1 细胞、嗜酸性粒细胞、嗜碱性粒细胞和肥大细胞等。单核巨噬细胞和中性粒细胞胞质中富含髓过氧化物酶、酸性磷酸酶、溶菌酶等多种酶类，可迅速吞噬杀伤和清除病原体而在感染早期发挥作用。自然杀伤细胞可直接杀伤某些肿瘤细胞和病毒感染细胞，主要通过穿孔素/颗粒酶途径和凋亡诱导配体/受体途径诱导靶细胞凋亡而发挥作用。

（3）固有免疫分子。固有免疫分子主要包括补体系统、细胞因子、抗菌肽和具有抗菌作用的酶类物质。补体系统是参与固有免疫应答的主要免疫效应分子。补体系统被激活后可产生溶菌或溶解病毒作用。补体活化产生的 C3a、C5a 具有趋化吞噬和活化吞噬细胞作用，C3b 和 C4b 具有调理和免疫黏附作用，可促进吞噬细胞的吞噬、清除效应。多种细胞因子具有引起炎症反应及抗病毒、抗肿瘤和免疫调节作用。体液、外分泌液和吞噬细胞溶酶体中还存在蛋白和多肽类物质，对病原体具有快速非特异的杀伤作用，如防御素、溶菌酶、乙型溶素等。

2. 固有免疫细胞对抗原的识别 固有免疫细胞不表达特异性抗原受体，而是通过模式识别受体对病原体及其感染细胞、衰老细胞、损伤细胞及突变细胞表面的某些特定分子模式进行识别，从而介导特异性抗感染、抗肿瘤等免疫保护作用，同时参与适应性免疫应答的启动、发生发展和效应过程。

模式识别受体（pattern recognition receptor，PRR）是广泛存在于固有免疫细胞表面、血液及细胞内亚细胞结构膜上，能够识别病原体某些共有特定分子模式的受体，主要包括甘露糖受体、清道夫受体、Toll 样受体及甘露糖结合凝集素、C 反应蛋白等。模式识别受体所识别的共有特定分子模式主要是病原体相关分子模式（pathogen associated molecular pattern，PAMP）和损伤相关分子模式（damage associated molecular pattern，DAMP）。病原体相关分子模式是指某些病原体或其产物所共有的高度保守且对病原体生存和致病性不可或缺的特定分子结构，主要包括细菌或真菌的脂多糖、甘露糖、脂蛋白和脂肽，细菌细胞壁的肽聚糖、脂磷壁酸，微生物双股/单股 RNA（dsRNA/ssRNA）等。损伤相关分子模式是指各种原因导致体内组织细胞损伤所产生的某些物质，如热休克蛋白、IL-1β、线粒体、DNA 和 RNA 等。虽然 PAMP 和 DAMP 的种类有限，但其涵盖了外源性和内源性的主要危险因子，可被模式识别受体快速识别而启动固有免疫应答。

3. 固有免疫应答的作用时相　机体感染病原体后，一般在 96 小时内为固有免疫应答阶段，之后启动并进入适应性免疫应答。

（1）即刻固有免疫应答阶段。发生于感染后 4 小时内，产生的抗感染免疫主要作用包括：皮肤黏膜及其附属成分对病原体入侵的屏障作用；补体系统旁路途径和凝集素途径激活介导的对感染部位病原体的杀伤作用；中性粒细胞募集及对病原体的吞噬杀伤作用。绝大多数病原体感染终止于此时相。此阶段也是位于表皮和黏膜上皮组织中的非成熟树突状细胞摄取抗原性异物，启动抗原处理加工和开始迁徙的阶段。

（2）早期诱导的固有免疫应答阶段。发生于感染后 4～96 小时，主要作用包括：单核巨噬细胞聚集在病原体感染部位，活化后释放大量趋化因子、促炎细胞因子和其他炎症介质，从而引发局部炎症反应，使机体抗感染免疫作用显著增强；在趋化因子作用下，NK 细胞、γδT 细胞等被募集到感染部位，活化并发挥免疫效应，产生非特异性抗感染和抗肿瘤作用；B1 细胞受抗原刺激后产生以 IgM 为主的抗菌抗体，杀伤清除进入血液和组织的病原体。

4. 固有免疫应答的效应特点　固有免疫应答与适应性免疫应答相比，免疫效应具有以下特点：①固有免疫细胞可直接被病原体等抗原性异物激活，无须抗原提呈细胞协助，通过趋化募集以"集中优势兵力"的方式迅速产生免疫效应；②固有免疫细胞参与适应性免疫应答的全过程，并可通过产生不同种类的细胞因子影响适应性免疫应答的类型和强度；③固有免疫应答维持时间较短，一般不能产生免疫记忆细胞，也不会发生再次应答。

二、适应性免疫应答

适应性免疫（adaptive immunity）又称获得性免疫（acquired immunity）或特异性免疫（specific immunity），是个体在生活过程中，通过接触某种抗原性异物而获得的针对该抗原的免疫。依据参与应答的免疫细胞和免疫效应机制的不同，可将适应性免疫分为 B 细胞介导的体液免疫和 T 细胞介导的细胞免疫两种类型。

（一）适应性免疫应答的过程和特点

1. 适应性免疫应答的基本过程 抗原进入机体，经抗原提呈细胞加工、处理后，供相应免疫细胞识别。免疫细胞被激活后，活化、增殖分化为效应细胞，产生免疫效应。适应性免疫应答可分为以下三个阶段。

（1）识别活化阶段。该阶段也称感应阶段，是指抗原被抗原提呈细胞（APC）摄取、加工处理后，以抗原肽-MHC Ⅱ 类或 Ⅰ 类分子复合物形式表达于抗原提呈细胞表面，被具有相应抗原识别受体的 T 细胞识别结合，或抗原直接被 B 细胞识别结合后，在 Th 细胞协同和细胞间共刺激分子的作用下，启动抗原特异性 T 细胞、B 细胞活化的阶段。

（2）增殖分化阶段。该阶段也称反应阶段，是指 T 细胞、B 细胞被相应抗原激活后，在不同类型细胞因子的作用下，经克隆扩增分化为免疫效应细胞（即 CD4$^+$效应 Th1 细胞、CD8$^+$效应 CTL 细胞和浆细胞）的阶段。在此阶段，部分 T 细胞、B 细胞中途停止分化，成为静息状态的长寿记忆细胞。

（3）效应阶段。是指浆细胞分泌抗体发挥特异性体液免疫作用，效应 T 细胞直接杀伤及释放细胞因子发挥特异性细胞免疫作用的阶段。在此阶段，浆细胞合成分泌抗体，Th1 细胞释放细胞因子，在固有免疫细胞和分子参与下产生炎症反应和细胞免疫效应；CTL 细胞与肿瘤或病毒感染细胞结合后，通过释放细胞毒性介质，使靶细胞溶解破坏和凋亡。

2. 适应性免疫应答的特点 适应性免疫应答具有特异性、记忆性、放大性、耐受性和 MHC 限制性等特点。特异性是指只能对刺激机体免疫系统发生免疫应答的抗原物质产生免疫效应，而不能对其他抗原产生免疫反应。记忆性是指免疫系统对抗原的刺激具有记忆力，较长时间后当同一抗原物质再次进入机体时，机体的免疫系统可迅速产生免疫效应。放大性是指免疫系统对抗原的刺激所发生的免疫应答在一定条件下可以扩大，少量的抗原进入机体即可引起全身性的免疫应答。耐受性是指机体的免疫系统对自身成分保持耐受，正常情况下不产生针对自身成分的免疫应答。MHC 限制性是指免疫细胞相互作用时，只有当双方的 MHC 分子一致时，免疫应答才能发生。

（二）抗原的加工和提呈

抗原加工（antigen processing）又称抗原处理，是指抗原提呈细胞将摄入胞内的外源性抗原或胞内自身产生的内源性抗原降解为小分子抗原肽，并与 MHC 分子结合形成抗原肽-MHC Ⅰ 类或 Ⅱ 类分子复合物的过程。抗原提呈（antigen presentation）是指抗原提呈细胞将抗原肽-MHC Ⅰ 类或 Ⅱ 类分子复合物表达于细胞表面，供 CD8$^+$ T 细胞或 CD4$^+$ T 细胞识别、结合，进而将抗原信息提呈给 T 细胞，诱导 T 细胞活化，启动适应性免疫应答的过程。根据抗原的来源和性质的不同，抗原的加工和提呈可分为四条途径。

1. MHC Ⅰ 类分子途径 内源性抗原主要通过 MHC Ⅰ 类分子途径加工和提呈。内源性抗原与泛素（ubiquitin）结合后进入胞质的蛋白酶体（proteosome），并被降解为 8~12 个氨基酸残基的抗原肽。抗原肽进入胞质后，由抗原加工相关转运体（transporter associated with antigen processing，TAP）转运到内质网腔内，与 MHC I 类分子结合形成抗原肽-MHC I 类分子复合物，经高尔基体转运至细胞表面，供 CD8+ T 细胞识别。

2. MHC II 类分子途径 外源性抗原主要通过 MHC II 类分子途径加工和提呈。进入体内的外源性抗原被专职抗原提呈细胞识别、摄取，在胞质内形成内体（endosome）并与溶酶体融合为内体-溶酶体。在酸性环境中，外源性抗原被蛋白水解酶降解为含 10~30 个氨基酸残基的抗原肽。抗原肽与 MHC II 类分子结合形成抗原肽-MHC II 类分子复合物，经高尔基体转运至细胞表面，供 CD4+ T 细胞识别。

3. 交叉提呈途径 交叉提呈不是抗原提呈的主要形式。内质网腔的内源性抗原肽可与 MHC II 类分子结合形成内源性抗原肽-MHC II 类分子复合物，并提呈给 CD4+ T 细胞。某些外源性抗原也可从内体-溶酶体逸出，在内质网中与 MHC I 类分子结合形成外源性抗原肽-MHC I 类分子复合物，并提呈给 CD8+ T 细胞。

4. CD1 分子提呈途径 糖脂或脂类抗原不是多肽，不能结合 MHC 分子，但可通过结合抗原提呈细胞表面的 CD1 分子而被提呈。CD1 分子既可提呈外源性脂类抗原，也可提呈自身脂类抗原。

（三）T 细胞介导的细胞免疫应答

T 细胞介导的细胞免疫应答由胸腺依赖抗原（TD-Ag）引起，参与的细胞主要为抗原提呈细胞、CD4+ T 细胞或 CD8+ T 细胞。

1. T 细胞对抗原的识别 T 细胞只能识别由抗原提呈细胞提呈的抗原。CD8+ T 细胞识别抗原提呈细胞是通过 MHC I 类分子提呈的内源性抗原肽，CD4+ T 细胞识别抗原提呈细胞则是通过 MHC II 类分子提呈的外源性抗原肽。T 细胞上的 TCR 在识别抗原提呈细胞所提呈的抗原肽的同时，还须识别复合物中的 MHC 分子，并以此 TCR-MHC-抗原肽接触部位为中心，周围环形分布着其他相互作用的黏附分子对，如 CD28 与 CD80/CD86、LFA-1 与 ICAM-1、LFA-2 与 LFA-3 等，形成一个瞬时性同心圆结构，称为免疫突触（immunological synapse，IS）。只有形成免疫突触，T 细胞才能发生活化和增殖。

2. T 细胞的活化、增殖和分化 T 细胞的活化有赖于双信号和细胞因子的作用。T 细胞上的 TCR 在识别 APC 所提呈的抗原肽时，获得了活化所需的第一信号。T 细胞及 APC 表面多对共刺激分子的相互作用产生 T 细胞活化的第二信号，配对的共刺激分子包括 CD28 与 B7（CD80/CD86）、CD40 与 CD40L、LFA-1 与 ICAM-1、LFA-2 与 LFA-3 等。T 细胞的完全活化还有赖于多种细胞因子如 IL-2、IL-4、IL-6、IL-10、IFN-γ 等的参与。T 细胞活化后通过自分泌和旁分泌 IL-2，作用于高亲和力 IL-2R，T 细胞迅速发生有丝分裂、克隆扩增，在不同细胞因子的作用下进一步分化为不同的效应 T 细胞。其中，初始 CD4+ T 细胞首先增殖分化为 Th0 细胞，Th0 细胞在不同细胞因子的作用下分化为不同的细胞亚群，如 Th1、Th2、Th17、Tfh 及 Treg 等；初始 CD8+ T 细胞通过直接活化或在 Th1 的辅助下活化，增殖分化为效应性 CTL。

3. T 细胞的免疫效应 不同效应性 T 细胞亚群发挥不同的免疫效应。

（1）Th 细胞的免疫效应。Th1 细胞可分泌多种细胞因子，参与 T 细胞、B 细胞、NK 细胞、巨噬细胞的活化、增殖和分化，也可参与局部炎症反应或 IV 型超敏反应等免疫病理过程。Th2 细胞可促进 B 细胞增殖、分化为浆细胞产生抗体，辅助体液免疫应答，也可诱导 IgE 的产生，参与 I 型超敏反应。Tfh 细胞可辅助 B 细胞在淋巴滤泡生发中心的增殖、分化和抗体类别转换。Th17 细胞可通过刺激上皮细胞、内皮细胞、成纤维细胞和巨噬细胞分泌多种细胞因子，募集和活化中性粒细胞、单核细胞等，并可诱导局部炎症反应。Treg 通过介导 T 细胞与 APC 的裂解或凋亡、释放抑制性细胞因子（IL-10、IL-35、TGF-β）、下调 T 细胞与 APC 表面的 IL-2R 及下调 APC 表达共刺激分子等方式，抑制免疫细胞活化和增殖。

（2）细胞毒性 T 细胞的免疫效应。效应性细胞毒性 T 细胞（CTL）的主要功能是杀伤病原体感染细胞、肿瘤细胞等靶细胞。效应性 CTL 通过高表达黏附分子 LFA-1 与靶细胞表面的 ICAM-1 结合等，与靶细胞紧密结合并形成免疫突触，进而导致 CTL 极化。CTL 主要通过两条途径杀伤靶细胞：①释放穿孔素（perforin）插入靶细胞膜，形成约 16nm 的孔道，再释放颗粒酶（granzyme）进入靶细胞，使靶细胞凋亡；②表达 FasL 或分泌 TNF-α，FasL 和 TNF-α 分别与靶细胞表面的 Fas 和 TNF-α 受体结合，激活胞内半胱天冬酶（caspases）参与的信号转导途径，诱导靶细胞凋亡。

4. 细胞免疫应答的生物学作用　细胞免疫应答的主要作用是抗感染、抗肿瘤及免疫病理损伤。细胞免疫主要针对胞内寄生菌（如结核分枝杆菌、伤寒沙门杆菌、麻风分枝杆菌等）、胞内病毒、真菌及某些寄生虫的感染，也是机体抗肿瘤的主要因素。细胞免疫也可导致 IV 型超敏反应、移植排斥反应及某些自身免疫病。

（四）B 细胞介导的体液免疫应答

B 细胞主要通过抗体发挥免疫作用，而抗体存在于血清等各种体液中，故 B 细胞介导的免疫应答也称为体液免疫应答。刺激 B 细胞产生免疫应答的抗原有 T 细胞依赖性抗原（TD-Ag）和非 T 细胞依赖性抗原（TI-Ag）。TD-Ag 引起的体液免疫应答需要 Th 细胞的辅助，而 TI-Ag 引起的免疫应答无须 Th 细胞的辅助。

1. B 细胞对 TD 抗原的免疫应答　大多数外来抗原（如病原体、异种血清等）和体内产生的抗原（如肿瘤）均为 T 细胞依赖性抗原，诱导 B 细胞识别活化、增殖和分化需要 Th 细胞的辅助。

（1）B 细胞对 TD 抗原的识别。TD 抗原进入机体后，初次应答的 APC 多为巨噬细胞，再次应答则主要为 B 细胞。经 APC 加工、处理的 TD-Ag 以抗原肽-MHC II 类分子复合物形式表达于 APC 表面，供 CD4$^+$Th2 细胞识别。B 细胞可通过其 BCR 直接识别结合抗原分子产生 B 细胞活化的第一信号，并对内化的抗原进行加工，形成抗原肽-MHC II 类分子复合物，提呈给 Th2 细胞识别。Th2 细胞通过表达的 CD40L 与 B 细胞表面的 CD40 结合，从而提供 B 细胞活化的第二信号。BCR 对抗原的识别不需 APC 的加工和提呈，也无 MHC 限制性。

（2）B 细胞的活化、增殖和分化。B 细胞的活化也需要双信号刺激。BCR 直接识别天然抗原的 B 细胞表位，产生 B 细胞活化的第一信号。B 细胞作为 APC 将抗原肽提呈给 Th 细胞，为 Th 细胞提供第一信号；B 细胞表面的 B7 与 Th 细胞表面的 CD28 作用，为 Th 细胞提供第二信号，Th 细胞因此活化。活化的 Th 细胞表达 CD40L，CD40L 再与 B 细胞表面的 CD40 结合，使 B 细胞获得完全活化所需的第二信号。

活化的 B 细胞一部分迁移至淋巴组织髓质，分化为浆细胞，主要分泌低亲和力的 IgM 类抗体；大部分进入淋巴滤泡内增殖形成生发中心，并经历受体编辑、抗体类别转换等过程，最终分化为产生高亲和力抗体的浆细胞。另有部分 B 细胞分化为记忆细胞。

2. B 细胞对 TI 抗原的免疫应答　细菌脂多糖、聚合鞭毛素及多聚蛋白质等 TI 抗原可直接激活初始 B 细胞，不需要 Th 细胞的辅助。TI 抗原主要激活 B1 细胞，只产生 IgM 类抗体，不产生免疫记忆。TI 抗原又可分为 TI-1 抗原和 TI-2 抗原，两者激活 B 细胞的方式存在差异。

（1）B 细胞对 TI-1 抗原的应答。TI-1 抗原是指具有丝裂原性质的多克隆激活剂，如革兰氏阳性菌的磷壁酸、革兰氏阴性菌的脂多糖等。成熟和不成熟的 B1 细胞均可被 TI-1 抗原激活。高剂量的 TI-1 抗原可直接与 B 细胞的丝裂原受体结合，非特异性地激活多克隆 B 细胞。低剂量的 TI-1 抗原通过 BCR 与 B1 细胞结合，但只能激活少量表达特异性 BCR 的 B1 细胞，这一机制在抵御某些病原体感染的初期发挥重要作用。

（2）B 细胞对 TI-2 抗原的应答。TI-2 抗原多为细菌等的多糖和多聚化合物，只能激活成熟的 B1 细胞。TI-2 抗原可与抗原特异性 B1 细胞的 BCR 广泛交联，进而诱导 B1 细胞的激活。B1 细胞对 TI-2 抗原的应答同样在抵御胞外菌感染的早期发挥重要作用。

3. 体液免疫应答的生物学作用　体液免疫应答主要通过抗体发挥生物学效应，其功能主要包括：①中和作用，如抗病毒中和抗体可阻断病毒进入宿主细胞，抗毒素抗体能中和外毒素的毒性作用；②通过激活补体经典途径，引起溶菌、溶细胞效应；③通过 ADCC 效应，促进 NK 细胞杀伤肿瘤细胞和被病毒感染的靶细胞；④通过免疫调理作用，增强吞噬细胞的吞噬杀伤活性；⑤在某些情况下，抗体还可参与超敏反应，引起免疫病理损伤。

4. 抗体产生的一般规律　抗原初次进入机体引发的免疫应答称为初次应答，机体再次接受相同抗原刺激产生的免疫应答称为再次应答，两次应答中抗体的性质和浓度随时间发生变化。初次应答的特点：①抗体产生所需潜伏期较长；②抗体含量低；③抗体持续时间短；④抗体类型以 IgM 为主、以 IgG 为辅且出现较晚；⑤抗体与抗原结合的强度低，为低亲和性抗体。再次应答的特点：①诱导抗体产生的潜伏期短；②抗体含量高；③抗体维持时间长；④抗体以 IgG 为主；⑤抗体与抗原结合的强度高，为高亲和性抗体。

第三节　免疫相关性疾病及其护理特点

免疫学作为生命科学和现代医学的前沿学科，21 世纪以来取得了飞速发展。随着基础免疫学和临床免疫学研究的不断深入，与临床疾病有关的许多免疫反应机制，如免疫细胞效应、免疫分子特性、免疫调节与信号转导、细胞凋亡途径及免疫基因组的遗传与调控作用等被逐步阐明，疾病表象下的免疫分子机制被不断剖析，曾被认为与免疫系统功能无关的多种疾病被发现存在免疫发病机制。随着对免疫相关性疾病病因病理、发病机制认识的不断加深，对此类疾病的诊断、治疗、预防和护理等措施也日臻完善。

一、免疫相关性疾病的主要类型

免疫相关性疾病是由免疫缺陷、免疫功能或免疫调节失常而引起的一系列疾病，也包括以免疫功能异常作为主要或重要发病机制的某些临床疾病。免疫相关性疾病的发生、发展及结局与机体的免疫反应有关。根据发病机制和免疫组织损伤机制，免疫相关性疾病主要可分为六大类型。

1. 超敏反应（hypersensitivity） 又称变态反应（allergy），是指已被某些抗原致敏的机体再次接触相同抗原时，所发生的以机体生理功能紊乱和（或）组织细胞损伤为主的异常免疫应答，如过敏性休克、接触性皮炎等。根据超敏反应的发生机制和临床特点，可将其分为四种类型：Ⅰ型超敏反应，即速发型超敏反应，又称过敏反应（anaphylaxis）；Ⅱ型超敏反应，即细胞毒型或细胞溶解型超敏反应；Ⅲ型超敏反应，即免疫复合物型超敏反应；Ⅳ型超敏反应，即迟发型超敏反应。临床上有些超敏反应性疾病可由多种类型的超敏反应引起，同一种抗原在不同条件下可引起不同类型的超敏反应。

2. 自身免疫病（autoimmune disease，AID） 是指由于过度而持久的自身免疫应答，导致自身组织损伤和（或）功能障碍而引起的一类疾病，如类风湿关节炎、系统性红斑狼疮等。在正常情况下，机体免疫系统对自身组织细胞处于固有免疫耐受状态，即针对自身抗原的 T 细胞和 B 细胞克隆在胚胎期已被清除或处于抑制状态。当机体免疫耐受机制失调时，某些自身反应性 T 细胞和 B 细胞活化，可导致自身免疫病。

3. 免疫缺陷病（immunodeficiency disease，IDD） 是指免疫系统中任何成分（免疫细胞、免疫分子或免疫相关基因）的缺失或功能不全而导致免疫功能障碍所引起的疾病，如 X-连锁无丙种球蛋白血症、遗传性血管神经性水肿、慢性肉芽肿、获得性免疫缺陷综合征等。

4. 免疫增殖病（immunoproliferative disease） 是指免疫器官、免疫组织或免疫细胞（淋巴细胞和单核巨噬细胞）异常增生（良性或恶性）所引起的疾病，存在免疫功能异常及免疫球蛋白质和量的变化，如多发性骨髓瘤、传染性单核细胞增多症等。免疫球蛋白多克隆增殖多为良性反应性增殖或继发于某一疾病，而免疫球蛋白的单克隆增殖多呈恶性发展趋势。

5. 感染免疫 抗感染免疫是指机体的免疫系统对入侵的细菌、病毒、真菌、寄生虫等各种病原体的防御功能。机体的抗感染免疫可分为局部免疫和全身免疫、固有免疫和适应性免疫、体液免疫和细胞免疫等不同类型。感染的发生、发展和结局取决于机体免疫系统与入侵病原体相互作用的过程和结果。感染造成的机体组织损伤和疾病不仅与病原体有关，也与机体的免疫应答密切相关。感染可造成机体免疫抑制，也可引起自身免疫病、Ⅳ型超敏反应及肿瘤，如新型冠状病毒感染可引起肺部免疫损伤、A 群乙型溶血性链球菌感染可引起风湿热、人类免疫缺陷病毒感染可引起获得性免疫缺陷综合征、EB 病毒感染可引起传染性单核细胞增多症等。

6. 移植免疫 组织或器官移植的目的是用异体或自体的健康组织、器官置换病变的或功能缺损的组织或器官，以维持和重建机体的生理功能。移植免疫是指将供者的组织或器官移植到受者后，移植物与受者间相互作用所产生的免疫应答，包括受者（宿主）对移植物的排斥应答，也包括移植物对抗宿主的免疫应答。移植免疫引起的疾病包括移植排斥反应、移植物抗宿主病等。

二、免疫相关性疾病的主要特征

免疫相关性疾病具有某些共同的特征或临床特点，许多免疫相关性疾病的临床诊疗和护理措施具有诸多共性，与其他类型疾病存在明显差异。

（一）病因与发病机制方面

许多免疫相关性疾病的病因仍不明确，疾病的发生往往是多因素共同作用的结果，如遗传、感染、药物及环境因素等，有些则呈自发性或特发性。其中，原发性免疫缺陷病为遗传性疾病，自身免疫病、免疫增殖病及大部分超敏反应性疾病等都具有明显的遗传倾向。某些特定基因与疾病的发病有密切关系，如 HLA 型别、免疫应答基因、免疫抑制基因、细胞相互作用基因等，疾病多发生于具有特定遗传素质的人或人群。免疫相关性疾病的发病机制目前仍不完全清楚，但免疫功能和免疫调节的异常或失控是导致疾病发生的主要或重要机制。

（二）组织病理方面

不同类型免疫相关性疾病有其特有的免疫损伤表现，出现与免疫反应有关的病理变化。多数免疫相关性疾病的局部组织病理改变的主要表现：①由于血管损伤导致局部暂时性或慢性血管扩张，血管通透性增加，血浆蛋白及血细胞外溢，形成以淋巴细胞、浆细胞和中性粒细胞浸润为主的急性或慢性炎症；②由免疫效应细胞直接杀伤或其分泌的细胞因子及介质引起的组织、细胞损伤或坏死；③间质损害导致间质丧失正常结构；④组织、器官损伤的范围取决于自身抗体或效应细胞所针对的自身抗原的分布。

（三）临床表现方面

多数免疫相关性疾病病程较长，病情发展和缓解常反复交替，呈反复发作和慢性迁延趋势，有些甚至成为终身痼疾，严重影响患者的工作能力和生活质量。病情的严重程度及疾病转归常与免疫调节紊乱程度密切相关。自身免疫病患者体内可检出高效价的自身抗体和（或）针对自身抗原的效应 T 细胞。自身抗体在不同的自身免疫病中存在交叉和重叠现象，部分疾病具有特征性自身抗体。自身免疫病存在疾病的重叠现象，即一种自身免疫病常与其他自身免疫病同时存在。

（四）临床诊断方面

免疫相关性疾病的诊断一般根据患者的病史、临床表现、实验室检查、影像学检查及流行病学资料，在综合分析的基础上做出判断。实验室检查特别是免疫学检查，如自身抗体、免疫效应细胞、免疫分子检测及免疫功能测定等，对疾病的诊断发挥重要作用，有时这些检查是建立诊断的关键依据。

（五）治疗措施方面

免疫相关性疾病的治疗方法主要包括对因治疗、对症治疗和免疫治疗，其中免疫治疗是免疫相关性疾病的主要和关键性治疗措施。

1. 对因治疗 去除引起免疫相关性疾病的病因和诱因。对于由感染引起的免疫相关性疾病，可使用抗生素控制感染，消除激发机体免疫反应的感染灶。脱离或避免导致异常免疫反应的物质，如控制环境因素、停用相关药物、清除产生自身抗原的病灶等。消除可使免疫相关性疾病临床症状加重的各种刺激因素，如粉尘、环境污染、劳累、精神刺激等。对于免疫缺陷、免疫增殖患者，可通过造血干细胞移植、胸腺移植及基因植入等方法，重建或恢复患者的免疫功能。对于某些免疫相关性疾病或其并发症，可采用外科手术方式进行治疗。

2. 对症治疗 对免疫相关性疾病患者临床表现较明显的症状进行针对性治疗，如卧床休息、营养支持、退热、镇痛、止咳、止痒、吸氧、抗感染及康复治疗、替代治疗等，以调整机体失平衡或失代偿的生理功能，消除或改善疾病引起的各种症状，减轻患者的痛苦，控制病情的发展。

3. 免疫治疗 是指针对免疫相关性疾病的发生机制，通过免疫干预和调节，调整机体的免疫功能以达到治疗的目的免疫治疗是免疫相关性疾病的主要治疗手段，包括基于分子的免疫治疗、基于细胞的免疫治疗和基于整体的免疫治疗。

（1）基于分子的免疫治疗。目前临床应用于免疫相关性疾病分子水平的免疫治疗方法主要有抗体治疗和细胞因子治疗。治疗性抗体主要包括多克隆抗体、单克隆抗体和基因工程抗体。多克隆抗体即动物免疫血清和人丙种球蛋白，可用于某些自身免疫病，如肾小球肾炎、系统性红斑狼疮及重症肌无力等的治疗，也可用于治疗移植排斥反应。单克隆抗体及基因工程抗体可用于治疗某些免疫增殖病、自身免疫病、血液系统免疫相关性疾病及肿瘤等。21世纪以来，单克隆抗体靶向治疗研究方兴未艾，取得了许多突破性成果，已广泛运用于免疫相关性疾病的治疗，并具有显著的治疗效果。

细胞因子治疗包括补充疗法和拮抗疗法。细胞因子补充疗法可用于治疗免疫缺陷病，细胞因子拮抗疗法可用于治疗风湿性疾病、多发性硬化及移植排斥反应等。

（2）基于细胞的免疫治疗。该类治疗主要包括造血干细胞移植、过继免疫治疗和肿瘤细胞疫苗治疗。造血干细胞移植是治疗免疫缺陷病、免疫增殖病、造血系统疾病和自身免疫病的重要方法之一。过继免疫治疗和肿瘤细胞疫苗主要用于治疗免疫相关性肿瘤。

（3）基于整体的免疫治疗。整体免疫治疗的方法是使用免疫调节药物进行治疗，免疫调节药主要有免疫增强剂和免疫抑制剂两类。

1）免疫增强剂：主要包括微生物及其产物、细胞因子、化学合成药、中草药与植物多糖等，对免疫功能异常尤其是免疫功能低下者具有促进或调节作用，可用于自身免疫病、免疫缺陷病、持续严重感染及肿瘤的治疗。

2）免疫抑制剂：是一类抑制机体免疫功能的生物制剂或非生物制剂，包括化学合成药物、微生物制剂和中草药等。多数免疫相关性疾病存在局部或全身过强的病理性免疫应答，因此大部分免疫相关性疾病的治疗有赖于免疫抑制剂的使用。尤其是自身免疫病，主要依靠免疫抑制剂来抑制针对自身抗原的免疫反应。免疫抑制剂在许多免疫相关性疾病的治疗中处于核心地位。

化学合成的免疫抑制药物主要有糖皮质激素、环磷酰胺（烷化剂）和硫唑嘌呤（嘌呤类抗代谢药）。糖皮质激素具有明显的抗炎和免疫抑制作用，可用于治疗免疫性炎症、超敏反应性疾病、移植排斥反应等大部分免疫相关性疾病。环磷酰胺和硫唑嘌呤等免疫抑制剂对细胞免疫、体液免疫均有抑制作用，可用于治疗自身免疫病、移植排斥反应等。

微生物类免疫抑制制剂主要有环孢素（CsA）、他克莫司（FK-506）、西罗莫司（sirolimus）等，可用于抗移植排斥反应及自身免疫病等免疫相关性疾病的治疗。

免疫抑制类中草药主要有雷公藤总苷、川芎等。雷公藤总苷对细胞免疫和体液免疫均有抑制作用，可用于治疗移植排斥反应、移植物抗宿主病及类风湿关节炎、系统性红斑狼疮等多种自身免疫病。

三、免疫相关性疾病的主要护理特点

护理是免疫相关性疾病防治的重要组成部分。免疫相关性疾病往往病程长，反复发作、慢性迁延，且并发症多，对患者及其家庭的危害大，经济、精神负担沉重。护理工作者在临床护理实践中应把握好免疫相关性疾病的护理基本规律和特殊护理措施，不断提高护理工作的专业化和规范化水平。

1. 专业知识与技能　护理工作者应加强学习，熟练掌握免疫相关性疾病护理的专业理论知识和实践操作技术，掌握各种免疫相关性疾病的病因、发病机制、临床表现和治疗方法，树立以患者为中心的护理理念，增强无菌操作观念和职业防护意识，以高度的责任感和同情心对待患者，按照护理工作规程，严密、细致观察病情，及时发现病情变化，迅速准确配合治疗工作，严谨规范执行各项护理措施。

2. 一般护理　免疫相关性疾病患者机体免疫功能失调，而且需使用免疫抑制剂，因此患者机体抵抗力普遍较低。须为患者安排干净、整洁、舒适、空气清新的病房环境，条件许可或患者病情较重时，应为患者安排单人病房。因许多免疫相关性疾病患者具有过敏体质，易受外部抗原刺激而引发疾病或加重病情，病房内应避免布置花草等诱发因素，消除一切妨碍患者安全的因素。尽量使室内温度保持在 22～24℃，相对湿度为 50%～60%。定期使用紫外线消毒病房。

患者在病情发作期应卧床，根据不同疾病采取不同的体位，保证患者充分的睡眠和休息时间。缓解期做适当活动，并注意劳逸结合，避免受凉和过度疲劳。护理人员在护理操作时应严格执行消毒隔离制度和无菌操作规范，防止院内感染。定期为患者翻身，以免皮肤损伤造成压疮。做好晨晚间护理和基础护理，如皮肤护理、口腔护理、会阴护理，避免并发症的发生。加强病情观察，严密监测患者的体温、呼吸、脉搏、血压等生命体征及大小便情况。免疫相关性疾病患者大多极易感染，应尽量避免前往人群聚集处，减少与其他患者的接触，以防交叉感染。

3. 饮食护理　大多数免疫相关性疾病患者由于长期经受病痛折磨、机体免疫失衡，往往食欲缺乏，同时某些食物可能诱发某些免疫相关性疾病的发生或加重病情，因此须按照医嘱为患者制订科学、合理的饮食方案。医疗饮食主要包括基本饮食和治疗饮食，基本饮食分为普通饮食、软质饮食、半流质饮食和流质饮食。根据不同患者及不同病情，合理安排饮食，保持营养均衡。

大部分免疫相关性疾病患者应进食高蛋白、高热量、高膳食纤维、低脂肪及富含维生素的清淡易消化饮食，避免进食过冷、过热、过酸、辛辣等刺激性食物，定时进餐，少食多餐，戒烟、戒酒。不能进食的患者给予静脉补液，以维持营养及水、电解质平衡。对于超敏反应性疾病患者，应避免进食可能引发或诱发疾病的食物，禁止摄入含香草醛及苯甲醛的食品，禁止食用海产品、蛋类等与发病相关度较高的食物，可多食用具有抗过敏功能的食物。对于免疫功能下降的患者，可多食用能够增强机体免疫力的菌类食物。心血管免疫相关性疾病患者应减少摄入高脂肪、高胆固醇食物。应为消化系统免疫相关性疾病患者提供低脂肪、纤维少、少碎渣的饮食。泌尿系统免疫相关性疾病患者应选择低盐、优质低蛋白饮食。风湿性疾病患者一般应给予低盐、低嘌呤、高钾、高钙饮食。

4. 专科护理 多数免疫相关性疾病患者由于免疫功能紊乱波及全身，常导致多器官多系统受累，出现轻重不等的并发症甚至危急重症。应根据不同系统、不同类型免疫相关性疾病的疾病特征和临床表现，做好治疗配合，有针对性地实施专科护理和对症护理。对于使用特殊治疗手段及外科治疗的患者，按相应的护理规程实施护理。遵医嘱正确给药，做好必要的解释和用药指导。

对于需要长期、大量使用糖皮质激素、免疫抑制剂的免疫相关性疾病患者，由于药物可引起胃肠道反应、出血、继发感染、骨质疏松、肝肾损害等副作用，应密切观察治疗药物的不良反应和毒副作用，发现情况及时与主管医生联系，并遵医嘱做好护理配合。对于高热患者，应定期测量体温，积极采取物理降温措施，必要时遵医嘱给予退热药物。用药后监测体温变化，以掌握降温效果。注意血压及尿量，及时补充液体，保持水、电解质平衡。对于疼痛患者，帮助其采取相对舒适的体位，与患者多交流，或通过播放音乐、看电视等形式分散患者的注意力；对疼痛剧烈者可使用局部热疗或局部按摩，必要时遵医嘱给予镇痛药，但要防止患者对镇痛药产生依赖。

免疫相关性疾病患者常伴呼吸系统受累，出现呼吸道反应或气道通气受限，应加强气道护理。鼓励并帮助患者咳嗽、排痰，保持呼吸道通畅。可采用蒸汽吸入、体位引流、吸痰及翻身叩背等方法帮助引流痰液，必要时遵循医嘱给予吸氧，改善呼吸功能。应严密观察患者的神志、面色、咳嗽和咳痰能力、呼吸幅度和节律，必要时给予心电、血氧饱和度监测，备好吸痰器及抢救物品。对于出现各类并发症的患者，应密切观察病情变化，如面色、皮肤、脉搏、呼吸、血压、尿量及呼吸道、消化道等症状，如出现异常应及时联系主管医师并遵医嘱治疗处理。

5. 心理护理 由于长期经受疾病折磨，临床治疗效果常不如患者预期，长期用药产生沉重的经济负担，患者普遍存在焦虑、紧张、恐惧、悲观、自卑甚至抑郁、烦躁不安等复杂心理，背负巨大的心理和精神压力。护理工作者应及时评估患者的心理状态，根据其心理特点制订心理护理方案，有针对性地开展心理疏导，做好患者的心理护理。

护理工作者应加强与患者及其家属的沟通交流，耐心倾听患者的诉求与需要，为患者答疑解惑，建立良好的护患关系。应耐心向患者解释疾病的相关知识，使患者对疾病有充分的了解。同时可向患者介绍治疗成功的病例和目前最新治疗进展，消除患者对疾病的担忧和恐惧，缓解其负面情绪，减轻其心理和精神压力，增强其战胜疾病的信心。协助患者正确认识和面对病情，保持乐观、开朗、平和的良好心态，安心、积极配合医护人员进行治疗和护理。同时，护理操作应熟练、准确，做到稳、准、轻、快，以消除患者的疑惑，减轻患者的痛苦，并带给患者心理上的安慰，使患者产生信赖感。

6. 健康指导　多数免疫相关性疾病患者须长期使用可带来明显副作用的激素和免疫抑制剂，加之症状明显及疼痛、功能障碍等，严重影响患者的生活质量，给患者造成巨大的身心痛苦。护理人员应根据患者的具体情况，耐心细致地做好患者及其家属的健康教育和指导，提高患者及其家属的健康知识水平。健康教育与指导的方式包括一对一讲解、集中讲课、思维导图说明、讨论、图片解说、视频播放及发放健康指导手册等，可根据实际情况选择使用。教育指导内容主要为疾病基础知识、用药知识、日常生活行为及精神调适等。

（1）疾病基础知识教育：重点是向患者介绍疾病的病因、发病机制、诱发因素、临床表现、治疗措施、预后及防范复发办法等，使患者及家属了解与本病有关的专业知识和健康知识，学会观察病情变化的方法，指导患者自我护理技巧。

（2）用药知识宣教：主要内容为药物作用机制、适应证、使用方法及药物不良反应等，指导患者按照医嘱规范、按时用药，不得擅自停药、换药或自行增减药量，坚持足够的用药时间；告知患者和家属正确的用药方法和用药注意事项，指导患者和家属观察药物使用过程中的不良反应。

（3）日常生活行为指导：包括教育患者养成良好的生活习惯，合理安排生活起居，保证充足睡眠，劳逸结合，适当锻炼；根据季节、气候和气温变化及时增减衣物，做好保暖，防止细菌、病毒感染；合理膳食，均衡营养，杜绝吸烟、饮酒过量及进食刺激性食物等不良习惯，尽量避免疾病的各种诱发因素。

（4）精神调适：教育引导患者调整自我心理状态，以科学客观的态度和乐观豁达的积极心态面对疾病、挑战疾病。

第二章 免疫缺陷病及护理

免疫缺陷病（immunodeficiency disease，IDD）是指免疫系统中某个成分的缺失或功能不全而导致免疫功能障碍所引起的疾病。免疫缺陷病按机体免疫系统是否发育成熟分为原发性（先天性）免疫缺陷病（primary immunodeficiency disease，PID）和继发性（获得性）免疫缺陷病（secondary immunodeficiency disease，SID）。

原发性免疫缺陷病是由于机体的免疫系统存在遗传缺陷或发育异常，导致免疫细胞和（或）免疫分子的数量减少、功能异常而引起的永久性免疫功能缺陷。继发性免疫缺陷病是感染、衰老、肿瘤和药物等原因抑制了机体成熟免疫系统的功能表达所致。临床上继发性免疫缺陷病远较原发性免疫缺陷病多见。免疫缺陷病患者对各种病原体的易感性增加，患者可出现严重、持续的反复感染，易继发恶性肿瘤，易并发自身免疫病。

第一节 原发性免疫缺陷病

原发性免疫缺陷病是一种罕见病，多发生于婴幼儿。其中，体液免疫缺陷约占 50%，联合免疫缺陷约占 20%，细胞免疫缺陷约占 18%，吞噬细胞缺陷约占 10%，补体系统缺陷约占 2%。临床常见的原发性免疫缺陷病见表 2-1。

表 2-1 常见的原发性免疫缺陷病

分类	典型疾病
体液免疫缺陷	X 连锁无丙种球蛋白血症、伴 IgM 升高的免疫球蛋白缺乏症、选择性 IgA 缺乏症、免疫球蛋白重链缺乏症、κ 链缺乏症
细胞免疫缺陷	先天性胸腺发育不全症、散发性胸腺发育不良症、MHC I 类或 II 类分子缺陷
联合免疫缺陷	重症联合免疫缺陷病、伴共济失调和毛细血管扩张的免疫缺陷症、嘌呤代谢相关的免疫缺陷症、Wiskott-Aldrich 综合征
吞噬细胞缺陷	慢性肉芽肿病、Chediak-Higashi 综合征、Job 综合征、中性粒细胞黏附缺陷症
补体系统缺陷	C1q、C1r、C1s、C4、C2、C3、C5、C6、C7、C8、C9、C1 抑制物及补体调节因子（I、P、H、D）等缺乏症

一、病因、发病机制及临床特征

（一）B 细胞缺陷

1. X 连锁无丙种球蛋白血症（X-linked agammaglobulinemia，XLA） 是最常见的原发性 B 细胞免疫缺陷病，又称 Bruton 病。患儿出生 6~9 个月后发病，临床以反复化脓性细菌感染为特征，有些患儿伴有自身免疫病。患者循环和淋巴组织中成熟 B 细胞数目减少或缺失，血清 IgG 含量低于 2.0g/L，其他各类 Ig 难以检出，但外周血 T 细胞数目和功能正常。

XLA 为 X 连锁隐性遗传，女性为携带者，男性发病。该病是由位于 X 染色体（Xq22）上的布鲁顿酪氨酸激酶（Bruton's tyrosine kinase，Btk）基因突变所致。Btk 是一种信号转导分子，在 B 细胞分化发育早期参与细胞内活化信号的转导。Btk 基因突变或缺失导致布鲁顿酪氨酸激酶合成障碍，使 B 细胞发育停滞于前 B 细胞阶段，最终导致成熟 B 细胞数目的减少或缺失。

2. 选择性 IgA 缺陷（selective IgA deficiency） 是最常见的体液免疫缺陷病，为常染色体显性或隐性遗传，患者 B 细胞发育受阻，不能分化为分泌 IgA 的浆细胞。该病主要特点如下：血清 IgA<50mg/L，分泌型 IgA 含量极低，IgG 和 IgM 水平正常或略高；多数患者无明显临床症状，或仅表现为呼吸道和消化道的轻度感染，少数患者可反复发生严重感染；患者常伴有类风湿关节炎、系统性红斑狼疮、慢性活动性肝炎等自身免疫病和Ⅲ型超敏反应性疾病。

3. X 连锁高 IgM 综合征（X-linked hyperimmunoglobulin M syndrome，XHM） 通常为 X 连锁隐性遗传，多见于男性。患者 B 细胞总数正常，血清 IgM 含量正常或增高，而 IgG、IgA、IgE 水平明显降低或缺乏。患者临床表现为反复感染，血清中出现大量 IgM 类自身抗体。其发病机制是 X 染色体（Xq26）上 CD40L 基因突变，使活化 T 细胞不能表达 CD40L（CD154），从而影响 T 细胞与 B 细胞间的相互作用，导致 B 细胞缺乏活化的第二信号而不能进行 Ig 类别转换，造成患者 IgG、IgA、IgE 抗体水平低下或缺失。

（二）T 细胞缺陷

1. 迪格奥尔格综合征（DiGeorge syndrome） 又称先天性胸腺发育不全，是由于妊娠早期胎儿第三、四咽囊发育障碍，导致胸腺、甲状旁腺、主动脉弓和面部器官发育不良。患者 T 细胞数目减少，细胞免疫应答能力下降；虽然 B 细胞数目正常，但对 TD 抗原的体液免疫应答能力下降。患儿易被胞内寄生菌、病毒和真菌感染，接种牛痘、麻疹、卡介苗等减毒活疫苗后可导致全身感染甚至死亡。胚胎胸腺移植对治疗该病具有较好疗效。

2. T 细胞活化和功能缺陷 T 细胞膜分子表达异常或细胞内信号转导分子缺陷，可使 T 细胞识别和信号转导功能出现障碍，导致 T 细胞活化和功能缺陷。例如，CD3 的 γ 链、ε 链或δ链变异或缺失可使胞内信号转导受阻，影响 T 细胞活化。ZAP-70 基因突变可阻断 TCR-CD3 复合受体分子胞内的信号转导，影响 $CD8^+$ T 细胞的正常发育。

（三）B 细胞和 T 细胞联合免疫缺陷

联合免疫缺陷病（combined immunodeficiency disease，CID）是一类因 B 细胞和 T 细胞数量或功能缺陷而致的体液和细胞免疫功能联合缺陷所引起的疾病，多见于婴幼儿。

1. X 连锁重症联合免疫缺陷病（X-linked SCID，XSCID）　约占 SCID（重症联合免疫缺陷病）的 50%，为 X 连锁隐性遗传病，患者在婴幼儿期内多因无法控制的反复感染而致死。该病是由患者 IL-2 受体 γ 链基因突变所致。IL-2 受体γ链是多种细胞因子受体（IL-2R、IL-4R、IL-7R、IL-9R、IL-15R 和 IL-21R）共有的亚单位，参与细胞因子的信号转导并调控 T 细胞、B 细胞和 NK 细胞的分化发育与成熟。IL-7R 或 IL-15R γ 链信号转导障碍可分别导致 T 细胞和 NK 细胞早期发育障碍、IL-2R 和 IL-4R 信号转导障碍，继而导致 B 细胞功能缺陷。

2. 常染色体隐性遗传联合免疫缺陷病

（1）腺苷脱氨酶（adenosine deaminase，ADA）和嘌呤核苷磷酸化酶（purine nucleotide phosphorylase，PNP）缺陷。为常染色体隐性遗传性疾病，由 ADA 或 PNP 基因突变或缺失所致。患者可因缺失 ADA 或 PNP 而使胞内对淋巴细胞有毒性作用的核苷酸代谢产物 dATP 或 dGTP 大量蓄积。dATP 和 dGTP 对 DNA 合成所必需的核糖核酸还原酶具有抑制作用，影响 T 细胞、B 细胞的生长和发育。患者成熟淋巴细胞数目减少、功能受损，细胞和体液免疫应答能力下降，常反复发生病毒、细菌和真菌感染。

（2）MHC Ⅰ / Ⅱ 类分子缺陷。①MHC Ⅰ 类分子缺陷：为常染色体隐性遗传性疾病，其发病机制是抗原加工相关转运体（TAP）基因突变，不能有效地将内源性抗原肽转运至内质网，使抗原肽-MHC Ⅰ 类分子在胸腺基质细胞和其他抗原提呈细胞表面的表达受到影响，结果导致 CD8+ T 细胞功能缺陷，患者常表现为慢性呼吸道病毒感染。②MHC Ⅱ 类分子缺陷：为常染色体隐性遗传性疾病，又称裸淋巴细胞综合征 Ⅱ 型（bare lymphocyte syndrome type Ⅱ，BLS）。其发病机制是因 MHC Ⅱ 类反式活化子（MHC class Ⅱ transactivator，C Ⅱ TA）基因缺陷，导致 MHC Ⅱ 类分子表达障碍；或因 RFX5 基因突变，不能合成能与 MHC Ⅱ 类基因启动子结合的蛋白。患者胸腺基质细胞和抗原提呈细胞表面 MHC Ⅱ 类分子表达障碍，使 CD4+ T 细胞的增殖分化和成熟过程受阻。临床表现为患者对 TD 抗原的细胞和体液免疫应答能力显著下降，对各类病原体的易感性显著增高。

3. 毛细血管扩张性共济失调综合征（ataxia telangiectasia syndrome，ATS）　为常染色体隐性遗传性疾病，其发病可能是由于患者淋巴细胞内 TCR 基因和 Ig 重链基因断裂、DNA 修复障碍或磷脂酰肌醇 3 激酶（PI3K）基因异常。患者临床表现：①进行性小脑共济失调，眼结膜和皮肤毛细血管扩张，反复发生呼吸道感染；②T 细胞数量和功能下降，Ⅳ型超敏反应减弱，肿瘤发生率增高；③血清 IgA、IgG2 和 IgG4 减少或缺乏，体液免疫应答能力下降。

4. 湿疹-血小板减少-免疫缺陷综合征（Wiskott-Aldrich syndrome，WAS）　为 X 连锁隐性遗传，是由位于 X 染色体上编码 WAS 蛋白的基因缺陷所致。WAS 蛋白表达于胸腺、脾脏淋巴细胞和血小板表面，能调节细胞骨架的组成，WAS 蛋白基因缺陷可影响 T 细胞、B 细胞的功能，使患者细胞和体液免疫应答能力下降或发生缺陷。其临床特征为湿疹、血小板减少和反复发生的细菌感染，也常伴发自身免疫病和恶性肿瘤。

（四）补体系统缺陷

补体系统中几乎所有的成分（包括补体固有成分、补体调节因子和补体受体）都可发生遗传性缺陷，多为常染色体隐性遗传，少数为常染色体显性遗传。补体固有成分缺陷常伴发自身免疫病和反复发生的化脓性细菌感染。补体调节因子和补体受体的缺陷还可表现为某些特有的症状和体征。

1. 遗传性血管神经性水肿（hereditary angioneurotic edema）　是由 C1 抑制物（C1INH）基因缺陷所致，属常染色体显性遗传病。生理条件下，C1INH 可通过与活化的 C1r-C1s 结合而使之失活的方式，抑制补体经典途径的过度活化。C1INH 缺陷可使 C2 裂解失控，C2a 产生过多，导致血管通透性增高。患者表现为反复发作的皮肤黏膜水肿，若水肿发生于咽喉，可致窒息而死亡。

2. 阵发性睡眠性血红蛋白尿（paroxysmal nocturnal hemoglobinuria）　是由于编码 *N*-乙酰葡糖胺转化酶的 pig-α 基因突变，造成糖基化磷脂酰肌醇（glycosyl phosphatidylinositol, GPI）合成障碍，导致补体调节蛋白衰变加速因子（DAF/CD55）和膜反应性溶解抑制因子（MIRL/CD59）无法锚定在血细胞表面。

DAF 和 MIRL 是抑制补体激活和攻膜复合物形成的膜结合型补体调节蛋白，它们可借助 GPI 锚定在细胞表面，保护细胞不因补体激活而被溶解破坏。由于 GPI 合成障碍，DAF 和 MIRL 无法锚定在红细胞表面，从而丧失其对补体活化和攻膜复合物形成的抑制作用，结果导致红细胞被溶解。患者临床表现为慢性溶血性贫血、全血细胞减少和静脉血栓形成，在晨尿中出现血红蛋白。

（五）吞噬细胞缺陷

1. 白细胞黏附缺陷症（leukocyte adhesion deficiency，LAD）　为常染色体隐性遗传性疾病，分为 LAD-1 和 LAD-2 两种类型。LAD-1 型 LAD 是由于 CD18 基因突变或缺陷，使整合素 β2 亚单位（CD18）表达障碍，导致白细胞表面具有共同 β2 亚单位的 LFA-1（CD11a/CD18）、Mac-1（CD11b/CD18）及 P150/95（CD11c/CD18）等整合素分子表达缺陷。吞噬细胞趋化、黏附和吞噬作用发生障碍，NK 细胞和 T 细胞趋化、激活和杀伤作用受损。LAD-2 型 LAD 是由于岩藻糖转运蛋白基因突变，使白细胞和内皮细胞表面唾液酸化的路易斯寡糖-X（sialyl Lewis-X）表达缺陷，影响白细胞与内皮细胞之间的黏附作用。LAD-1 型和 LAD-2 型 LAD 患者的临床表现相似，均以反复发生的细菌或真菌感染为特点。

2. 慢性肉芽肿病（chronic granulomatous disease，CGD）　约 2/3 为 X 连锁隐性遗传，其余为常染色体隐性遗传。该病是由编码还原型辅酶Ⅱ（NADPH）氧化酶系统的基因缺陷所致。患者吞噬细胞因不能产生足量超氧离子、过氧化氢和单态氧离子而发挥有效的杀菌作用，被吞噬的病原菌不但能在细胞内继续存活、繁殖，还能随吞噬细胞游走播散至其他组织、器官，形成持续的慢性感染，并刺激 CD4$^+$ Th 细胞形成肉芽肿。患者表现为反复发生化脓性感染，在淋巴结、肝、肺、脾、骨髓等多个器官形成化脓性肉芽肿。

二、检查与诊断

原发性免疫缺陷病患者年龄通常较小，且有反复、持久、严重的感染，使用抗生素后治疗效果不佳，通过致病菌检测甚至可发现是由致病力低的细菌引起的感染。当患者反复感染并考虑有免疫缺陷可能时，应认真采集病史并详细调查其家族史，进行全面的体格检查和实验室检查。

1. 详细询问病史　患有慢性中耳炎、严重鼻窦炎，使用抗菌药物 2 个月以上但治疗效果不佳；每年患肺炎 2 次以上；婴幼儿生长缓慢；反复的皮肤组织脓肿；1 岁以后持续存在鹅口疮或皮肤真菌感染等，都有可能患有原发性免疫缺陷病。

2. 详细询问家族史　多数原发性免疫缺陷病可遗传。调查发现约 1/4 患儿的家族中有成员因感染导致早死。过敏性疾病、自身免疫病和肿瘤的发病率在患者家族中明显高于一般家族。

3. 身体检查　患者一般都有营养不良、中度或轻度贫血、体重下降或不增，周围淋巴组织变小或缺如等情况，个别还有全身淋巴结肿大、肝脾大及其他感染体征等。

4. 实验室检查　原发性免疫缺陷病的确诊及分类必须有相应的实验室检查依据。该病的实验室检查分为初筛试验、进一步检查、特殊或研究性实验。

三、治疗原则

原发性免疫缺陷病治疗的根本原则是设法重建或者恢复患者的免疫功能。

1. 替代治疗　通过分析患者免疫成分的缺陷情况给患者补充缺失的免疫成分，从而暂时缓解患者的临床症状。输注免疫球蛋白、新鲜血浆（补体）、中性粒细胞可用于治疗体液免疫缺陷病、补体缺陷病和吞噬细胞缺陷病。例如，X 连锁无丙种球蛋白血症患者定期补充免疫球蛋白，可明显减轻感染。但选择性 IgA 缺陷患者不宜用此疗法，因输注含 IgA 的免疫球蛋白不但不能使体内 IgA 增高，反而会刺激机体产生大量抗 IgA 抗体，甚至引起严重或致死性超敏反应。替代治疗不能重建患者的免疫功能。

2. 造血干细胞移植和胸腺组织移植　造血干细胞移植包括骨髓干细胞移植、脐血干细胞移植和外周血干细胞移植，可代替受损的免疫系统以达到免疫重建，可用于治疗重症联合免疫缺陷病、慢性肉芽肿病和 Wiskott-Aldrich 综合征。胸腺组织移植可用于治疗迪格奥尔格综合征。

3. 基因治疗　目前许多原发性免疫缺陷病的突变基因可以被克隆，其突变位置也已确定，这给基因治疗奠定了良好的基础。借助逆转录病毒载体将正常腺苷脱氨酶（ADA）基因转染患者淋巴细胞，再回输体内以治疗腺苷脱氨酶缺陷引起的重症联合免疫缺陷病已获得成功，患者免疫功能可逐渐趋于正常。

4. 免疫调节治疗　即补充各种免疫分子以增强机体免疫功能。例如，静脉注射免疫球蛋白（intravenous immunoglobulin，IVIG）治疗体液免疫缺陷病（如 X 连锁无丙种球蛋白血症和 X 连锁高 IgM 综合征），可用于使患者维持健康生活；用重组 IFN-γ 治疗慢性肉芽肿病，用重组 IL-2 增强艾滋病患者免疫功能等。IL-2 可用于治疗重症联合免疫缺陷病。

5. 控制感染 持续、严重的反复感染常常是原发性免疫缺陷病患者的主要致死原因，用抗生素治疗或预防感染是临床控制或缓解病情的重要手段之一。同时应避免接种活疫苗。

四、护 理 措 施

（一）一般护理

原发性免疫缺陷病患者免疫力低下，容易发生交叉感染。应尽量为患者安排独立病房。病房内用医用空气消毒净化机或紫外线进行空气消毒，每日 2 次，每次 30 分钟。用 1%含氯消毒剂拖地 2 次/日，擦拭桌椅及门栓 2 次/日，保持室内的空气清新，温度控制在 28～30℃，湿度 50%～60%。限陪护人员 1 名，控制探视人数及医护人员查房人数。指导患者加强口腔、鼻腔的清洁，每日早晚刷牙，饭后漱口。保持患者皮肤清洁干燥，洗浴或擦浴 1 次/日，勤换衣被。

为患者准备专用体温计、血压计及听诊器。治疗及护理措施应尽可能集中，各项操作尽量一次性进行，减少医护人员进出病房的次数。医护人员接触患者前应严格洗手或喷免洗手消毒液，戴口罩和帽子、穿清洁衣。严格无菌操作，防止交叉感染。在为患者进行口腔护理时，动作应该尽量轻柔，防止破坏患者口腔的牙周组织。

（二）饮食指导

由于原发性免疫缺陷病患者患病期间体重大幅下降，营养摄入不足，应为患者制订科学合理的饮食方案，给患者补充机体恢复所需的维生素、矿物质等。应给予高热量、高蛋白质、高维生素、低脂肪饮食，少食多餐，定时定量，营养丰富，以提高患者的免疫力。尽量多进食新鲜水果。注意饮食卫生，每次进食前对食物进行消毒。腹泻患者给予适量的米汤、稀饭、面条等低渣饮食；腹泻症状重者给予禁食，并通过输液及时补充水分及电解质。嘱患者多饮水，进食前后及睡前、晨起用生理盐水擦洗口腔，避免霉菌、真菌感染。

（三）专科护理

1. 病情观察 由于原发性免疫缺陷病患者年龄小、病情重且易反复，医护人员应定时测量患者体温，定时巡视病房，密切观察患者病情变化，时刻注意观察患者是否出现并发症，如有异常，应及时通知医生进行治疗。

2. 呼吸道护理 密切观察患者呼吸变化，保证患者处于呼吸道畅通状态。对痰液黏稠、不易咳出者采用三步排痰法，即一吸（雾化吸入）、二叩（拍背）、三吸（吸痰）。吸痰时根据年龄调节压力，根据痰液黏稠度、位置深浅选择吸痰管的大小及插入的长度，正确掌握吸痰频次及手法。若患者呼吸道内有异物，应及时清理干净。若患者呼吸道内有白色异物或明显干燥，应及时补充水分。给患者进行雾化氧气吸入时，应及时补充湿化瓶内的无菌蒸馏水，吸入治疗后应观察患者的呼吸频率。若患者喘气频率过快，应及时检查呼吸道内是否有异物，并及时处理。

3. 静脉注射免疫球蛋白护理 注射前评估患者体液平衡状况、生命体征变化（尤其是体温）、静脉通路条件，遵医嘱抽血检验血浆免疫球蛋白、体内预防接种抗体浓度（>2岁的患者）、血液分析及淋巴细胞计数。冷藏保存的免疫球蛋白制品在输注前须在室温下复温后常温输注，现配现用。输注时尽量使用静脉输液泵。开始滴速宜慢，10滴/分，15分钟后若无不良反应，应调至正常滴速。单一静脉输入时，输注前后用生理盐水冲管。输注过程中采用心电监护仪监测呼吸、心率、血压，动态关注体温变化，输液过程中注意观察不良反应并及时给予处理。拔针后应对局部血管进行按压，以免造成患者的疼痛不适。若发生静脉炎，应立即更换注射部位。

4. 感染护理 由于原发性免疫缺陷病易发生反复、严重、持久的感染，一旦患者出现高热或其他感染症状，应及时遵医嘱使用抗菌药物，使用的剂量应比免疫正常人群感染患者使用的剂量大，药物间隔时间应比免疫正常人群感染患者的间隔时间短。严重时需要对患者进行重症监护。通过持续给患者注射抗菌药物作为预防性治疗，可减少患者由免疫缺陷导致的反复感染。

（四）心理护理

原发性免疫缺陷病是一种极难治疗的疾病，且具有易反复感染的特性。由于患者及家属缺乏对原发性免疫缺陷病的认识，患者长期处于压抑的环境，且病情较重，加上治疗费用较高，患者及家属极易产生焦虑、担忧、恐慌、自卑甚至绝望等心理问题。同时因看不到未来健康预期，导致情绪低落和不稳定，并有可能拒绝治疗。医护人员应对患者进行人文关怀，建立互相信任的医患护患关系，耐心向患者及家属解释本病的相关知识和采取的治疗护理措施，介绍成功的病例，增强患者及家属的信心，使患者保持积极的心态，主动配合治疗和护理。同时应加强与患者家属的沟通，及时告知家属病情的发展及治疗的进展，鼓励家属共同引导患者配合治疗。

（五）健康指导

对患者及其家属进行积极有效的健康教育和指导，耐心告知他们关于本病的相关知识及治疗、护理方法，向患者及家属说明预防感染的重要性、隔离病房的规章制度及消毒隔离措施，取得患者及家属的配合。叮嘱患者形成良好的作息规律，保证充足的睡眠，科学合理安排体育锻炼。定期复查，及时向医生反馈身体状况，避免疾病恶化。患者家属也应仔细观察患儿的身体症状，预防可能发生的感染，及时与医生交流患儿的身体状况。

向患者及家属宣传原发性免疫缺陷病疫苗接种的注意事项。对于严重体液免疫和（或）细胞免疫缺陷的患者，禁止接种减毒活疫苗，如天花、脊髓灰质炎、麻疹、腮腺炎、风疹等疫苗和卡介苗等，以防发生疫苗诱导的感染。如患者接触其他水痘患者，可注射水痘-带状疱疹免疫球蛋白，或用阿昔洛韦进行预防。

原发性免疫缺陷病多数具有遗传背景，如成人患有原发性免疫缺陷病，其子女也有患病的风险。应教育和鼓励风险人员进行婚前检查、遗传咨询及孕检，对于患病风险高的人员，应劝其及时终止妊娠。对于抗体或补体缺陷患者的直系家属，可通过检查其抗体和补体水平确定家族患病的方式。

第二节　获得性免疫缺陷综合征

获得性免疫缺陷综合征（acquired immunodeficiency syndrome，AIDS）又称艾滋病，是一种继发性免疫缺陷病，由人类免疫缺陷病毒（human immunodeficiency virus，HIV）感染所致。HIV 主要侵犯 $CD4^+$ T 细胞，引起以 $CD4^+$ T 细胞缺损为中心的严重免疫缺陷。其特征是在免疫缺陷基础上出现一系列临床症状，主要是机会性感染、恶性肿瘤和中枢神经系统损害。

一、HIV 病原体

HIV 呈球形，直径 100～120nm，由病毒核酸和包膜组成。包膜表面有糖蛋白刺突，每个刺突由 gp120 和 gp41 组成，gp120 突出于包膜表面，gp41 为跨膜蛋白，包膜下为基质蛋白（p17）组成的内膜。病毒的内层为由 p24 组成的柱形核衣壳，核心包括核蛋白 p7、两条单正链 RNA、逆转录酶、整合酶和蛋白酶。

HIV 的基因组为 2 条相同的单正链 RNA，每条 RNA 链含有 3 个结构基因（gag、pol 和 env）和 6 个调节基因（tat、rev、nef、vif、vpr、vpu/vpx）。gag（group specific antigen）基因编码 HIV-1 的结构蛋白，pol（polymerase）基因编码各种酶，env（envelope）基因编码表面糖蛋白 gp120 和跨膜蛋白 gp41。

HIV 是逆转录病毒，分为 HIV-1 和 HIV-2 两型，两型病毒核苷酸序列的差异在 40% 以上。目前世界上流行的艾滋病主要由 HIV-1 所致，HIV-2 只在西非呈地区性流行。HIV 的显著特点之一是具有高度变异性，其中 env 基因最易发生突变，导致其编码的 gp120 抗原变异，使病毒逃避宿主免疫系统的免疫清除。HIV 对理化因素的抵抗力较弱，但在冷冻血制品中，68℃加热 72 小时才能保证将其灭活。

CD4 分子是 HIV 的受体，CCR5 和 CXCR4 等为辅助受体。HIV 攻击的靶细胞主要是 $CD4^+$ T 细胞，也包括表达 CD4 分子的单核巨噬细胞、树突状细胞和神经胶质细胞。当 HIV 与靶细胞相遇时，病毒 gp120 与靶细胞 CD4 分子结合，在辅助受体的协同作用下，引起 gp41 分子构象的改变，病毒包膜与细胞膜发生融合，病毒核酸进入靶细胞。

二、HIV 的传播

艾滋病的传染源为 HIV 无症状携带者和艾滋病患者。主要传播方式有以下三种。

1. 性接触传播　通过同性或异性间的性行为传播，是 HIV 的主要传播方式。因此，艾滋病是重要的性传播疾病（STD）之一。梅毒、淋病患者及单纯疱疹病毒感染者，其局部炎症有助于 HIV 穿过生殖器黏膜屏障，增加 HIV 性传播的风险。

2. 血液传播　输入含 HIV 的血液或血制品、器官或骨髓移植、人工授精或使用 HIV

污染的注射器及针头，均可造成 HIV 感染。静脉药瘾者是该传播方式的高危人群。

3. 垂直传播 包括经胎盘、产道或经哺乳等方式引起的传播。其中经胎盘感染胎儿最为常见。如不采取干预措施，HIV 垂直传播的概率为 15%～45%，HIV 感染的母亲接受抗逆转录病毒治疗可显著减少母婴间的传播。

此外，医护人员及检测/研究人员接触 HIV 感染者或艾滋病患者血液和体液的概率大，工作时应注意职业生物安全防护。HIV 不经日常生活接触或昆虫叮咬传播。

三、发病机制

HIV 感染的主要特点是 CD4$^+$ T 细胞受损引起的免疫缺陷，进而导致机会性感染或肿瘤。CD4$^+$ T 细胞表面大量表达 CD4 分子和辅助受体 CXCR4，是 HIV 攻击的主要靶细胞。

HIV 损伤 CD4$^+$ T 细胞的机制。①HIV 直接或间接杀伤 CD4$^+$ T 细胞：HIV 在 CD4$^+$ T 细胞内增殖，导致细胞死亡；特异性 CTL 对病毒感染 CD4$^+$ T 细胞的直接杀伤作用；HIV 抗体介导的 ADCC 对 CD4$^+$ T 细胞的破坏；HIV 感染促进 CD4$^+$ T 细胞凋亡；②CD4$^+$ T 细胞产生减少：HIV 可侵犯胸腺细胞和骨髓造血干细胞，使 CD4$^+$ T 细胞产生减少；③CD4$^+$ T 细胞功能受损：HIV 感染可引起 Th1/Th2 失衡，Th2 呈极化优势，造成 CD4$^+$ T 细胞功能障碍。此外，病毒的某些抗原成分与细胞膜上的抗原分子存在交叉免疫反应，从而诱导自身免疫，导致 T 细胞损伤或功能障碍。

单核巨噬细胞可抵抗 HIV 的裂解细胞作用，但病毒可在胞内长期潜伏并随其游走扩散。感染 HIV 的单核巨噬细胞丧失吞噬功能，并成为 HIV 的重要存储库。

HIV 刺突 gp41 可诱导多克隆 B 细胞活化，导致 B 细胞功能紊乱和免疫应答能力下降。HIV 感染还可导致 NK 细胞功能受损、树突状细胞数量下降及功能降低。

四、临床表现

HIV 从感染到发病，一般可分为急性感染期、无症状潜伏期、艾滋病相关综合征期和典型艾滋病期四个临床阶段。

1. 急性感染期 机体初次感染 HIV 后 2～4 周，可出现发热、头痛、咽炎、淋巴结肿大、脾大、皮肤斑丘疹和黏膜溃疡等症状和体征。一般持续 1～2 周后自行消退，但淋巴结肿大和脾大等可持续数月。此时感染者血清中出现 HIV 抗原 p24，从外周血、脑脊液和骨髓细胞中均可分离出病毒，血液循环中的 CD4$^+$ T 细胞数显著减少。

2. 无症状潜伏期 感染者没有任何临床症状或症状轻微，血中病毒量明显下降。HIV 在淋巴结中低水平增殖，并少量释放入血，患者的血液和体液均有传染性。血清可检出 HIV 抗体。此期可持续 2～10 年或更久。随着时间的延长，当 HIV 大量复制并造成免疫系统进行性损伤时，就会出现临床症状。

3. 艾滋病相关综合征期 出现持续 1 个月以上的发热、盗汗、全身倦怠、慢性腹泻及淋巴结肿大等症状。部分患者表现为神经精神症状，如记忆力减退、精神淡漠、性格改变、头痛等。HIV 特异的细胞毒性 T 细胞在血液中开始下降，对 HIV 复制的监控能力减弱，病毒颗粒在血浆中的数量大幅增加。

4. 典型艾滋病期　患者血中 HIV 载量高，CD4$^+$ T 细胞明显下降（<200 个/μl），产生严重的细胞免疫功能缺陷，合并各种机会性感染和恶性肿瘤。未经治疗者通常在临床症状出现后 2 年内死亡。临床特点：①机会性感染，病毒、细菌、真菌感染，如白假丝酵母菌、卡氏肺孢菌、巨细胞病毒、EB 病毒、单纯疱疹病毒、新型隐球菌及弓形虫等，是主要致死原因；②恶性肿瘤，如卡波西肉瘤和恶性淋巴瘤等，也是常见死亡原因；③神经系统症状，约 1/3 艾滋病患者有中枢神经系统疾病，如癫痫、进行性痴呆等。

五、诊 断 要 点

艾滋病的诊断需结合流行病学、临床表现和实验室检查等综合做出诊断。实验室检查包括 HIV 抗原、HIV 抗体、病毒核酸及病毒分离培养等。检测 HIV 抗体是目前最常用的诊断方法。

检测 HIV 抗体包括筛查试验和确证试验。常用酶联免疫吸附试验（ELISA）进行 HIV 感染的初筛试验。抗体阳性者必须进行确证试验。确证试验最常用的是蛋白质印迹法（Western blotting），该法可检出针对 HIV 不同结构蛋白的抗体，检出 p24、gp41 和 gp120（或 gp160）的任何两条带则为阳性，可确定诊断。一般感染后 6～12 周可检出抗体，6 个月后几乎所有感染者均可检出抗体。

ELISA 法检测 HIV 的 p24 抗原可用于早期诊断。此抗原通常出现于病毒感染的急性期，临床潜伏期常为阴性，但典型艾滋病期又可重新被检出。第四代 p24 抗原检测试剂可缩短血清学检测的窗口期。检测病毒核酸常用于监测 HIV 感染者病情的发展和评价抗 HIV 药物的治疗效果，常用的方法有定量的逆转录聚合酶链反应（reverse transcription-polymerase chain reaction，RT-PCR）技术。

六、治 疗 原 则

目前缺乏根治 HIV 感染的有效药物。现阶段的治疗目标是最大限度和持久地降低病毒载量，获得免疫功能重建和维持免疫功能，提高生活质量，降低 HIV 相关的发病率和死亡率。应采取综合性治疗方法，包括一般治疗、抗病毒治疗、恢复或改善免疫功能的治疗，以及针对机会性感染和恶性肿瘤的治疗。

1. 一般治疗　对无症状 HIV 感染者，仍可保持正常的工作和生活，并密切监测病情的变化。对艾滋病前期或已发展为艾滋病的患者，应根据病情给予高热量、多维生素饮食。不能进食者应静脉输液补充营养。加强支持疗法，包括输血及营养支持疗法，维持水及电解质平衡。

2. 抗病毒治疗　是艾滋病治疗的关键。目前临床上用于治疗艾滋病的药物分为三类：①核苷类逆转录酶抑制剂，如齐多夫定、拉米夫定、去羟肌苷等；②非核苷类逆转录酶抑制剂，如地拉韦定（delavirdine）、奈韦拉平（nevirapine）等；③蛋白酶抑制剂，如沙奎那韦（saquinavir）、利托那韦（ritonavir）、奈非那韦（nelfinavir）等。通常将三类药物组合成二联或三联使用。

七、护理措施

（一）一般护理

对于典型艾滋病期住院患者，应注意病房的室内通风，保持病房内部的空气畅通，使室温维持在 18～22℃。在适宜的室温范围内，患者可感到舒适、安宁，减少消耗，利于散热，并可减轻肾脏负担。病房保持安静，叮嘱患者尽量卧床休息，并给予患者舒适的体位。对于不能自主活动，只能卧床的患者，需定期为患者翻身，以免造成压疮。保持患者床单的清洁、干燥。用药前应备好急救药物及复苏抢救设备，以防出现紧急情况。

（二）饮食指导

艾滋病为严重慢性消耗性传染病，如发生营养不良，将进一步加剧病情恶化。由于艾滋病患者往往食欲缺乏，需了解患者的饮食习惯，有针对性地指导患者进食富含蛋白质、脂肪和糖类的食物，如鱼虾类、鸡蛋等，也可服用维生素 A、维生素 D 和锌等补充剂，并多摄取蔬菜、水果。嘱咐患者少量多餐，一天可进食 4～6 次，使消化系统有规律地运动。昏迷患者给予鼻饲营养餐。不能进食者给予静脉补液，维持营养及水、电解质平衡。

（三）专科护理

1. 用药护理 以面对面的方式向患者讲解药物作用、用法、注意事项及不良反应等，强调坚持用药的必要性。设置专人进行用药督导，记录药片数量，检查剩余药片与用药方案是否相符。指导患者养成定时定量用药的习惯，并利用小工具保证用药效果，如设置闹钟提示、分次独立包装携带药物、使用有定时功能的小药盒等。充分尊重患者的隐私，在经患者允许的情况下可选择一名信任的亲友提醒用药，以免出现漏服或不按时用药等情况。

2. 发热护理 定期测量体温，高热时在头部、颈部、两侧腋窝及腹股沟处放置冰袋进行物理降温，并在半小时后再次测量患者体温并做记录。使用退热药物后，每半小时测量一次体温并做详细记录，直至患者退热。采用补充体液、四肢包裹保暖等方法处理患者的寒战症状。叮嘱患者大量饮水，患者大量出汗后及时更换衣服和被套，保持皮肤干燥。

3. 消化道护理 观察并记录患者排便的次数、量、颜色、气味及有无腹痛等，大便后可用温水清洗、擦干肛周，保持肛周的皮肤清洁、干燥。被大便污染的衣物和被套需及时更换清洗，必要时可根据医嘱对患者实施用药。患者如出现腹泻，可采取口服补液、保持正常的饮食摄入、保证食品及饮用水的安全、保证患者及患者家属的手卫生、正确处理排泄物及遵医嘱使用药物止泻等护理干预措施。

4. 皮肤护理 保持患者皮肤清洁，每日用温水擦拭患者皮肤，勤换衣物，受压部位的皮肤常用热水按摩，促进血液循环，以免皮肤坏死。对于不能翻身的患者，应定期协助其更换体位。对于皮肤干燥的患者，可涂抹油类物质滋润患者皮肤，防止皮肤损伤引发感染。对于皮肤黏膜损害反复发作的患者，与患者共同分析原因，指导患者尽量避免诱发和加重损害的因素。

5. 口腔溃疡护理 指导患者注意个人口腔卫生，可使用 5%碳酸氢钠溶液作为漱口水或用盐水漱口。叮嘱患者进食软食或半流质食物。对于口腔溃疡严重者，先用生理盐水棉签轻轻擦去假膜，再用 5%碳酸氢钠溶液含漱，最后涂 0.2%碘伏，每日 3 次或 4 次。指导患者在接受药物治疗前或治疗过程中定期进行专业的牙科保健，可使用生理盐水或稀释后的碳酸氢钠液体漱口，以预防口腔黏膜炎。

6. 疼痛护理 对患者的疼痛情况进行评估，可通过按摩疗法、瑜伽练习、热疗/冷疗、针灸疗法、芳香疗法、认知行为疗法、意象导引、冥想、音乐疗法及放松训练等护理干预措施，改善患者的疼痛症状。

7. 疲乏护理 评估患者出现疲乏的原因，并提供运动锻炼、放松训练、自我管理和支持服务等干预措施，也可通过药物治疗、心理干预等措施改善患者的疲乏症状。

（四）心理护理

大部分艾滋病患者存在抑郁、自卑、过度焦虑等负面情绪，这不仅会导致自身机体免疫能力进一步降低，也可能影响社会秩序，因此人文关怀和心理护理对艾滋病患者尤为重要。应尊重患者，不歧视、排挤患者，与患者多交流沟通，拉近与患者的关系，以取得患者的信任。尊重患者的个人隐私，保护患者的个人信息。了解分析患者的心理状况，掌握患者的生活习惯，熟悉患者的病情和治疗方案。在察觉患者出现心理问题时，应耐心细致地做好心理指导，缓解患者的焦虑、抑郁情绪，减轻患者心理压力，让患者能正确认识疾病，以积极向上的心态配合治疗，增强战胜疾病的信心。

针对存在焦虑症状的患者，可通过认知行为疗法、制订自我管理策略等措施改善患者的焦虑。针对有抑郁症状的患者，可为患者提供心理治疗干预，如人际关系治疗、行为疗法、认知行为疗法、正念减压疗法和社会支持服务，也可提供补充和替代疗法，如运动疗法、按摩、针灸等。对于悲伤患者，可为其提供悲伤治疗、认知行为疗法及模型干预。

（五）健康指导

艾滋病具有流行特征，病程时间长且药物副作用多，患者整体服药依从性差。应有计划、有组织地进行健康教育，有效预防疾病的传播。艾滋病患者健康教育方式包括口头宣教、教育处方、板报、宣传小册、科教录像、咨询、同伴现身说教等，教育内容主要包括疾病的危害、传播途径、临床症状及检查方法、传播途径、治疗方法、注意事项、药物不良反应、消毒隔离方法等。通过健康指导，使患者了解目前的医疗水平虽然不能使艾滋病痊愈，但可以通过治疗有效控制病情的发展，从而帮助患者树立正确的疾病认知观。

指导患者建立健康的生活态度，纠正不良行为习惯，合理休息、运动、饮食。为患者提供防治方案及饮食指导方案。告知患者尽量不要前往公众场合活动，避免与传染性疾病患者接触。强调患者的血液、体液等具有传染性，但是日常活动没有传染性，以打消患者及其家属对艾滋病的偏见和恐惧心理。

治疗前及治疗过程中，告知患者及其家属遵医嘱按时服药，如出现不适或不良反应，应该及时告诉医护人员，以免耽误治疗。在开展健康教育时要有人文关怀，以此激励患者对抗疾病的信心和勇气。

第三章

过敏性疾病及护理

过敏性疾病又称变态反应性疾病（allergic disease），是指由Ⅰ型超敏反应机制诱发的疾病，表现为人体对环境中某种物质产生过强免疫反应，并导致组织、器官的损伤或功能障碍，从而影响正常的生理功能。

超敏反应（hypersensitivity）是指机体接受某些抗原刺激后，再次接触相同抗原时发生的一种以机体生理功能紊乱或组织细胞损伤为主的适应性免疫应答。超敏反应可分为四种类型：Ⅰ型超敏反应，又称速发型超敏反应；Ⅱ型超敏反应，又称细胞毒型或细胞溶解型超敏反应；Ⅲ型超敏反应，又称免疫复合物型超敏反应；Ⅳ型超敏反应，又称迟发型超敏反应。过敏反应一般指Ⅰ型超敏反应。

从新生儿到老年人的各个年龄阶段都可能发生过敏性疾病，且往往具有明显的遗传倾向。过敏体质者在婴儿期主要表现为对食物过敏。过敏性疾病的主要类型有过敏性休克、皮肤过敏反应、呼吸道过敏反应及消化道过敏反应等。

第一节　过敏性休克

过敏性休克是外界某些抗原性物质进入已致敏的机体后，通过Ⅰ型超敏反应机制在短时间内触发的一种严重全身性过敏性反应，多发生迅速、症状严重，若不及时治疗，可危及生命。

一、病　　因

人体对于某些药物或化学物质、生物制品等会产生强烈的过敏反应，导致急性微循环功能障碍。其中致敏原和抗体两者都作用于致敏细胞，其释放出的活性物质可引起外周血管扩张、毛细血管扩张、血浆渗出，最终导致有效血容量不足。再加上过敏时平滑肌收缩常导致喉头水肿、支气管痉挛等，会使胸内压力增高，导致回心血量相对减少，心排血量降低。

引发过敏性休克最常见的原因是临床使用某些药物及注射异种血清，如青霉素、头孢菌素、链霉素、普鲁卡因及破伤风抗毒素、白喉抗毒素等。导致过敏性休克的药物常为青霉素类药物，也包括头孢菌素类、氨基糖苷类，还包括生物制品、酶类、右旋糖酐、含碘造影剂、维生素 B₁、普鲁卡因等药物。药物过敏性休克的发生及其严重程度与给药途径有关，其中以静脉给药发生过敏性休克所致死亡率最高。

二、发病机制

过敏性休克大多属于 I 型超敏反应，其发病机制可分为致敏阶段、激发阶段及效应阶段三个阶段。

第一阶段是致敏阶段。过敏原进入机体后，产生第一次免疫应答，巨噬细胞识别并吞噬过敏原，处理后提呈抗原分子，当 B 细胞表面的 MHC 分子特异性与抗原分子结合后，可形成抗原-MHC 复合体，在白细胞介素-2 促使下，快速增殖、活化，形成效应 B 细胞和记忆 B 细胞。浆细胞随之在血液中不断产生 IgE 抗体。IgE 在血液循环中与抗原结合，形成抗原-抗体复合物，使抗原失活。IgE 的 Fc 段有很强的亲细胞性质，可通过其 CH2 和 CH3 与肥大细胞和嗜碱性粒细胞表面相应高亲和力受体持久结合，从而使上述细胞致敏，机体处于致敏状态。

第二阶段是激发阶段。当同一过敏原再次与致敏的机体接触时，过敏原与致敏肥大细胞或嗜碱性粒细胞表面的 IgE 特异性结合，能迅速激发广泛的 I 型超敏反应，使靶细胞脱颗粒，释放白三烯、组胺、前列腺素、激肽和血小板激活因子等一系列血管活性介质。

第三阶段是效应阶段。生物活性介质作用于效应组织和气管，引起局部或全身过敏反应。组胺是一种活性胺化合物，作为身体内的一种化学传导物质，其可影响许多细胞的过敏反应，使小血管扩张，毛细血管通透性增加，黏液腺分泌增加。前列腺素可使平滑肌收缩并加强其他化学介质的作用。缓激肽也能使血管的通透性增加，加剧平滑肌的收缩。血小板激活素促进白细胞的聚集和黏着，同时使血管通透性增加，促进血栓的形成，诱发平滑肌收缩，发生过敏性休克。

三、临床表现

过敏性休克是以周围循环障碍为主要特征的全身速发型超敏反应，如抢救不及时，极易造成患者死亡。约 50%的过敏性休克发生于用药后的 5 分钟内，90%发生于用药后的 30 分钟内，但也可在用药数小时后发生。过敏性休克既可发生于皮试阴性者，也可发生于皮试过程中，极少数患者可发生于连续用药的过程中。

1. 皮肤黏膜改变 常常是过敏性休克最早出现的症状，可出现皮肤潮红、瘙痒，随后是广泛的荨麻疹和血管神经性水肿，同时伴有打喷嚏、流水样鼻涕、声音嘶哑甚至呼吸困难等症状。

2. 呼吸道堵塞症状 是过敏性休克最主要的死因。由呼吸道水肿、分泌物增加及喉部和（或）支气管痉挛引起。其主要表现为胸闷、心悸、喉头堵塞感、气急、喘息、呼吸困难及发绀等，严重者会发生窒息死亡。

3. 循环衰竭症状 由周围血管扩张导致有效循环血量不足，患者先出现心悸、面色苍白、脉速减弱等表现，继而发展为四肢发冷、血压迅速下降、脉搏消失，甚至测不到血压，最终导致心脏停搏。少数原来有冠状动脉硬化的患者可能并发心肌梗死。

4. 中枢神经系统症状 过敏性休克可导致患者的脑组织缺氧，临床表现为烦躁、头晕、视力减退，继而产生意识模糊、失去语言表达功能、四肢麻木、抽搐，严重的患者出现瘫痪、大小便失禁等。

5. 其他症状 可出现刺激性咳嗽、持续打喷嚏、恶心呕吐、食管梗阻感、腹痛、腹胀、腹泻等症状。

四、诊断要点

过敏性休克发生发展快，必须及时做出诊断。凡在接受（尤其是注射后）抗原性物质或某种药物后立即发生全身反应，而又难以从药品本身的药理作用进行解释时，应马上考虑到本病的可能，故在诊断上一般难度不大。

发生过敏性休克时，常常会出现皮肤潮红或脸色苍白、畏寒；周身皮肤出现剧烈瘙痒，皮肤及黏膜常伴有麻木感。之后会逐渐出现各种皮疹，多数为大团状。还会出现打喷嚏、流清水样鼻涕、声音嘶哑、呼吸困难等。血压急剧下降，患者可出现恐惧感、烦躁不安、幻觉等。

过敏性休克的诊断应排除如下情况。①迷走血管性昏厥（迷走血管性虚脱）：多发生于注射后，尤其是有发热、失水或低血糖倾向时，患者常呈面色苍白、恶心、出冷汗，继而可昏厥，很容易被误诊为过敏性休克；但此症无瘙痒或皮疹，昏厥经平卧后立即好转，可用阿托品类药物治疗。②遗传性血管性水肿症：是一种由常染色体遗传的缺乏补体 C1 酯酶抑制物的疾病，患者可在一些非特异性因素（如感染、创伤等）刺激下突然发病，表现为皮肤和呼吸道黏膜的血管性水肿，由于气道的阻塞，患者也常有喘鸣、气急和极度呼吸困难等，与过敏性休克颇为相似；但本病起病较慢，多有家族史或自幼发作史，发病时通常无血压下降，也无荨麻疹等，据此可与过敏性休克鉴别。

五、治疗原则

1. 抗休克治疗 立即停止原有用药，脱离致敏的物质。使患者保持平卧状态，尽量保证呼吸畅通，立即给氧，并迅速建立静脉通道，皮下注射肾上腺素 0.5～1.0mg。若症状仍不见缓解，可适当增加注射频率，每间隔 20～30 分钟静脉或皮下注射肾上腺素 0.5mg，直至患者脱离生命危险。

2. 抗过敏治疗 静脉注射地塞米松或静脉滴注氢化可的松，也可直接肌内注射 25～50mg 苯海拉明或口服 25mg 异丙嗪等抗组胺类药物。

3. 及时补充血容量 最常用的方法是持续静脉滴注 5%葡萄糖生理盐水，以此来补充患者的能量。可选择中分子或低分子右旋糖酐，亦可输入血浆或血清蛋白，但注意用量必须适当，以免造成并发症。

4. 对症处理 对于出现呼吸抑制的患者，可进行人工呼吸或给予洛贝林 10mg 或二甲弗林 8mg 肌内注射。急性喉头水肿患者应立即切开气管，若出现呼吸暂停，可借助人工呼吸机或进行插入导管的治疗。

处于过敏性休克的患者过敏阈值极低，可能导致原来不过敏的药物也转化成过敏原，故用药时切忌量多，并在必要时进行过敏原检测。严密监测和观察患者的生命体征，注意有无其他并发症的出现。

5. 查明过敏原　避免与之接触是预防过敏性休克最有效的方法。

六、护 理 措 施

（一）一般护理

患者发生过敏性休克时，首先应进行现场急救。经过现场救治，待患者面色逐渐红润，呼吸、心率、血压等生命体征恢复正常后，收治入院或从门急诊转入病房继续治疗。为患者提供安静、整洁、舒适的住院环境，病房内不放置花草。室内温度和湿度要适宜，通常室温为 18～25℃，湿度为 50%～60%。注意保暖，避免受凉。既要避免因寒冷刺激导致咳嗽，又要避免高温、干燥使痰液干结。

维持两条静脉通道，协助患者取休克体位，给予心电监护及吸氧，严密监测血压、脉搏、呼吸、血氧饱和度的变化，观察患者神志、肤色、皮温及尿量的变化。维持呼吸道通畅，如听诊闻及痰鸣音，应即刻予以放置口咽通气管开放气道，给予吸痰，必要时紧急联系麻醉师行气管插管或气管切开。

（二）饮食指导

一旦发生过敏性休克，患者的能量消耗大，病情控制后，饮食上应给予高热量、高蛋白、多种维生素、易消化的流质或半流质食物，鼓励患者多饮水，多吃蔬菜和水果。必要时采用静脉高营养或鼻饲。保持大便通畅，每日做好清洁及口腔护理，警惕口腔黏膜真菌感染。

（三）专科护理

1. 急救护理　就地抢救，尽量避免搬运动作。立即将患者处于头和躯干抬高 20°～30°、下肢抬高 15°～20°的仰卧中凹体位，以增加回心血量。将患者头偏向一侧，保持呼吸道通畅，防止呕吐物误吸。解开衣带，注意保暖。建立静脉输液通路，以便用药。

（1）抗休克。立即停用过敏原，如停用致敏药物，皮下注射 0.1% 肾上腺素 0.5～1 mg，儿童酌减。症状如不能明显减轻，按照一般医嘱每隔 20～30 分钟皮下注射一次肾上腺素或直接静脉内注射 0.5mg。

（2）抗过敏。按照医嘱静脉注射地塞米松 5～10mg，或把琥珀酸钠氢化可的松 200～400mg 加入 5%～10% 葡萄糖溶液 500ml 内静脉滴注进行抗过敏治疗，可同时应用抗组胺类药物，静脉注射钙盐。对于出现抽搐症状的患者，静脉注射地西泮 5～10mg。对于能口服的患者，可口服抗过敏药物。

（3）补充血容量。静脉滴注 10% 葡萄糖溶液或平衡溶液扩充血容量。如血压仍不回升，可按一般医嘱加入多巴胺或去甲肾上腺素静脉滴注。给予热水袋，做好保暖，以防寒冷刺激加重循环衰竭。

（4）给氧。给予患者吸入氧气，维持气道通畅，改善缺氧症状。如呼吸停止，立即进行人工呼吸。心搏骤停者应立即给予心肺复苏。

（5）其他。由于患者休克期间大量出汗，抢救成功后应及时更换浸湿的被服，防止患者受凉。备好急救物品及药物，以便再次抢救使用。

2. 病情观察 严密观察病情。首次急救后进行心电监护，密切观察患者的生命体征变化，记录每小时平均尿量，注意收缩压、脉压、中心体温与体表温度差值。观察患者意识、瞳孔及末梢循环情况。如出现异常，应及时通知医生并协助采取抢救措施。抢救成功后进行特别护理，继续严密观察患者的生命体征变化，并做好记录。定时测量血压、脉搏、呼吸等情况，直至患者生命体征正常，脱离生命危险。密切观察患者用药后的反应及是否有过敏反应相关指征，预防过敏性休克的复发。

3. 呼吸道护理 过敏性休克发生快，危及患者生命，呼吸道阻塞是其主要死因。确保患者呼吸道通畅，给予高流量吸氧，改善患者缺氧症状。意识不清、舌后坠者用舌钳将舌拉出。呼吸抑制者立即使用简易呼吸器进行人工呼吸，并静脉注射尼可刹米。出现哮喘等呼吸困难症状者，遵医嘱及时使用兴奋呼吸系统的药品。严重呼吸障碍者进行鼻咽口咽的气管插管，必要时给予气管切开以保持呼吸道通畅。喉头水肿患者行气管切开。

4. 并发症护理 过敏性休克的常见并发症有心律失常、急性肾衰竭、喉水肿等。

（1）心律失常护理。偶发、无器质性心脏病的心律失常患者无须卧床休息，注重劳逸结合。存在血流动力学改变的轻度心律失常的患者，应适当休息，避免劳累。严重心律失常患者应卧床休息，避免左侧卧位。饮食需低脂少盐，避免过饱饮食，避免摄入刺激性食品如咖啡、浓茶等，戒烟酒。严密观察病情，如心率、血压、脉搏等。出现呼吸困难、发绀等缺氧表现，给予患者氧气吸入（2～4L/min）。

（2）急性肾衰竭护理。绝对卧床休息，定期监测心率、体温、脉搏、通气、降压及进出量，并且做详尽记录。科学合理膳食，尽量避免应用肾毒性药品。

（3）喉水肿护理。卧床休息，保持病房干燥洁净，定时开窗通风。术后应注意伤口护理，保持干燥、清洁，避免感染。提醒患者尽量少说话，用鼻呼吸，注重保护咽喉部位。使用冷空气加湿机，保持局部潮湿。及时鼓励患者合理进食少量流质或半流质食物，餐后及时漱口，保持口腔清洁。缓解、消除患者的焦虑紧张情绪。

（四）心理护理

当患者发生过敏性休克时，由于病情严重，患者及家属会出现紧张、焦虑、恐惧、担忧等情绪。患者与家属互相信任是抢救成功的首要条件。抢救过程中，应给予患者及其家属适当的陪护，耐心解答，给予他们安慰，减轻其心理负担，争取得到患者及家属的理解与信任，并保持积极的心态，提高治疗配合度。医护人员在抢救过程中应表现出镇定、自信、迅速，忙而不乱，各项工作有序进行，使患者及家属放心。对患者心理进行干预，帮助其尽快走出过敏性休克的阴影。

（五）健康指导

健康教育宜在患者恢复阶段进行。由于患者刚从患病心理阴影中走出来，此时介入健康教育往往能收到良好的效果。患者病情稳定以后，告知患者出现过敏性休克的原因，提高患者对过敏性休克的重视和预防。积极开展有关药物知识的卫生宣教，把用药名称、注意事项、药物不良反应相关知识传授给患者。对于药物过敏者，应在病历上注明其过敏药物并告知患者及其家属。提醒患者加强对自身用药过敏史、自身体质状况的认识，指导患者尽量不接触可能的过敏原，切记按照医嘱和说明书用药。指导患者合理膳食。出院前向患者及其家属指导如何巩固治疗、预防复发，并告知其应定期检查。

第二节　食物过敏

食物过敏（food allergy）是指因免疫学机制诱发的食物不良反应，包括 IgE（免疫球蛋白 E）介导的和非 IgE 介导的食物过敏。典型的食物过敏由 IgE 介导。

一、食物过敏原

90%以上的食物过敏由牛奶、鸡蛋、海产品、坚果类等食物引起。

1. 牛奶和鸡蛋　对牛奶和鸡蛋过敏的患者较常见，病情也较重。牛奶中的乳清蛋白和鸡蛋中的卵清蛋白是主要的过敏成分。

2. 海产品　鱼、虾、蟹等海产品。

3. 肉类　猪、牛、羊及家禽。在我国，这类食物过敏较少见。

4. 油料作物和坚果类食物　油料作物如花生、黄豆、芝麻等；坚果类食物如核桃、杏仁、榛子、开心果、腰果等。这类食物过敏者不多见，但过敏者症状可非常严重。

5. 水果　桃、苹果、梨、橘子（尤其是金橘）、香蕉、杧果、荔枝及各种瓜果等。

6. 蔬菜　对白菜和青菜过敏者罕见，但扁豆、黄瓜、豆芽菜、胡萝卜及芹菜等均可引起过敏，对黄豆过敏者几乎均对黄豆芽过敏。

7. 食物添加剂　食用色素、防腐剂、保鲜剂及调味剂过敏者较多，其中以柠檬黄引起的过敏最常见。

8. 某些发酵食品　如某些患者对啤酒花过敏，有些则对食用酵母过敏，有些则对食用菌过敏。

二、发病机制

当人体进食或暴露于过敏原时会激活免疫系统分泌组胺等物质，从而引起食物过敏。

1. 胃肠道黏膜的屏障作用失调　在胃肠道黏膜的生理与免疫屏障（如肠上皮细胞、微绒毛、紧密连接、消化抗原、阻断抗原穿透、肠道抗原特异性 IgA 等）作用下，正常情况下能进入机体的过敏原仅为 2%，其中大部分不会引起机体过敏症状或可形成免疫耐受。但如果是屏障作用受损或是肠道功能发育不成熟的儿童，机体对抗原的屏障作用大大减弱，进入机体的抗原增加，从而引起过敏反应。

2. IgE 介导的食物过敏反应　初次暴露于过敏原环境时，机体的免疫系统激活并产生 IgE，之后该抗体会黏附到皮肤、气道黏膜、胃和小肠黏膜的肥大细胞上，使细胞活化，活化后的病理变化主要表现为胃肠动力异常、肠道离子转运的变化和肠黏膜通透性增加等。当再次接触过敏原时，这些肥大细胞会分泌组胺和白三烯等递质并引起过敏。

3. 非 IgE 介导的食物过敏反应　具体机制尚不明了，但与缺乏调节性 T 细胞的细胞因子及过敏反应中释放 Th2 因子有关。临床常见的非 IgE 介导的消化道食物过敏疾病主要有食物蛋白性小肠结肠炎综合征、食物蛋白性直肠结肠炎、食物蛋白性肠病等。

4. 口服耐受的破坏　口服耐受是指给机体口服某种蛋白质抗原，诱导机体产生对该抗原特异性无应答的 T 细胞与 B 细胞，在抗原刺激下，不能被激活，不能产生特异性免疫效应细胞及特异性抗体，从而不能执行正免疫应答的现象。口服耐受的产生受食物抗原特征、剂量等因素的影响。

三、影响食物过敏的因素

食物过敏症状的严重程度与食物中过敏原的强弱有关，但更重要的影响因素是宿主的易感性。

1. 食物品种　决定食物过敏的首要因素是食物本身。致敏食物是引起食物过敏的直接原因或刺激因素，各种食物的致敏性不同。

2. 食物摄入量　食物过敏与食物的摄入量密切相关，只有当食物抗原累积到一定阈值时才引起疾病，症状的严重程度往往与食物摄入量成正比。对某些食物敏感的人，有时即使摄入的食物很少，也会引起疾病。

3. 遗传因素　在过敏性疾病中起重要作用。如父母一方有过敏性疾病，其子女食物过敏的患病率为 30%～40%。如父母双方都有过敏性疾病，其子女食物过敏的患病率高达 60%～80%。同一种食物在不同的患者之间可以有不同的过敏症状，症状的严重程度也存在较大差异。绝大多数食物过敏症状相对较轻，而严重的食物过敏可导致患者休克，甚至死亡。

四、临 床 表 现

1. 典型症状

（1）皮肤表现。急性荨麻疹和血管性水肿是食物过敏最常见的皮肤表现。患者可出现皮肤红斑和风团（大小不一，瘙痒剧烈），以及面部、唇、口腔、咽喉等部位水肿。摄取过敏食物后还可能出现唇、舌、腭和咽部瘙痒、刺激及轻度肿胀等口腔过敏综合征表现。

（2）呼吸系统表现。一般常见于严重食物过敏引发的全身性过敏反应，包括鼻痒、鼻塞、流涕、打喷嚏、鼻充血、咳嗽、喘息等，严重者可出现呼吸困难。食物引起的孤立性过敏反应性鼻结膜炎或哮喘较为罕见。

（3）胃肠道表现。部分食物过敏患者可出现恶心、呕吐、腹痛、腹胀、腹泻，大便有较多的黏液或呈稀水样便。半数以上儿童食物过敏可累及消化系统，出现血便和黏液便，进食困难，严重者可出现生长障碍、贫血、低蛋白血症等。

（4）其他表现。全身性食物过敏反应可导致低血压、心律失常。也可引发眼部症状，如眼痒、流泪、球结膜充血等。

2. 非 IgE 介导的食物过敏反应性疾病及症状

（1）食物蛋白性直肠结肠炎。临床表现主要为腹泻、便血，患儿一般情况良好，纯母乳喂养儿亦可发生。

（2）食物蛋白性小肠结肠炎综合征。病情相对危重，主要表现为呕吐、腹胀、腹泻，严重者可出现发热、电解质紊乱、低蛋白血症、代谢性酸中毒等。

（3）食物蛋白性肠病。临床主要表现为反复腹泻、营养不良、低蛋白血症等。病情多迁延反复。

五、诊 断 要 点

1. 病史 详尽的病史对诊断食物过敏具有重要价值。在询问病史时应注意食物与症状之间的因果关系。IgE 介导的食物过敏症状发生快，一般进食过敏食物则发病，不进食则不发病，再进食又发病。

2. 临床检查 包括皮肤针刺试验（或划痕试验）和血清 IgE 测试。二者均是为了判断 IgE 是否存在。皮肤针刺试验是将某种可能致敏的食物提取的液体在皮肤上划出细痕使之渗入皮肤外层组织，之后观察结果。血清 IgE 检测虽耗时较长，但结果较为准确，可重复性好。某些个体的针刺试验和血清测试结果为阳性，但对相应食物产生耐受，因而不发生过敏反应，其原因可能是缺少辅助因子或 IgE 的含量较低等。

3. 食物日记 是对临床病史的补充。应对一日三餐食物的种类、进食与症状出现的关系及症状的严重程度进行详细记录，以便发现规律。

六、治 疗 原 则

1. 避免进食致敏食物 最有效的方法为避免食用会引发过敏的食物。当明确过敏原时，应避免食用引起过敏的食物或将食物进行充分加热，以减轻过敏原的致敏能力。当不明确过敏原时，可以短期内限制患者饮食，让患者在 2～4 周内轮流替换进食可疑过敏的食物。

2. 脱敏治疗 对于营养价值高和经常食用的食物，脱敏治疗可逐渐增强机体对食物的耐受性。例如，对于牛奶过敏的人，可在脱敏治疗中稀释牛奶，首次使用量不应产生过敏反应，之后每日或每周定量增加，直到增加至每日的必须需求量，且增加量后不产生过敏症状。有时可对食物进行加工，去除或减少其中的致敏原，常见的方法为加热、酶分解或发酵等。

3. 药物治疗　对于食物过敏发作的患者，根据其症状的种类、性质和严重程度，采用药物进行对症治疗。使用的药物包括皮质激素、肾上腺素和抗组胺药等，如氯雷他定、西替利嗪、氮斯汀等，均有较好疗效，且无严重不良反应。近年来的临床研究表明，口服奥马珠单抗（联合抗 IgE）对治疗花生过敏、牛奶过敏具有较好效果。目前经皮免疫治疗的研究主要集中在花生、牛奶过敏方面。

七、护 理 措 施

（一）一般护理

保持病房环境清洁、安静、通风，根据食物过敏患者的症状调整病房内的温度、湿度。定期监测患者的生命体征，如体温、脉搏、血压、呼吸及大小便次数等，遵循医嘱进行心电监护。根据患者的病情给予不同等级的护理。

（二）饮食指导

禁止食用可能导致过敏反应的食物，避免使用接触过敏性食物的餐具。饮食需清淡，少摄入茄子、浓茶、蚕豆、牛肉、甜食及油腻和刺激性食物，少摄入盐含量高的食品，可多摄入维生素 C 含量高的食物来促进代谢，也可多摄入具有抗过敏功能的食物。长期禁食某些过敏原食物时，可能会导致患者热量或营养不足，甚至出现营养不良，因此要注意寻找替代食物，尤其是正处于发育期的儿童或青少年，应注意饮食均衡。

（三）专科护理

1. 急救护理　熟悉常见的致敏食物及其对应的临床特征和救护措施。患者取半坐卧位，头偏向一侧，保持呼吸道通畅。吸氧（2L/min），缓解呼吸困难。遵医嘱进行心电监护，密切监测患者生命体征。必要时立即开通一条静脉通道，遵医嘱用药。特殊情况下应准备每 5～10 分钟注射一次规定剂量的肾上腺素。如患者处于昏迷状态，应将软物垫进患者的口腔。

2. 皮肤护理　食物过敏可能导致皮肤损伤，损伤的皮肤周围应注意保持清洁、干燥，并适时用药。对于有皮疹的患者，选择棉质、柔软的毛巾使用 32～34℃温水进行皮肤擦浴，动作轻柔，忌用碱性肥皂等洗剂。擦浴后给予生理盐水擦洗皮疹处。用无菌医用棉签蘸取炉甘石洗剂涂擦皮疹处，用时充分摇匀，涂擦后以皮疹表面有一薄层白色药液为宜，2～3 次/日，瘙痒严重时 3～4 次/日，避免接触眼睛和口、鼻。皮肤瘙痒者遵医嘱给予盐酸西替利嗪片 5mg 或盐酸赛庚啶片 25mg 口服。对于瘙痒难忍的患者，遵医嘱肌内注射苯海拉明。

3. 腹泻护理　对于食物过敏性腹泻患者，遵医嘱给予蒙脱石散治疗，指导患者空腹服用。可给予益生菌改善肠道微生态平衡。脱水者遵医嘱给予正确补液。无明显呕吐者口服补液盐，脱水明显者遵医嘱给予静脉补液，并严格执行静脉补液的原则，注意输液速度，准确记录 24 小时出入量。同时加强肛周护理，排便后用温水清洗肛周皮肤并拭干，保持臀部皮肤清洁干燥。若局部皮肤发红或有破溃，可涂抹紫草油或采用烤灯理疗促使创面干燥、愈合。

4. 并发症护理　食物过敏可引起鼻炎、结膜炎、支气管哮喘、过敏性紫癜、头痛、复发性口腔溃疡、心律失常、肾炎、尿毒症等并发症，应采用专科护理技术，尽量预防并发症的发生，协助患者恢复健康。

5. 病情观察 严密监测患者病情变化，观察患者面色、神志、体温、脉搏、呼吸、血压的变化。观察大便次数及量、有无呕吐及呕吐量、皮肤弹性及四肢末梢循环情况、尿量等。观察有无低钾、低钠、代谢性酸中毒的表现。观察皮疹出现的部位、范围、程度、时间、数量、速度及其他过敏症状。

（四）心理护理

食物过敏通常反复发作，患者对用药的副作用比较关注，因此在用药及治疗过程中，应对患者进行解释、说明，及时解答患者的疑问，适时宽慰患者，避免患者产生抵抗或焦躁的心理。食物过敏一般难以被治愈，应及时与患者及其家属沟通，消除其紧张、焦虑、悲观等情绪。

（五）健康指导

患者入院时应告知其引起该食物过敏的原因、症状、治疗方案及治愈后的注意事项等知识，使患者及家属对病情有全面的了解。治疗过程中应经常与患者进行病情交流。应注意保暖，低温环境可导致过敏体质患者的内分泌失调。

患者出院时应告知患者及其亲属做好食物过敏的预防，并详细说明避免疾病复发的方法和措施。按医嘱服用药物，不可自行减量或增加药物，定期复查。应告知患者远离过敏原，不宜使用碱性化妆品和香皂，也不宜过度清洁角质层而破坏皮肤屏障。加强体质锻炼，保持充足睡眠，增强身体的抵抗力。改善饮食与生活习惯，保持良好的心理状态。

第三节 吸入性过敏性疾病

吸入性过敏性疾病是由吸入致敏物质而导致的疾病。能够吸入人体的致敏物质种类丰富，无处不在。吸入性过敏原又称气传过敏原，包括室内过敏原和室外过敏原两类。常见的室内吸入性过敏原有尘螨、宠物皮毛皮屑、真菌、屋尘等；室外吸入性过敏原有花粉和部分真菌。这些过敏原常在空中飞扬，飘浮很久，不断被人体吸入，使得敏感个体的过敏症状经久不愈。

一、吸入性过敏原

1. 花粉 吸入性致敏花粉包括树木花粉、牧草花粉和杂草花粉三类。树木花粉是引起春季过敏性鼻炎、结膜炎的主要原因，牧草花粉是晚春和初夏季节最重要的致敏花粉，杂草花粉是夏末秋初季节重要的致敏花粉。花粉是高等植物的雄性生殖细胞，能造成过敏性疾病的花粉主要以风为传播媒介。花粉颗粒小、数量多、质量轻，传播的路程远。观赏花和以虫为媒介传播的花粉也能导致过敏性疾病，但概率相对较小。

2. 尘螨 属于节肢动物，是强致敏原，以粉尘螨和屋尘螨为主，它们与人体的接触极其密切，引起过敏性疾病的概率比其他致敏原更高。尘螨导致的过敏性疾病不是由于吸入了活螨，而是由于吸入了尘螨的尸体碎片、排泄物及分泌物等。在叠被子、铺床、打扫卫生的过程中，这些物质容易飘浮在空气中，被人体吸入，引起鼻炎、哮喘、皮炎、荨麻疹等。

3. 真菌 依靠菌丝碎片和孢子传播，它们小而轻，容易被风吹得四处飘扬，从而被人吸入体内产生疾病。常见的空气传播致敏真菌有交链孢霉、锈霉、曲霉、芽枝菌、镰刀菌、黑粉菌、蠕孢霉、镰刀霉、蘑菇孢子、念珠菌、单孢枝霉及酵母等。

4. 宠物皮毛 所有带羽毛和皮毛的动物都有导致过敏的可能。随着人们生活水平的提高，家养宠物越来越普及，导致人们因吸入动物皮毛皮屑诱发过敏性鼻炎和哮喘的比例上升。但动物皮毛导致的过敏常常发病速度快，容易知晓病因。

5. 屋尘 是多种过敏原的混合物，其中包括织物纤维、垫料等物质，长期不使用或不清扫的物体表面存在大量屋尘。屋尘中存在蚊、蜂、蝶、蛾、蝇等昆虫的毛皮、残骸、脱屑、分泌物，以及驱蚊剂、粉扑、洗发剂、垫料、烟草等，均可成为吸入性致敏原。

二、发 病 机 制

大部分吸入性过敏原颗粒含有多种蛋白成分，但仅有部分蛋白成分具有抗原性，可诱发敏感个体发生过敏反应。吸入性过敏原借助空气传播，致敏成分主要为蛋白质和多糖，吸入气道后沉积于气道黏膜上，通过局部及全身免疫反应引起气道过敏性炎症。

吸入性过敏性疾病的发病机制主要是触发 IgE 介导的 I 型超敏反应。人体吸入花粉等过敏原后，免疫系统产生 IgE 抗体，IgE 与花粉等外来过敏原结合后黏附于肥大细胞、嗜酸性粒细胞表面，引起嗜酸性粒细胞浸润和炎症介质的释放，导致哮喘和过敏性鼻炎等疾病。

吸入性过敏性疾病的发生机制还与 Th2 型细胞因子引起的免疫系统失调有关。正常人体的 Th1 型、Th2 型细胞因子和 Th1、Th2 细胞处于平衡状态，发生过敏反应时，平衡被打破，Th2 型细胞因子过度表达，造成过敏反应。Th1 型细胞因子主要介导IV型超敏反应和炎症反应，它可以抑制 Th2 型细胞因子作用，从而保护气道；而 Th2 型细胞因子主要介导的是 I 型超敏反应，它可使 IgE 合成增加，募集嗜酸性粒细胞在小气道浸润。

三、临 床 表 现

吸入性过敏性疾病的临床表现多种多样，主要表现为呼吸道症状，也可引起呼吸道以外部位的过敏反应。

1. 花粉过敏（花粉症） 花粉症具有明显的季节性和地区性，典型症状是鼻腔发痒、不停打喷嚏、鼻中水样分泌物增多、鼻塞等，多数患者伴随眼部发痒、眼睑红肿、流泪，以及咽干、咽痒、干咳等，部分患者听诊可闻及哮鸣音。严重者可出现喉头水肿。

2. 尘螨过敏 主要表现为呼吸道症状，如发作性喷嚏、流清水样鼻涕、鼻塞、憋气等，部分患者有过敏性鼻炎或结膜炎症状，多数患者可在鼻炎基础上出现哮喘症状。尘螨过敏性哮喘的特点是室内症状重，室外症状轻；在床上症状加重，离开床铺减轻。

3. 真菌过敏 真菌过敏性气道疾病的临床表现可以是因暴露在高水平真菌孢子环境中导致的过敏性肺炎,也可以是因黏液阻塞导致的局部肺叶塌陷,并伴随外周嗜酸性粒细胞增加。有肺部基础疾病的患者,当出现酵母菌或丝状真菌重度定植时,可导致真菌性支气管炎,表现为痰液中真菌大量生长及 IgE 水平升高。

4. 宠物皮毛及屋尘过敏 临床主要表现为过敏性鼻炎、过敏性结膜炎、过敏性咳嗽、过敏性哮喘及特异性湿疹等。

四、诊 断 要 点

对于花粉过敏和尘螨过敏,可依据典型病史和临床症状,结合特异性皮肤试验,以及血清特异性 IgE 检测,做出吸入性过敏性疾病的诊断,怀疑哮喘的患者可做支气管舒张试验。过敏性鼻炎患者检查可见鼻黏膜苍白水肿、眼结膜充血等。体外试验和皮肤试验常用来评估致敏原的致敏性,但两者结果可不一致,因致敏原提取不规范等因素可导致结果的差异性。致敏原的重组蛋白检测结果能够更好地诊断相关的疾病,目前血清酸溶性蛋白(acid soluble protein,Asp)检测已运用于临床。吸入性过敏性疾病患者外周血嗜酸性粒细胞计数常会升高,这是造成嗜酸性粒细胞增加的原因之一,但外周血嗜酸性粒细胞增加为非特异性,不能反映疾病的活动度。

五、治 疗 原 则

1. 对症治疗 实施上下呼吸道联合治疗,季节前预防用药 1～2 周,季节性哮喘患者应避免在季节结束后长期吸入糖皮质激素和 β₂ 受体激动剂。对于过敏性鼻炎、结膜炎患者,可根据症状轻重单独或联合应用抗组胺药和鼻吸入糖皮质激素类药物、白三烯拮抗剂。对于合并哮喘的患者,可依据症状轻重口服或静脉输入氨茶碱或糖皮质激素类药物。

2. 对因治疗 包括环境控制和特异性免疫治疗。患者在花粉季节移居至没有致敏花粉的地区,或关闭门窗、使用空气净化器等。对于夏秋季花粉诱发的严重过敏性鼻炎患者,应尽早开始特异性免疫治疗,防止其发展为哮喘;对于已有哮喘患者,应防止哮喘进一步加重。对于尘螨、真菌过敏患者,应将已知环境危险因素的影响控制到最低,营造低过敏原水平的家居环境。特异性免疫治疗是指用逐渐增加剂量的过敏原提取液,给予长时间注射,提高患者对过敏原的耐受力,使患者再次接触过敏原后,症状减轻,甚至不出现症状的免疫治疗方法。其疗程一般为 3～5 年,在症状减轻或消失 1～2 年后停药。特异性免疫治疗是能改变吸入性过敏性疾病自然进程的对因治疗措施。如患者病情严重,也可采用阻断翼管神经和筛前神经的手术治疗。

六、护 理 措 施

（一）一般护理

将患者安置于空气清新、环境整洁、阳光充足、相对安静和陈设简单的病房,避免患者接触油烟、皮毛、花粉等过敏原。喷洒消毒剂前将患者暂时转移到其他病房。嘱患者做好皮肤清洁，尽量使用冷水洗脸。患者发病时及时提供床桌或靠背架，帮助患者减轻疲劳程度，使其用力呼吸时更加舒适。确保患者大便通畅，以免引起不必要的病症。积极帮助患者寻找过敏原。

（二）饮食指导

根据患者的病情和饮食习惯制订有效的饮食方案，饮食应尽量丰富且富有营养，多选择高蛋白、高钙、富含维生素 C 的食物，多饮水，多吃蔬菜和水果。禁止食用含香草醛及苯甲醛的食品，禁止食用海产品、蛋类等与发病有较高相关度的食物，少食用辛辣刺激性食物。

（三）专科护理

1. 病情观察 严密观察患者病情变化。观察患者意识、呼吸频率、节律、血氧饱和度及体温、瞳孔、血压、心率等生命体征，以及咳嗽和咳痰能力，注意监测心电图、血气和电解质等。注意观察有无呼吸抑制现象，观察大小便情况。如患者出现胸闷、气促、烦躁等症状，应高度警惕呼吸道梗阻的可能，须立即采取急救措施。

2. 呼吸道护理 保持呼吸道通畅。对意识清醒并能自行咳嗽、咳痰的患者，指导并鼓励进行有效的咳嗽、咳痰。对意识障碍不能有效排出痰液的患者，翻身前后要彻底吸出气管、口腔、鼻腔内的痰液，随时观察并听患者咽喉部有无痰鸣音。随时于床旁备好吸痰器，有痰时应使用负压吸痰，必要时可使用纤维支气管镜吸痰。吸痰装置专用，对于建立人工气道的患者，妥善固定气管套管，用微量泵持续推注湿化液无菌蒸馏水，以充分湿化气道。严格无菌操作，严禁在口腔或鼻腔内吸引后又行气管内吸引。保证机体充足的液体入量，以免气道分泌物黏稠，形成痰痂。

3. 用药护理 遵医嘱规范使用抗过敏药物、抗生素及对症药物，指导患者按时正确服用泼尼松等平喘药物。密切观察药物不良反应。避免和慎用可能加重或诱发哮喘的药物。

4. 氧疗护理 当患者换气不足而造成血氧浓度过低时，须采用氧疗法。遵循医嘱给予鼻导管或面罩吸氧，改善呼吸功能。氧疗过程中持续进行动脉血气监测分析，根据检验结果调节氧气流量，须注意低流量吸氧有利于改善患者缺氧状态，如氧浓度过高，则易造成 CO_2 潴留。一般氧流量控制在 $1\sim3L/min$，氧浓度控制在 $\leq40\%$。吸氧时应注意气道湿化，氧气湿化瓶定时消毒。严密观察患者临床表现和体征，若出现异常应即刻停止吸氧，及时报告医生并配合处理。

（四）心理护理

因发生憋气、呼吸困难，严重的吸入性过敏性疾病患者会疲惫不堪、痛苦难忍，严重缺氧时者可产生濒死感。同时由于疾病反复发作、药物起效缓慢、药物的副作用，且大部分时间处于病房内，患者易产生焦虑、烦躁易怒甚至恐惧不安等不良情绪。应及时对患者进行心理辅导，并尽量解除患者的痛苦，减轻其心理压力。

（五）健康指导

对患者的生活习惯进行教育干预，指导患者尽量保持所处环境少灰尘，常保持室内通风，保证每天至少 30 分钟的开窗通风时间。家中使用空调除湿器杀菌，去除霉菌、花粉、尘螨等致敏原，定期清洁空调过滤网。杜绝在室内铺地毯。出门尽量戴口罩，减少家中的植物装饰，避免饲养毛多的小动物。向患者普及吸入性过敏性疾病的相关知识，让患者了解吸入性过敏性疾病，尽量避免与过敏原接触，在生活中做到有效预防。

第四章

血液系统免疫相关性疾病及护理

免疫系统相关的许多成分均在血液中循环，因此血液系统与免疫系统存在一定程度的重叠。多种与红细胞、白细胞、血小板及凝血因子相关的抗原均可引起免疫反应。其中最重要的是血型抗原，主要有 ABO 血型抗原系统和 Rh 血型抗原系统。血小板可与大量膜相关分子结合，形成潜在的抗原。本章介绍自身免疫性溶血性贫血、自身免疫性血小板减少性紫癜、过敏性紫癜和新生儿溶血症及其临床护理。

第一节　自身免疫性溶血性贫血

自身免疫性溶血性贫血（autoimmune hemolytic anemia，AIHA）是指患者体内产生针对红细胞膜的自身抗体，吸附于红细胞表面，激活免疫系统引起红细胞破坏，进而导致贫血的一种免疫相关性血液系统疾病。

自身免疫性溶血性贫血是溶血性贫血中最典型的类型。根据抗体作用于血细胞的最佳温度，可将自身免疫性溶血性贫血分为温抗体型自身免疫性溶血性贫血和冷抗体型自身免疫性溶血性贫血。冷抗体型自身免疫性溶血性贫血又包括冷凝集素综合征和阵发性冷性血红蛋白尿症。自身免疫性溶血性贫血按其病因可分为原发性免疫性溶血性贫血和继发性免疫性溶血性贫血。

一、病　　因

原发性自身免疫性溶血性贫血的病因迄今尚不明确，近年来对其新的认识主要包括患者某些基因的异常，如 Fas 基因缺失、CTLA-4 基因突变及自身免疫性溶血性贫血基因 1、2、3（Aia1、2、3）异常，以及自身免疫调控功能异常等。继发性免疫性溶血性贫血主要继发于以下几种疾病。

1. 自身免疫病　如系统性红斑狼疮、类风湿关节炎、硬皮症、溃疡性结肠炎、重症肌无力、自身免疫性甲状腺炎、低丙种球蛋白血症、异常球蛋白血症、恶性贫血、免疫相关性纯红细胞再生障碍及自身免疫性肝病等。

2. 肿瘤性疾病　如淋巴瘤、白血病、浆细胞病、组织细胞增生症及某些实体瘤等。

3. 感染　各种病毒感染、支原体肺炎、结核病、亚急性细菌性心内膜炎、梅毒等。

4. 胃肠系统疾病 如溃疡性结肠炎、炎症性肠病等。

此外，某些药物、输血、妊娠也可引起自身免疫性溶血性贫血。

二、发病机制

自身免疫性溶血性贫血的发病机制极其复杂，由多因素参与，其中遗传基因是重要因素之一。患者产生抗自身红细胞的自身抗体的可能原因如下。

1. 自身免疫耐受异常 树突状细胞或 T 细胞、B 细胞功能异常，导致免疫系统对自身红细胞失去免疫耐受性。

2. 红细胞膜抗原分子改变 微生物感染或与药物结合引起红细胞表面分子结构改变，激活多克隆 B 细胞，导致机体产生自身免疫抗体。

3. 免疫监视功能的降低 一些基础疾病如肿瘤、淋巴组织感染会导致机体免疫监视功能异常，无法识别细胞而导致自身抗体形成。

4. 免疫调节异常 T 细胞中 Th1/Th2 细胞失衡。

三、临床表现

根据自身抗体针对红细胞的反应温度特性，临床上将自身免疫性溶血性贫血分为温抗体型和冷抗体型。

1. 温抗体型自身免疫性溶血性贫血 一般起病缓慢，患者常伴有乏力、头晕，数月后才发现贫血症状，以发热和溶血为起始症状者较为少见。由于贫血程度不一，半数患者有脾大，1/3 的患者伴有黄疸、肝大。急性发病者常伴有寒战、高热、呕吐、腹泻，严重的患者会出现休克现象。

2. 冷抗体型自身免疫性溶血性贫血 又可分为两类。

（1）凝集素综合征：当毛细血管遇冷后发生红细胞凝聚，引起毛细血管堵塞。由于皮肤温度低，冷抗体凝聚在红细胞上，红细胞在冷抗体的作用下活化补体，引起血管内部溶血，导致慢性溶血；大部分患者在寒冷环境中表现为耳郭、鼻尖、手指及足趾等肢体远端发绀，有疼痛、麻木等表现，遇暖后逐渐恢复正常，又称为"雷诺现象"。

（2）阵发性冷性血红蛋白尿症：患者暴露于寒冷环境后，可突然出现发热、寒战、全身无力及腰背痛，甚至出现血红蛋白尿，并可出现轻度肝脾大及黄疸；离开寒冷环境，恢复后可完全无症状。

四、诊断要点

自身免疫性溶血性贫血的检查常分为几个步骤，首先检查确定是否存在贫血，其次明确是否为溶血性贫血，然后明确是否为自身免疫性溶血性贫血，最后判断是原发性还是继发性。确诊自身免疫性溶血性贫血后，应进一步筛选排除可能的继发病因，只有排除所有继发病因时，才能诊断为原发性自身免疫性溶血性贫血。辅助检查主要包括以下几种。

（1）血常规：血小板、红细胞、白细胞在形态和数量上均有明显变化，多为网织红细胞计数升高的单纯贫血，也可见血小板、白细胞计数下降。

（2）骨髓：多呈增生性贫血骨髓象，可见有核细胞增生，且以中、晚幼红细胞为主，红系细胞有巨幼样变；粒细胞系和巨核细胞系表现正常，无明显异常造血现象。

（3）血浆或血清：游离血红蛋白升高，胆红素升高并以间接胆红素升高为主。部分急性溶血患者会出现血红蛋白血症。

（4）尿常规：可见尿胆原或游离血红蛋白或含铁血黄素增高。

（5）Coombs 试验：是确诊自身免疫性溶血性贫血的经典方法之一。

（6）免疫指标：血免疫球蛋白可升高，为多克隆升高；C3 水平可下降，可出现抗链球菌溶血素 O 试验、类风湿因子、抗核抗体、抗 DNA 抗体等指标阳性。

（7）其他：包括心、肺、肝、肾功能等检查，不同原发病在不同脏器可有不同表现。

五、治 疗 原 则

1. 一线治疗　使用糖皮质激素，其不良反应可控且疗效受到认可。治疗不佳或严重者可加大剂量，1～2 周后见效。

2. 二线治疗

（1）利妥昔单抗：可直接或间接破坏 B 细胞，且影响时间较长，适用于糖皮质激素治疗失败或复发后且不愿或无法进行脾脏切除手术的患者，以及脾切除无效的患者。

（2）免疫抑制剂：在病情严重的初期，为了稳定病情可以使用足量的糖皮质激素和硫唑嘌呤。对于糖皮质激素耐药的患者可使用环孢素，具有一定疗效。对于较严重的难治性患者可用大剂量环磷酰胺[50mg/（kg·d）]，连用 4 天。虽然环磷酰胺对难治性自身免疫性溶血性贫血患者是一种较为经济的治疗方案，但其骨髓抑制作用较大，应慎重选择。

（3）促红细胞生成素：通过促进红细胞生成、增加红细胞数量来减缓自身抗体导致的溶血。

（4）人血丙种球蛋白：能加速清除自身抗体，减少其合成及阻断 IgG Fc 受体。临床应用人血丙种球蛋白时，应警惕一过性低血压、发热等不良反应。

（5）达那唑：常与较大剂量的糖皮质激素共同使用。

3. 三线治疗　采取脾脏切除方法。适用于药物治疗效果不佳的某些患者，但仍有可能复发。

4. 其他治疗方法

（1）异体或自体造血干细胞移植。

（2）输血支持：红细胞输注后约有 80%的患者可达到提升血红蛋白的目的。对大出血引起的自身免疫性溶血性贫血有较大的可行性，因人而异，且危险性较大，不到危急时刻不轻易使用。输血前必须严格配血且避开抗自身血型的抗原，进行交叉试验。输血过程中必须严密监控，输血速度应当缓慢。

（3）血浆置换：血浆置换治疗适用于自身抗体水平偏高、糖皮质激素治疗失败或治疗不佳的患者。

（4）对症治疗：针对某些症状进行治疗。

（5）病因治疗：找出发病原因，着重治疗原发疾病。

（6）冷抗体型自身免疫性溶血性贫血为慢性病程，预后较好，贫血程度较轻，轻症患者做好保暖工作，重症患者可应用利妥昔单抗。

六、护　理　措　施

（一）一般护理

将患者安排在单人病房，创造安静舒适的休息环境，嘱患者卧床休息，限制活动。卧床休息的目的是减少机体耗氧量，以免加重头晕、心悸等症状，防止跌倒或损伤出血。病情可控时可减少活动的限制，但应避免过度劳累。病床应安置在没有阳光直射的地方，否则皮肤上的损害会加重溶血性患者的病情。年龄较小或老年患者无自我保护能力，应安上床挡，保证有人员陪护，并教家属如何使用。病房应及时用紫外线进行空气消毒，严格做好保护性隔离，限制探视，患者衣服和被褥集中高压消毒后专人专用，防止交叉感染。观察皮肤黄染情况，皮肤发痒时用温水擦洗，禁忌用肥皂水擦洗和抓挠，注意保暖。做好日常的口腔护理和皮肤护理，防止医源性感染。

重度贫血的患者应绝对卧床休息，以减少患者的组织缺氧，降低机体耗氧量。可用氧疗缓解患者的缺氧症状。如果患者病情较严重，应持续进行心电监护。正确记录出入量，以掌握病情变化，及时根据病情与医嘱安排输液并调整滴速。由于患者白细胞减少，加上大剂量糖皮质激素的应用，机体正常免疫力被削弱，在治疗护理时应严格执行无菌操作。做好控制感染、输血、纠正酸中毒等对症护理。

（二）饮食指导

多数自身免疫性溶血性贫血患者会出现食欲缺乏，因此护理人员应指导患者及其家属制订健康合适的饮食标准和营养计划。指导患者进食高热量、高蛋白、高维生素易消化清淡饮食，少量多餐，保证营养能够持续均衡摄入。指导患者家属勤变换菜谱，促进食欲，增加摄入量，增强患者机体抵抗力。鼓励患者多饮水，多选择含铁的食物，如动物的肝脏、瘦肉、蛋黄等，其中的亚铁离子有助于红细胞发挥功能及促进造血。患者溶血性贫血发作期间，宜选择碱性食品如豆腐、海带、奶类及各类蔬菜、水果等，不应食用酸性食品，不饮浓茶。不食用有刺激性或较硬的食物，以避免因食管黏膜破损导致的消化道出血。

（三）专科护理

1. 生命体征监测与护理　严密观察患者的病情变化，密切观察患者的各项生命体征，定期监测患者的血常规指标，保持糖化血红蛋白（GHb）稳定，预防患者多器官衰竭及出血。注意观察患者有无头痛、腹痛、肢体疼痛等不适，以及头晕、乏力等贫血表现。密切观察患者的溶血发展情况，如有异常，及时联系医生。注意观察患者的皮肤黄染程度，以及尿量、尿色变化情况。根据患者的临床状况及 GHb 的水平决定是否配血、输血。发现病情变化应立刻处理，以争夺抢救时机。

2. 发热护理 注意观察体温。如体温保持在较高水平，一般应采用物理降温方法，避免药物降温，以免加重溶血。可用酒精擦浴，同时给予冰袋冷敷，少量多次饮温热水，补充因高热而丢失的水分。冷抗体型自身免疫性溶血性贫血患者应注意保暖，防止冷凝集溶血加重。

3. 用药护理 准确执行医嘱，同时注意观察药物的疗效和副作用。糖皮质激素是目前自身免疫性溶血性贫血最主要的治疗药物，有效率为 90% 以上。激素治疗是一个长期的过程，用药应遵循足量、持续、缓慢的原则。护理人员应熟练掌握激素的作用原理及毒副作用，认真按医嘱协助医生调整激素剂量，督促患者按时按量用药，禁止擅自停药、减药，应定期监测血压、血糖等变化，以免发生严重不良反应。

4. 输血护理 严格遵医嘱输血，没有医嘱不得输血。先给患者测量体温，体温在 38℃ 以下方可输血。输血应选择输注洗涤红细胞，因洗涤红细胞去除了 98% 的血浆蛋白和 80% 以上的白细胞，降低了红细胞抗体以外其他因素引起非溶血性输血反应的概率。输血前医护人员应与患者及家属充分沟通，家属理解并签署知情同意书后方可配血、输血，以免发生医疗纠纷。输血时应有 2 名护士和医生认真核实交叉配血报告，核对血液标签、外观、输血的成分、数量、血型、时间及处理方式等。输血前静脉滴注生理盐水 50～100ml。血袋应轻拿轻放，勿晃动血袋，以保证红细胞质量。

输血速度应遵循先慢后快、匀速缓慢的原则，开始时一般 10～15 滴/分，之后如患者无不适症状，可调至 20～25 滴/分。室温下洗涤红细胞需尽快输注，输注的时间不超过 4 小时，未输注完的成分血可在 4℃ 温度下冷藏 24 小时。输血过程中严密观察患者的神志、体温、脉搏、呼吸、血压及大小便情况，询问患者有无发冷、腰酸背疼等不适。在输注成分血时，不能同时输注任何药物，以避免溶血反应及凝固的发生。输血结束后应该及时拔去针头，适当延长局部按压时间，观察患者有无出血及迟发性不良反应。

（四）心理护理

自身免疫性溶血性贫血的患者因疾病疗程长、治疗费用高，在治疗过程中，患者往往会出现抑郁、焦虑、惊慌、恐惧等负面情绪，甚至逐渐失去治疗的信心。应加强与患者的沟通交流，了解其心理，为其答疑解惑并提供情感上的支持，增进患者与医护人员间的信任度。应通过专业知识，引导患者战胜恐惧，建立战胜疾病的信心，帮助患者保持良好的心态，拥有乐观、豁达的精神。可介绍该病治疗的成功案例，以增强患者康复的信念。同时引导患者正确看待疾病和自身，努力配合医生的治疗，让患者得到更好的救治，加快康复。此外，还应注意保护患者的隐私，使患者降低自卑感，提高安全感。

（五）健康指导

根据患者及家属的理解能力，选择合适的语言向患者及其家属解释本病的基本知识和防治要点，避免使用带有歧义或语义不清的言语。向患者说明预防的重要性及具体的实施方法，鼓励患者在药物充分治疗的条件下进行自我锻炼与调养，树立对疾病的正确态度，增强体质，稳定情绪。指导患者定期复查，尽早发现病情变化，积极控制原发疾病。感染、劳累、精神刺激等常常成为该病发生急性溶血的诱因，生活调理至关重要。指导患者出院后要起居有常，随气候的变化及时增减衣服。

第二节　自身免疫性血小板减少性紫癜

自身免疫性血小板减少性紫癜（autoimmune thrombocytopenic purpura，AITP）又称特发性血小板减少性紫癜（idiopathic thrombocytopenic purpura，ITP），是一种较常见的血小板减少性疾病，主要是由血小板受到免疫性破坏，导致外周血液循环中血小板数量减少，当血小板减少到一定程度时，可引起皮肤黏膜甚至内脏出血。

一、病因与发病机制

自身免疫性血小板减少性紫癜的发病原因及发病机制尚未完全阐明，可能与多种因素的综合作用有关。

1. 免疫因素　血小板表面存在多种糖蛋白及自身抗原，机体免疫系统针对其产生的血小板自身抗体可激活单核吞噬细胞系统，使其过度吞噬，血小板破坏增加，导致血小板数量减少。细胞免疫功能发生紊乱时，细胞毒性 T 细胞可直接破坏和溶解血小板。此外，慢性型自身免疫性血小板减少性紫癜多见于成年女性，可能与雌激素水平较高有关。雌激素不仅可增强自身免疫反应，还可抑制血小板生成，促进吞噬细胞吞噬破坏与抗体结合的血小板。

2. 感染因素　自身免疫性血小板减少性紫癜的发病与感染特别是病毒感染有关。在感染等需要调动机体免疫系统抵御消灭感染源的情况下，针对自身血小板的自身免疫功能也被调动，从而引起血小板的破坏。约 80% 的急性自身免疫性血小板减少性紫癜患者在发病前 2 周常有呼吸道感染史，并常因感染使病情加重。病毒感染后发病的患者血液中可检测到抗病毒抗体或免疫复合物，且其水平与血小板数目和寿命成负相关。

3. 血管因素　临床上部分自身免疫性血小板减少性紫癜患者的出血程度与血小板数量的减少不成比例，提示本病的出血与毛细血管功能障碍存在关系。如脾切除后，虽然部分病例血小板数量并未上升，但出血状况可得到改善；用肾上腺皮质激素治疗后，血小板数量不一定增加，但毛细血管脆性试验转为阴性，出血现象也可减轻。

4. 脾脏因素　脾脏是产生自身抗体的主要部位，也是血小板被破坏的主要场所。当脾脏产生大量抗血小板抗体时，正常血小板经过脾脏与抗血小板抗体结合而致敏，致敏的血小板极易被吞噬细胞吞噬，因此患者周围血中血小板计数明显减少。

5. 遗传因素　该病患者具有与遗传因素相关的免疫功能异常，存在基础的自身免疫病。患者及其直系健康亲属均存在不同程度的免疫功能异常情况，提示本病与遗传密切相关。

二、临　床　表　现

临床上将自身免疫性血小板减少性紫癜分为急性型和慢性型两种。

1. 急性型 常见于儿童，以 2～10 岁多见，7 岁左右为发病高峰。85%的患儿呈良性病程，无须治疗，多于发病 3 个月内自行恢复。部分患者血小板减少明显，出血严重，甚至有致命危险，需要进行治疗。本病起病急骤，可有轻度发热、畏寒，突发广泛性皮肤黏膜紫癜，甚至大片瘀斑。皮肤瘀点多为全身性，以下肢多见，分布均匀。黏膜出血多见于鼻腔、牙龈，口腔可有血疱。最严重的患者可出现颅内出血，也是本病致死的主要原因。多数患者不出现淋巴结肿大、肝脾大等表现。

2. 慢性型 常见于 40 岁以下年轻女性，男女患病率之比约为 1∶4。起病隐匿，症状较轻，有部分患者可无症状。出血常反复发作，每次出血可持续数天到数月。皮肤紫癜、瘀斑、瘀点以下肢远端或止血带以下部位多见。可有鼻腔、牙龈、口腔黏膜出血，部分女性患者月经量过多是唯一的临床症状。部分患者可因感染等诱因使病情突然加重，出现严重且广泛的皮肤黏膜及内脏出血。一般不出现肝脾大和淋巴结肿大。

三、诊 断 要 点

诊断依据：反复出现或首次出现不同程度的皮肤、黏膜甚至内脏出血症状，多次检查血小板计数减少，脾脏不增大或仅轻度增大，以及骨髓巨核细胞数增多或正常，存在成熟障碍。须排除已知的引起血小板减少的其他疾病，并具有以下各项中的任何一项：①泼尼松治疗有效；②脾切除治疗有效；③血小板相关抗体增多；④血小板相关补体增多；⑤血小板寿命缩短。

外周血常规检查血小板计数减少，急性型一般低于 $20×10^9$/L，慢性型常在（30～80）× 10^9/L，血涂片可出现大血小板或血小板碎片，红细胞、白细胞一般处于正常范围。当血小板下降到一定水平以下（$<30×10^9$/L）时，可出现出血征象；当血小板计数 $<10×10^9$/L 甚至 $<5×10^9$/L 时，会有严重出血表现。骨髓检查常显示巨核细胞增多，也可正常，但均表现为成熟障碍。部分患者血小板相关抗体或补体 C3 升高。束臂试验阳性，出血时间延长，血小板生存时间明显缩短。血小板膜糖蛋白特异性自身抗体常升高，阳性结果有助于临床诊断，但阴性结果也不足以完全排除。

四、治 疗 原 则

当患者血小板计数≥$30×10^9$/L 时，往往不出现明显的出血症状，对此类患者可随诊观察，并进行相关健康教育。大多数儿童患者可自行恢复且不会出现任何后遗症。血小板计数在（40～100）× 10^9/L 的成人患者及偶尔出现皮肤青紫的患者很少需要进行积极治疗。

当患者出血症状非常明显，血小板计数 $<10×10^9$/L 甚至 $<5×10^9$/L 时，应给予较大剂量糖皮质激素及大剂量丙种球蛋白，结合血小板输注等紧急治疗措施，将血小板计数迅速提高至安全水平，随后过渡到常规治疗。

常规治疗首选激素，根据患者体重，按 1mg/kg 计算出泼尼松的初始剂量，每日口服，3 周后逐渐减量直至停药。治疗目标是维持血小板计数≥$30×10^9$/L，且无出血症状表现。

如达不到上述治疗目标，则可考虑二线治疗方案，包括脾切除、长春新碱等免疫抑制剂及达那唑、环孢素（CsA）、促血小板生成素（TPO）、抗 CD20 单克隆抗体，以及某些中药等，大部分患者可取得满意的疗效。对于难治病例，要积极寻找潜在诱因，如病毒感染（丙型肝炎病毒、乙型肝炎病毒、HIV、EB 病毒等）及幽门螺杆菌感染的证据，一旦找到并根治或控制了诱因，血小板数量一般能够恢复正常。

五、护 理 措 施

（一）一般护理

注意营造良好的住院环境。为避免增加出血的危险或加重出血，应指导患者卧床休息，避免剧烈的活动，避免负重和情绪激动。如出血仅限于皮肤黏膜，无须太多限制。如出现严重出血或血小板计数<20×10⁹/L，必须绝对卧床休息。保持大便的通畅，排便时不可用力以免腹压骤升诱发内脏出血，便秘者可使用开塞露或缓泻药。协助做好各种生活护理。如口腔有血疱，要漱口，避免用硬的牙刷刷牙。按时翻身，防止压疮形成。

注意观察患者的出血情况，做出正确的临床判断，以利于及时护理与抢救配合。如出现内脏出血、颅内出血，应进行血压、心率、脉搏等生命体征的监测。及时清除血迹，以免对患者造成不良刺激。在激素及其他免疫抑制治疗过程中应做好卫生防护以避免各种感染。

（二）饮食指导

应鼓励患者进食高蛋白、高维生素、易消化的软食或半流质食物，禁止食用过硬的或粗糙的食物，以免诱发消化道出血。须避免进食辛辣刺激类食物。

（三）专科护理

1. 出血的监测　仔细观察患者出血情况的发生、发展和消退，尤其要注意出血的部位、范围及出血量。注意观察患者自觉症状、生命体征、情绪反应及血小板计数的变化，及时发现可能出现的新出血、内脏出血。如发现血小板计数<10×10⁹/L，或出现严重出血，或疑似颅内出血、内脏出血，应及时通知责任医师，并积极配合救治。

2. 出血护理　保持床单平整、被褥衣物柔软，避免肢体碰撞或外伤，避免因人为损伤引起或加重出血。各项护理操作应轻柔。尽可能减少注射次数。静脉穿刺时，应避免用力拍打及揉擦局部，结扎压带不应过紧或时间过长。拔针后应适当延长按压时间，必要时可给予局部加压包扎。沐浴或清洁时应避免水温过高，不宜用力擦洗皮肤。提醒患者应勤剪指甲，以免抓伤皮肤。

3. 用药护理　正确执行医嘱，注意观察和预防药物不良反应。长期使用糖皮质激素可引起胃肠道反应、出血、继发感染、骨质疏松等副作用，注意激素对血压、血糖的影响，应给予患者必要的解释和用药指导，监测骨密度并遵医嘱预防性用药。可常规服用抗酸药物预防消化性溃疡，服用补钙药物预防骨质疏松。使用免疫抑制剂或大剂量免疫球蛋白时，要注意保护局部血管并密切观察，一旦发生静脉炎，须及时处理。

4. 成分输血的护理　对于出血明显的患者，遵医嘱输注血小板、血浆等。输注前认真核对有关信息。观察有无输血反应，如溶血反应、过敏反应等，如有发生，及时通知医生，并配合救治。

（四）心理护理

善于观察和分析患者的心理状态，加强与患者及家属的沟通，及时了解患者及家属的需求与忧虑，耐心做好解释与疏导。可向患者简要介绍出血的原因，以及如何避免出血或减轻出血，目前的治疗与护理措施等，尤其要强调紧张与恐惧不利于控制病情。建立良好、互信的护患关系，缓解患者的恐惧情绪，增强其战胜疾病的信心。

（五）健康指导

加强对患者及家属疾病预防控制的健康教育和指导，向患者及家属说明适宜的生活方式可在一定程度上减少患者的出血风险，降低患者因出血而导致的伤残率。针对不同患者的理解程度和文化程度的差异，有计划地开展人性化健康教育，提升患者疾病认知度和自我保护意识，有效预防并发症，提高患者及家属的依从率。为预防感染，应指导患者增强体质、注意日常卫生和饮食卫生，根据天气变化及时增减衣物，改变不良生活习惯，避免情绪波动，保持血压平稳且在安全范围。

第三节　过敏性紫癜

过敏性紫癜（anaphylactoid purpura），又称 Henoch-Schoenlein 紫癜，是一种直接侵犯人体面部皮肤和其他组织器官细小微动脉或毛细血管，以小动脉血管炎为主要病变的过敏性毛细血管炎症性综合征。多发生于学龄期儿童，常见发病年龄为 7~14 岁，1 周岁以内患儿少见。儿童过敏性紫癜的发病率呈上升趋势。

一、病因与发病机制

（一）病因

过敏性紫癜的发病原因至今未完全阐明，可能与细菌或病毒感染、药物、食物、昆虫叮咬、疫苗接种、麻醉等多种因素有关。

1. 感染　细菌感染，如链球菌、幽门螺杆菌、脑膜炎奈瑟菌、金黄色葡萄球菌、军团菌、耶尔森菌、结核分枝杆菌、肺炎链球菌、流感嗜血杆菌等，尤其是溶血性链球菌引起的上呼吸道感染、猩红热及其他局部感染，在过敏性紫癜患者的皮肤中检测到 IgA 连接区的链球菌 M 蛋白沉积。病毒感染，如麻疹病毒、水痘-带状疱疹病毒、风疹病毒等。寄生虫感染，如变形虫、蛔虫等。

2. 药物　抗生素如青霉素、链霉素、红霉素、氯霉素、头孢菌素等，以及磺胺类药物、阿托品、异烟肼、利尿剂、解热镇痛药等。

3. 食物　主要是由对某些动物性食物中的蛋白质过敏所致，如鱼、虾、蟹、蛋及乳制品等。

4. 遗传因素　也是过敏性紫癜的影响因素之一。

（二）发病机制

过敏性紫癜是由于机体对某种致敏原过敏，导致皮肤小血管和其他器官微小动脉或毛细血管受损而引起的出血性疾病，其本质是过敏性血管炎。当致敏原第二次侵入人体时，激活免疫系统，刺激浆细胞产生抗体。抗体与抗原特异性结合形成抗原-抗体复合物，沉积于血管内膜，激活补体，导致毛细血管和小血管壁通透性增高，中性粒细胞游走、趋化，以及一系列炎症介质的释放，引起血管炎症反应，严重时可发生坏死性小动脉炎。由于血管壁通透性增加，皮肤、黏膜、关节腔或内脏器官都可发生出血。参与过敏性紫癜发生的超敏反应类型主要是Ⅰ型和Ⅲ型超敏反应。

近年的研究发现，过敏性紫癜的发生与辅助性 T 细胞失衡、免疫球蛋白异常沉积、B10细胞亚群表达下降、内皮细胞损伤等有关。辅助性 T 细胞 Th17 的过度表达和 Treg 水平的下降使患者免疫功能过度增强，可诱发过敏性紫癜。免疫球蛋白 A1 的铰链区糖基化异样是过敏性紫癜发病的重要因素。B10 细胞亚群是调理性 B 细胞，能负性调控免疫应答。内皮细胞损伤后可释放大量炎症因子，这些炎症因子可增强免疫应答，从而诱发过敏性紫癜。

二、临 床 表 现

过敏性紫癜的临床症状及并发症有皮肤紫癜、腹痛、关节痛及急性肾损害等。

1. 单纯性紫癜　大多数患者以皮肤紫癜为首发症状。皮损表现为针头至黄豆大小瘀点、瘀斑或荨麻疹样皮疹或粉红色斑丘疹，略高出皮肤表面或融合成片状，压之不褪色。大多为单纯性，仅有皮肤损害，少数严重者可发生水疱、血疱、坏死甚至溃疡。多见于四肢和臀部，一般呈对称纵向分布，下肢伸侧较多发。大部分患者可表现为不同部位分批次反复出现，面部及躯干较少见，一般 1～2 周消退。

2. 胃肠型紫癜　约半数患者出现消化道病症，多为阵发性脐周痛、绞痛，也可发生在腹部其他部位，伴有呕吐症状，少见呕血。部分患者可伴有黑便或带血便。偶见急性肠套叠、肠穿孔、肠梗阻等并发症。

3. 肾型紫癜　是病情最为严重且预后较差的一种类型。多数于紫癜后出现肉眼可见的血尿或显微镜下血尿、蛋白尿，并伴随血压升高和水肿，称为紫癜性肾炎，多发生于发病1 个月内。重症者可引起肾衰竭和高血压。约一半患者的肾损害可在临床过程中自行康复。

4. 关节型紫癜　患者踝部关节、膝部关节、肘部关节及腕部关节等大关节肿痛，活动受限。患者可伴有关节肿胀、疼痛，甚至出现关节积液。

5. 其他　较少见。少数患者可出现昏迷、蛛网膜下腔出血、视神经炎等。

三、诊 断 要 点

临床诊断根据紫癜伴腹痛、关节痛或肾损害等典型症状，但当全身症状如关节疼痛、腹痛等出现于皮肤紫癜之前时，容易误诊为风湿性关节炎或急腹症，需与这些疾病及其他类型的紫癜和血管炎进行鉴别。病史及辅助检查表现如下。

（1）患者多有感染、食物过敏、花粉过敏、药物过敏、虫咬等病史及疫苗接种史。

（2）双下肢紫癜，结合关节、胃肠或肾症状，具有反复发作史的患者尤应注意。

（3）血小板计数正常或升高，出血时间、凝血时间及血块收缩时间等一般均正常，白细胞及嗜酸性粒细胞增高。出血严重者红细胞和血红蛋白降低。

（4）C反应蛋白增高，抗链球菌溶血素O可呈阳性。约半数患者急性期血清IgA、IgM升高。

（5）有肾损害时，可出现镜下血尿甚至肉眼血尿，严重蛋白尿者可致低蛋白血症。

四、治 疗 原 则

1. 病因治疗 过敏性紫癜一般持续1~5周可自行缓解，但容易反复发作，难以完全治愈，应寻找并去除过敏原及致病因素，如消除感染病灶、驱除肠道寄生虫、避免接触可疑致敏药物和食物。对于可疑的食物，可从小量开始应用，逐渐增加，在此过程中应注意观察身体的变化。对于单纯性紫癜的治疗，应以休息为主，不宜过度药物治疗。注意生活调节，参加体育锻炼，增强体质。

2. 药物治疗

（1）抗组胺药：如异丙嗪、阿司咪唑、氯苯那敏等，适用于单纯性紫癜。抗组胺药物能有效阻断毛细血管内皮、平滑肌、神经等组织中的H受体，与组胺起竞争性拮抗作用，从而抑制过敏反应。对于荨麻疹、血管神经源性水肿，可使用抗组胺药物及钙剂，辅以大剂量维生素C。

（2）糖皮质激素：具有抑制抗原-抗体反应、减轻炎性渗出、改善血管通透性等作用，对部分患者有效，可改善症状。对腹痛伴便血及有关节症状者疗效好，但不能防止复发。糖皮质激素对肾炎患者往往疗效不佳。单纯皮肤紫癜者可不用糖皮质激素。需要注意的是激素治疗可产生许多副作用，在治疗时应谨慎使用。

（3）免疫抑制剂：对于上述治疗疗效不佳及肾损害用激素治疗无效时，可试用免疫抑制剂。

（4）血浆置换：此法能防止血管阻塞和梗死，适用于血浆中存在大量免疫复合物的严重胃肠型、肾型患者。

（5）其他：胃肠型紫癜可皮下注射解痉剂缓解腹痛。对于病情较重的患者，可用大剂量丙种球蛋白冲击治疗。

五、护 理 措 施

（一）一般护理

创造安静、舒适的住院环境。发作期应坚持卧床休息，避免过多的行走活动。临床观察显示，不论何种类型的过敏性紫癜患者，卧床均有利于症状缓解，或促进症状消失，行走活动可加重症状，甚至引起复发。做好日常生活护理，穿着柔软的衣物，保持皮肤干燥清洁，及时进行指甲修剪和清洁，避免不慎搔抓而致抓破皮肤，防止皮肤继发感染。

（二）饮食指导

注意避免摄入过敏性食物。对于过敏原尚未明确的患者，应避免进食可能造成过敏的食物，如蛋类、奶类、海鲜类动物性食品，菠菜、含有花粉的植物类食物，以及其他有可能成为致敏原的食物。发作期根据病情选择进食清淡、易消化、少刺激、少生冷的软食或半流质饮食，多补充营养物质，维持电解质平衡。若有消化道出血，应避免过热饮食，必要时须禁食，避免进食损伤消化道引发大出血而危及患者生命。胃肠型紫癜患者应选择流质饮食，以减轻胃肠道负担；肾型紫癜患者应选择低盐低脂流质饮食。

（三）专科护理

1. 对症护理 胃肠型紫癜患者腹痛发作期采取屈膝平卧位，密切观察有无黑便、大便隐血等情况发生，禁止腹部热敷和按摩，避免肠出血而加重病症。关节型紫癜患者发作期肢体关节摆放位置应尽量采用舒适且安全的关节功能位置，注意局部关节的制动，适当减少肢体关节其他部位的活动，减轻肢体关节的负担。禁止热敷，可以冷敷，以减轻关节疼痛感。可采用局部下肢肌肉按摩及抬高局部患肢等方法减轻疼痛，必要时遵医嘱使用解痉剂或消炎镇痛剂。肾型紫癜应准确记录 24 小时出入量，密切观察水肿情况和尿检结果，以判断肾功能是否恢复或变化。

2. 治疗配合与护理 遵医嘱正确给药。用药前做好解释，取得患者及家属的充分理解和配合。如使用糖皮质激素，应说明可能出现的不良反应，并预防感染。若使用环磷酰胺，应嘱患者多饮水，注意观察尿量及尿色变化。对于禁食或出血患者，应建立静脉通道，遵医嘱静脉补液，做好配血与输血的护理。

3. 病情观察与监测 密切观察患者病情有无缓解，有无新出血、肾损伤、关节活动障碍等表现。观察患者的自觉症状及瘀点、紫癜的分布，有无增多或消退，有无水肿发生等。腹痛患者应监测评估疼痛的部位、性质、程度和持续时间，有无伴随症状。注意腹部体格检查，如腹部出现局部包块，应注意是否存在肠套叠的可能。

（四）心理护理

过敏性紫癜的护理对象大多是学龄期儿童，因此心理护理具有特殊性。应针对患儿的心理特点如任性、害怕、暴躁等，进行相应的心理干预，可结合采用语言、肢体等行为，逐渐与患儿接近，消除患儿的恐惧和不安感。由于患儿对社会的认知尚处于萌芽阶段，应与其监护人或家属密切沟通，了解患儿的特点，并向他们宣传过敏性紫癜的医疗护理知识，消除他们的疑惑和紧张恐惧心理，稳定其情绪，争取患儿及其家属的充分信任，自觉配合治疗和护理，从而使疾病治疗护理工作得以顺利开展。

（五）健康指导

向患者及其家属介绍过敏性紫癜的发病机制及其预防、治疗的基本知识，指导安全用药，包括药物类型、使用剂量、用药时间、注意事项等，遵医嘱不随意更换或增减药物。

指导患者多休息，避免过度疲劳。由于本病多为过敏原引起，出院时应指导患者及其家属尽量避免接触过敏原，避免进食刺激性食品、高动物蛋白食品及饮料、零食等，避免与花粉等过敏原接触，减少前往人流量大的场所，避免因接触诱因而致再次复发。

第四节　新生儿溶血症

新生儿溶血症（hemolytic disease of newborn，HDN）是指母子血型不合引起的同族免疫性溶血。由于孕妇与胎儿血型不符，孕妇体内产生与胎儿抗原不配的血型抗体，该抗体通过胎盘进入胎儿体内，造成胎儿红细胞被破坏从而引起溶血。胎儿出生后，由于免疫抗体的存在，将继续溶血。在我国，ABO 血型不合者占多数，Rh 血型不合者较少，其他如 MN、Kell 血型系统不合等少见。

一、病因与发病机制

当胎儿红细胞由父方遗传所得的血型抗原与母亲的血型抗原不同时，此种红细胞血型抗原在胎儿时期进入母体，刺激母体产生相应的血型抗体，其中的 IgG 抗体可通过胎盘进入胎儿体内，与胎儿 Rh 阳性红细胞结合，激活补体，主要通过Ⅱ型超敏反应机制溶解破坏胎儿红细胞，引起胎儿或新生儿溶血症。

（一）ABO 血型不合引起的新生儿溶血症

ABO 血型不合可分为 3 种情况：①母亲为 O 型血，胎儿为 A 型或 B 型血；②母亲为 A 型血，胎儿为 B 型或 AB 型血；③母亲为 B 型血，胎儿为 A 型或 AB 型血。其中以母亲为 O 型血而胎儿为 A 型血者最为常见。其原因是人体血液中天然抗 A 或抗 B 抗体（IgM 类）的分子量较大，不能通过胎盘进入胎儿血液循环；而母亲为 O 型血者比 A 型血或 B 型血者更容易产生抗 A 或抗 B 的 IgG 类抗体，因 IgG 抗体分子量较小，可通过胎盘进入胎儿的血液循环诱发免疫反应，使胎儿红细胞发生破裂，导致溶血。

ABO 血型不合导致的新生儿溶血症临床上最为常见，在妊娠第一胎即可发病，与母体曾受自然界中类似 A、B 物质的抗原刺激，体内已具有抗 A 或抗 B 抗体有关。母亲妊娠次数越多，新生儿溶血症的发病概率越高，且胎儿病情越严重。但如果胎儿为 O 型血，则不会致病。

（二）Rh 血型不合引起的新生儿溶血症

因孕妇和胎儿的 Rh 血型不合而引起的溶血症。若孕妇血型为 Rh 阴性，而胎儿血型为 Rh 阳性（红细胞上有 D 抗原），当孕妇第一胎分娩，胎盘从子宫剥离时，胎儿的红细胞可进入母体，刺激母体免疫系统产生抗 D 抗体（IgG）。抗 D 抗体在母体第二次妊娠时，可通过胎盘进入胎儿，与胎儿的红细胞结合激发免疫反应，导致胎儿发生溶血症。

由于我国 90% 以上人群的 Rh 血型为 Rh 阳性，故 Rh 血型不合引起的新生儿溶血症在我国发病率较低。当母亲为 Rh 阴性、胎儿为 Rh 阳性时可引起溶血症，一般第一胎不发病，第二胎起可发病。如母亲之前有接受 Rh 阳性血型输血的输血史或有流产史，或者母亲为 Rh 阳性血型且自身出生前就已被抗原致敏，则第一胎也可能发病。与 ABO 血型不合导致的溶血症相比，Rh 血型不合所致的溶血症更为严重。

二、临 床 表 现

新生儿溶血症的临床表现受多种因素影响，如个体的免疫反应度、胎儿自身的代偿能力、抗原的强弱及产前产后的干预措施等，主要的临床症状有黄疸、贫血、水肿、肝脾大及胆红素脑病等，因溶血严重程度不同，不同患者的临床症状和病情差异较大。ABO 型溶血症除引起黄疸外，其他变化不明显。Rh 型溶血症可引起胎儿重度贫血，甚至可导致心力衰竭。由于重度贫血、低蛋白血症和心力衰竭，可引起全身水肿（即胎儿水肿），可出现肝脾大。临床上须区分是 ABO 型溶血还是 Rh 型溶血，因预后结果不同。

1. 黄疸　是新生儿溶血症最常见的临床症状，一般于出生后 24 小时出现，但 Rh 型溶血症出现早，多在出生后 6～12 小时出现，并迅速加重。ABO 型溶血症的黄疸程度较轻，与生理性黄疸相似，可不治而愈。血清胆红素以未结合胆红素为主，但也有少数患儿在病程恢复期结合胆红素明显升高，出现胆汁黏稠综合征。

2. 贫血　大部分 ABO 型溶血症患者无明显贫血或仅有轻度贫血，Rh 型溶血症患者贫血较为明显。ABO 型溶血者早期少有血红蛋白低于 120g/L，而 Rh 型溶血者出生后 48 小时内血红蛋白常降至 120g/L 以下。贫血轻者不易察觉，重者可引起心力衰竭。多数 Rh 型溶血症及少数 ABO 型溶血症患者可在出生后 3～5 周出现明显的贫血现象，称为后期贫血。

3. 水肿　新生儿水肿主要发生在 Rh 型溶血症患者，ABO 型溶血症患者较少发生。胎儿娩出后可见全身明显水肿，全身苍白、皮肤瘀斑、眼睑水肿、蛙腹、胸腔积液等。导致水肿的原因是溶血造成的极度贫血。水肿、严重的贫血可导致心力衰竭，如心率增快、心音低钝、呼吸困难等，可使新生儿在出生几小时或一天内死亡，更严重的甚至可引起死胎。

4. 肝脾大　发生较大量溶血时，可出现不同程度的肝脾大，是由髓外造血增生所致，以 Rh 型溶血较多见。

5. 胆红素脑病　严重新生儿溶血症患者可并发胆红素脑病，表现为嗜睡、反应低下、尖叫、呕吐，进而出现抽搐。此病患儿可留有后遗症，表现为手足徐动、眼球运动障碍、落日眼、耳聋、脑瘫、智力落后等。

6. 其他表现　溶血严重的患儿可有精神萎靡、嗜睡、吃奶少、少哭等表现。部分患儿可出现低血糖。

三、诊 断 要 点

（一）产前诊断

对既往不明原因的死胎、流产及曾分娩重度黄疸儿的孕妇均应进行产前检查。

1. 血型及血型抗体测定 先查孕妇,再查配偶血型。如夫妻 Rh 血型不合或有引起 ABO 溶血可能的 ABO 血型不合时,应检测孕妇血型抗体,必要时进一步检查特殊性抗体,通常在妊娠 16 周检测。之后在妊娠 28 或妊娠 30 周再次检测,其后每间隔 4 周定期检测。如连续检查结果显示效价明显上升,提示胎儿可能溶血。如妊娠后期效价明显下降,提示胎儿已有严重溶血。

2. 羊水检查 测定羊水胆红素水平,明确胎儿的病情严重程度。

3. 超声检查 通过 B 型超声诊断仪了解胎儿水肿情况。

（二）产后诊断

根据母子血型不合,新生儿早期出现黄疸且程度重,改良 Coombs 试验或抗体释放试验阳性,即可确诊。

1. 新生儿溶血检查 外周血红细胞、血红蛋白数量下降,网织红细胞及有核红细胞数量升高,血清胆红素升高,以未结合胆红素为主。血清胆红素浓度上升,每日超过 85μmol/L（5mg/dl）。Rh 溶血早期每小时血清胆红素常超过 8.5μmol/L（0.5mg/dl）。足月儿血清胆红素 >221μmol/L（12mg/dl）,未成熟儿血清胆红素 >257μmol/L（15mg/dl）。结合胆红素过高,超过 26～34μmol/L（1.5～2.0mg/dl）。

2. 新生儿血型及血型抗体检查 包括新生儿血型检查、新生儿血型抗体检查及新生儿红细胞致敏检查。

3. 检查母亲血中有无抗体存在 此项检查有参考价值。

（三）鉴别诊断

1. 先天性肾病 存在全身性水肿、低蛋白血症和蛋白尿,但没有病理性黄疸和肝脾大。

2. 生理性黄疸 根据溶血三项试验及血型不合试验可做出鉴别。ABO 型溶血症可仅表现为黄疸,易与生理性黄疸混淆。生理性黄疸程度较轻,进展缓慢,外周血中可见有核红细胞,并可有肝脾大,无贫血表现。

3. 新生儿贫血 主要由各种原因引起的失血造成,如母婴之间的输血、双生子之间的输血及新生儿内脏出血等,但无血型不合及重度黄疸,溶血三项试验也不呈现阳性。

四、治 疗 原 则

新生儿溶血症的主要治疗原则是纠正贫血,防治心力衰竭,降低血清胆红素水平,预防胆红素脑病的发生。

（一）孕期治疗

根据孕妇的生产经历及血清检查结果,判断胎儿是否可能患新生儿溶血症。若可能患病则可口服维生素 E,或维生素 C 加葡萄糖注射液进行静脉注射,以降低新生儿溶血症导致的流产及死胎。若检查结果不理想,则可考虑终止妊娠。

（二）新生儿治疗

1. 光疗　未结合胆红素在蓝光作用下可变成水溶性异构体，随胆汁和尿排出体外，从而降低血清胆红素水平。根据新生儿具体指标选择不同方法，轻度和中度黄疸可用单一表面光疗或光导纤维蓝光毯治疗，严重的黄疸需要双面光疗。治疗时，应用黑布遮住婴儿双眼，除尿布外婴儿全身皮肤裸露，持续光照 1～2 天，少数可延长 3～4 天。

2. 换血治疗　不仅可以换出新生儿体内致敏的红细胞及抗体、阻止溶血进一步发展，还可换出血清胆红素，防止胆红素脑病，也可纠正贫血、防止心力衰竭的发生。换血方法是通过脐血管换血，或采用周围血管同步换血。换血也可能导致并发症的发生。

3. 药物治疗　补充白蛋白或血浆、纠正酸中毒可减少血中游离的未结合胆红素，减少胆红素脑病的发生。还可使用肝功能诱导剂，增加肝脏对未结合胆红素的摄取能力。维持胎儿体温，保持水、电解质平衡，防止心力衰竭、低血糖、缺氧、贫血等的发生发展。贫血严重者需输血治疗时，开始应少量输血，待确定输血未加重溶血后，方可继续按需要量输入。

五、护 理 措 施

（一）一般护理

积极指导患者入院治疗，做好病房管理，将有关治疗注意事项及时告知患者家属。严格执行护理常规和消毒隔离制度，定期对病房和手术室进行清洁消毒，使其保持清洁，在治疗时也须保持伤口的清洁，防止感染。密切观察患者的病情变化，注意观察皮肤黏膜的色泽，注意早期表现，如拒食、嗜睡、肌张力减退等，如有异常发现，立即通知医生，做好抢救准备。密切观察生命体征并做好记录，尤其需检测体温，避免出现体温过高。密切观察大小便次数、量及性质。每天做经皮胆红素测定，如有异常应立即告知主管医师。

（二）饮食指导

新生儿肠胃娇弱，长期不食用母乳会有健康危险，故应在治疗后尽快使患儿以母乳为食，确保患儿有足够的营养摄入。由于新生儿溶血症患儿在黄疸期间常常表现为吸吮无力，应指导家属耐心喂养。如产妇无母乳，患儿可食用调配的配方奶，以保证营养的正常摄入。如进行光疗，应多喂水。对于新生儿母亲，应食用富含优质蛋白质的食品，多摄取水果和蔬菜，少吃寒凉食物，忌辛辣、油腻食品，保证营养充足。

（三）专科护理

1. 光疗的护理　光疗过程中应经常更换患儿体位，使其全身皮肤均匀受光，并避免骶尾部皮肤长期受压而引起压疮。若单面照光，每小时应改变体位 1 次。光疗时因全身裸露，不显性失水增加，应及时补足水分及营养，定时哺乳。两次喂乳间喂糖水 1 次。不能吸吮者可用鼻饲或静脉输注，并记录出入量。应每 2 小时监测生命体征 1 次，同时观察患儿黄疸消退程度、胆红素变化及全身情况。光照前后均应做经皮胆红素测定，以判断光疗效果。

2. 换血治疗后的护理　换血治疗后禁食 6 小时左右，继续进行光疗，并持续进行心电、呼吸及血氧饱和度监测，注意查看并记录患儿神志、面色、肌张力等情况，注意观察穿刺部位是否存在活动性出血，发现异常情况及时报告医生。评估换血后的治疗效果，经皮测黄疸、血液胆红素，并与换血治疗前对比，观察皮肤有无出血点、有无感染征象或黄疸加重，防止再次溶血。换血治疗属于侵入性操作，感染概率升高，应保持伤口清洁，必要时遵医嘱给予抗生素治疗，并限制探陪人员数量，以预防感染。

3. 严密观察病情　严密观察体温、脉搏、呼吸等生命体征及有无出血倾向，及时发现变化并积极处理。观察有无拒食、嗜睡、肌张力减退等胆红素脑病的早期表现，若出现颅内压增高的症状，如脑性尖叫、双眼凝视、角弓反张、抽搐等，应及时告知医生并遵医嘱降低颅内压。监测胆红素值，观察大小便色泽变化，如存在胎粪延迟排出，应予灌肠处理，促进大便及胆红素排出。观察皮肤有无破损及感染灶，脐部是否有分泌物及贫血情况，如有异常应及时处理。合理安排补液计划，及时纠正酸中毒，切忌快速输入高渗性药物。

（四）心理护理

对新生儿进行抚触护理，可改善新生儿的情绪，增加其愉悦感和安全感。加强与患儿家属的沟通，了解患儿家属的精神状况。适时向家属讲解溶血症相关知识，对患儿家属进行心理疏导，消除或减轻家属对溶血症的紧张、恐惧等负面情绪，尽量保持心情愉悦，并取得家长对治疗和护理措施的认同与配合。

（五）健康指导

向患儿家属介绍本病的相关知识，使家属了解病情，并告知家属对患儿照护的要点及治疗前后的相关注意事项。对于黄疸，如为母乳性黄疸，嘱其可继续母乳喂养；如母乳喂养后仍出现黄疸，可由正常母乳喂养逐渐过渡到隔次母乳喂养；若黄疸严重，可暂停母乳喂养，待黄疸消退后再恢复母乳喂养。如患儿出现胆红素脑病，应注意后遗症的出现，指导家属进行康复治疗和照护。若患儿为红细胞葡萄糖-6-磷酸脱氢酶缺陷者，需忌食蚕豆及其制品。指导家属保存患儿衣物时勿放置樟脑丸，并注意药物的选用，以免诱发溶血。

第五章

淋巴细胞增殖性疾病及护理

淋巴细胞增殖性疾病（lymphoproliferative diseases，LPD）又称免疫增殖病（immunoproliferative diseases，IPD），是指淋巴系统的增殖性疾病，包括免疫器官、免疫组织或免疫细胞（包括淋巴细胞和单核巨噬细胞）异常增生（包括良性反应性或恶性肿瘤性）所致的一组疾病。良性反应性增殖多为分化成熟的淋巴细胞的增殖，最常发生于某些感染，多数预后较好。恶性肿瘤性增殖为不成熟淋巴细胞的增殖，预后不佳。少数反应性增殖可转化为恶性增殖。

淋巴细胞增殖性疾病包括传染性单核细胞增多症、慢性淋巴细胞白血病、多发性骨髓瘤、非霍奇金淋巴瘤、霍奇金淋巴瘤等。

第一节　传染性单核细胞增多症

传染性单核细胞增多症（infectious mononucleosis，IM）是一种主要由 EB 病毒（Epstein-Barr virus，EBV）感染引起的单核巨噬系统的急性淋巴组织增生性疾病，在青春期初次感染较大数量 EB 病毒者可发此病。本病一般为自限性，预后良好，病死率低。

一、病　　因

EB 病毒又称人类疱疹病毒 4 型（human herpes virus 4，HHV4），是一种嗜 B 细胞的人类疱疹病毒，主要侵犯 B 细胞，病毒蛋白与 B 细胞上的 CD21 分子结合，使病毒吸附于细胞表面，随后病毒蛋白复合物与 MHC Ⅱ类分子结合，介导病毒与细胞融合。EB 病毒在 B 细胞中可引起增殖性和非增殖性两种形式的感染。增殖性感染是指 EB 病毒感染 B 细胞后，仅极少的病毒基因能充分表达，组成完整病毒颗粒释放，细胞溶解或死亡。非增殖性感染指 EB 病毒以潜伏形式感染 B 细胞后，带有 EB 病毒基因组的 B 细胞可获得在组织中长期生长和增生的能力。在一定条件下，EB 病毒基因组被激活而表达，转为增殖性感染，受 EB 病毒感染和转化的 B 细胞可发生恶性转化，成为肿瘤细胞。EB 病毒感染除可引起传染性单核细胞增多症，还与伯基特淋巴瘤和鼻咽癌有关。

EB 病毒在人群中感染非常普遍。我国 3~5 岁儿童的 EB 病毒抗体阳性率在 90% 以上。幼儿感染后多数无明显症状，青春期发生原发感染，约有 50% 出现传染性单核细胞增多症。

二、发 病 机 制

传染性单核细胞增多症的发病原理尚未完全阐明。EB 病毒主要通过唾液传播感染人体，病毒可能先侵犯口咽部上皮细胞，并在其中形成增殖性感染。由于 B 细胞表面存在 EB 病毒受体，口咽部上皮细胞释放出的 EB 病毒感染局部黏膜的 B 细胞，后者进入血液循环而造成全身性 EB 病毒的感染。原发感染后，机体产生的特异性中和抗体和细胞免疫虽能防止外源性再感染，但不能完全清除潜伏在细胞中的 EB 病毒，从而形成持续性感染。

B 细胞被 EB 病毒感染后，其表面抗原发生改变，引发 T 细胞产生强烈的免疫应答效应，继而转变为细胞毒性 T 细胞，在杀伤被感染的 B 细胞的同时，也会对众多组织器官造成损害。此外，B 细胞受破坏后释放的自身抗原也可引发产生自身抗体，从而引起组织损伤。细胞毒性 T 细胞直接杀伤 B 细胞的细胞免疫反应机制是本病病程呈自限性的重要原因。本病的主要病理特征是淋巴网状组织的良性增生。

三、临 床 表 现

传染性单核细胞增多症的潜伏期为 5～15 天，多在 10 天左右，近半数有前驱症状，如乏力、头痛、恶心、畏寒等，主要临床特征为发热、咽痛、淋巴结肿大、肝脾大、皮疹及神经系统症状。

1. 发热　多在 38～40℃。热程数日至数周，也可数月，可伴寒战、多汗。

2. 淋巴结肿大　约 70% 的患者可出现淋巴结肿大，颈部淋巴结肿大最常见，腋下及腹股沟淋巴结次之。直径 1～4cm，中等硬度，无明显压痛，不化脓、双侧不对称。

3. 咽痛　约 50% 的患者可出现咽痛，检查可见咽部充血，少数患者咽部可有溃疡或假膜形成，牙龈也可有肿胀或溃疡。

4. 肝脾大　大部分患者可发生肝功能异常，但仅有 10% 的患者出现肝大。少数患者可出现黄疸，但转为慢性和出现肝衰竭者少见。50% 以上患者有轻度脾大，检查时应轻柔按压，以防脾破裂。

5. 皮疹　约 10% 的患者在病程 1～2 周可出现多形性皮疹，多为淡红色斑丘疹，多见于躯干部，1 周内隐退，无脱屑。

6. 神经系统症状　见于少数病情严重患者，可表现为无菌性脑膜炎、脑炎及周围神经根炎等。90% 以上可自行恢复。

传染性单核细胞增多症病程一般为 2～3 周，少数可迁延数月。部分慢性迁延患者可出现蚊虫叮咬过敏情况，表现为蚊虫叮咬后局部皮肤出现红斑、水疱及溃烂，同时伴有高热，偶可出现腹泻及视网膜炎。

四、诊 断 要 点

根据发热、咽炎、淋巴结肿大、肝脾大、皮疹等临床体征，以及血常规检查外周血单核细胞明显增多，一般占 40%～80%，甚至高达 90%，异性淋巴细胞占 10% 以上；结合外周血 EB 病毒 DNA 检测、EB 病毒抗体检测，以及受损组织中 EB 病毒 DNA、RNA 或抗原检测等，可做出诊断。

传染性单核细胞增多症需与链球菌感染、巨细胞病毒感染、疱疹性咽峡炎、结核病、淋巴细胞白血病、病毒性肝炎等进行鉴别。

五、治 疗 原 则

传染性单核细胞增多症目前尚无特异性治疗方法，以对症治疗为主，患者大多能自愈，病程一般 2～4 周。急性期应卧床休息，避免发生严重并发症。咽痛者给予生理盐水漱口或西瓜霜润喉片含服。对发热体温高、咽痛剧烈者，应注意咽部继发细菌感染，可做咽拭子培养并使用抗生素。重症患者，如咽部、喉头严重水肿，出现神经系统并发症、血小板减少性紫癜、心肌炎、心包炎者，可使用糖皮质激素。出现肝损害者给予保肝治疗，出现心肌损害者给予心肌营养治疗。

抗病毒治疗可使用阿昔洛韦、更昔洛韦、干扰素、阿糖腺苷、碘苷（疱疹净）等。早期使用抗病毒药物可缓解症状，减少口咽部排毒量，但对 EB 病毒潜伏感染无效。也可应用 EB 病毒特异性免疫球蛋白进行治疗。

六、护 理 措 施

（一）一般护理

应保持病房干净、整洁，定期更换床单、被褥，定期进行通风、消毒，保持适宜的温度及湿度，为患者创造良好的住院环境。进行静脉滴注时，应选择合适的滴注速度，避免增加患者的心脏负担。

传染性单核细胞增多症起病急、进展快，常存在咽喉疼痛、上呼吸道黏膜红肿、气道分泌物增多等现象。因咽喉疼痛痰液不易咳出，随时存在痰堵、窒息的可能，应设专人护理，备好吸痰器。安置床旁心电监护仪，每小时监测脉搏、呼吸、血压、血氧饱和度及体温情况。随时观察患者意识、面色、呼吸、四肢末梢循环情况。准确记录出入量，必要时配合责任医生做好气管切开准备。

（二）饮食指导

传染性单核细胞增多症患者，尤其是患儿，因发热致体内分解代谢增强，热量消耗增加，消化功能减弱，应为其制订科学的饮食方案，充分保证患者的营养水平。注意饮食的营养均衡、搭配合理，以高钙、高维生素、高蛋白、高热量、低脂肪、易消化的流质或半流质清淡食物为主，忌辛辣、油腻食物。应少食多餐，切忌暴饮暴食，以免增加心脏负担。

（三）专科护理

1. 发热护理 传染性单核细胞增多症患者会长时间处于发热状态，一般持续 2～3 周。

应密切监测患者的体温，对于体温超过 39℃的高热患者，做好物理降温，如全身温水擦浴、头部用水袋或退热贴外敷，必要时使用退热药。用药后监测体温变化，以掌握降温效果。对出汗多者，应及时更换衣物，保持皮肤清洁，注意血压及尿量，及时补充水分，以防虚脱。对于持续高热的患儿，应密切观察有无高热惊厥发生，并配合医生做好抢救准备。

2. 气道护理 是传染性单核细胞增多症护理的重点环节。患者气道分泌物较多，应协助患者取半卧位姿势，头偏向一侧，鼓励并帮助患者咳嗽、吐痰。每日使用加湿器湿化空气，室内湿度维持在 50%~60%，预防分泌物黏稠。若病情严重，应进行雾化、吸氧，改善其通气及换气障碍；行局部消炎化痰治疗，雾化结束后用清水漱口。嘱咐患者家属给患者少量多次喂水，补充水分保持口咽黏膜湿润，利于痰液咳出。

3. 并发症护理 传染性单核细胞增多症可累及多个脏器和系统，可并发肝炎、肾炎、心肌炎、腮腺炎、胰腺炎、血小板减少性紫癜等，其中脾破裂为最严重并发症。成人患者的并发症更为典型，可并发肝脏、肾脏、心脏等多器官的损伤及呼吸系统、消化系统、血液系统、神经系统的病变。应密切观察病情变化，如面色、皮肤、脉搏、呼吸、血压、消化道反应等，如出现异常，应积极联系责任医师，尽快发现原因并积极治疗，防止并发症的恶化和发展。

（四）心理护理

针对患者及家属紧张、急切和焦虑的心理，应积极沟通，尽量减轻患者及家属的心理负担，避免因精神紧张而引起精神萎靡、食欲缺乏。对于小儿患者，可根据患儿自身情况，在墙上张贴卡通画，病房内悬挂小玩具，或播放动画片，营造温馨的家庭式住院环境，以舒缓、调节患儿及其家属的心理。治疗过程中应积极主动与患儿家属沟通、及时介绍病情及临床治疗情况，注意及时鼓励、表扬患儿，给予积极暗示。通过多种形式的心理护理和干预，消除患儿及家属的顾虑，稳定其情绪，使其积极配合治疗。

（五）健康指导

向患者及其家属讲解本病的发病过程及病情变化，及时发现并发症并及时治疗。小儿患者出院时，应告知患儿及家长本病属自限性疾病，大多数预后良好。患儿出院后应加强营养，注意休息，避免剧烈运动，防止外伤引起脾破裂。适当参加体育锻炼，增强体质，防止感冒。成人患者康复期疲劳可持续数月，出院后应注意休息，避免体力劳动。对于肝功能、心肌、脾脏受损的患者，应指导患者遵医嘱按时服药，并定期复查。

第二节　慢性淋巴细胞白血病

慢性淋巴细胞白血病（chronic lymphocytic leukemia，CLL）简称慢淋，是一种起病缓慢的淋巴细胞克隆恶性增殖性疾病，以淋巴细胞在外周血、骨髓、脾脏和淋巴结聚集为特征。本病在我国少见，在欧美较常见。发病年龄大多在 50 岁以上，30 岁以下患者少见。男性发病率高于女性。慢性淋巴细胞白血病最常见的亚型是 B 细胞型，T 细胞型仅占 2%~3%。

一、病 因

慢性淋巴细胞白血病的病因尚未完全明确。长期接触低频电磁场及遗传因素是该病发生的重要因素，某些染色体异常、细胞癌基因和抗癌基因的转变也与该病的发生有关。若家庭成员中有慢性淋巴细胞白血病患者，则该病及其他恶性淋巴细胞增生疾病的发病率比一般人高。特别是直系亲属，该病患者的第一代子女的发病概率比普通人高 3 倍，且发病时间提前，但目前尚未发现与之相关的遗传基因。一般认为环境因素与该病无直接关系。

二、发 病 机 制

慢性淋巴细胞白血病的发病机制尚未明确，目前对该病的研究主要集中于染色体、基因、细胞因子等方面。

1. 染色体异常 约 80%的该病患者存在染色体异常现象。近 50%的患者 13 号染色体上长臂的多个部位缺损，其中 13q14 缺失病例占 36%～64%，其可影响抑癌基因 Rb-1。12 号染色体的异常与该病的病情发展有关，在向淋巴瘤转变时可出现 12 号染色体三体型异常。10%～20%的患者存在 11 号染色体的错位或缺失，最常见的 11 号染色体缺失部位在 11q14—24。该部位可能含有遏制肿瘤生长的基因，可能也与 p53 有关。而 p53 与细胞周期的调节及保持基因的稳定性有关。p53 基因突变的患者白细胞增生率偏高，并可对抑癌药物产生抵抗性，因而此类治疗难度大、预后差。此外，6 号染色体异常可导致患者幼淋巴细胞增多和侵袭性病程；长臂的缺失可导致某些抗癌基因的缺失。这些基因可能与促进该病细胞增生、抑制正常淋巴细胞及骨髓细胞的增生有关。

2. 细胞因子失衡 该病异常淋巴细胞可分泌多种细胞因子，促使血液中的病变细胞迁移至肿瘤"癌巢"处，引诱其分解为免疫表型，如 Th9、Th17、Treg 细胞及相应的细胞因子。这些细胞因子之间的免疫和失衡与该病的发生发展存在紧密关系。

3. 细胞凋亡受阻 细胞动力学研究显示，该病患者周围血中被 ^{3}H 标记的白细胞数量减少，提示大多数白细胞处于休止期（G_0 期）而不增殖。同时发现，几乎所有该病患者的白细胞均表达高水平的抗凋亡蛋白 Bcl-2，而凋亡蛋白 Bax 处于较低水平，出现 Bcl-2/Bax 比例失衡，致细胞凋亡受阻。此机制与临床患者大量成熟小淋巴细胞积聚的征象相符。

三、临 床 表 现

慢性淋巴细胞白血病起病缓慢，多无自觉症状，常因发现无痛性淋巴结肿大或因其他疾病就诊时才被发现。早期症状有乏力、疲倦，而后出现食欲减退、消瘦、发热、盗汗等。进入进展期后会出现体重减轻、反复感染、出血和贫血等症状。由于多数患者年龄较大，常因慢性肺部疾病、心血管疾病等其他慢性疾病而导致病情恶化。

1. 淋巴结肿大 60%～80%的该病患者有淋巴结肿大，多见于颈部、锁骨上、腋窝、腹股沟等处。肿大的淋巴结较硬，无压痛，轻触肿大部位有橡皮感，与皮肤不粘连。CT 扫描可发现肺门、腹膜后、肠系膜淋巴结肿大。偶因肿大的淋巴结压迫胆道或输尿管而出现阻塞症状。

2. 肝脾大 50%～70%的该病患者有轻度至中度脾大，晚期可达盆腔，可发生脾梗死或脾破裂。部分患者可有轻度肝大，但胸骨压痛少见，肝功能多为轻度异常，多不伴黄疸，但若腹腔淋巴结肿大压迫胆道，会产生梗阻性黄疸。

3. 感染 由于免疫功能减退，常易并发感染，可累及约40%的患者。最常见的感染是细菌感染，其次为病毒感染（约占15%），真菌感染较少见。

4. 贫血 该病晚期患者骨髓造血功能受损，可出现贫血、血小板减少和粒细胞减少。约有不到10%的患者可并发自身免疫性溶血性贫血。

5. 继发其他肿瘤 9%～20%的患者可继发第二肿瘤，最常见的为软组织肉瘤、肺癌、急性淋巴细胞白血病等。

四、临 床 分 期

为指导临床治疗和评估预后，临床上对慢性淋巴细胞白血病的疾病进程进行了分期。目前通用的国际临床分期（Binet 分期）将慢性淋巴细胞白血病分为 A、B、C 三期。

A 期：血液中淋巴细胞≥$15×10^9$/L、骨髓中淋巴细胞≥40%，无贫血或血小板减少；少于 3 个区域的淋巴结肿大[颈、腋下、腹腔的淋巴结（不论一侧或两侧），肝、脾各为一个区域]。

B 期：血液和骨髓中淋巴细胞同 A 期；3 个或以上区域的淋巴结肿大。

C 期：血液和骨髓中淋巴细胞同 A 期，但有贫血（血红蛋白，男性<110g/L，女性<100g/L）或血小板减少（<$100×10^9$/L）；不计淋巴结肿大范围。

五、诊 断 要 点

依据年龄、临床症状、外周血白细胞>$10×10^9$/L、淋巴细胞比例≥50%、淋巴细胞绝对值>$5×10^9$/L、骨髓淋巴细胞>40%且以成熟淋巴细胞为主，以及淋巴结肿大等典型表现，多数病例都可获得有效诊断。免疫表型分析也有助于患者的鉴别诊断。染色体检查示50%～80%的患者出现染色体异常。骨髓检查并非该病诊断的必要条件。

六、治 疗 原 则

目前对慢性淋巴细胞白血病尚无彻底治愈的方法，主要以控制病情的发展为主，以改善患者预后为主要目的。临床治疗需根据临床分期和患者的全身情况而定。一般 A 期无须治疗，定期复查即可。B 期如有足够数量的正常外周血细胞且无症状，也多不治疗，定期随访。C 期患者应予积极治疗。

1. 化学治疗 常用的药物有苯丁酸氮芥、环磷酰胺等烷化剂，氟达拉滨等嘌呤类似物，以及糖皮质激素等。化学治疗能改善症状和体征，但不能延长生存期。

2. 免疫治疗　常用药物有利妥昔单抗、干扰素等。免疫治疗的发展潜力巨大。

3. 造血干细胞治疗　此治疗方法一般效果较好，但由于该病患者的年龄普遍偏高，一般不适宜采用。

4. 放射治疗　主要用于淋巴结肿大或脾大产生的压迫或阻塞症状，或经化学治疗等其他治疗对淋巴结、脾等缩小效果不显著者。放射治疗对患者身体的副作用较大。

5. 并发症治疗　该疾病患者在疾病发展期极易发生感染，且严重感染可成为致死原因，应积极采用抗生素控制感染。

6. 脾切除　对某些 C 期患者及严重血小板减少者可行脾切除，但曾使用化学治疗的脾功能亢进者切除脾脏后血小板状况改善并不明显。

七、护 理 措 施

（一）一般护理

由于慢性淋巴细胞白血病患者自身免疫能力不足，应确保患者所居住病房的环境温度和湿度在合理范围内，如湿度应保持在 50%～60%，温度控制在 18～22℃。定期开窗通风，保持室内空气清新，定期更换患者的床上用品，擦拭地面、墙壁、桌椅，对病房、病服及器械物品进行定期消毒处理，避免患者出现交叉感染和不必要的并发症而加重病情。应告知患者勤洗手，饭后用盐水漱口，注意皮肤、会阴、肛门等部位的清洁卫生，保持干燥，避免损伤；外出应佩戴口罩，避免空气传播感染。慢性淋巴细胞白血病最重要的护理措施是预防感染及并发症的护理。

（二）饮食护理

慢性淋巴细胞白血病患者多数营养不足，应给予高热量、高蛋白、高维生素和易消化的食物，少量多餐，保证充足的饮水量，可多食用能够增强机体免疫力的菌类食物，如木耳、菌菇等。对于存在贫血症状者，应多食用富含蛋白质的食物和肉类，如瘦肉、鱼、奶、鸡蛋等，注意饮食平衡。多食用含维生素的水果、蔬菜，禁忌食用油腻食物。饮食安排应注意患者是否有其他疾病，如糖尿病、肾衰竭等。

（三）专科护理

1. 预防感染护理　慢性淋巴细胞白血病患者接受化疗时，在诱导缓解期较易出现感染，应对患者采取必要的保护隔离措施。如不具备隔离室条件，则应为患者提供单独病房，对病房环境采取严格的消毒处理措施，并执行严格的探视制度，以免出现交叉感染。同时还应特别注意对患者口腔、皮肤及肛周的护理。

2. 出血贫血护理　针对慢性淋巴细胞白血病晚期患者体内血小板减少的情况，应密切观察并记录患者体内血小板数量的变化。定期进行皮肤护理，保持皮肤清洁，减少活动以防皮肤受损导致出血和感染。注意观察患者体表皮肤有无瘀点、瘀斑等出血症状，观察患者有无黑便，预防并及时发现消化道出血。贫血严重者应限制活动，多卧床休息，注意缓慢进行体位改变，避免引起晕厥；多食用动物内脏食物。如有出血贫血症状，遵医嘱配合治疗。

3. 运动护理 适当运动可增强患者自身免疫能力。由于患者血细胞大量过度增殖，其代谢率升高，同时因贫血而有缺氧症状，故应根据患者实际情况制订日常活动计划，做到有计划地适量运动，如散步、打太极拳等。

（四）心理护理

慢性淋巴细胞白血病患者往往情绪容易激动，在治疗期间内心比较压抑，承受能力较弱。除应告知患者疾病情况、治疗方案等相关信息外，应特别关注患者的身心健康，注重人文关怀，实施人性化护理。要用真诚和蔼的语言关心、体贴患者，以取得患者的信任。对患者的问题要及时回答，让患者感受到温暖和关注，必要时进行心理疏导，告知其如何正确对待疾病，以减轻患者心理负担，提高其生活质量和对疾病恢复的信心。

应保持与患者家属的沟通，与其交流患者的病情、交代病情的可能发展方向及医生的医疗计划内容等，使患者家属更主动地配合治疗及护理工作。必要时可通过家属给予患者安慰，以消除患者的紧张、恐惧心理。

（五）健康指导

对患者进行慢性淋巴细胞白血病的知识指导，鼓励患者正确积极地对待疾病，如病情逐渐趋向稳定，则患者可回归正常的工作和生活。鼓励患者自我照顾，提高患者的自护能力。指导患者用药及自我病情监测，向患者强调遵医嘱坚持治疗的重要性，提醒长期用药患者定期检查肝肾功能和血常规。指导患者预防感染的措施，如注意个人卫生及御寒、保暖等。

第三节 多发性骨髓瘤

多发性骨髓瘤（multiple myeloma，MM）是起源于骨髓浆细胞的异常增生的恶性肿瘤，其特征为骨髓浆细胞瘤和某种单克隆免疫球蛋白（IgG、IgA、IgD 或 IgE）或本周蛋白过度增生。浆细胞是 B 细胞发育到最终功能阶段的细胞，世界卫生组织（World Health Organization，WHO）将多发性骨髓瘤归为 B 细胞淋巴瘤的一种，称为浆细胞骨髓瘤或浆细胞瘤。

一、病因与发病机制

多发性骨髓瘤的病因目前还不明确。可能的病因有电离辐射、慢性抗原刺激、接触工业或农业毒物、病毒感染、基因突变及遗传因素等。本病可继发于慢性骨髓炎、肾盂肾炎、结核病、慢性肝炎、自身免疫病等，长期慢性感染可表现为淋巴-网状系统增生、自身免疫反应及高丙种球蛋白血症。

多发性骨髓瘤的发病机制仍不清楚。进展性患者骨髓中的细胞因子，尤其是 IL-6 异常升高，提示以 IL-6 为主的细胞因子网络失调与疾病的形成与恶化密切相关。在骨髓瘤患者培养的树突状细胞中发现了与卡波西肉瘤相关的疱疹病毒，提示两者存在一定联系。

二、临床分型

（一）免疫分型

根据多发性骨髓瘤细胞是否分泌免疫球蛋白及分泌的类型，可将多发性骨髓瘤分为 8 种类型。

1. IgG 型　占 55%～70%，分泌轻链者占 50%～70%；病程长、易感染，预后在各型中最好。

2. IgA 型　占 20%～27%，分泌轻链者占 50%～70%；本型患者高钙血症明显，可合并淀粉样变，预后较差。

3. IgD 型　占 1%～2%，分泌轻链者占 90%；瘤细胞分化较差，易并发浆细胞白血病，几乎 100%合并肾损害，生存期短。

4. IgE 型　较罕见，多为 λ 型；易合并浆细胞白血病。

5. IgM 型　较罕见，易发生高黏滞血症或雷诺现象。

6. 轻链型　约占 20%，分泌轻链者占 100%；80%～100%有本周蛋白尿，极易出现高钙血症、肾功能不全和淀粉样变，预后差。

7. 双克隆或多克隆型免疫球蛋白型　占 2%，亦可为双轻链型。

8. 非分泌型　在 1%以下，血中无 M 蛋白，尿中无本周蛋白。

（二）临床分期

多发性骨髓瘤的临床分期标准分三种，分别是 Durie-Salmon 分期标准（1975 年）、ISS 国际分期标准（2005 年）和修订的 R-ISS 国际分期标准（2015 年）。三种分期类型的临床条目不同，但均根据严重程度分为 I 、II 、III 期，其中 Durie-Salmon 分期标准中，根据肾功能是否正常，又分为 A、B 两个亚型。

三、临床表现

多发性骨髓瘤起病缓慢，早期可数月或数年无明显症状。多发性骨髓瘤是一种多脏器、多系统的疾病，临床表现复杂多样，缺乏特异性。主要的临床症状有骨痛、贫血、肾功能不全、感染、出血、神经症状、高钙血症、淀粉样变等。

1. 骨骼疼痛、骨折　骨骼疼痛是多发性骨髓瘤最常见且首发的症状，以腰骶部疼痛为主，胸肋部次之，之后全身大部分骨骼均可涉及，尤其是存在红骨髓的骨骼，表现为四肢酸痛无力。早期常是轻度、短暂的疼痛，随着时间的推移逐渐持续、剧烈疼痛。由于骨髓瘤细胞分泌的破骨细胞活性因子可激活破骨细胞，使骨质溶解、破坏，常发生病理性骨折，一般为定位明显的肋骨骨折，也易发生多发性骨折。

2. 贫血、出血　患者在病情的不同阶段贫血程度不同，也可为本病的首发症状。一般在患病早期较轻、晚期较重，呈进行性贫血。常见的出血表现为黏膜渗血和皮肤发绀，多见于皮肤、鼻腔、牙龈。晚期多发于内脏及颅内。

3. 肾损害　尿检可见红细胞、白细胞、蛋白质。由肾小管管型形成、肾小管上皮细胞萎缩及肾间质纤维化导致肾功能进行性损伤，严重者可发生肾衰竭，称为骨髓瘤肾病。

4. 反复感染　患者容易发生频繁感染，感染部位多见于肺部，泌尿系统次之。感染的病原体以细菌多见，亦可见真菌、病毒，最常见为细菌性肺炎、泌尿系感染、败血症、水痘-带状疱疹病毒感染等。

5. 其他表现　如高钙血症、高黏滞综合征、淀粉样变、肝脾大、神经系统损害及肢体瘫痪、嗜睡、昏迷、视力减退、复视、失明等。

四、诊断要点

多发性骨髓瘤临床表现多种多样，因此早期确诊困难，误诊率高。本病可根据临床表现、实验室检查及骨骼 X 线检查等进行诊断。

1. 实验室检查　是多发性骨髓瘤最主要的检查方法。

（1）外周血检查。一般有进行性贫血，红细胞沉降率增快，除极少病例出现白细胞明显增多外，一般没有变化。部分患者血清球蛋白、血清钙增高。晚期血中可出现大量骨髓瘤细胞。

（2）骨髓检查。一般呈增生性骨髓象，主要为浆细胞异常增生，浆细胞为形态异常的原始浆细胞或幼稚浆细胞。骨髓瘤细胞大小、形态不一，成堆出现。

（3）免疫学检查。相应单克隆免疫球蛋白 IgG、IgA、IgD、IgE、IgM 升高，相应轻链升高，血清蛋白电泳可出现 M 蛋白轻链带。血清 IL-6 与 C 反应蛋白呈正相关。

2. X 线检查　可了解患者全身的骨骼现状，CT 及 MRI（磁共振成像）对病理组织较为敏感。因此，可联合应用 X 线、CT 及 MRI，以提高诊断的准确率。X 线检查主要表现为广泛性骨质疏松和多发性骨质破坏，可出现溶骨性损害和病理性骨折。

3. 诊断标准　WHO 的诊断标准（2001 年）如下。

（1）主要标准。①骨髓浆细胞增多（＞30%）；②组织活检证实有浆细胞瘤；③M 成分：血清 IgG＞3.5g/dl 或 IgA＞2.0g/dl，尿本周蛋白＞1g/24h。

（2）次要标准。①骨髓浆细胞增多（10%～30%）；②M 成分存在但水平低于上述水平；③有溶骨性病变；④正常免疫球蛋白减少 50% 以上：IgG＜600mg/dl，IgA＜100mg/dl，IgM＜50mg/dl。

（3）诊断要求。①具有至少 1 项主要标准和 1 项次要标准；②或者具有至少 3 项次要标准而且其中必须包括其中的第一项和第二项。患者应有与诊断标准相关的疾病进展性症状。

五、治疗原则

对于无症状的多发性骨髓瘤患者，即使诊断明确，在出现高钙血症、肾损害、贫血或骨损害这些终末器官损害前，可采取严密观察的方式。一旦出现高钙血症、肾损害、贫血或骨损害这些终末器官损害表现之一，就应进行积极治疗。

1. 对症治疗　针对病原菌选用抗生素控制感染；纠正贫血；纠正高钙血症、高尿酸血症，防治骨折、肾损害；必要时镇痛。

2. 化学治疗　常用药物为蛋白酶体抑制剂硼替佐米、卡非佐米，免疫调节剂沙利度胺、来那度胺及传统用药环磷酰胺、美法仑、泼尼松、长春新碱、多柔比星等。大多数患者对常规化疗常耐受，但可在一定程度上减轻疼痛，缓解病情，预防骨折。联合化疗及大剂量化疗对部分年轻患者可提高缓解率，延长生存期。

3. 造血干细胞移植　有条件的患者可进行自体造血干细胞移植，部分年轻高危患者可采取异体造血干细胞移植。

4. 放射治疗　可用于局限性骨髓瘤、局部骨痛及有脊髓压迫症状者。

六、护　理　措　施

（一）一般护理

保持患者活动区域的地面干燥、清洁，温度、湿度、光线适宜，让患者拥有舒适的活动区域。定时开窗通风，使用紫外线进行消毒，保持室内空气新鲜。在患者活动区域范围内做好防跌倒的保护措施，如在走廊设置扶手等。给患者使用硬板床，避免使用弹性床，拉好床护栏，避免患者坠床受伤。每天记录排便、排尿次数。

预防压疮。多发性骨髓瘤患者往往需要长期卧床，如患者肢体活动不便或为老年患者，应定时助其翻身，适当擦拭受压处皮肤，预防发生压疮，动作要轻柔，防止骨折。

患者除多休息外，也可适当运动，但不可剧烈运动，同时应避免负载过重，防止跌、碰伤，可根据情况使用夹板、护腰，但要防止发生血液循环不良。

（二）饮食指导

指导患者饮食的营养搭配，鼓励患者多进食高能量、高蛋白、富含维生素、易消化的食物，以增强免疫力。对于肾功能不全的患者，应提供小麦淀粉或低钠、低蛋白饮食，以减轻肾脏负担。对于有高尿酸血症或高钙血症的患者，应鼓励其多饮水，每日尿量要在2000ml以上。不食用太硬和带刺的食物，以免损伤牙龈导致口腔黏膜出血。不饮用浓茶、咖啡及不食用辛辣等刺激性食物，多食用新鲜蔬菜和水果等粗纤维食物，保持排便通畅。贫血患者可食用补铁的食物如猪肝、花生及红枣等。放化疗后患者食欲缺乏，应少量多餐，饮食色香味俱全以增强患者食欲。

（三）专科护理

1. 贫血护理　进行血液学评估，遵医嘱用药并观察血红蛋白、血清促红细胞生成素情况。严重贫血患者给予输血治疗，密切观察患者病情变化。注意患者是否有出血，如皮肤、牙龈出血及便血等。

2. 肾损害护理　积极进行水化治疗，如患者出现少尿、心力衰竭等情况，应遵医嘱进行补液。如无心力衰竭症状，应鼓励患者多喝水以补充水分，避免脱水。

3. 感染护理　多发性骨髓瘤患者极易感染。应避免患者前往人群聚集处，避免与其他患者接触而致交叉感染。减少使用皮质类固醇，防止其掩盖患者感染的症状或体征。如创面细菌严重感染，可使用含银敷料。室内要经常消毒，定时开窗通风。指导或帮助患者做好口腔、会阴及肛门的护理。

4. 骨痛护理 帮助患者保持相对舒适的卧位，对疼痛剧烈的患者可使用局部热疗或局部按摩，必要时遵医嘱提供镇痛药，但要防止患者对镇痛药产生依赖。与患者多交流或播放音乐、电视，以分散患者的注意力。

5. 病理性骨折护理 患者病床选用硬板床，保持脊柱和骨骼的平直。每2小时帮助患者翻身一次。

6. 高钙血症护理 鼓励患者多喝水，少吃高钙食物，食物尽量做到多样化，可适当减少卧床时间，适当运动。

（四）心理护理

多发性骨髓瘤给患者带来极大痛苦，因此务必做好心理护理和指导，帮助患者以积极乐观的态度面对疾病。患者需要长期卧床，且不少患者因治疗的病程漫长、治疗费用高，容易出现焦虑、自责、孤独、抑郁、恐惧等负面情绪和心理，甚至放弃治疗。应积极与患者进行沟通，帮助他们树立战胜疾病的信心。治疗期间为患者介绍治疗情况及药物作用，获得患者的信任，尽量减轻患者压力。同时应提醒患者家属多给予其心理安慰与陪伴。

（五）健康指导

指导患者养成良好的生活习惯，每天开窗通风，保持室内干净、地面干燥。鼓励患者适当锻炼，但要做好防止跌倒的措施。按计划循序渐进而非一次性地向患者宣传健康饮食知识，帮助患者养成健康饮食的习惯。通过口头或录音方式，向患者宣讲疾病相关知识，提高患者对疾病及其并发症的认识和重视。因高强度电离辐射接触是目前可以肯定的病因，应指导患者避免接触射线及化学毒物。

第四节 非霍奇金淋巴瘤

起源于淋巴结或淋巴组织的恶性肿瘤称为淋巴瘤（lymphoma），以淋巴细胞和（或）组织细胞的大量增殖为特征，临床上主要表现为无痛性进行性淋巴结肿大和局部肿块，同时可伴有相应器官受压迫或受损。根据组织病理学的不同，分为霍奇金淋巴瘤（Hodgkin lymphoma，HL）和非霍奇金淋巴瘤（non-Hodgkin lymphoma，NHL）两类，两者虽均发生于淋巴组织，但在流行病学、病理特点和临床表现等方面存在明显差异。霍奇金淋巴瘤累及 B 细胞，并在肿瘤组织出现里-施（Reed-Sternberg，RS）细胞；非霍奇金淋巴瘤可发生于 B 细胞，也可发生于 T 细胞，肿瘤组织中不出现里-施细胞。临床上霍奇金淋巴瘤约占所有淋巴瘤的 15%，非霍奇金淋巴瘤约占 85%，后者占绝大多数。

一、病因与发病机制

尽管已有可靠的实验证据显示某些淋巴瘤由病毒引起，但病因仍不明确，可能是多种因素共同作用的结果。

1. 免疫功能异常　可能是引起非霍奇金淋巴瘤的主要原因，先天和后天的免疫功能失调均为发病的相关因素。不论是原发还是继发免疫缺陷，都容易发生非霍奇金淋巴瘤，如器官移植、先天性免疫缺陷、自身免疫病、系统性红斑狼疮、干燥综合征、类风湿关节炎。

2. 病毒感染　多种病毒与非霍奇金淋巴瘤有关，如 EB 病毒、人类疱疹病毒 8 型、嗜人 T 细胞 I 型病毒、HIV 等。EB 病毒与弥漫性大 B 细胞淋巴瘤、结外鼻型 NK/T 细胞淋巴瘤及地方性（地域性）伯基特淋巴瘤有关；HIV 引起免疫功能的缺陷，机体对 B 细胞的控制能力减弱，导致 B 细胞大量增殖，最终演变为恶性肿瘤。

3. 细菌感染　其并不能直接导致淋巴细胞转变为淋巴瘤，但可通过慢性抗原和细菌免疫反应对特定区域淋巴细胞的刺激，促使细胞恶性增生，进而导致肿瘤的发生。目前已知非霍奇金淋巴瘤中的胃黏膜相关组织淋巴瘤的发生与幽门螺杆菌感染有关。

4. 遗传因素　非霍奇金淋巴瘤具有家族性，患者的同胞、子女患病的风险升高，同卵双生子患病的风险比异卵双生子高。在 DNA 修复缺陷综合征、毛细血管扩张性共济失调等儿童中，肿瘤的发生率升高。一般而言，非霍奇金淋巴瘤发病风险可因家族中有近亲患某种淋巴系统恶性疾病而增加 2～4 倍。

5. 化学因素　农业工作者长期接触杀虫剂和除草剂，毒素在体内堆积，不断刺激机体细胞最终诱发突变，在接触乙酸、氯仿和苯等有机溶剂的群体中，肿瘤的发病率也明显升高。有研究证明，非霍奇金淋巴瘤发病率的升高与接触农药、染发剂、指甲油等化学物质增多有关。

6. 其他因素　放射线暴露增多、不良的生活方式等可能是非霍奇金淋巴瘤发病的危险因素。动物蛋白、脂肪、牛奶的摄入及饮水中含有过多亚硝胺，均会影响细胞的免疫功能，增加肿瘤的发生风险。非霍奇金淋巴瘤的发病率随年龄增长而升高。在环境中某些危险因素的长期影响下，可能引起 B 细胞和 T 细胞内癌症基因的激活及肿瘤抑制基因的失活，使淋巴细胞增殖失控，最终形成非霍奇金淋巴瘤。

二、非霍奇金淋巴瘤分类

WHO 于 2008 年对造血淋巴组织肿瘤进行了新的分类，将非霍奇金淋巴瘤分为前驱淋巴细胞肿瘤、成熟 B 细胞肿瘤和成熟 T 细胞或 NK 细胞肿瘤三大类型。前驱淋巴细胞肿瘤包括 B 淋巴母细胞淋巴瘤、T 淋巴母细胞淋巴瘤等；成熟 B 细胞肿瘤包括弥漫大 B 细胞淋巴瘤、滤泡性淋巴瘤、套细胞淋巴瘤、结内边缘区淋巴瘤、伯基特淋巴瘤及黏膜相关淋巴组织淋巴瘤等；成熟 T 细胞或 NK 细胞淋巴瘤包括外周 T 细胞淋巴瘤、血管免疫母细胞淋巴瘤、成人 T 细胞淋巴瘤、间变性大细胞淋巴瘤、结外鼻型 NK/T 细胞淋巴瘤、蕈样肉芽肿、塞扎里综合征等。

三、临 床 表 现

非霍奇金淋巴瘤的症状表现因病理类型、分期及侵犯部位不同而复杂或多样。

1. 淋巴结肿大　无痛性、进行性的淋巴结肿大是非霍奇金淋巴瘤的典型临床表现，最常见于颈部、锁骨上淋巴结，其次是腋下、腹股沟淋巴结。增大的淋巴结呈橡胶样，质地坚韧。部分淋巴结在迅速增大时可造成局部压迫症状，伴有肿胀与疼痛感。受侵犯淋巴结的部位常呈跳跃性，无规律。

深部淋巴结肿大以纵隔、腹膜后、肠系膜等部位多见。肿大的淋巴结可压迫相邻的组织、器官，患者出现局部压迫症状。如纵隔淋巴结肿大可压迫气管、支气管，引起患者干咳；腹膜后淋巴结肿大可引起肠梗阻、腹腔脏器压迫、腹部包块等。

2. 结外病变　淋巴结外的病变组织、器官主要有鼻腔、胃肠道、皮肤、骨骼、肝胆、肺、肾、扁桃体、神经系统等。鼻腔病变较为典型，表现为鼻塞、鼻出血、局部黏膜溃疡等。胃肠道表现为食欲减退、腹痛、腹泻、肠梗阻，皮肤表现为皮肤瘙痒、肿块、结节和皮肤溃烂，骨骼表现为局部疼痛及继发性神经压迫症状，肝实质受侵犯可引起肝区疼痛。

3. 全身表现　常见表现为发热、乏力、盗汗、消瘦等，体重可在半年内减轻10%以上。

四、诊 断 要 点

非霍奇金淋巴瘤的诊断根据病史及临床表现，结合影像学检查可做出初步诊断，最后确诊须依靠活体组织的病理检查。

1. 体检　检查患者是否存在发热、淋巴结肿大、扁桃体炎症、腹部肿块等症状。

2. 实验室检查　包括血常规和血生化检查。

（1）血常规：早期淋巴细胞计数可协助判断病情，通过白细胞、淋巴细胞、红细胞、血小板计数可了解骨髓造血能力，后期检测可判断放疗、化疗的不良反应。

（2）血生化：可协助判断疾病的进展和预后。

3. 影像学检查　包括 X 线、CT、B 超、MRI、正电子发射断层成像（PET）等。

（1）X 线：胸片可观察胸腔内病变，胃肠道造影可观察消化道病变。

（2）B 超：可协助确定淋巴结、肝脾大及肝、脾等脏器内的肿瘤。

（3）CT：可判断颈部、胸部、腹部、盆腔内淋巴结及脏器的病变范围，但不能显示淋巴结内的病理变化。

（4）MRI：可检查骨骼和中枢神经系统的病变。

（5）PET：可用于淋巴结或肿块病灶的判断。对于肝脾和骨髓受侵的判断，仍以查体、CT 扫描或活检为标准。

4. 病理检查　包括组织活检和骨髓穿刺等。

（1）组织活检。病理诊断是非霍奇金淋巴瘤的确诊依据。同时，根据组织细胞形态特点，结合免疫表型和细胞遗传学特征，可明确病理类型、指导治疗用药及判断预后。诊断需要足够的活检肿瘤组织，可通过切除病变组织或部分切取组织，或用带针芯的粗针穿刺活检来获取足够的组织标本。仅通过细针穿刺获得的标本所做出的细胞学诊断往往不能给出完全的诊断，仍需组织病理检查获得明确诊断。

（2）骨髓穿刺。可判断骨髓的状态和功能，当肿瘤侵犯骨髓时，可在骨髓中发现非霍奇金淋巴瘤细胞。

五、治　疗　原　则

非霍奇金淋巴瘤的治疗原则是以化疗为主，结合放疗，联合应用相关生物制剂的综合治疗策略。

1. 放射治疗　使用 X 线或质子束对肿瘤细胞集中部位进行照射。根据肿瘤的分期、大小及患者耐受程度选择放疗线束、射野和剂量。单纯放疗方式仅适用于恶性程度较低的早期患者，且放疗的复发率可达 40% 以上。

2. 化学治疗　多数非霍奇金淋巴瘤患者须采取联合化疗方案。

（1）CHOP 方案。使用环磷酰胺、多柔比星、长春新碱和泼尼松 4 种药物联合化疗，是侵袭性非霍奇金淋巴瘤的基本化疗方案，2～3 周为 1 个疗程。

（2）R-CHOP 方案。该方案是在 CHOP 方案中增加利妥昔单抗的 5 种药物联合化疗方案，是弥漫性大 B 细胞淋巴瘤的标准化疗方案，2～3 周为 1 个疗程。

（3）EPOCH 方案。该方案是在 CHOP 方案中增加依托泊苷的 5 种药物联合化疗方案，2～3 周为 1 个疗程。

3. 靶向治疗　主要药物有伊布替尼、西达本胺、利妥昔单抗等。伊布替尼主要用于治疗套细胞淋巴瘤和大 B 细胞淋巴瘤。西达本胺主要用于治疗 T 细胞淋巴瘤。利妥昔单抗是一种单克隆抗体靶向治疗药物，主要用于治疗复发或化疗抵抗性 B 细胞型非霍奇金淋巴瘤，是联合化疗的常选药物。

4. 免疫治疗　包括干扰素、来那度胺、嵌合抗原受体 T 细胞（chimeric antigen receptor T-cell，CAR-T 细胞）免疫疗法等。干扰素对部分非霍奇金淋巴瘤具有缓解作用；来那度胺主要用于联合化疗；CAR-T 细胞可用于治疗复发性难治性 B 细胞淋巴瘤。

5. 手术治疗　包括手术切除和造血干细胞移植。前者可用于黏膜相关淋巴组织淋巴瘤、小肠 T 细胞淋巴瘤及边缘区淋巴瘤的肿瘤局部切除；后者适用于对化疗敏感的难治性、侵袭性淋巴瘤的年轻患者。

六、护　理　措　施

（一）一般护理

创造良好的住院环境，室内经常通风、消毒，减少探病人员的数量和次数。由于计算化疗剂量的需要，患者入院时需测量体重。一般患者可下地活动，高热、严重贫血、有出血倾向的患者应卧床休息。每天漱口、戴口罩等，尽量不前往人群密集的场所。淋巴结肿大者应穿宽松衣服，勤换内衣。卧床患者注意翻身、擦背，特别是注射部位，有痤疮处应保持局部皮肤清洁，禁止用手挤压或搔抓。

密切观察患者的生命体征及体温、血象变化，观察睡眠、活动及营养状况，是否出现营养不良、失眠、乏力等情况，观察淋巴结肿大部位和器官的压迫状况，观察放疗、化疗是否出现不良反应及患者情绪变化。输注化疗药物时应注意观察化疗的局部皮肤状况，如有渗出物，应立即使用普鲁卡因进行局部阻断并做好记录，进行上报。

（二）饮食指导

指导患者进食高热量、高营养、高蛋白的食物，多食富含维生素 A、维生素 C 的食物。多选用增强免疫功能的食品，如蘑菇、枸杞等。由于患者肠道功能容易受损，可能出现消化不良、胃肠道出血等，化疗期间应选择清淡和容易消化的食物，忌食用辛辣、刺激类的食物，避免食用坚硬的或带刺的食物。倡导少食多餐，确保消化正常。了解患者的饮食偏好并适当满足。鼓励患者多喝水，但每日饮水不宜超过 2500ml。

（三）专科护理

1. 高热护理　非霍奇金淋巴瘤患者的典型症状是高热，出现高热时可采用物理降温方法，如使用冰块敷额头，或用酒精、温水擦洗，使用解热药时剂量应小，防止大量出汗甚至虚脱，如出现虚脱应及时补液。注意及时更换被汗液浸湿的被褥，避免患者受凉导致发热进一步加重。

2. 疼痛护理　由于患病部位的不同，患者可能出现骨骼受累，进而容易导致疼痛甚至骨折，此时应减少患者的活动，防止受伤，同时遵医嘱给予镇痛剂。

3. 呼吸道反应护理　患者肺部受累时会出现呼吸不良症状，如呼吸困难、胸闷气短等。此时应严密观察患者生命体征变化，给予心电、血氧饱和度监测，常规给予中心低流量吸氧，保持呼吸道通畅，备好吸痰器及抢救物品，必要时采用机械通气辅助呼吸。

4. 心血管反应护理　患者可能出现血压失常、心律不齐等心血管症状，严重时可引发猝死。此时应密切关注患者的心搏、呼吸等生理指标，给予心电监护，告知医生相关指标数据，同时应避免患者情绪激动，遵医嘱使用抗高血压药物。

5. 化疗毒副作用护理　化疗毒副作用包括骨髓抑制、胃肠道反应、肝损害、间质性肺炎、周围神经病变、泌尿生殖系统毒性和脱发等。应注意患者血象变化，防止白细胞、血小板计数过低，预防感染。化疗期间可使用止吐剂。提醒患者饭前、饭后、睡前刷牙，以免口腔留有异物或异味。嘱患者多饮水，定时询问患者尿量，确保 24 小时尿量超过 3000ml。可让患者服用利尿剂促进代谢产物排出，减轻化疗的毒副作用及患者的不适感。及时遵医嘱配合对产生毒副作用患者的治疗。

（四）心理护理

由于非霍奇金淋巴瘤的治疗时间长，治疗如化疗等过程较为艰辛，患者常心情不稳定，患得患失，引发焦虑、抑郁、绝望等负面情绪。在患者入院时，激励患者用乐观积极的态度看待疾病，解释本病的可治愈性较大，鼓励患者正视疾病，与病魔做斗争。在治疗过程中患者容易焦躁不安，对治疗失去信心，甚至自暴自弃，可通过治疗成功的案例激励患者，并根据患者病情分期、家庭收入、受教育程度等不同情况，对患者进行有针对性的心理干预。也可通过心理治疗手段如认知行为干预、合理的情绪疗法、催眠、冥想等，激发身体的正能量。对于负面情绪严重的患者，应密切观察，必要时采取药物治疗。

（五）健康指导

向患者讲解非霍奇金淋巴瘤的相关知识，让患者了解疾病的发生原理和治疗方法，指导患者采取健康的生活方式及生活态度，养成良好的个人卫生习惯。使用化疗药物期间，嘱患者尽量避免将化疗药物外渗，以免引起局部皮肤坏死等症状，同时减少活动，保存体力，保证充足的卧床休息时间，并注意防止压疮的产生。

向患者说明服用药物需要达到剂量的必要性和有效性，使患者积极配合治疗与护理，按时足量服药。指导患者正确贮存药物。

第五节　霍奇金淋巴瘤

霍奇金淋巴瘤（Hodgkin lymphoma，HL）又称霍奇金病，是起源于淋巴造血组织的恶性淋巴瘤的一种，为儿童和青少年中最常见的恶性肿瘤之一。霍奇金淋巴瘤以细胞多样性及肿瘤组织中可找到里-施细胞为特征。相对于非霍奇金淋巴瘤，霍奇金淋巴瘤的治愈率较高。

一、病因与发病机制

霍奇金淋巴瘤的发病原因尚未阐明，感染、免疫缺陷、遗传因素、基因变异、电子辐射、X 射线、化学物质及自身免疫病等可能是潜在的致病因素。

1. 病毒感染　主要认为与 EB 病毒感染有关。40%～50%该病患者的里-施细胞中可检出 EB 病毒基因组片段。EB 病毒感染后与宿主细胞膜整合并表达一系列抗原，其中潜伏膜蛋白 1（latent membrane protein 1，LMP1）可能对细胞转化和增殖起诱导作用，导致宿主细胞转化成霍奇金淋巴瘤细胞，但并非所有感染 EB 病毒的人都会发生霍奇金淋巴瘤。

2. 免疫缺陷　HIV 阳性的患者易患霍奇金淋巴瘤，自身免疫病患者的霍奇金淋巴瘤发病危险增加。该病患者血中 T 细胞减少，细胞免疫功能低下，Ⅳ型超敏反应消失，对同种异体移植发生迟发排斥反应。器官移植后长期服用免疫抑制剂的人群发生淋巴瘤的风险也会明显升高。

3. 遗传因素　直系亲属（父母或兄弟姐妹）如患有淋巴瘤，则发生霍奇金淋巴瘤的风险会明显升高。

4. 年龄　霍奇金淋巴瘤有两个高发年龄段，分别为 15～30 岁和 55 岁以上。

5. 其他因素　研究表明，霍奇金淋巴瘤的发生可能与肿瘤微环境改变、NF-κB 信号通路过度激活、转录因子网络下调及 B 细胞表型丢失有关。

霍奇金淋巴瘤初发生于一组淋巴结，以颈部淋巴结和锁骨上淋巴结常见，然后扩散到其他淋巴结，晚期可侵犯血管，累及脾、肝、骨髓和消化道等。

二、病理变化

霍奇金淋巴瘤的病理学特征为肿瘤组织内含有淋巴细胞、嗜酸性粒细胞、浆细胞和特异性的里-施细胞。里-施细胞来源于被激活的淋巴结生发中心 B 细胞。典型的里-施细胞双核呈面对面排列，彼此对称，如镜影互换，像"猫头鹰的眼睛"，也被称为"镜影细胞"。

三、HL 分型

在 WHO 2008 年发布的第 4 版分类中，霍奇金淋巴瘤仍分为结节性淋巴细胞为主型霍奇金淋巴瘤（nodular lymphocyte predominance Hodgkin's lymphoma，NLPHL）和经典型霍奇金淋巴瘤（classical Hodgkin's lymphoma，CHL），后者又分为结节硬化型、淋巴细胞丰富型、混合细胞型和淋巴细胞消减型 4 个亚型。我国最常见的为混合细胞型。组织学分型是决定患者临床表现、预后和治疗的主要因素。

四、临床表现

霍奇金淋巴瘤最早的症状是单个或一组浅表淋巴结无痛性、进行性肿大。最常见的部位是颈部和锁骨上淋巴结，其次是腋下、腹股沟淋巴结。这些部位也是体表淋巴结的分布区域。通常感觉不到淋巴结疼痛，但酒后或淋巴瘤快速长大时，可出现疼痛。随着病情的进展，肿瘤细胞逐渐向邻近淋巴结和组织器官扩散，患者可出现肺部、肝脏、骨髓等淋巴结外组织的症状，也可伴有发热、盗汗、食欲缺乏、恶心、体重下降、疲劳等全身表现。部分患者可出现皮肤瘙痒。当胸部淋巴结受累时，可出现咳嗽、呼吸困难、胸痛等症状。

五、诊断要点

霍奇金淋巴瘤根据临床表现、病史、实验室检查、影像学检查、病理组织活检等进行诊断。

1. 病理组织活检　主要包括切开活检、穿刺活检、骨髓穿刺活检。骨髓大多为非特异性，如能找到里-施细胞，则对诊断有帮助。

2. 穿刺液检查　包括腰椎穿刺、胸腔穿刺、腹腔穿刺等，通过穿刺抽取脑积液、胸腔积液、腹水，在其中查找肿瘤细胞，进行病理检查。

3. 影像学检查　为明确淋巴瘤的分期，可采用 X 线、CT、MRI、正电子发射计算机体层显像（PET/CT）、骨放射性等检查，其中 CT 和 MRI 还可用于穿刺时的引导。

4. 血常规　常有轻度或中度贫血，少数白细胞轻度或明显增加，伴中性粒细胞增多。部分患者嗜酸性粒细胞可升高。晚期淋巴细胞减少。骨髓被广泛浸润时，可出现全血细胞减少。EB 病毒抗体可呈阳性。

六、临　床　分　期

霍奇金淋巴瘤的临床分期目前一般采用 2014 版 Lugano 分期标准。依据疾病侵犯部位及有无 B 组症状[①不明原因发热＞38℃，连续 3 天以上，排除感染；②夜间盗汗（可浸透衣物）；③体重于诊断前半年内下降＞10%]，霍奇金淋巴瘤可分为Ⅰ～Ⅳ期及 A 组（无 B 组症状）和 B 组（有 B 组症状）。

Ⅰ期：病变限于 1 个淋巴结区，或单个结外器官（ⅠE）受累。

Ⅱ期：病变累及横膈同侧两个或更多的淋巴结区，或病变侵犯淋巴结外器官及横膈同侧 1 个以上淋巴结区（ⅡE）。

Ⅲ期：横膈上下均有淋巴结病变。可伴累及脾脏（ⅢS）、结外器官局限性受累（ⅢE），或脾脏与结外器官局限性受累（ⅢSE）。

Ⅳ期：1 个或多个结外器官受到广泛性侵犯。肝脏或骨髓受累均属本期。

A 组：无全身症状。

B 组：有全身症状，包括不明原因的持续发热、盗汗或体重减轻（半年内下降 10% 以上）。

七、治　疗　原　则

霍奇金淋巴瘤已成为可治愈性肿瘤，不论患者在疾病的哪一阶段确诊并得到治疗，5 年生存率都在 85% 以上。目前的治疗策略是避免过度治疗，防止和减少远期严重并发症，提高生存质量。本病主要根据临床分期结合预后因素制订综合治疗方案，主要包括全身化疗、局部放疗、靶向药物、免疫治疗等。早期治疗（Ⅰ期或Ⅱ期）效果更好，霍奇金淋巴瘤被称为治疗效果最好的恶性肿瘤。

1. 化学治疗　对本病的效果较好，常用多个化疗药物组成的联合治疗方案。

（1）ABVD 方案。柔红霉素、博来霉素、长春新碱、达卡巴嗪 4 种药物联合使用。

（2）BEACOPP 方案。博来霉素、依托泊苷、柔红霉素、环磷酰胺、长春新碱、丙卡巴肼、泼尼松 7 种药物联合使用。

（3）Stanford V 方案。柔红霉素、氮芥、长春新碱、博来霉素、依托泊苷、泼尼松 6 种药物联合使用。

2. 放射治疗　对于大多数患者，放疗仅作为化疗的辅助治疗手段。

（1）单独放射治疗。一般仅适用于ⅠA 期结节性淋巴细胞为主型霍奇金淋巴瘤（NLPHL）患者；大剂量大范围的放疗可能导致远期并发症。

（2）累及部位放疗。辐射仅针对受累的淋巴结及肿瘤细胞侵犯的邻近组织，有助于使附近的正常组织和器官免受辐射。

（3）累及野放疗。针对淋巴结区域的放疗，放疗范围比累及部位大。

（4）扩大野放疗。目前极少使用，可引起附近正常组织和器官遭受辐射的损伤。

（5）全身照射。主要用于大剂量放化疗联合干细胞移植的治疗。

3. 免疫治疗　主要用于复发性或难治性霍奇金淋巴瘤的治疗。常用的药物包括 CD30 单抗和 CD20 单抗（利妥昔单抗），主要用于治疗特定类型的霍奇金淋巴瘤。

4. 干细胞移植　用于部分难治性患者。在大剂量化疗基础上，通过干细胞移植重建骨髓。移植的方式包括自体干细胞移植和异体干细胞移植。

5. 并发症防治　对于免疫抑制阶段的机会性感染，如结核分枝杆菌、真菌、肝炎与巨细胞病毒感染等，选用合适的抗生素等药物治疗。

八、护 理 措 施

（一）一般护理

保持病房环境清洁、舒适，维持适宜的温湿度，每日开窗通风 2 次，定时动态使用消毒剂进行空气消毒。每天用含氯消毒水拖地，擦桌面和日用品表面。保持床单元整洁。叮嘱患者保障充足的睡眠与休息，根据患者病情采取舒适体位。早期患者可适当活动，有发热等症状时应卧床休息，以减少消耗。胸闷、气促者应遵医嘱给予抗生素、激素治疗及氧气吸入。减少陪伴、探视，指导家属戴口罩、勤洗手。

保持皮肤清洁，每日用温水擦洗，尤其要保护放疗照射区域皮肤，避免一切刺激因素如日晒、冷热、消毒剂、肥皂、胶布等对皮肤的刺激，内衣选用吸水性强的柔软棉织品，宜宽松。加强口腔及皮肤的护理，定时测体温，严格无菌操作，积极预防口腔、皮肤、呼吸道及肠道感染，防止交叉感染。

（二）饮食指导

霍奇金淋巴瘤是一种消耗性疾病，患者易发生恶病质。化疗期间进食清淡易消化的饮食，饮食营养搭配得当。化疗间歇期给予富含优质蛋白、高热量和高纤维的营养膳食。高优质蛋白饮食可加快局部组织修复；高热量食物可补充消耗的能量，保证机体的基本需要。宜多摄取含有维生素和多酚类的蔬菜和水果，如番茄、蓝莓、苹果、胡萝卜、葡萄等，可增强免疫力，对抗自由基，预防感冒。口干、口腔溃疡或吞咽困难者，餐点宜质软细碎，可通过汤汁、饮料助吞咽。进食时要细嚼慢咽。有恶心、呕吐现象者可选择简单、清淡的清汤或清流质配方。多食用含丰富维生素 A 的食物，如蛋黄、动物肝脏、胡萝卜、油菜、白薯等。多饮水。避免进食生冷、油腻、辛辣、刺激性食物及容易产气的食物。

（三）专科护理

1. 联合化疗的护理　化疗前准确按照患者体表面积计算化疗药物的剂量，耐心向患者解释以取得有效的治疗配合。用药方式首选深静脉置管术，一般采用经外周置入中心静脉导管，以预防药物渗漏。要求避光的药物使用避光输液器。输注化疗药物前 30 分钟常规给予抗组胺类和皮质激素类药物，以预防或减少药物副作用的发生。静脉输液时注意调节输液速度，注意观察患者体温变化。用药过程中多巡视病房，加强与患者的交流与沟通。注意观察药液对血管壁的刺激，如发现外渗现象，须立即更换注射部位并对局部行普鲁卡因封闭。化疗期间注意观察有无皮肤瘀斑、牙龈出血及感染等反应。每个化疗周期后，指导患者按时检查血常规、肝肾功能。合理安排活动和休息，注意防止上呼吸道感染。

2. 放疗的护理　放疗前收集患者的白细胞计数等各项基础数据。耐心细致地向患者做好解释工作，告知患者放疗可能出现的副作用及应对办法，减轻患者的心理负担，消除其恐惧心理，取得患者的合作。向患者说明保护照射野皮肤及预防皮肤反应的重要性，照射部位皮肤禁止搔抓或剃刮。保持皮肤清洁干燥，避免用肥皂等刺激性清洁剂擦洗；不可涂抹酒精、使用油膏或胶布等刺激性物品，只可使用温水。放疗期间注意皮肤、黏膜的保护。密切观察放疗反应，定时观察血压、呼吸、瞳孔、意识及局部器官的功能状态。患者一旦出现头痛、呕吐、视物不清、血压升高、意识改变等，应及时向医师报告，遵医嘱处理。放疗前后患者应卧床休息 30 分钟。指导患者家属在放疗期间减少患者活动，保证患者身心得到休息。

3. 预防感染　由于霍奇金淋巴瘤疾病本身对机体免疫系统的损伤，以及患者接受联合化疗、局部或大面积放疗，白细胞数量显著下降，机体抵抗力进一步降低，使患者继发感染的概率明显升高。保持病房室内空气新鲜，注意保暖。病房严格消毒，治疗及护理严格执行无菌技术操作。注意患者口腔卫生，每次饭后用温开水漱口，必要时行口腔护理。加强营养，提高患者自身抵抗力。密切观察患者体温变化，体温过高时行物理降温或药物降温。嘱咐患者卧床休息，及时擦干患者身上的汗渍并及时更换衣被。遵医嘱给予抗生素治疗。

（四）心理护理

霍奇金淋巴瘤的治疗方法主要为以化疗为主、放疗为辅的综合治疗方法。患者对疾病及化疗、放疗所产生的副作用会产生焦虑、恐惧心理，心理压力随之增大，因此心理干预十分重要。护理人员应准确把握患者的心理状态，抓住时机对患者进行心理疏导。以诚恳的态度给予关怀、鼓励，向患者详细讲解霍奇金淋巴瘤的相关知识、治疗的必要性、化疗放疗的作用及优点，告知患者治疗过程中有可能出现的不良反应及应对方法，解释不良反应是暂时的。向患者说明霍奇金淋巴瘤的化疗、放疗治疗效果较好，85%以上的患者通过积极治疗可获得长期缓解，并介绍成功治愈的患者案例。同时加强与患者家属的沟通，通过家人、朋友给予患者关心、开导和支持，从而消除患者的思想顾虑，引导患者树立战胜疾病的信心，更好地配合治疗和护理。

护理人员对患者要体现同情和理解，充分了解患者的心理感受，以乐观开朗的情绪去感染患者，帮助患者建立良好的心态，正确面对疾病，并尽可能满足患者的合理需要。可适当安排一些娱乐活动，如听音乐、讲故事等，以分散患者注意力，减轻其精神压力。

（五）健康指导

护理人员应注重对患者的健康宣教工作，提高患者对霍奇金淋巴瘤的认知水平，增强患者的安全意识。宣教内容包括霍奇金淋巴瘤的基本知识，如病因、发病机制、临床表现、治疗措施及疾病预后等，以及营养宣教、用药教育和心理疏导等，指导患者能够自查淋巴结。详细介绍化疗、放疗期间可能出现的不良反应及其预防、处理措施。指导患者出院后注意休息，生活规律，保证充足的睡眠，适当锻炼身体，不可过度劳累；增加营养，注重饮食卫生；注意保暖，预防感冒，避免接触有传染病患者。嘱咐患者遵医嘱用药，按时随访，定期复查，接受专业的指导与治疗。

第六章

心血管系统免疫相关性疾病及护理

临床上多数心血管病并非免疫性疾病，但大量临床和实验研究证明，某些心血管疾病，尤其是动脉粥样硬化、扩张型心肌病、风湿性心脏病、原发性高血压、冠心病及肥厚型心肌病等的发病与免疫因素密切相关，多种自身免疫病均与广泛的心血管结局之间存在关联，这种关联并不只局限于个别特定疾病。免疫学机制参与了许多心血管疾病如心肌炎、心肌病、心肌梗死、高血压性心脏病、心力衰竭等疾病的发生、发展。心血管疾病也可激活机体免疫系统，引发异常的自身免疫应答，导致自身抗体产生。心血管疾病病灶组织细胞异常表达炎症细胞因子，介导局部炎症反应，从而促进心血管病的发展。本章介绍与自身免疫反应关系密切的典型心血管病及其护理措施。

第一节　动脉粥样硬化

动脉粥样硬化（atherosclerosis，AS）是一种与血脂异常及血管壁成分改变有关的慢性炎症性动脉疾病，主要发生于大中动脉，尤其是心、脑、肾等器官，可引起缺血性改变，是导致冠心病、脑梗死、心血管疾病等的主要因素，常见于中老年人。动脉粥样硬化可分为主动脉粥样硬化、冠状动脉粥样硬化、脑动脉粥样硬化、肾动脉粥样硬化和四肢动脉粥样硬化。

一、病　　因

动脉粥样硬化的病因尚未完全明确，一般认为是多种因素共同作用的结果，其发病的风险因素主要包括以下几种。

1. 高脂血症　泛指血液中胆固醇（TC）和甘油三酯（TG）含量异常增高的现象。脂质在血液中主要以脂蛋白的形式转运。脂蛋白可分为乳糜微粒、极低密度脂蛋白、低密度脂蛋白、中密度脂蛋白和高密度脂蛋白，其中低密度脂蛋白是导致高脂血症的主要因素，而高密度脂蛋白对由高脂血症引起的动脉粥样硬化有预防效果。随着年龄的增长，患高脂血症导致的动脉粥样硬化的可能性显著增加。适当的饮食方式和良好的生活方式也会使动脉粥样硬化趋于好转，如以谷物为主食，多食鱼及蔬菜、水果、坚果，少食脂肪，节食、饮茶、戒烟戒酒等。

2. 高血压　高血压促进动脉粥样硬化的具体机制尚不明确。但已知的是，血压增高时血流对血管内膜的冲击及压力加剧，引起血管内皮损伤，血管内皮对脂质的通透性增加，脂蛋白和胆固醇等大分子物质易于聚集，导致管壁增厚、管腔变细，加速了动脉粥样斑块的形成，从而增加动脉粥样硬化的可能性。高血压是促进动脉粥样硬化发生、发展的重要因素，而动脉因粥样硬化所致的狭窄又可引起继发性高血压。因此二者之间相互影响、相互促进。

3. 吸烟　吸烟可明显增加动脉粥样硬化的发病率，且与每日吸烟数量成正比。香烟中含有的尼古丁可导致心肌受损，也可损害血管内皮细胞的功能，影响内皮舒张。吸烟还可使血小板易于凝集，促进血栓形成，导致动脉粥样硬化。

4. 遗传因素　家族性疾病是较为危险的因素。例如，家族性高胆固醇血症、家族性高甘油三酯血症都会使动脉粥样硬化的患病率显著提高。已有研究表明，某些基因与脂质的代谢、转运、排出有关。

5. 糖尿病　2 型糖尿病患者通常有高血压、高胆固醇血症等并发症，由此可知糖尿病会增加动脉粥样硬化的发病概率。

6. 肥胖　向心性肥胖者或短期内自身体重持续快速增长的慢性肥胖者，更有可能患动脉粥样硬化。

二、发病机制

动脉粥样硬化发病机制复杂，目前尚未完全被阐明，多种因素混杂交互而促进粥样硬化的发生与发展。动脉粥样硬化的发病机制涉及多种学说，较早的有脂质浸润学说、血栓形成学说、血流动力学学说、平滑肌细胞克隆学说等，但都难以全面概括其发生发展。近年来，随着分子生物学及基因组学等技术的发展，对动脉粥样硬化发病机制有了更加全面深入的研究，产生了多种新的学说，从炎症及免疫、氧化应激、遗传等角度进行阐述。目前认为，炎症及免疫是动脉粥样硬化最重要的机制，参与病变发生发展的各个阶段。与动脉粥样硬化相关的炎症免疫细胞包括单核巨噬细胞、T 细胞、B 细胞、树突状细胞、中性粒细胞及自然杀伤细胞等，其中以单核巨噬细胞最为重要。

在各种因素作用下，动脉内皮的屏障功能受损，产生趋化因子和细胞因子介导单核细胞黏附，血液中低密度脂蛋白胆固醇（LDL-C）进入内膜并蓄积。蓄积的 LDL-C 氧化修饰为氧化型低密度脂蛋白（OX-LDL）。OX-LDL 是重要的促炎因子，可进一步导致内皮损伤，刺激内皮细胞分泌多种黏附分子，如 E 选择素、P 选择素等，使血液中的单核细胞趋化、滚动、黏附于内膜。OX-LDL 还可促进内皮细胞释放单核细胞趋化蛋白 1（MCP-1）、肿瘤坏死因子 α（TNF-α）、IL-8 等多种炎症介质，使单核细胞牢固黏附于血管内皮下。进入内膜的单核细胞主要在巨噬细胞集落刺激因子及其他细胞因子的作用下分化为巨噬细胞和树突状细胞。巨噬细胞摄取 OX-LDL 后转变为巨噬细胞源性泡沫细胞。荷脂巨噬细胞可释放多种生长因子和炎症介质，如血小板源生长因子、成纤维细胞生长因子、转化生长因子 β（TGF-β）等，诱导平滑肌细胞迁移入内膜，吞噬 OX-LDL 转变为平滑肌细胞源性泡沫细胞。泡沫细胞与蛋白多糖等聚集于内膜下，形成早期病变的脂质条纹。在上述细胞因子及炎症介质的持续作用下，平滑肌细胞增殖并分泌蛋白多糖、胶原等物质，脂质条纹逐渐进展，形成纤维粥样斑块。

三、病 理 变 化

脂质沉积而致的代谢障碍为动脉粥样硬化的基本病理改变。病变一般从内膜开始，首先出现脂质和糖类堆积、出血及血栓的形成，其次出现纤维结缔组织增生及钙盐沉积，常伴有动脉中层的变化，导致动脉管壁增厚、管腔狭窄。如发展到足以阻塞动脉腔，则该动脉所供应营养物质的组织或器官将缺血或坏死。在动脉内膜积聚的脂质外观呈黄色粥样，因此称为动脉粥样硬化。

动脉粥样硬化的病理变化包括脂纹、纤维斑块、粥样斑块、继发性病变。脂纹是动脉粥样硬化最早可见的病理变化，为点状或条纹状的黄色微隆起的物质。光镜下为含有脂滴的泡沫细胞。纤维斑块由脂纹发展而来，初期呈黄色隆起斑块，而后转变为白色，由大量的胶原纤维构成。粥样斑块为动脉粥样硬化的典型病理变化，是因纤维斑块深层细胞大量坏死所致。在纤维斑块和粥样斑块的基础上，若病情进一步恶化，就会导致继发性病变，如斑块内出血、斑块破裂、血栓、钙化、动脉瘤、血管腔狭窄等。

四、临 床 表 现

动脉粥样硬化的临床表现取决于病情发展的程度，即血管内皮的受损程度和受累器官的缺血程度。主动脉硬化患者常无明显的临床症状。冠状动脉硬化患者病情达到一定程度后，可出现胸痛、出汗、恶心、头晕、心绞痛、心肌梗死、心律失常、乃至猝死。脑动脉硬化患者常有脑缺血缺氧、脑萎缩或脑动脉破裂。肾动脉粥样硬化常引起顽固性高血压、夜尿，严重时可有肾功能不全。肠系膜动脉粥样硬化表现为饱餐后腹痛、消化不良等，严重者可致肠壁坏死，引起麻痹性肠梗阻。下肢动脉粥样硬化则可出现间歇性跛足，严重者可引起坏疽。

五、诊 断 要 点

1. 血脂 大多数患者有脂质代谢异常，表现为血总胆固醇、甘油三酯升高、低密度脂蛋白升高，高密度脂蛋白、载脂蛋白降低，脂蛋白电泳图形异常。

2. 炎症因子 超敏 C 反应蛋白（hypersensitive C-reactive protein，hs-CRP）及可溶性黏附分子如细胞间黏附分子-1、血管细胞黏附分子-1、P 选择素、E 选择素、IL-6、IL-18等可作为炎症标志物。

3. 动脉造影 可显示四肢动脉、肾动脉、冠状动脉因粥样硬化所造成的管腔狭窄、病变部位及范围，且一旦造影发现问题可立即行介入治疗。但动脉造影为有创检查，有适应证要求，少数患者术中及术后可出现并发症，且部分患者因对造影剂过敏而无法进行检查。

4. X 线检查 主动脉粥样硬化者通过 X 线检查可见主动脉伸长、扩张和扭曲，有时还可见钙质沉着。

5. 多普勒超声　彩色多普勒血流成像（CDFI）检查有助于判断颈动脉、四肢动脉、肾动脉血流通畅情况。彩超检查方便实时、安全无创，可反复操作，易为患者所接受。

六、治 疗 原 则

（一）改变生活方式

针对已明确可改变的危险因素，如饮食、缺乏锻炼及肥胖等，通过积极的方式改善危险因素。减少饱和脂肪酸和胆固醇的摄入，选择可降低低密度脂蛋白胆固醇的食物。增加有规律的体力活动，保持中等强度的锻炼，减轻体重。采取戒烟、限盐等措施。

（二）药物治疗

1. 降血脂药物　常用的有他汀类、贝特类、烟酸类、树脂类及胆固醇吸收抑制剂等，以及考来烯胺（消胆胺）、氯贝丁酯、不饱和脂肪酸和藻酸双酯钠等。

2. 抗血小板药物　常用的有阿司匹林、双嘧达莫（潘生丁）、氯吡格雷、噻氯匹定等。中药有通心络胶囊、三七皂苷等。

3. 扩张血管药物　有肼屈嗪、硝酸甘油、硝酸异山梨酯、α_1 受体阻滞剂、α_2 受体阻滞剂、β_2 受体激动剂、卡托普利等。

4. 溶栓药物和抗凝血药物　溶栓药物，如尿激酶和链激酶、阿替普酶、单链尿激酶型纤溶酶原激活剂等。抗凝血药物，如肝素、依诺肝素、那曲肝素、比伐卢定等。

5. 抗炎治疗　临床用于预防和治疗冠心病的某些药物已被证实具有抑制炎症和免疫调节的作用，如贝特类和他汀类调血脂药物、抗血小板聚集药物及部分降压药。

（三）手术治疗

病情严重者须采取手术治疗。对狭窄或闭塞的动脉进行再通、重建或旁路移植等手术，也可行血管腔内放置支架等介入治疗。对冠状动脉粥样硬化可进行气囊导管在皮腔内冠状动脉成形术或冠状动脉旁路移植术（搭桥术）。

七、护 理 措 施

（一）一般护理

注意观察病情，根据病情去除和避免诱发因素。住院期间，根据患者的年龄、身体健康状况、性别等因素，安排一定的运动量，如慢跑、散步、做保健体操及打太极拳等温和不剧烈的运动。适量的运动可以促进消化，增强心脏泵血，改善微循环，增加组织细胞的供氧，降低血脂和血压。运动时间一次不应过短或过长，应保持在 20～30 分钟，运动频率根据病情不同可选择进行 1～3 次。对长期卧床、水肿等压疮高危者，做到"六勤"，即勤整理、勤更换、勤按摩、勤擦洗、勤观察、勤翻身，以防止压疮发生。对禁食、鼻饲、昏迷等危重患者每日进行 2～3 次口腔护理。根据病情给予氧气吸入，合理调节氧流量。保持排便通畅,避免用力排便,必要时使用缓泻药或开塞露。冠心病患者宜采用头低脚高、右侧卧位,以减少心绞痛发作;若病情严重,宜采用半卧位,以减轻呼吸困难。

（二）饮食指导

了解患者的饮食习惯,测量其体重指数,根据患者的具体情况确定膳食总热量。督促患者清淡饮食,减少摄入脂肪（包括食用植物油）、胆固醇、饱和脂肪及含钠盐的食物,注意调整动物性食物的比例。膳食成分应以谷类为主,用低脂低胆固醇的肉食代替,如增加鱼类的摄入。糖类的摄入也应进行严格控制。注意补充足够的维生素、无机盐和微量元素。多选择含镁、铬、锌、钙、硒元素的膳食。镁可抑制血脂代谢和血栓形成,促进纤维蛋白溶解,抑制凝血或对血小板起稳定作用,防止血小板聚集。水果、蔬菜含有丰富的膳食纤维和维生素 C、维生素 E、维生素 A,可保护心血管。膳食纤维中的可溶性纤维素具有降血脂和保护血管的作用,增加可溶性纤维的获取量。

（三）专科护理

1. 并发症护理 动脉粥样硬化可导致其他并发症,如冠心病、心绞痛、心肌梗死、脑栓塞等。发生心绞痛、心律失常时应立即停止正在进行的活动,就地休息,并密切观察。必要时给予给氧。评估疼痛的部位、性质、程度和持续时间,给予心电监测。

发生心肌梗死 12 小时内应绝对卧床休息,由专人陪伴,保持环境安静,限制探视次数。经鼻导管给氧,氧流量 2～5L/min。遵医嘱给予吗啡或哌替啶镇痛,协助医生进行溶栓治疗并配合护理,观察溶栓疗效。

2. 用药护理 多采用硝酸甘油类药物。应用硝酸甘油时应注意:嘱患者舌下含服,或嚼碎后含服,应在舌下保留一些唾液,以便药物迅速溶解、吸收;含药后应平卧,避免发生低血压;服用硝酸酯类药物后常有头胀、面红、头晕、心悸等血管扩张的表现。一般持续用药数天后可自行好转。应用他汀类药物时,应密切监测氨基转移酶及肌酸激酶等生化指标,及时发现药物可能引起的肝损害和肌病。采用强化降脂治疗时应注意监测药物的安全性。

3. 活动无耐力护理 评估活动受限程度,制订活动计划和个体化运动处方,加强活动时的监测,观察并处理活动中的不良反应。

（四）心理护理

由于动脉粥样硬化患者生活不便,且治疗费用较高,患者的心理压力较大,不利于疾病的治疗及恢复。应采取合理的心理干预措施,减轻患者的心理压力。及时了解患者的情绪,一旦患者出现抑郁、焦虑,应分析原因,并提供有效的心理疏导。同时应采取多种方式使患者保持乐观的情绪,提高治疗的依从性。如在病房内播放舒缓、欢快的音乐,转移患者的注意力,或为患者提供读物。此外,护理人员在对患者进行心理指导及日常交流时,应该注意沟通的技巧及语气,减少患者因情绪波动而加重病情。

对于青壮年患者,应解释疾病的严重性及预防的重要性,改变患者的态度,调动患者积极配合治疗及护理。对于老年患者,由于病程长、反复发作,做任何操作前均应解释清楚，避免让患者产生不被尊重的错觉。当患者情绪急躁、态度粗暴时，应少说多做，让患者认识到护理人员的目的是为其解除病痛。

（五）健康指导

向患者耐心讲解动脉粥样硬化的临床表现、发病过程、治疗方法，积极与患者家属沟通，使患者及其家属认识到动脉粥样硬化的危害性，取得患者及家属的理解，积极配合治疗。在治疗过程中，应向患者及其家属普及早期康复训练等知识，指导患者遵循循序渐进的原则，鼓励患者进行离床活动，并给予合理的指导。及时解答患者的疑虑，纠正患者错误的认知及行为习惯。

指导、教会患者及家属监测心率、心律，如有异常及时呼叫相关人员。向患者及其家属介绍常用药物的名称、作用、副作用和注意事项。告知需严格按照医嘱服药，不可擅自更改剂量或停药。

根据疾病状况指导患者休息和运动。恢复期患者在适当锻炼的同时应注意劳逸结合。指导患者建立良好的生活习惯，改正之前的陋习。指导患者定期检测并控制血糖、血压、血脂等。患者出院时应建议患者外出时随身携带药物，定期复查，向患者说明出现何种情况时需立即就诊。

第二节　原发性高血压

原发性高血压（essential hypertension，EH）又称高血压病，是一种以血压升高为主要表现的综合征。自 1970 年 Ebringe 和 Doyle 发现 30%的良性高血压和恶性高血压患者中血清免疫球蛋白水平显著增高，随着临床免疫学的迅速发展，越来越多的资料显示，免疫系统在高血压的发生发展中具有重要作用。原发性高血压常伴随免疫功能异常，高血压的并发症常伴有免疫因素。

一、病　　因

原发性高血压的病因尚未完全明了，目前认为是在一定遗传背景下，多种环境因素相互作用而使正常血压调节机制失代偿所致。

（一）遗传因素

原发性高血压有群集于某些家族的倾向，父母均有高血压的正常血压子女，以后发生高血压的比例显著增高。目前已发现多种基因改变与高血压有关，主要集中在肾素-血管紧张素系统、交感神经系统和生长因子等方面。

（二）环境因素

1. 体重超重和肥胖　身体脂肪含量与血压水平呈正相关。成人正常体重指数（body

mass index，BMI）为 19～24kg/m²，体重指数≥24kg/m² 为超重，≥28kg/m² 为肥胖。体重指数与血压水平呈正相关，体重指数每增加 3kg/m²，3～4 年内发生高血压的风险，男性增加 50%，女性增加 57%。

2. 高钠盐膳食 钠盐摄入量与血压水平和高血压患病率呈正相关。我国人群钠盐摄入量高于西方国家，我国大部分地区人均每天盐摄入量在 12～15g 以上。高钠膳食是我国大多数高血压患者发病主要的危险因素之一，钠盐摄入量每人每天平均增加 2g，则收缩压和舒张压分别升高 2.0mmHg 和 1.2mmHg。

3. 饮酒 中度以上饮酒也是高血压发病的危险因素。长期少量饮酒可使血压轻度升高；过量饮酒则使血压明显升高，且随着饮酒量的增加，血压上升幅度也增大。男性持续饮酒者比不饮酒者 4 年内发生高血压的危险增加 40%。

4. 精神应激 长期精神过度紧张也是高血压发病的危险因素，长期从事精神紧张度高、压力大的工作或焦虑人群发生高血压的可能性增大，因此脑力劳动者高血压患病率高于体力劳动者。长期在噪声环境中工作的人群患高血压的概率升高。

5. 其他因素 高血压发病的其他危险因素包括年龄、吸烟、低钾饮食、服用避孕药及患阻塞性睡眠呼吸暂停低通气综合征等。

二、发病机制

高血压的发病机制十分复杂，常常是多种因素综合作用的结果，包括肾脏调节血压功能紊乱、肾素-血管紧张素醛固酮系统及交感神经系统活性增强、血管内皮细胞功能异常、高胰岛素血症及遗传因素、免疫因素等。

1. 肾素-血管紧张素-醛固酮系统功能紊乱（renin-angiotensin-aldosterone system，RAAS）RAAS 由肾素、血管紧张素及其受体、醛固酮组成，是调节血压和血容量的激素系统。肾素由肾小球旁器产生，作用于血液中的血管紧张素原，使其产生血管紧张素 I（angiotensin I），经肺内血管紧张素转换酶作用形成血管紧张素 II（angiotensin II），并可刺激肾上腺皮质产生和分泌醛固酮（aldosterone，ALD）。RAAS 在血压、水、电解质的调节中起着重要的作用。在正常情况下，肾素、血管紧张素和醛固酮三者处于动态平衡中，相互反馈和制约。在病理情况下，RAAS 功能紊乱可成为高血压发生的重要机制。

血管紧张素 II 可使机体小动脉的平滑肌收缩，微循环阻力增加，血压上升。同时，血管紧张素 II 还可收缩肾脏出球小动脉，引起肾小球毛细血管血压升高，使肾小球滤过率增加，促进近段小管的水钠重吸收。因此水钠潴留是导致高血压的直接因素，而血管紧张素 II 起到了重要的推动作用。此外，血管紧张素 II 还可刺激肾上腺皮质球状带分泌醛固酮，促进肾的保钠、保水、排钾作用。

2. 交感神经系统功能紊乱 交感神经广泛分布于心血管系统，对血压的维持和调节起决定性作用。当大脑皮层兴奋与抑制过程失调时，皮层下血管运动中枢失衡，肾上腺素能活性增加，使节后交感神经释放去甲肾上腺素增多，从而引起外周血管阻力增高，血压上升。其他神经递质如 5-羟色胺、多巴胺等，也可能参与这一过程。

3. 免疫因素 越来越多的研究表明，固有免疫和适应性免疫反应可能参与了血压升高和靶器官损害的发生及病理过程。高血压发病期间，血管壁中 M2 巨噬细胞数量的增加可能导致血管硬化和重塑。自身抗体及抗原、T 细胞、细胞因子、血管紧张素 Ⅱ、树突状细胞等通过免疫机制可能导致高血压及其并发症的发生。B 细胞可促进血压升高，并产生促炎环境，导致血管损伤。T 细胞可引起血压升高、血管功能紊乱及肾脏疾病，可能的机制包括细胞因子的释放直接影响血管和肾脏功能，或是间接刺激其他细胞释放细胞因子，以及某些炎症细胞浸润。

4. 胰岛素抵抗　大多数高血压患者空腹胰岛素水平升高，而糖耐量存在不同程度的降低，提示有胰岛素抵抗现象。胰岛素升高血压的作用可能与其可使肾小管对钠的重吸收增加、交感神经兴奋性增强、细胞内钠和钙的浓度增加、刺激血管壁增生等因素有关。

三、临 床 表 现

（一）一般表现

大部分原发性高血压患者可长期无任何症状，在体检时才发现血压升高，少数患者则在发生心、脑、肾等器官损害的并发症后才被发现。部分患者可有头痛、头晕、疲劳、心悸、耳鸣等非特异症状，症状严重程度并不一定与血压水平相关，且常在患者得知患有高血压后才出现。原发性高血压早期，血压仅在精神紧张、情绪波动后短暂升高，随后可恢复正常，之后逐渐明显而持久。部分患者的首发症状是高血压的严重并发症和靶器官损害。

（二）并发症

1. 心脏　高血压心脏损害主要是由血压持续升高导致心肌肥厚、心腔扩大和心力衰竭发作。高血压常合并冠心病并可出现心绞痛、心肌梗死等症状。高血压早期左心室多无肥厚，且收缩功能正常，随病情进展可出现左心室向心性肥厚、心功能不全、急性左心衰竭的症状，如心悸、劳力性呼吸困难、端坐呼吸、肺水肿等，左心衰竭反复发作可引起全心衰竭。心脏听诊可闻及主动脉瓣第二心音亢进、主动脉瓣区收缩期杂音或收缩早期喀喇音。如出现左心室肥厚，可闻及第四心音。

2. 脑　高血压可致脑小动脉痉挛，出现头痛、头晕、眼花等症状，当血压突然显著升高时可引起高血压脑病，出现脑水肿和颅内高压症状，如剧烈头痛、呕吐、视物模糊，严重者可出现抽搐、昏迷甚至死亡。

3. 肾脏　高血压患者早期无泌尿系统症状，随病情进展，可出现肾小管功能障碍症状，表现为夜尿增多，继之可出现尿液检查异常，如蛋白尿、管型、红细胞等。肾损害严重时可出现慢性肾衰竭症状，如代谢性酸中毒、电解质紊乱、贫血、神经系统症状等。

4. 眼　高血压导致眼底损伤时可出现视物模糊、复影等症状，血压急剧升高时可引起视网膜渗血或出血。

四、诊 断 要 点

诊断高血压可按三个步骤进行。第一步，确定血压水平及其他心血管危险因素；第二步，鉴别判断，明确有无继发性高血压；第三步，判断靶器官损害及相关临床疾病。

确诊高血压应以在未使用降压药物的情况下，2次或2次以上非同日多次血压测量所得的均值为准，收缩压≥140mmHg和（或）舒张压≥90mmHg。偶然测得一次血压增高不能诊断为高血压，必须重复和进一步观察。患者既往有高血压史并正在使用降压药，血压虽然低于140/90mmHg，但也诊断为高血压。根据血压升高水平，可将高血压分为1级、2级和3级（表6-1）。

表6-1　血压水平分类和定义

分类	收缩压（mmHg）		舒张压（mmHg）
正常血压	<120	和	<80
正常高值	120～139	和（或）	80～89
高血压	≥140	和（或）	≥90
1级高血压（轻度）	140～159	和（或）	90～99
2级高血压（中度）	160～179	和（或）	100～109
3级高血压（重度）	≥180	和（或）	≥110
单纯收缩期高血压	≥140	和	<90

五、治 疗 原 则

原发性高血压的治疗目标是最大限度地降低心血管并发症发生与死亡的总风险。降压目标：普通高血压患者血压降至140/90mmHg以下，年轻人或糖尿病及肾病患者降至130/80mmHg以下，65岁及以上的老年人收缩压降至150mmHg以下，如能耐受，还可进一步降低；急性期冠心病或脑卒中患者应按照相关指南进行血压管理。

（一）非药物治疗

非药物治疗主要是指生活方式干预，保持健康的生活方式，消除不利于身体和心理健康的行为和习惯，降低血压，控制其他心血管病的发病风险因素和临床疾病。主要内容和措施包括控制体重、采用合理膳食、减少钠盐摄入、增加钾盐摄入，参加体力活动和体育运动，减轻精神压力、保持心理平衡，以及不吸烟、不过量饮酒等。

（二）药物治疗

1级高血压患者在生活方式干预数周后，血压仍保持在140/90mmHg以上时，再开始降压药物治疗。2级高血压患者应考虑开始药物治疗。高危或3级高血压患者应立即开始降压药物治疗。

降压药物应用基本原则是从小剂量开始、优先选择长效制剂、联合应用及个体化治疗。初始治疗时应使用较小剂量，保证药物的安全性，使不良反应最小，并根据需要逐步增加。尽可能使用一天一次的给药频率。降压效果可持续24小时的长效药物可有效控制夜间血压与晨峰血压，防止靶器官损害，预防心脑血管并发症的发生。为增强降压效果而又不增加不良反应的发生，当低剂量单药治疗疗效不佳时，可采用两种或多种降压药物联合治疗的方式。同时，根据不同患者的具体情况、耐受性及经济承受能力，选择适合患者的个性化降压药物。

常用降压药物包括利尿剂、β 受体阻滞剂、血管紧张素转换酶抑制剂、血管紧张素受体阻滞剂及钙通道阻滞剂五类，以及由上述药物组成的固定配比复方制剂。α 受体阻滞剂或其他种类的降压药也可应用于某些高血压人群。

六、护 理 措 施

（一）一般护理

为患者创造安静、舒适的住院环境，室温保持在合适的区间，避免过冷或过热。冬天应注意保暖，外出时戴口罩、帽子、手套，穿棉衣，以防寒冷时因血管收缩致血压升高。洗澡时水温不宜过高，防止因水温过高使血管急速扩张，血压下降。洗浴后应防止因室温过低使血管收缩，血压上升。保证合理的休息及睡眠，避免劳累。指导患者根据病情进行适度、规律的体育运动或户外活动，如步行、慢跑、打太极拳等，做到持之以恒，有意识地进行自我保健。每周至少锻炼 3～4 次，每次持续 30 分钟左右，锻炼要达到一定的强度，即运动时要使心率保持在本人最大心率的 70%～85%，鼓励家属参与并监督执行。但应避免参加剧烈运动，以免病情加重。

（二）饮食护理

高血压患者应选择低脂、低盐、低热量的清淡饮食，限制钠盐摄入，每天应低于 6g，少吃油腻、腌制、油炸食物，多吃富含维生素、粗纤维的绿叶蔬菜，多食豆类、乳类食物，戒除日常不良陋习，如酗酒、吸烟等。肥胖者限制热量摄入，少食高脂肪、高胆固醇食物。根据患者机体代谢情况，合理补充蛋白质，保证钙盐、钾盐的摄入量，降低重钠、重钾对血压的作用。

（三）专科护理

1. 用药护理 根据患者血压高低，遵医嘱选择药物种类与剂量，将血压降至 140/90mmHg以下，当一种降压药物未能使血压满意下降时，可以更换另一种药物或加用第二种药物，有时通过减少两种药物的剂量来减少副作用。应遵医嘱调整剂量，不可自行增减药量或突然撤换药物。服药后如有眩晕、恶心、乏力，应立即平卧，并取头低脚高位以增加脑部血流量。静脉用药时应加强巡视，密切观察病情变化，观察液体滴速及穿刺局部有无渗漏、肿胀，用药过程中有无输液反应等，发现问题及时处理。

老年患者用药后不宜站立过久，因长时间站立可使腿部血管扩张，血液淤积于下肢，脑部血流量减少，易导致晕厥。用药期间指导患者起床不宜太快，动作不宜过猛，以防头晕加重。外出活动应有人陪伴，以防晕倒引起外伤。

2. 急症护理 当患者血压急剧升高，出现剧烈头痛、呕吐、大汗、视物模糊等急症时，应立即通知医生进行处理。保持室内安静，嘱咐患者卧床休息，尽量避免外界刺激及不必要的活动。护理过程中保持呼吸道通畅，吸氧，稳定患者情绪，根据病情可对情绪急躁患者进行药物镇静。备好心电监护设备、呼吸监护设备等。

3. 对症护理

（1）剧烈头痛护理：当患者出现剧烈头痛并伴恶心、呕吐时，应使患者立即卧床休息，并测量血压、脉搏、心律及心率情况，同时积极协助医生采取有效的降压治疗措施。

（2）呼吸困难、发绀护理：应立即使患者进行半卧位休息，及时给予吸氧，并遵医嘱使用洋地黄治疗。

（3）水肿护理：重度高血压伴心肾衰竭患者可出现水肿，需严格记录患者液体出入量，限制钠盐及水分摄入。同时注意皮肤护理，避免压疮。

（四）心理护理

原发性高血压患者长期处于精神紧张、焦虑的状态，而紧张、恐惧、情绪激动等因素都会导致血压升高，因此护理人员在对待患者时，应耐心、和蔼、周到，并根据患者自身的性格特点有针对性地进行心理疏导。同时，护理人员应疏导患者学会自我调节，减轻精神压力，避免情绪波动，减少应激状态，保持健康的心理状态及稳定平和的心态，时刻保持轻松愉悦的心情，尽量避免激烈情绪的产生。可鼓励患者在日常生活中多下棋、看报、看电视、收听广播等，转移注意力。

（五）健康指导

向患者及其家属普及高血压基本知识及对机体的危害，指导患者建立良好的生活习惯。

告知患者应低盐饮食，少吃腌制食品，不食用高热量、高脂肪、高糖、强刺激性食物，多食用高蛋白、高纤维、高营养的食物，食盐每天的摄入量小于 6 g，禁止吸烟、酗酒等。每天保证充足的睡眠，不过于劳累。定期测量血压、心率等生命体征。指导患者制订运动计划，坚持长期的饮食、运动、药物治疗，将血压控制在正常水平，以减少对靶器官的进一步损害。

第三节 大 动 脉 炎

大动脉炎（Takayasu arteritis，TA）是指主动脉及其主要分支的慢性进行性非特异性炎性疾病，病变特点为不同部位出现狭窄或闭塞，出现相应部位缺血性表现。病变主要侵犯胸、腹主动脉及其主要分支，通常为多发病灶。本病常见于青年女性，男女性别比约为 1：8。发病年龄多为 20～30 岁，30 岁以前的发病率约为 90%，40 岁以后发病率较低。

一、病因与发病机制

大动脉炎的病因尚不明确，一般认为可能有以下因素。

1. 感染 可能的致病菌有结核分枝杆菌、链球菌、钩端螺旋体及梅毒螺旋体等。感染可引起血管壁的超敏反应或自身免疫反应。有报道称本病患者可同时有肺部或肺外结核病灶，特别是动脉周围及主动脉旁有结核病灶，48%的患者有结核病史，86%的患者结核菌素试验呈阳性。

2. 自身免疫反应　大动脉炎的早期和活动期常有游走性关节痛、低热等表现，红细胞沉降率增快（病情稳定后红细胞沉降率恢复正常），血液中的丙种球蛋白和抗主动脉抗体效价增高，抗链球菌溶血素 O 滴度升高，应用肾上腺皮质激素治疗有效。

3. 雌激素　大动脉炎多发于青年女性，因为青年女性正处于分泌各类激素的高峰期。有研究证明，该病患者月经周期中雌激素分泌的双峰模式消失，卵泡期雌激素总量明显高于正常女性，而雌激素可明显降低动脉壁糖原分解，使动脉壁受损。

4. 遗传因素　对大动脉炎的病例史和不同人群的遗传相关性分析表明，大动脉炎的发病机制是遗传和生态因素相互作用的结果。有关 HLA 等位基因与大动脉炎关系的研究证实，大动脉炎与 HLA 系统中的多个 HLA-B 区域及 HLA-D 区域的等位基因位点关系密切，其中以 HLA-B52 位点关联度最高，属显性遗传。

二、病 理 变 化

大动脉炎的病理改变表现为缓慢进展性的全层动脉炎，对动脉的损害部位及顺序是从动脉中层及外膜开始，其后累及内层动脉壁。在急性早期阶段，基本病理变化是动脉壁出现炎症反应，动脉中膜由淋巴细胞浸润，或见少量巨细胞、结缔组织增生。病变一般起始于中膜与外膜交界处，随后蔓延至整个中膜。血管内膜侧由于黏多糖沉积、平滑肌细胞及纤维细胞增生而增厚。在慢性阶段，纤维组织代替弹力纤维，导致动脉全层增厚。动脉管腔出现多处狭窄，动脉内膜僵硬，呈"树皮样"改变。由于中膜弹力纤维退变，受累动脉可形成动脉瘤或瘤样扩张。

三、临 床 表 现

大动脉炎由于病变的类型、部位和脏器受损程度的不同，临床症状和体征各有不同。在大动脉炎急性期，可能出现非特异性的全身症状，如发热、肌肉关节痛、厌食、心悸等，红细胞沉降率加快，临床表现缺乏特征性，此期很难诊断。高血压和颈胸背的管状结构区域内的疼痛可为大动脉炎较典型的初始症状。

慢性期的突出表现为血管狭窄或闭塞所造成的缺血症状和局部血管杂音，也可出现继发的心脏改变。由于病变部位和血管狭窄程度不同，临床表现变化较多。

（1）头臂动脉型：主要为脑缺血表现，如头晕、眩晕、头痛、视力减退等，严重者可有抽搐、失语、偏瘫或昏迷等。上肢缺血可致上肢无力、酸痛，肢体麻木，甚至出现肌肉萎缩等。查体可见单侧或双侧动脉搏动消失或减弱。

（2）肾主动脉型：腹主动脉狭窄或肾动脉狭窄多伴有高血压，严重高血压者可发生心力衰竭。肠缺血可出现肠绞痛、腹泻、便血等。如下肢缺血，可出现下肢无力、发凉和间歇性跛行等。查体可发现下肢动脉搏动减弱或消失，血压明显降低或测不出。

（3）肺动脉型：可出现肺动脉高压的表现，如心悸、气短、肺动脉瓣区第二心音加强。

（4）混合型：具有上述类型的特点，病变广泛，部位多发，病情一般较重。多发性大动脉炎合并高血压者死亡率高。死亡原因多为心力衰竭，其次是脑出血、心肌梗死、肾功能不全等。

四、诊 断 要 点

典型病例诊断不难。年轻女性具有下列表现一种以上者应怀疑大动脉炎。

（1）单侧或双侧肢体和脑部缺血，头晕、视力减退、头痛、脉搏减弱或消失、晕厥、脑卒中、四肢间歇性活动疲劳。

（2）近期出现高血压或顽固性高血压，可伴有腹部血管杂音。

（3）不明原因低热，伴血管杂音及四肢脉搏异常。

（4）颈、背、肾、上腹部二级以上血管杂音。

（5）典型大动脉炎眼底病变。

（6）出现发热、局部动脉疼痛等症状，实验室检查出现红细胞沉降率增快、C 反应蛋白阳性。

辅助检查主要有实验室检查和影像学检查。实验室检查包括红细胞沉降率、C 反应蛋白、抗链球菌溶血素 O 等。C 反应蛋白可作为疾病活动的指标之一。影像学检查包括动脉造影、X 线、彩色多普勒超声、CT 及 MRI 等，^{18}F-FDG 正电子发射断层显像可用于大动脉炎的早期诊断和活动性判断。

五、治 疗 原 则

1. 糖皮质激素 对活动期患者可用泼尼松（龙）1mg/（kg·d），病情好转后可递减剂量，直至病情稳定，以 5～10mg/d 的剂量维持。

2. 其他免疫抑制剂 对单用糖皮质激素疗效不佳者，可合用免疫抑制剂治疗，常用的为甲氨蝶呤，其次可选用环磷酰胺、硫唑嘌呤、雷公藤总苷等。

3. 手术治疗 对静止期患者，因重要血管狭窄、闭塞，影响脏器供血，可考虑手术治疗，如介入治疗、人工血管重建术、内膜血栓清除术、肾切除术及血管旁路移植术等。

4. 对症治疗 可使用周围血管扩张药、改善微循环药物、抗血小板药物及降压药等，常用药物有血管舒缓素、阿司匹林、双嘧达莫、血管紧张素转换酶抑制剂等。

5. 控制感染 有效控制感染，阻止病情发展。

对大动脉炎的治疗，不论是激素和免疫抑制剂的应用，还是外科手术治疗，均为暂时缓解症状，不能解除血管内膜的炎症，甚至有可能因导管或手术而刺激血管及其周围，导致炎症加重，使手术部位的血管再次堵塞而加重病情。因此手术治疗具有局限性。

六、护 理 措 施

（一）一般护理

保持患者居住的环境安静、整洁、温湿度适宜。由于大动脉炎会造成动脉闭塞，引起缺血和身体乏力，因此须协助患者取舒适卧位，使患者上肢平放，减少走动，避免关节过度屈曲、压迫。检查患者全身皮肤受压情况，观察有无早期受压情况，按摩背部及骨隆突部位。做好常规口腔护理，正确选择口腔清洁用具，预防口腔感染，指导患者养成良好的口腔卫生习惯。密切关注患者血压的动态变化，每日定时测量血压，比较患肢与正常肢体的血压差异，增加脉搏测量次数，观察脉搏有无下降、减弱。鼓励患者读书、看报、听音乐等，参加精神文娱活动。

（二）饮食指导

为大动脉炎患者制订科学的饮食方案，叮嘱患者宜多餐，饮食清淡，增加蔬菜、水果、谷物的摄入量，忌食海鲜，忌烟、酒及辛辣刺激性饮食。脂代谢异常是大动脉炎患者发生心血管疾病的危险因素，因此在饮食上应指导患者避免高脂饮食。当大动脉炎累及肾动脉时可造成肾功能不全，应密切监测血肌酐情况，如发现高钾血症，应减少摄取钾含量丰富的食物。术前给予患者低钠、高维生素且容易消化的饮食。

（三）专科护理

1. 用药护理　活动期大动脉炎患者口服糖皮质激素和免疫抑制剂治疗，服药期间应注意观察激素引起的库欣综合征、感染、高血压、高血糖、精神症状和消化道出血等不良反应，长期使用应预防骨质疏松。在免疫抑制剂使用中应注意监测血、尿常规和肝、肾功能，以预防不良反应的发生。

2. 术后护理　头臂型大动脉炎患者术后应取斜坡卧位，以促进颅内血液回流，避免脑水肿和颅内压升高。腔内治疗术后宜取低斜坡卧位或平卧 24 小时，穿刺侧肢体应限制活动，避免穿刺血管出血。仔细检测穿刺部位是否渗漏出血液，检测双侧足背动脉搏动及足温。如发现足背脉搏减弱甚至消失，且出现温度异常，应迅速报告医生并且及时处理，避免下肢供血不足导致坏死。术后应保持伤口敷料清洁干燥，并做好空气和物品的消毒，以防交叉感染。

3. 对症护理　头痛者遵医嘱使用甘露醇和降压药，降低颅内压，维持正常血压。必要时遵医嘱服用药物镇痛。对心脏供血不足者进行心电监测和监测血氧饱和度，及早发现患者异常。对于高血压者应注意监测血压，遵医嘱按时按量服用药物，饮食需定时定量。

（四）心理护理

大动脉炎是一种病程较长的疾病，患者多为年轻女性，多处在求学或婚恋阶段，心理压力大，思想顾虑多。应加强与患者的沟通，讲解该病相关知识，向患者介绍以往的成功病例，增强患者战胜疾病的信心。环境因素直接影响患者的心理活动，优美舒适的环境可对患者心理产生良好及健康的影响，因此病房要做到清洁、整齐、舒适、美观。应建立起良好的护患关系，视患者为朋友和家人，使患者对医护人员产生信任感，从而理解并积极配合各项治疗和护理措施。

（五）健康指导

对患者进行疾病知识指导，使患者了解本病的基本情况和治疗过程。叮嘱患者每天按时按量服药，尤其是抗凝血药物和免疫抑制剂，并向患者解释药物的作用、副作用及服用注意事项。定期定时测量血压，教授患者学会观察自己的脉搏变化。教育指导患者密切关注自己的身体状况，遵医嘱定期复查随访。根据身体状况进行适当的体育锻炼，增强身体免疫力，但不宜进行剧烈运动。保持心情愉快及大便通畅，保证足够的睡眠。

第四节　扩张型心肌病

扩张型心肌病（dilated cardiomyopathy，DCM）是一类以左心室或双心室扩大、收缩功能障碍为特征的原发性心肌病，该病的临床特征为左侧或右侧的心室或双侧心室明显扩大，并伴有单侧心室轻微收缩或肺功能明显减退，同时伴或不伴充血性左心衰竭，多见于成年男性。

一、病因与发病机制

扩张型心肌病的病因和发病机制尚未完全明确，已发现遗传因素、基因突变、自身免疫功能异常及病毒感染等与本病发病有密切关系。

1. 遗传因素　约 35% 的扩张型心肌病病例被证实为家族遗传，在扩张型心肌病家系中，采用候选基因筛查和检索分析的方法已定位了与本病相关的 26 个染色体位点，并已鉴定出 60 余个致病基因，其中 90% 为常染色体显性遗传。编码心肌细胞骨架蛋白和肌节蛋白的基因与扩张型心肌病关系密切，也是扩张型心肌病主要的遗传病因。

2. 基因突变　组成肌节的肌丝由多种蛋白质构成，包括肌联蛋白、肌球蛋白、肌钙蛋白和原肌球蛋白等，这些蛋白的基因突变将引起肌节收缩和（或）舒张功能障碍，最终导致心肌扩张和心功能障碍。心肌细胞骨架成分蛋白如结蛋白、核纤层蛋白、纽带蛋白及心肌细胞钙离子和钠离子通道基因的突变影响心肌收缩力，可导致扩张型心肌病。细胞因子基因、线粒体基因和凋亡基因的突变也可能与扩张型心肌病有关。

3. 自身免疫功能异常　是扩张型心肌病的重要诱发因素。在体液免疫异常因素方面，目前已在扩张型心肌病患者血清中发现多种抗心肌抗体，如抗 β_1 受体抗体、抗 M2 胆碱能受体抗体、抗 Na^+-K^+-ATP 酶抗体、抗肌球蛋白抗体、抗肌钙蛋白抗体等。在细胞免疫异常因素方面，Th1、Th2、Th17 等 T 细胞亚型参与了扩张型心肌病的发病过程。IL-17 在心肌炎发病后的心肌重塑及进展为扩张型心肌病的过程中起重要作用。

4. 病毒感染　大量研究表明，扩张型心肌病与肠道病毒、肝炎病毒、疱疹病毒和 HIV 等病毒感染有关。水痘-带状疱疹病毒感染可影响心脏并引起心脏并发症。临床研究发现，在 50% 以上扩张型心肌病患者中可检出肠道病毒基因片段。病毒感染对心肌组织造成的持续性损害及其诱导发生的免疫介导的心肌组织损伤是病毒性心肌炎进展为扩张型心肌病的重要机制之一。在病毒感染所致心肌炎并发展为扩张型心肌病的过程中，可能同时因病毒表面有相同抗原决定基，通过分子模拟产生抗体，进一步造成心肌细胞的免疫性损伤。

5. 其他因素　嗜酒、心肌代谢障碍特别是氧化代谢缺陷，以及蛋白质、微量元素的缺乏等也可能与扩张型心肌病的发生有关。

二、病 理 变 化

扩张型心肌病的常见病理表现为心肌细胞变性坏死、心肌细胞肥大、细胞质疏松化、间质纤维化等。心肌细胞肥大是扩张型心肌病的主要病理变化之一，且肥大程度随着病程延长越来越显著。当患者病情发展至晚期，心腔严重扩大，心肌细胞严重受损，可使心肌细胞发生萎缩。心肌细胞的肥大和萎缩在其他类型的心脏病中很少出现，因此可作为扩张型心肌病鉴别诊断的重要依据。心肌的细胞核发生分叶、多突起等不同程度的核异常。细胞质疏松化是由于心肌细胞受损，肌原纤维发生不同程度的溶解，细胞质内可出现大小不等的空泡。心肌间质纤维化是反映扩张型心肌病病理变化的重要指标，随着病情发展，心肌间质纤维化的程度不断加重，严重患者可出现大片间质纤维化。

电镜观察可见肌浆膜间隙变大，线粒体增多、肿胀，糖原增多，细胞内可清楚观察到肌原纤维数量减少。组织化学检查可见磷酸酯酶和琥珀酸脱氢酶减少。

三、临 床 表 现

扩张型心肌病发展缓慢，初期因心功能代偿而无任何不适感。随着病情发展，症状开始显现，症状以充血性心力衰竭为主。其发生主要是由于心脏顺应性降低、体液潴留和心室收缩力降低导致心排血量不足及心室充盈压过高。临床表现为乏力、胸闷、气促、心悸、水肿等症状。症状初期，在活动或者劳累后发生气促，之后在休息或轻微劳动后即出现气促，或在晚间出现间断性气促。因心排血量较低，患者经常自觉乏力。体检时发现心率加速，心尖冲动明显向左侧移位，有时可出现抬举型搏动，吸气时在胸骨左侧可观察到右心室的搏动，搏动经常弥散。心功能失代偿时出现心脏杂音，并在心功能改善后减轻。肺动脉压升高患者可在心脏舒张时听到杂音，有时可听到第三或第四心音。心力衰竭严重时可发生潮式呼吸。血压大多正常，晚期降低。多数患者合并心律失常。

四、诊 断 要 点

扩张型心肌病根据病史、临床表现及体征，结合实验室和特殊检查可做出诊断。

1. 心电图检查　R波振幅异常，少数患者出现病理性Q波、ST段降低及T波倒置。心律失常以室性心律失常、心房颤动、房室传导阻滞及左束支传导阻滞多见。

2. 超声心动图检查　可见心腔扩大，尤其是左心室扩大。心壁运动弥漫性减弱，射血分数减少，二尖瓣开放幅度减弱。

3. X线检查　可见心脏阴影增大，晚期外观为球形，房室腔明显增大。心胸比例＞0.5。

常见肺充血和肺间质水肿。

4. 心肌膜心肌活检 可见心肌细胞变性、肥大、纤维化等，对扩张型心肌病判断没有特异性，但有助于特异性心肌疾病和急性心肌炎的鉴别诊断。采用心内膜活检标本进行原位杂交或聚合酶链反应，有助于对感染病因的判断，也可做特异性细胞异常的基因分析。

5. 放射性核素显像 可有效鉴别缺血性或非缺血性原因引起的心力衰竭，可测定心室腔大小、室壁运动异常及射血分数。

6. 免疫学检查 以分离的心肌天然蛋白或合成肽作为抗原，用酶联免疫吸附试验检测抗 L 型钙通道抗体、抗腺苷二磷酸/腺苷三磷酸载体抗体、抗肌球蛋白重链抗体、抗 M2 胆碱能受体抗体及抗 β_1 受体抗体等，有助于对扩张型心肌病的免疫学病因诊断。

五、治 疗 原 则

扩张型心肌病的治疗目标是有效控制心力衰竭和心律失常，缓解免疫介导的心肌损害，提高患者的生活质量和生存率。

1. 急性失代偿期 此期存在明显的血流动力学异常和水钠潴留所引起的症状，治疗目的为改善血流动力学，常规用药包括血管紧张素转换酶抑制剂、利尿剂、β 受体阻滞剂、钙通道阻滞剂等。若药物治疗效果不佳，可行体外膜氧合或左心室辅助装置等机械治疗。免疫吸附治疗可短期改善血流动力学，但无依据证实其可降低病死率。

2. 慢性稳定期 治疗目的主要是保持患者心功能稳定，使心功能逐步好转，包括使用改善心功能的药物，同时还需预防血栓栓塞的发生。对于有非药物治疗指征的患者，可以行三腔起搏器植入治疗。

3. 晚期 此期患者在药物治疗基础上需进行外科治疗，如左心室减容手术、植入人工心脏辅助装置等，必要时可进行心脏移植。

4. 对症治疗 保持正常休息，必要时使用镇静剂，心力衰竭时低盐饮食。防治心律失常和心功能不全。对有栓塞者行抗凝血治疗；对有较大量胸腔积液者行胸腔穿刺抽液。

六、护 理 措 施

（一）一般护理

1. 提供安全环境 保持病房环境安静、整洁，温度适宜，空气清新湿润。严格控制探视人员数量，避免交叉感染。注意防范各种可能给患者带来危险的因素，如各种机械性损伤。需有人时刻陪同患者，防止其跌倒、坠床，减少不必要的损害，以致病情加重。

2. 合适卧位，限制活动，持续供氧 需限制患者体力活动，坚持卧床休息，减少心脏负荷。采用合适的卧位，根据病情的需要交替使用。需给患者定时翻身。保持床单干燥整洁，防止压疮的发生。需采用半坐卧位或高枕休息的方式，采用低流量持续吸氧。科学调整吸氧浓度与流量，保持吸氧管的畅通。

3. 监测生命体征 患者住院治疗期间应给予全面的护理，密切观察其生命体征，如呼吸、脉搏、血压、心率并监测心电监护、尿常规等，对患者的心律失常和心力衰竭征象应高度重视。

（二）饮食指导

扩张型心肌病患者应严格遵守"少食多餐"的原则，饮食做到合理清淡，避免食用刺激性食物。控制摄入的热量、蛋白质、维生素和盐，避免增加心脏的活动量，避免不必要的负担。对于扩张型心肌病合并心功能不全的患者，因可使用利尿剂作为常规药物，在治疗的过程中需进食钾盐含量丰富的食物，防止出现因低血钾引发心律失常和心功能进一步恶化。如患者及其家属对饮食方面的注意事项不甚了解，可由医护人员或专业人士参与监护，为患者量身定制科学的饮食搭配。

对于心力衰竭的患者，应控制钠的摄入，蛋白质也不宜摄入过多。蛋白质每日 25～300g，热能 600kcal（1kcal=4.18kJ），病情好转后再逐渐增加。食欲缺乏、胃肠道淤血导致消化功能低下的患者，宜食用易于消化的食物，忌食牛奶、豆腐等产气食物。低血钾容易引起心律失常，要摄入含钾食物如香蕉、小米粥、蔬菜、瓜果、肉汤等，在食用钾含量较多的食物时，应注意避免心律失常。不宜饮酒、吸烟，喝浓茶及咖啡，否则容易引起心律失常，导致病情加重。

（三）专科护理

1. 心力衰竭的护理 对于还未发生心力衰竭的患者，应避免劳累，注意预防呼吸道感染。对于已经发生心力衰竭的患者，应限制体力活动，保证充分的休息。密切关注患者生命体征的变化，必要时给予吸氧，关注其呼吸是否困难，是否咳嗽、咳痰，以及肺内啰音的变化。遵医嘱按时用药，用药过程中密切关注患者面色、心律、心率、血压、尿量、神志的变化，使用洋地黄制剂时，要慎重选择用量，以防洋地黄中毒。使用血管紧张素转换酶抑制剂改善血流动力学异常。神经内分泌系统异常激活时，常用卡托普利（12.5～25mg/d）、依那普利（2.5～10mg/d）。给予实时的心电、血压监护，一旦发现病情恶化，应及时进行抢救。

2. 心律失常的护理 出现心悸、乏力、头晕、胸闷、晕厥等症状时，可能为心律失常，应密切观察上述症状的程度、持续时间及给患者造成的影响，定期测量心律和心率。及时进行心电监护，密切监视有无心律失常。注意心律失常发作次数、治疗效果等情况，必要时准备好急救药品、抢救设备，及时抢救。心动过缓者避免做屏息用力动作，如用力排便等，避免迷走神经兴奋使心动过缓。心律失常频繁发作时，应给予抗心律失常药物，如胺碘酮、普罗帕酮等。

3. 心肌损伤的保护 β_1 受体可引起细胞内钙超负荷，造成心肌细胞受损。β 受体阻滞剂可阻断上述效应，常用药物有美托洛尔、比索洛尔等，应用时注意剂量，应从小剂量开始，无明显反应时再加大剂量。还可使用钙通道阻滞药。

4. 血栓和栓塞的护理 合并心房颤动的患者，除有禁忌外，可遵医嘱考虑使用抗凝血药物或小剂量的溶栓剂（如阿替普酶、尿激酶、链激酶等）治疗。此外，长期应用华法林、阿司匹林、噻氯匹定和低分子量肝素等能防止血栓的形成。

5. 用药护理

严格遵医嘱给药，指导患者按时服用药物，如出现不良反应，及时通知医师处置。使用利尿剂须记录每日尿量，观察水肿情况，定期复查电解质尤其是血钾的变化，避免因利尿过快引起电解质紊乱，诱发恶性心律失常。需注意部分利尿剂如呋塞米还可诱发痛风，或合并肝硬化时可诱发肝性脑病等。洋地黄类药物易出现中毒，在电解质紊乱时更易发生，因此需密切注意用药后的症状变化，如出现呕吐、头痛、视觉改变或心律失常，更应警惕洋地黄中毒。若出现中毒症状，须立即减量或停药，并及时通知医生。血管扩张药物除有扩张血管的作用外，还可能是心力衰竭的易感因素，须严格掌握药物浓度、剂量、静脉滴注速度，严密观察患者生命体征变化。低血压者慎用血管扩张药。

（四）心理护理

扩张型心肌病多发于中年男性。此年龄段的患者大多担负较大的社会、家庭责任，由于病情较重，治疗周期较长、病情容易反复发作且预后较差，患者容易产生抑郁、焦虑、恐惧、缺乏自信、绝望等不良情绪，对治疗丧失信心，且情绪波动也可诱发重度心律失常、心力衰竭、呼吸困难等后果。因此对患者进行心理护理十分重要，要给他们讲解相关知识，进行相应的心理疏导，缓解患者的心理压力，帮助患者树立信心，使其主动配合治疗，从而降低诱发心力衰竭的概率。

（五）健康指导

可通过集中讲授、"一对一"讲解、照片、图表、知识宣传手册、健康教育宣传栏等方式，以及定期询问、随访等方式，对患者及其家属进行健康教育。通过健康宣教，为患者及其家属科普扩张型心肌病的发病机制、诱因及处理方法，提高患者及其家属对疾病的认识及对治疗的配合度。由于扩张型心肌病患者需长期坚持服药才能有效控制病情，故需向患者及其家属详细介绍药物的剂量、服用方法，告知药物副作用及用药禁忌，交代患者遵医嘱服药，并嘱咐家属协助。告知患者要保持足够的休息时间，同时也应适当进行有氧运动，劳逸结合，以提高运动耐力。保持居住环境空气清新，温度、湿度适宜，以降低因呼吸道感染而诱发心力衰竭的可能性。定期门诊随访，及时检查，防止病情恶化。

第七章

消化系统免疫相关性疾病及护理

消化系统由消化道和消化腺两部分组成。消化道是指从口腔到肛门的肌性空腔器官，包括口腔、咽、食管、胃、小肠、大肠和肛门。消化腺分为大消化腺和小消化腺两类，前者包括肝脏、胰脏及唾液腺（腮腺、下颌下腺、舌下腺），借助导管将分泌液排入消化道；后者分布于消化道的管壁内。

消化系统通过对食物的消化和吸收维持机体营养，通过分泌各种激素保持和调节内环境稳定。消化系统的各脏器同时又是重要的免疫器官。脾脏是人体最大的外周免疫器官。肝脏内含有大量库普弗细胞，能吞噬血液中的外源性物质、病原微生物和其他颗粒物质，具有重要免疫功能。肠道黏膜及黏膜下拥有丰富的淋巴组织，称为肠相关淋巴样组织（GALT），构成了人体的黏膜免疫系统，在消化道免疫中发挥极为重要的作用。

第一节　自身免疫性肝炎

自身免疫性肝炎（autoimmune hepatitis，AIH）又称自身免疫活动性慢性肝炎，是由针对肝细胞的自身免疫反应引起的肝脏炎症性疾病，为自身免疫性肝病（autoimmune liver disease，AILD）的一种。自身免疫性肝病是一组由异常自身免疫介导的慢性肝胆炎症性损伤，由机体免疫系统攻击自身肝组织导致肝功能异常，并出现相应的症状。临床上自身免疫性肝病主要包括自身免疫性肝炎、原发性胆汁性肝硬化（primary biliary cirrhosis，PBC）、原发性硬化性胆管炎（primary sclerosing cholangitis，PSC）及重叠结缔组织病（overlap connective tissue disease，OCTD）。

一、病因与发病机制

自身免疫性肝炎的病因和发病机制尚未完全明确，目前认为与遗传因素、免疫因素和环境因素密切相关。这三种因素均可诱导 T 细胞对肝抗原进行免疫攻击，引起自身免疫性肝炎的典型组织学改变，即肝脏坏死性炎症和肝纤维化。

1. 遗传因素　自身免疫性肝炎患者中有自身免疫病家族史的占 40%。人类白细胞抗原（HLA）将抗原提呈给 T 细胞，启动免疫反应，其中 HLA-D 型等位基因与自身免疫性肝炎的发生风险和临床表现密切相关。细胞毒性 T 淋巴细胞相关抗原-4（cytotoxic T-lymphocyte associated antigen 4，CTLA-4）基因可能是自身免疫性肝炎的第二个易感等位基因，在自身免疫性肝炎患者中该基因外显子区的腺嘌呤通常被鸟嘌呤取代，这种取代与自身免疫性肝炎患者血清中天冬氨酸转氨酶（AST）的高水平和自身抗体的高表达密切相关。此外，肿瘤坏死因子 α、巨噬细胞迁移抑制因子、IL-2 等的多态性也与自身免疫性肝炎的发生相关。

2. 免疫调节紊乱　自身免疫性肝炎与自身免疫耐受的破坏及免疫系统的异常激活有关，其中调节性 T 细胞（Treg）功能紊乱为关键因素。Treg 可调节自身免疫和自身炎症状态、变态反应性和代谢性炎症，对不同类型的炎症起抑制作用。T 细胞亚群之一辅助性 T 细胞 17（T helper cell 17，Th17）在自身免疫病和机体防御反应中也具有重要作用。研究发现，自身免疫性肝炎患者肝脏中 Th17 细胞数量及 IL-17 的表达显著升高，Th17 细胞浸润与肝脏炎症程度和纤维化程度相关。在自身免疫性肝炎发生及进展过程中，肝脏 Th17 比例明显增加，说明肝脏中 Treg/Th17 比例失衡可能参与了自身免疫性肝炎的发病。

3. 环境因素　研究表明，环境因素在自身免疫性肝炎的发生、发展中起关键作用。越来越多的证据支持生物因素（病毒感染、肠道菌群紊乱）和化学因素（酒精、药物、维生素 D 缺乏）都可诱发自身免疫性肝炎。遗传易感个体在环境因素的作用下会出现异常的免疫反应，从而导致自身免疫介导的肝细胞损伤。

外源抗原表位与肝抗原之间的分子模拟和交叉反应是病毒引发自身免疫性肝炎的重要机制，这一类病毒包括甲型、丙型和戊型肝炎病毒，以及麻疹病毒、EB 病毒、单纯疱疹病毒等。肠道菌群紊乱是肠道免疫反应发生的关键因素，也是影响全身免疫反应的重要因素，其中韦荣球菌属细菌与自身免疫性肝炎的关联最为显著，其丰度与血清丙氨酸转氨酶（ALT）水平和肝脏炎症程度呈正相关。流行病学资料显示，维生素 D 缺乏与自身免疫性肝炎的组织学严重程度、晚期肝纤维化有关。

二、病 理 变 化

自身免疫性肝炎的组织病理变化以肝细胞损伤为主。

（一）门管区表现

1. 界面性肝炎　组织学上将肝细胞和门管区或纤维间隔交界处称为"界板"，炎症细胞由该区域向小叶内延伸，导致相邻肝细胞呈单个或小簇状坏死、脱落，称为界面性肝炎。界面性肝炎是自身免疫性肝炎的组织学特征之一，中重度界面性肝炎支持自身免疫性肝炎的诊断，但需排除其他慢性肝病如病毒性肝炎、药物性肝损伤、肝豆状核变性等。

2. 淋巴浆细胞浸润　门管区及其周围浸润的炎症细胞主要为淋巴浆细胞。浆细胞评分<3 分（即浆细胞占炎症细胞≥20%）或小叶内或门管区见浆细胞灶（≥5 个浆细胞聚集为1 灶）有助于自身免疫性肝炎的诊断，但浆细胞缺如不能排除自身免疫性肝炎。

（二）小叶内表现

未经治疗的自身免疫性肝炎小叶内常出现中等程度炎症。当炎症明显时，可见 3 区（中央静脉周围）坏死和（或）桥接坏死。肝细胞受炎症细胞攻击后出现水肿、变性、坏死、再生的肝细胞呈假腺样排列，称为"玫瑰花环样"结构。淋巴细胞穿入现象是指淋巴细胞进入肝细胞后在其周围形成空晕样结构，发生穿入的细胞主要为 CD8⁺ T 细胞，可导致肝细胞凋亡。高达 65% 的自身免疫性肝炎患者可见淋巴细胞穿入现象。

三、临 床 表 现

自身免疫性肝炎的临床表现差异较大。多数自身免疫性肝炎患者无明显症状或仅出现乏力等非特异性症状。大部分自身免疫性肝炎患者起病隐匿，少部分患者为急性发作，其中部分为慢性自身免疫性肝炎的急性加重，甚至发展为急性肝衰竭。约 1/3 的患者初诊即有肝硬化表现。此外，患者还可能出现不同程度的非特异性症状，如明显的疲劳，其他症状包括嗜睡、不适、厌食、恶心、腹痛和瘙痒，小关节痛也较为常见。

体检阳性表现在许多情况下可能不明显，常见表现为肝大、脾大、黄疸或慢性肝病。实验室检查可出现不同程度的红细胞沉降率增快、血浆白蛋白下降、球蛋白上升、白球比倒置、肝损害等。

自身免疫性肝炎常合并其他器官或系统性自身免疫病，如桥本甲状腺炎、糖尿病、炎症性肠病、类风湿关节炎、干燥综合征、银屑病和系统性红斑狼疮等。

四、诊 断 要 点

根据中华医学会肝病学分会《自身免疫性肝炎诊断和治疗指南（2021）》，自身免疫性肝炎的诊断主要是基于临床表现、实验室检查和肝组织学特征性表现，并排除其他肝病病因。

1. 实验室检查　血清氨基转移酶水平升高、自身抗体阳性、IgG 和（或）丙种球蛋白水平升高是自身免疫性肝炎的重要实验室特征。

自身免疫性肝炎的典型血清生物化学指标异常主要表现为肝细胞损伤型改变，血清 ALT 和 AST 水平升高，而血清碱性磷酸酶（ALP）和 γ-谷氨酰转移酶（GGT）水平基本正常或轻微升高。病情严重或急性发作时血清总胆红素水平可显著升高。

大多数自身免疫性肝炎患者血清中存在一种或多种高滴度的自身抗体，但这些自身抗体大多缺乏疾病特异性。抗核抗体（antinuclear antibody，ANA）和（或）抗平滑肌抗体（anti-smooth muscle antibody，ASMA）阳性者约占自身免疫性肝炎病例的 90%。IgG 和（或）丙种球蛋白升高是自身免疫性肝炎特征性的血清免疫学改变之一。血清 IgG 水平可反映肝内炎症活动，经免疫抑制治疗后可逐渐恢复正常。

2. 肝组织学检查　可为自身免疫性肝炎尤其是自身抗体阴性患者提供确诊依据，有助于与其他肝病鉴别，有助于明确有无合并其他自身免疫性肝病，并可进行评估分级和分期，因此建议尽可能对所有拟诊自身免疫性肝炎且无肝活检绝对禁忌证的患者行肝组织学检查，可采用的方法包括经皮肝活检、经颈静脉肝活检及腹腔镜下肝活检等。

五、治 疗 原 则

自身免疫性肝炎患者如不进行临床干预，可迅速进展为肝硬化或终末期肝病。治疗的总目标是将血清学指标 ALT、AST、IgG 恢复到正常水平，改善肝功能及病理组织学异常，减缓向肝纤维化和肝衰竭的进展，延长患者的寿命并提高患者的生存质量。治疗策略包括药物治疗和肝移植。药物治疗目前主要采用非特异性免疫抑制剂泼尼松（龙）联合硫唑嘌呤治疗，或者泼尼松（龙）单药治疗作为自身免疫性肝炎的标准治疗方案。该方案可显著改善大多数中重度自身免疫性肝炎患者的肝生化指标，并延长生存期（图 7-1）。

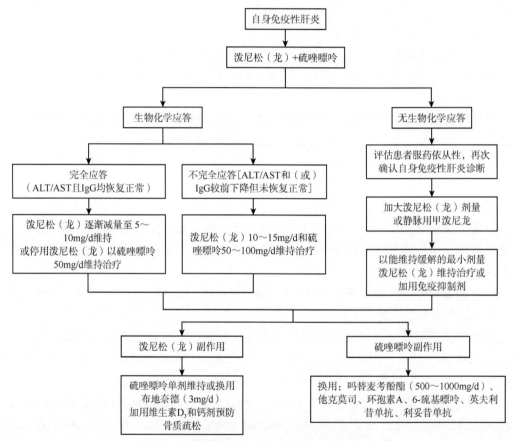

图 7-1　自身免疫性肝炎的药物治疗方案

临床表现为暴发性肝衰竭的自身免疫性肝炎患者，尽管有 1/3 可能对糖皮质激素的治疗有应答反应，但是很可能出现严重的不良反应，而肝移植为该类患者的治疗提供了新的可能。另外，自身免疫性肝炎患者进展为终末期慢性肝病后，仅能通过肝移植进行治疗，肝移植后最常用的免疫抑制方案是泼尼松与钙调神经磷酸酶抑制剂联合应用。

六、护 理 措 施

（一）一般护理

病房温度保持在 18～22℃，避免温度过高或过低，温度过高会干扰消化和呼吸功能，阻碍散热，进而影响体力恢复；温度过低可使自身免疫性肝炎患者肌肉紧张。病房湿度应维持在 50%～60%，避免自身免疫性肝炎患者因湿度过高造成的气闷、尿液排出量增加，因湿度过小而引起口干舌燥、烦闷。病房应定时通风，且通风时间应持续 30 分钟，从而置换空气，降低空气中的微生物浓度。病房内应尽量减少噪声，护理人员在讲话、行动与工作中应尽量做到"四轻"，即说话轻、走路轻、操作轻、关门轻，给患者营造安静的休息环境。病房应保持适宜的光线，且有一定的变化，这不仅可缩小患者与外界的距离感，而且方便诊疗。

保持床单整洁，保持患者皮肤清洁、干燥，避免抓挠使皮肤破损，避免阳光直接照射皮肤。为减少对皮肤的刺激，皮肤应使用清水清洗，避免使用碱性洗护用品。禁止使用冷水清洗，避免皮肤暴露在低温中，四肢可用温水浸泡以促进血液循环。

（二）饮食指导

指导患者多食用富含维生素的食物。动物肝脏、牛奶、韭菜、菠菜等食物富含维生素 A，但此类食物不宜过多食用。新鲜蔬菜、水果、豆芽等食物富含维生素 C，奶类、蛋黄、海鱼等食物富含维生素 D。新鲜的蔬菜和水果中含有矿物质、纤维素和微量元素。每天至少食用 500g 新鲜的蔬菜和水果，水果最好削皮食用。每天摄入一定量的优质蛋白，瘦肉、奶、蛋、鱼虾、豆制品等是优质蛋白的重要来源。

自身免疫性肝炎患者长期使用免疫抑制剂治疗，容易引起骨质疏松，需增加钙的摄入，多食用豆腐、奶制品，多喝牛奶；戒烟酒，忌生、冷、硬、辛辣及咸菜等腌制品。患者如出现高血压、水钠潴留等症状，应低钠饮食，每天盐的摄入量应少于 5g，如有条件，可使用低钠盐调味。患者如出现体重大幅度增加，应控制脂肪摄入量。

（三）专科护理

1. 感染护理　自身免疫性肝炎患者免疫功能下降，且由于长期使用激素，机体免疫力更加低下，因此应保持病房清洁，做好每日消毒工作。护理人员应帮助患者做好口腔护理，避免出现口腔感染。

2. 用药护理　自身免疫性肝炎患者需要服用激素类药物，护理人员应遵医嘱，注意用药时间和剂量，并主动向患者解释药物的疗效、不良反应和注意事项，不随意增减剂量或停药。

3. 关节痛和高热护理　自身免疫性肝炎患者可出现关节痛伴高热的症状，应安排患者卧床，采取舒适体位，并保持功能位，确保疼痛部位不受压力。如患者的体温持续保持在较高的温度，护理人员应定时测量体温，寻找热型规律，采取有效的降温措施，并遵医嘱使用退热药物，以减轻症状。

4. 肝性脑病护理　绝对卧床休息，严密观察患者精神意识，加强休息和饮食护理，灌服微生态制剂，保持患者呼吸道、大便通畅，记录观察 24 小时出入量，观察其他并发症的发生，如出血、脑水肿、脑疝等。

5. 肝肾综合征护理　绝对卧床休息，给予低蛋白、低脂肪、营养丰富的易消化饮食，控制饮水量和液体流入量，每周测体重 1 次。观察生命体征的变化，定时测血压、脉搏等。观察小便的性质及量，注意观察利尿剂的应用效果。观察低钠血症表现，根据血生化指标补充钠盐。

（四）心理护理

由于多数自身免疫性肝炎患者病因不明确，病程长，迁延不愈，病情反复，患者不仅受病痛的折磨，还承担着来自家庭、经济等方面的压力，往往存在不同程度的焦虑、紧张、沮丧、抑郁等负面情绪。同时患者往往很被动，可能出现行为退化、角色过度等现象。在治疗与护理过程中，护理人员应与患者建立良好的护患关系，积极主动与患者交流，认真听患者的倾诉，及时了解患者的心理情况，进行治疗及采取护理措施前先向患者解释病情和治疗方案，使患者放松心情，减少心理压力，积极勇敢地正视疾病。可向患者介绍临床上治疗成功的案例，增加患者对抗疾病的信心，引导其改变心态，减少不良情绪。对于有行为退化、角色过度等现象的患者，应帮助并鼓励患者从事力所能及的事务，循序渐进地开展恰当的活动。

（五）健康指导

对患者进行健康宣教，介绍自身免疫性肝炎的发生与发展机制、治疗和转归等情况，增加患者对自身疾病的认知。重点告知其用药的必要性和可能存在的副作用，指导患者科学服药。宣传有益于健康的生活方式，消除或减轻影响健康的危险因素，增强患者的自我保健能力。

患者出院前，护理人员应向患者及其家属介绍自身免疫性肝炎的相关知识和注意事项，如日常饮食、活动、休息、复诊等方面的须知。指导患者及患者家属学会基本的护理技术如量血压、体温、脉搏等。教育患者形成良好的生活行为习惯，向患者说明和强调坚持服药的重要性，叮嘱患者按医嘱服药，不可自行减量甚至停药。提醒患者注意观察激素使用的不良反应，如大便颜色、有无腹泻等。告知患者服药后的正常现象和症状，如出现不适，应及时就医。嘱咐患者保持放松和愉快的心情，使治疗效果达到最佳。提醒患者自身免疫性肝炎容易复发，须根据医生的建议做好预防，并定时复诊。如为肝移植患者，应定期检查有无排斥现象。

第二节　原发性胆汁性肝硬化

原发性胆汁性肝硬化（primary biliary cirrhosis，PBC），又称原发性胆汁性胆管炎（primary biliary cholangitis，PBC），是一种以慢性肝内胆汁淤积为主要临床特征的肝内小胆管进行性非化脓性疾病，胆管炎症性破坏，并伴有门静脉周围炎症反应，继而出现肝纤维化，最后可发展为肝硬化甚至肝功能不全。该病多见于中年女性，呈全球性分布。原发性胆汁性肝硬化是一种免疫介导、进展缓慢的自身免疫性肝病。

一、病因与发病机制

原发性胆汁性肝硬化的病因及发病机制尚未被阐明，目前认为是由多种因素共同作用产生的。一般认为其发病与机体免疫因素、遗传因素、地理环境等因素有关。

（一）免疫因素

原发性胆汁性肝硬化具有明显的自身免疫学特征，如抗线粒体抗体（anti-mitochondrial antibody，AMA）阳性、血清 IgM 升高、汇管区淋巴细胞浸润等，因此免疫因素在原发性胆汁性肝硬化的发病中可能起关键作用。

1. 自身抗体　约 95% 的原发性胆汁性肝硬化患者可检测到 AMA。AMA 是原发性胆汁性肝硬化的特征性自身抗体，具有特异性，在疾病的早期阶段即可被检出。此外，1/3以上的原发性胆汁性肝硬化患者可检测到抗核抗体（ANA），对于 AMA 阴性原发性胆汁性肝硬化患者具有重要的诊断价值。抗心磷脂抗体（anti-cardiolipin antibody，ACA）在原发性胆汁性肝硬化患者中的阳性率为 53.5%，且该抗体阳性的患者更易发生消化道出血和门静脉高压。

2. 免疫细胞　许多研究提示，B 细胞可能在原发性胆汁性肝硬化疾病发生过程中起重要作用。原发性胆汁性肝硬化患者的血清 B 细胞活化因子水平相比健康人群及丙型肝炎患者均显著升高，并与 AST、总胆红素（total bilirubin）呈正相关。

$CD4^+$ T 细胞尤其是辅助性 T 细胞 1（Th1）和 Th17 可能参与了原发性胆汁性肝硬化的炎症反应过程。原发性胆汁性肝硬化患者受损的门管区存在大量的 $CD4^+$ T 细胞浸润，患者的 Th1/Th2 比例升高。原发性胆汁性肝硬化患者的外周血 $CD4^+$调节性 T 细胞（Treg）减少，胆管损伤区存在大量的 $CD8^+$ T 细胞浸润，提示 $CD8^+$ T 细胞和 Treg 可能参与介导了胆管损害。

此外，原发性胆汁性肝硬化患者的外周血和肝组织中 NK 细胞数量明显增多，胆管细胞周围可见大量 NK 细胞浸润，NK 细胞表达的穿透细胞膜蛋白水平升高，细胞毒性增强，提示肝脏 NK 细胞可能与原发性胆汁性肝硬化的发病有关。

3. 细胞因子　研究发现，IL-12A、IL-12RB2 是发生原发性胆汁性肝硬化的最可能相关位点，全基因组相关研究也显示 IL-12 对原发性胆汁性肝硬化易感性的重要作用，说明 IL-12 信号通路在原发性胆汁性肝硬化的发病机制中可能具有重要的作用，可能参与了胆管炎的病理过程。

胆管上皮细胞可产生趋化因子，吸引单个核细胞聚集至肝组织参与炎症反应。原发性胆汁性肝硬化患者的血浆和胆管区的趋化因子 CXCR3 表达量明显增多，提示趋化因子可能也参与了胆管炎症过程。此外，转化生长因子（TGF）β1、免疫球蛋白 IgM、Toll 样受体 4 等也可能与原发性胆汁性肝硬化的发生有关。

（二）遗传因素

流行病学研究表明，原发性胆汁性肝硬化的发病与遗传因素相关。有家族病史的原发性胆汁性肝硬化患者比例为 1%～7%。原发性胆汁性肝硬化患者一级亲属的患病率增高，兄弟姐妹患病的相对危险度约为 10.5。在双生子原发性胆汁性肝硬化患者研究中，同卵双生子同时患病率达 63%，而异卵双生子无同时患病者。女性原发性胆汁性肝硬化患者外周血白细胞丢失一条 X 染色体的比例远高于同龄的健康女性。基因研究显示，HLA-Ⅱ类分子与原发性胆汁性肝硬化具有一定相关性。

（三）环境因素

环境因素在打破具有遗传易感性个体免疫耐受方面具有重要作用，环境因素可促使处于潜伏期的原发性胆汁性肝硬化患者进展为临床症状期。微生物感染、疫苗、吸烟、营养不良、紫外线和生物异源性物质等因素可能与原发性胆汁性肝硬化的发病有关。微生物感染包括细菌、病毒和衣原体等，尤其是溶芳烃鞘氨醇单胞菌、大肠埃希菌、幽门螺杆菌、逆转录病毒和肺炎衣原体等的感染。

在地理环境因素方面，流行病学研究显示，不同地区人群发病率不同，英国、北欧及北美洲地区人群发病率高于东亚、非洲及澳大利亚。各国原发性胆汁性肝硬化发病率明显不同，进一步表明当地环境因素如微生物感染、日光、化学物质、药物、毒物等与原发性胆汁性肝硬化发病有关。

二、病理变化

原发性胆汁性肝硬化的主要病理特征为肝内细小胆管的慢性非化脓性炎症、肝纤维化、慢性胆汁淤积等，最终发展为肝衰竭和肝硬化。肝内小胆管所发生的非化脓性破坏性进行性的炎症或肉芽肿性质的胆管炎症，导致胆汁虽然正常形成但有排泄障碍，出现慢性肝内胆汁淤积。肉眼可见肝脏黑绿色肿大，表面有细小颗粒或呈平滑状，随着疾病的进展可呈结节状。根据病理变化过程，可将原发性胆汁性肝硬化的发生发展分为Ⅰ、Ⅱ、Ⅲ、Ⅳ四期。

Ⅰ期：胆管炎期。此期的主要表现为肝小叶间胆管的非急性炎症，没有化脓表现。胆管上皮细胞因受损而发生萎缩，胞内有空泡。周围有大量炎症细胞如浆细胞、中性粒细胞和少量嗜酸性粒细胞、淋巴细胞浸润。肝小叶间的门管区扩大，且有淋巴滤泡出现。此期肝细胞形态基本正常，胆汁还未淤积，肝实质一般未受累。

Ⅱ期：胆管增生期。此期的特点是胆小管异常增生，破坏了胆小管原本的规则形状。可有肉芽肿出现，胆小管被侵蚀破坏，多数汇管区小叶间胆管消失。肝小叶周围毛细胆管明显扩张，内含胆栓。肝实质因炎症而被侵蚀，可见碎屑样豆腐渣样坏死。有胆汁淤积，汇管区周边尤为明显。

Ⅲ期：纤维化期，又称瘢痕期。化期主要特征为纤维化，肝脏出现瘢痕组织，相隔的肝门小静脉之间有纤维间隔出现，淤积的胆汁增多，有碎屑样坏死，但无再生结节。

Ⅳ期：肝硬化期。肝细胞出现数目众多的小区域病灶性坏死，出现肝硬化的典型表现，如假小叶。假小叶为汇管区纤维隔互相扩展连接，分割肝小叶而成。可见再生结节。

三、临 床 表 现

原发性胆汁性肝硬化好发于中年女性（约占 90%），尤其是 40～60 岁的女性。青年和老年女性少见。起病隐匿，无明显征兆，过程缓慢，早期症状轻微，约 10% 的患者可无任何症状。

1. 乏力、瘙痒 原发性胆汁性肝硬化的临床症状首先表现为全身异常乏力，其次是皮肤干燥瘙痒，甚至为顽固性皮肤瘙痒。患者还可感觉眼干燥、食欲缺乏、口部干燥、唾液分泌减少，肝脏区域有明显不适感，腹部鼓胀，恶心。

2. 黄疸 一般在乏力、瘙痒出现后的数月至两年内出现黄疸，尿色深黄，大便颜色变淡，皮肤色素沉着。体检可见皮肤、巩膜黄染，皮肤有多处抓痕和脱屑。

3. 脂肪泻 由胆小管堵塞所造成的胆汁淤积，分泌到十二指肠参与消化的胆汁变少，脂肪的消化吸收受影响，粪便中可见大量脂肪，出现脂肪泻，大便次数增多。

4. 维生素缺乏 因肠道脂溶性维生素的吸收利用受阻，可出现表皮粗糙干燥、夜盲症、骨质疏松、骨质软化。由于缺乏维生素 K，还可引起出血，表皮出现小出血点。

5. 黄色瘤 胆小管的阻塞导致血液中脂肪、胆固醇大量增加，还可形成黄色扁平板块，称皮肤黄色瘤，是由单核细胞、组织细胞吞噬过多转运胆固醇所致。皮肤黄色瘤常见于眼睑内眦和发际线。

6. 其他 还可并发或伴随类风湿关节炎、干燥综合征、甲状腺炎症、肾小管酸中毒、关节炎等自身免疫病。

四、诊 断 要 点

当满足以下 3 项条件中的 2 项时，可以诊断为原发性胆汁性肝硬化。

（1）胆汁淤积升高的生化学证据。主要是 ALP 升高超过 6 个月及 GGT 升高。

（2）AMA 阳性。

（3）组织学上存在非化脓性破坏性胆管炎及小叶间胆管破坏的表现。

血清 AMA 对原发性胆汁性肝硬化具有特异性诊断价值，90%～95% 的患者在临床症状出现之前即可检测出异常。常在典型临床表现出现前 6～10 年即出现阳性，但血清 AMA 效价与疾病严重程度间不成正比。

对已表现出胆汁淤积的患者，通过腹部超声、CT、MRI 等检查可与肝外胆管系统梗阻进行鉴别，若不能除外梗阻性疾病，可进一步行磁共振胰胆管造影（MRCP）检查，必要时也可采用有创性的经内镜逆行胰胆管造影（ERCP）技术进行鉴别。

如 AMA 阳性，肝活组织检查对于原发性胆汁性肝硬化的诊断并非必需，但有助于明确疾病的活动度及分期。一些患者 AMA 持续阴性，但有原发性胆汁性肝硬化的临床、生化、组织学特征，也可诊断为原发性胆汁性肝硬化。但需要注意的是，AMA 阳性不仅见于原发性胆汁性肝硬化，还可见于自身免疫性肝炎、特发性血小板减少性紫癜、系统性硬化症、淋巴瘤等，需结合生化指标进一步明确诊断。

抗核抗体阳性可作为原发性胆汁性肝硬化的辅助诊断，对病情进展和预后判断有重要价值，特别是 AMA 阴性患者。对于 AMA 阴性患者，可检测对原发性胆汁性肝硬化有较高特异性的抗核抗体亚类，如抗 sp100、抗 gp210、抗心磷脂抗体（ACA）等。

五、治 疗 原 则

1. 一般对症治疗 乏力和瘙痒是原发性胆汁性肝硬化的主要症状，莫达非尼等药物已被证明对改善乏力有效。许多药物可缓解瘙痒症状，改善患者的生活质量。例如，服用考来烯胺（消胆胺）可使 90%患者的瘙痒症状得到缓解；利福平可用于不能忍受考来烯胺或考来烯胺无效的瘙痒患者。对于骨质疏松症，可采用体力活动，补充钙、维生素 D 及血清磷酸盐等措施。

2. 熊去氧胆酸（ursodeoxycholic acid，UDCA） 是治疗原发性胆汁性肝硬化的首选药物，也是目前唯一具有长期疗效的药物，且一旦确诊为典型原发性胆汁性肝硬化，患者需终身服用。

大量研究和临床应用表明，熊去氧胆酸可有效改善患者的生化指标，治疗原发性胆汁性肝硬化的效果显著。配合合理的休息，给予"三高一低"即高蛋白、高糖分、高维生素和低脂饮食，以及皮质类固醇如泼尼松龙。此方法可有效改善患者临床表现，延缓患者病情，减少并发症的发生，起到较好的治疗效果。但由于原发性胆汁性肝硬化发病机制复杂，常与其他免疫性疾病共存，具体治疗方法因人而异。

约有 1/3 的原发性胆汁性肝硬化患者对熊去氧胆酸的治疗效果不佳，需采用其他治疗方法控制疾病进展，目前已有进展的如布地奈德已被证明能够改善生化和组织学应答；秋水仙碱和甲氨蝶呤可改善肝酶情况及肝组织结构；调脂药物非诺贝特和苯扎贝特能有效抑制胆汁酸在肝脏的合成及摄取，具有较好的抗胆汁淤积作用。其他治疗药物如利妥昔单抗、抗逆转录病毒药物等。

3. 肝移植 是治疗原发性胆汁性肝硬化患者肝衰竭唯一有效的方法，可明显提高原发性胆汁性肝硬化患者的生存率。肝移植术后 5 年生存率可达 85%，移植后复发率约 20%，通常于移植后 3～7 年发生。复发后疾病进展缓慢，很少需要再次移植。

六、护 理 措 施

（一）一般护理

为患者提供舒适的治疗环境，病房环境安静，光线适宜，空气流通。为了增加肝脏血液回流，应嘱咐患者多卧床休息，尽量不要过多地活动，以促进肝细胞的再生，减少体能消耗。仔细观察患者皮肤的颜色和皮肤的瘙痒程度，定时测量体温，观察患者的生化指标变化。提前向患者介绍各种检查前需要准备的物品及注意事项，协助患者做肝生化、B 超、CT 等各项检查。

指导患者按时按医嘱服药，并将药物的剂量、服用时间和方式及可能出现的并发症详细告知患者，观察了解是否出现药物的副作用并及时采取措施。指导患者运动，对于长久卧床的患者，协助其翻身变换体位。

（二）饮食护理

原发性胆汁性肝硬化患者由于胆汁淤积所致的排泄紊乱，影响维生素 A、维生素 D、维生素 E、维生素 K 的吸收，容易引起高胆固醇血症、脂肪泻和骨质疏松症，因此要根据患者的饮食习惯及忌口需求，为患者制订合理的饮食计划。

原发性胆汁性肝硬化患者较易出现持续低蛋白质血症，因此日常进食要以高蛋白、高糖、高维生素、低脂肪为主导原则。鼓励患者多吃蔬菜、水果，多吃含钙、磷高的食物，如鱼肉、牛奶、鸡蛋、大豆制品和瘦肉等，减少油腻及胆固醇高的食物，不喝咖啡、浓茶及各种饮料。进食勿过饱，提倡少食多餐。加强维生素 D 和钙的摄入，预防肌萎缩和骨质疏松。

肝硬化尤其是失代偿期、有胃底静脉曲张的患者，严禁食用生、冷、油腻、辛辣、坚硬及刺激性食物，绝对禁酒，可喝热茶。对于腹腔积液患者，嘱其摄入蛋白质饮食，少喝水少摄入盐。若患者食欲缺乏，则应及时采用静脉注射补充营养。

（三）专科护理

1. 皮肤瘙痒护理 由于胆汁分泌障碍会引发高胆红素血症，胆盐会刺激神经末梢，导致患者皮肤瘙痒，难以忍耐，夜间更是难以入睡。患者为了缓解瘙痒感，经常用手抓皮肤，容易抓破皮肤引起感染。应指导患者使用温水洗漱，使用酸性沐浴露和中性洗发水，忌用碱性皂液，切忌使用会刺激皮肤的过冷或过热的洗漱水，不用碱性较强的化学洁肤品、酒精等。

指导患者穿着较为宽松、柔软、透气性优良的全棉衣物，床单被褥保持干净、整洁、干燥，常清洗。叮嘱患者保持皮肤清洁，勤洗头，勤洗澡，勤洗手，勤换内衣，勤修剪指甲或戴棉质手套，实在难以忍受瘙痒时可用轻叩、拍打或抚摸瘙痒部位的方式缓解，严禁搔抓。指导患者自己转移注意力，采用如看电视、听收音机、看报纸杂志、看小说、听笑话等办法，以缓解瘙痒症状。适当使用炉甘石洗剂或 0.25%薄荷醇药水涂抹，可起到缓解瘙痒的作用。

2. 肝性脑病护理 密切观察病情，若患者出现性情改变、理解力及定向力障碍、扑翼样震颤阳性等异常现象时，应考虑该患者正处于肝性脑病的早期，应即刻通知医生处理并密切关注患者的病情进程，严重时给予该患者特级护理。

调整饮食结构，限制患者蛋白质的摄入量，同时要保证患者热量和能量的供给，可采取静脉滴注白蛋白的方式。慎用镇静剂。若患者出现严重狂躁，必要时可在征得家属同意后对患者实施约束和固定措施，以防坠床等事故的发生。

3. 消化道出血护理 加强监测，捕捉心悸、咽喉发痒、胃部不适、恶心、呕吐及腹部不适等出血先兆，定时监测血小板计数、凝血酶原时间等。若发现患者消化道出血，应立即让患者平卧，使其头偏向一侧，快速实施措施建立静脉通道，迅速扩容，使用止血药。

4. 腹水护理 原发性胆汁性肝硬化患者肝功能异常，腹内存在的游离液体聚集，容易诱发腹水。对于放置引流管的患者，应给患者安置合适的体位，从而保持引流通畅，防止腹腔积液渗出。加强饮食摄入管理，鼓励患者多活动多饮食。在综合护理的基础上，准确记录患者 24 小时出入量，每日测量腹围和体重，以提供可靠的治疗依据。密切观察患者对药物的反应及生化指标的变化。禁止摄入腌制和辛辣的食品，还需注意控制盐的摄入量。及时抽取患者腹腔内淤积的液体，防止腹腔内液体积蓄过多。

5. 脂肪泻护理 关注和询问患者状况，如患者陈述粪便呈灰白色、稀水样，且次数较多时，要注意极可能是脂肪泻。应做好肛周护理，用温水清洁，同时加强保暖，避免着凉。若腹泻严重，需及时补液，避免水、电解质失衡。

（四）心理护理

原发性胆汁性肝硬化病程长，病情重，并发症反复发作，目前还没有确切的治疗方法，病情呈不可逆发展。患者由于求治心切，常表现出紧张、焦虑、恐惧甚至抑郁等不稳定情绪，心理压力大，对治疗和护理容易失去信心，不愿坚持长期配合治疗。治疗期间，护理人员应主动向患者及家属讲解该病的相关知识，可能出现的不良反应、护理要点和疾病预后等，耐心解答患者提出的问题，让患者及其家属明白此病进展缓慢，规范的治疗可明显延缓病情进展，且本病并非不治之症。及时向患者解释治疗方法及护理操作的意义，避免患者产生怀疑与不信任。综合运用支持、鼓励、疏导、抚慰等方法使患者保持平和的心态，树立战胜疾病的信心。

（五）健康指导

尽量使用通俗易懂的语言向患者及其家属介绍原发性胆汁性肝硬化的病因、并发症、治疗方法及饮食禁忌。提醒患者家属要多关心患者，细心观察，及时发现患者有无其他并发症出现的潜在因素，积极配合治疗和护理工作，最终达到控制疾病、预防并发症的目的。患者出院时，要教育患者严格遵医嘱坚持服药，不得擅自减量或停药，并定期到医院就诊复查各项指标。提醒患者要多卧床休息，不要过度劳累，不可进行剧烈运动。制订合理的饮食计划，建议患者多进食高蛋白、低脂、低盐易消化食物。

第三节　炎症性肠病

炎症性肠病（inflammatory bowel disease，IBD）是一种慢性非特异性肠道炎症疾病，病程较久且易反复，包括溃疡性结肠炎（ulcerative colitis，UC）和克罗恩病（Crohn's disease，CD）。溃疡性结肠炎是一种局限于结肠黏膜层和黏膜下层的非特异性肠道炎症性疾病。克罗恩病是一种非特异性肉芽肿性全肠壁炎症，可累及消化系统的任何部分，最常见的部位为回肠末端、结肠和直肠。炎症性肠病曾被认为是西方人的疾病，然而近年来该病在我国的发病率逐年上升，已成为常见的消化道疾病。

一、病因与发病机制

炎症性肠病是一种多因素致病性疾病，具体的病因尚不明确，一般认为与免疫、感染、环境、遗传因素有关，是由自身免疫系统紊乱、致病性的环境因子、易感基因遗传及其他个体易感因素等多因素共同作用所致。

1. 自身免疫因素　炎症性肠病经常伴有关节炎、结节性红斑等自身免疫病，且许多患者血清中可检出自身抗体与免疫复合物，这都表明本病与自身免疫因素有关。肠黏膜免疫系统主要涉及肠上皮细胞、固有细胞（包括淋巴细胞、巨噬细胞、单核细胞、中性粒细胞、树突状细胞等），以及上述细胞分泌的各种介质（细胞因子、趋化因子等）。本病相关因素可打破以上系统的平衡，从而导致发病。

正常肠道组织内一般固有免疫应答占优势，但炎症性肠病患者体内的适应性免疫应答占据主导地位，这使大量炎症因子长期作用于黏膜细胞，从而导致肠上皮组织炎症的发生。

2. 遗传因素　研究发现，炎症性肠病可能是由环境中某些因素作用于具有相应遗传易感因素的个体而导致。目前发现与炎症性肠病相关的基因已有 100 多种。炎症性肠病的同卵双生子高共患率和家族聚集现象及其发病率的种族、地域差异，均表明遗传因素在炎症性肠病的发病机制中起重要作用。

易感基因通过表达使得具有相应基因的个体对正常或致病菌的反应调节不足，细胞的自噬作用改变，并促进某些致炎因子分泌，因而具有易感基因的人群更易患炎症性肠病。

3. 微生物感染　病原体对机体的侵染是炎症性肠病的重要致病原因之一。已发现的可能与炎症性肠病发病有关的因素有麻疹病毒、幽门螺杆菌、巨噬细胞病毒、抗菌药物使用和肠道菌群失调。

4. 环境因素　近年来，随着亚洲国家工业化进程的加速和人们生活方式的变化，炎症性肠病的发病率逐年上升。在炎症性肠病低发病地区生活的人群移居至高发病地区后，发病率也随之增加，这表明环境因素是本病发病的重要因素之一。吸烟对机体的损伤及不良的饮食习惯是环境因素中的重要环节。烟草产生的烟雾中有上百种物质，如尼古丁、自由基和一氧化碳等，可通过影响黏膜层、细胞因子、微循环等在炎症性肠病中发挥作用。

二、病 理 变 化

溃疡性结肠炎一般累及结肠、直肠，是以直肠为起始向近端扩展的弥漫性、连续性病变，主要是黏膜的弥漫、表浅炎症。典型表现为弥漫性隐窝结构紊乱、隐窝萎缩、上皮杯状细胞减少，易见隐窝脓肿，黏膜弥漫淋巴细胞、浆细胞浸润，基底浆细胞增多，而肌层、浆膜无明显炎症。

克罗恩病为可累及全消化道的跳跃性、节段性病变，典型肉眼表现包括纵行溃疡、铺路石样黏膜改变、肠道狭窄、瘘管形成、肠系膜脂肪包绕肠壁。镜下表现为节段性全壁性炎症，全壁淋巴细胞聚集、黏膜下层增宽、裂隙状溃疡、神经纤维增生及非干酪样肉芽肿等变化。

三、临 床 表 现

炎症性肠病临床表现包括消化系统症状、全身症状及肠外症状，普遍表现为肠外症状。消化系统症状可发生在消化道的任何部分，其中以发生在末端回肠、结肠、同时累及小肠和结肠这三种最常见。

（一）消化系统症状

1. 腹泻 开始症状较轻，每日 2～4 次，粪便表面有黏液，严重时每日可超过 10 次，粪便中可含血、脓。炎症性肠病两种类型的腹泻症状存在一定的差别，溃疡性结肠炎主要为血水样腹泻，而克罗恩病腹泻多为糊状或水样，多无脓、血、黏液，且便量较少。

2. 腹痛 溃疡性结肠炎的腹痛多发生于腹部的左下部或下部，大多为痉挛性疼痛，持续时间较长，并且伴有里急后重，病情较轻者便后症状可缓解，病情重者可表现为持续性疼痛。克罗恩病的腹痛则大多为腹部右下的轻微疼痛，疼痛会阵发性加剧，呈间歇性且可有反复发作，可有脐周痛或全腹痛。

3. 腹部包块 约 1/3 的克罗恩病患者右下腹及脐周可出现包块，包块多由肠壁及肠系膜增厚、肠系膜淋巴结肿大、腹内脓肿、内漏形成及肠粘连导致。

4. 肛门症状 克罗恩病偶有肛门内隐痛，可伴有肛周脓肿、瘘管的形成。

（二）全身症状

1. 发热 约 1/3 的克罗恩病患者存在低热或中热，且多为间歇性出现，多因肠道内炎症及毒血症所致。

2. 贫血 由疾病暴发时肠道内大量出血所致，可为重度贫血。

3. 营养不良 患者肠道因炎症性肠病的影响，吸收能力下降或供能物质消耗增大，致使患者多体形消瘦，呈营养不良状。如患者为青少年，则可出现生长发育迟缓等症状。

（三）肠外表现

皮肤黏膜表现以坏疽性脓皮病、结节性红斑较为常见，可有黏膜上病变如牙龈组织急性炎症、口面部肉芽肿等。循环系统表现多为心肌炎、血栓形成、心内膜炎、血栓栓塞等。

四、诊 断 要 点

溃疡性结肠炎与克罗恩病具有许多相同的临床特征（如反复发作等），因此统归于炎症性肠病。根据患者临床表现、实验室检查、内镜检查、X 线钡灌肠和病理学表现等，综合分析后做出诊断。病理诊断在炎症性肠病的诊断、治疗及病程监测中都有重要的作用，目前尚无法替代。溃疡性结肠炎与克罗恩病的鉴别诊断见表 7-1。

表 7-1　溃疡性结肠炎与克罗恩病的鉴别诊断

项目	溃疡性结肠炎	克罗恩病
炎症范围	病变呈弥漫性、连续性，主要累及黏膜及黏膜下层	病变呈节段性，为透壁性炎症
裂隙状溃疡	无	常见
直肠病变	常见	少见
回肠病变	罕见，反流性结肠炎除外	常见
隐窝脓肿	常见	罕见
帕内特细胞化生	常见	罕见
上皮样肉芽肿	无	常见
淋巴细胞增生	罕见	常见
神经增生	罕见	常见

五、治 疗 原 则

炎症性肠病目前主要的治疗方法为控制活动性炎症和调节免疫紊乱，部分病例需外科手术治疗。

（一）一般治疗

炎症性肠病的一般治疗方法为饮食调理和营养补充，给予高营养少渣饮食，适当给予叶酸、维生素 B_{12} 等维生素和微量元素。克罗恩病患者的营养状况普遍较差，可通过静脉补充营养或经鼻胃管补充营养，还可口服进行营养补充。营养补充贯穿患者的整个治疗期。对于腹痛、腹泻者，必要时可给予抗胆碱药或止泻药，合并感染者经静脉给予广谱抗生素。

（二）药物治疗

1. 水杨酸制剂　美沙拉秦为溃疡性结肠炎的一线治疗用药，病情较轻的克罗恩病患者也可使用。水杨酸制剂具有抑制炎症、改变隐窝结构和预防相关性结肠癌的作用，对控制轻、中型患者活动性有一定疗效，主要适用于病变局限在结肠者。

2. 糖皮质激素　为控制病情活动性最有效的药物，是控制克罗恩病的主要药物之一，适用于疾病的活动期。对于活动性强的患者，应用糖皮质激素时可增加水杨酸制剂或免疫抑制剂。

3. 免疫抑制剂　包括硫嘌呤、硫唑嘌呤、甲氨蝶呤、他克莫司等。硫嘌呤、硫唑嘌呤等传统免疫抑制剂对炎症性肠病具有较高的缓解率，可避免患者出现激素依赖，且在治疗 5 年后对近 40% 的炎症性肠病患者仍有效，为克罗恩病的主要治疗药物之一。免疫抑制剂也适用于糖皮质激素治疗效果不佳或对糖皮质激素依赖的患者。

4. 生物制剂　主要有抗 TNF 单抗、英夫利昔单抗、阿达木单抗、维多珠单抗、赛妥珠单抗等，是除了免疫抑制剂、皮质激素和水杨酸制剂外的重要治疗药物，对疾病的控制具有一定的效果，在难治性炎症性肠病的诱导缓解和维持治疗中发挥着重要作用。

（三）手术治疗

手术指征包括并发完全性肠梗阻、瘘管与脓肿形成、急性穿孔或不能控制的大出血等。溃疡性结肠炎是连续性病变，为求根治可选择切除全部结直肠原发病灶，因而认为溃疡性结肠炎是经手术可治愈的炎症性肠病。克罗恩病多呈节段性，多部位发病且术后复发几乎不可避免，故手术时只能切除病变明显的肠段，同时保留尽可能多的肉眼所见正常的肠段。因此克罗恩病的外科治疗仅采用姑息性手术。

六、护 理 措 施

（一）一般护理

保持病房环境的安静、整洁，温湿度适宜。炎症性肠病患者病情发作时应卧床休息，改善局部血液循环，为患者选择合适的卧床姿势缓解病情，尽量避免过度劳累。监测患者的生命体征如体温、血压等。观察记录患者的排泄情况与次数，注意是否出现血便、腹泻等情况。评估患者关节炎情况及疼痛等级，对应医嘱实行相应护理。消除炎症，缓解因疾病所引起的疼痛。指导患者开展合理的锻炼和康复训练。

（二）饮食指导

炎症性肠病属于慢性疾病，患者极易出现营养不良。应给患者提供热量足量、富含蛋白质、维生素丰富及低脂肪、纤维少、少碎渣的饮食，提倡少量多次进餐。避免进食对肠道有刺激的食物。贫血患者应该根据医嘱及时补充维生素 B、叶酸。病情较严重者需禁食，为维持体内电解质平衡，必要时根据医嘱给予患者静脉输液。病情缓解期间，应该指导患者进食营养含量高、易消化的食物，切忌辛辣、油炸类等刺激性食物，禁止饮用含咖啡因的饮品。

（三）专科护理

1. 结肠出血护理 如出现肠道大量出血，应嘱咐患者保持绝对卧床休息，配合医生进行抢救。采血样和粪便样本送检。及时创建静脉通道，根据需要进行输液或配血、输血。密切观察大便的性质、颜色、数量、频率及血压等体征，正确评估出血量，并做好护理记录。

2. 腹泻护理 腹泻是复发性炎症性肠病患者的常见症状。轻型患者 1~2 次/天，重型患者可达 20~30 次/天，常伴不同程度的黏液和血便。长期腹泻易致肛裂、肛肠脓肿和肛周溃疡，营养不良者易引发压力性损伤。应及时清除尿液，并用温水和高锰酸钾溶液清洗肛门，保持肛门清洁。保持病床的平整和干燥。

3. 腹痛护理 记录患者腹痛的发生部位、严重程度及疼痛的时间，并及时向医生报告。注意腹部体征的变化。注意观察是否有肠梗阻、肠穿孔和腹腔内脓肿等并发症表现。如患者出现持续腹痛和明显压痛的症状，则表明炎症扩散到了腹膜，或已有腹腔内脓肿的形成。肠穿孔可引起全身腹痛和腹肌紧张。患者出现并发症时应及时联系医生处理。

4. 呕吐护理　当患者发生呕吐时，护理人员应将患者头部转向一侧，以防止窒息和咳嗽；帮助患者漱口，并更换受污染的衣服和床上用品。

5. 发热护理　患者大多有低热或中度发热，如有腹腔脓肿，可出现高热。出现高热时，应积极采取降温措施，如使用抗生素、物理降温、药物解热等。

（四）心理护理

炎症性肠病是一种不易治疗且反复发作的疾病，患者容易产生紧张、害怕、焦虑等不良情绪，护理人员应及时给予有针对性的心理开导和关怀，关心体贴患者，耐心倾听患者的问题，认真向患者讲解关于炎症性肠病的相关知识，解除患者的疑虑，消除患者对疾病的恐惧，给予患者鼓励，尽量减少患者焦虑、不安、紧张等不良情绪，帮助患者树立自信和对疾病的正确认知，积极配合医护人员开展治疗和护理工作。

（五）健康指导

对患者开展健康教育，普及炎症性肠病的病因、治疗措施、服药要求和注意事项等知识，指导患者及家属平时应注意饮食、活动作息和健康管理，使患者充分认识健康生活的重要性。提醒患者保持生活规律，保持大便通畅，注意肛门周围及外阴部的卫生与清洁。按医嘱服用药物，不可擅自增减药物使用量；注意观察药物服用后的不良反应，如发生发热、大便不畅等情况，应及时就医。适当进行体育锻炼，但不宜过度劳累。根据医嘱定期进行复查。

第八章

呼吸系统免疫相关性疾病及护理

呼吸系统包括呼吸道和肺两大部分，其中呼吸道又由鼻、咽、喉、气管及支气管组成。呼吸系统的主要功能是执行人体与外界空气的气体交换，称为肺呼吸。通过肺呼吸，机体从大气摄取新陈代谢过程所需要的氧气，排出所产生的二氧化碳。临床上常将鼻、咽、喉称为上呼吸道，气管以下的气体通道（包括肺内的支气管、小支气管、细支气管、终末细支气管和肺泡管）称为下呼吸道。呼吸系统参与机体防御和免疫的物质基础主要有呼吸道机械防御系统、呼吸道黏膜免疫系统、呼吸道黏液的化学防御物质及肺泡巨噬细胞等。

第一节　支气管哮喘

支气管哮喘（bronchial asthma）简称哮喘，是由多种细胞特别是肥大细胞、嗜酸性粒细胞、T 细胞及细胞组分参与的气道慢性炎症性疾病，表现为气道慢性炎症和气道高反应性，引起广泛多变的可逆性气流受限，并导致反复发作性的喘息、气急、胸闷、咳嗽等症状。近年来我国哮喘的发病率逐年增高。

一、病　　因

哮喘的病因还不是十分清楚，一般认为其是与多基因遗传有关的变态反应性疾病，环境因素对发病的影响不容忽视。

1. 遗传因素　约 40% 的该病患者有家族史。流行病学调查表明，哮喘患者亲属的患病率高于群体患病率，且亲缘关系越近，患病率越高，病情也越严重。目前哮喘发病的相关基因尚未完全明确，但有研究表明，与气道高反应性、IgE 调节和特应性反应相关的基因在哮喘的发病中起着重要作用。

2. 环境因素　在哮喘发病过程中也起着重要的促发作用。相关的诱发因素较多，主要包括以下几种。

（1）吸入性抗原：尘螨、花粉、真菌、动物毛屑等。

（2）非特异性吸入物：二氧化硫、油漆、氨气、活性燃料、过硫酸盐、甲苯二异氰酸酯、淀粉酶、谷物粉尘、蘑菇粉尘及农药等。

（3）感染源：病毒、细菌、支原体、衣原体等。

（4）食物性抗原：鱼、虾、蟹、蛋类、牛奶等。

（5）药物：阿司匹林、普萘洛尔、青霉素、硫喷妥钠、甲基葡胺碘胆胺、异丙肾上腺素等。

（6）其他：汽车尾气、烟草烟雾、电磁烟雾等空气污染，以及气候变化、运动、妊娠、精神状态等均可成为哮喘的诱发因素。

二、发病机制

哮喘的发病机制尚未完全明确，目前认为与免疫性气道炎症反应、气道神经调节机制和气道高反应性及其相互作用等有关。

1. 免疫性气道炎症反应机制　大量的临床研究表明，哮喘无论病程长短或病情轻重，均存在一定的气道慢性炎症性改变，而参与气道炎症的炎症细胞主要包括肥大细胞、巨噬细胞、嗜酸性粒细胞、中性粒细胞、T 细胞、气道上皮细胞及树突状细胞等，并以组胺、缓激肽、前列腺素、白三烯、血小板活化因子、嗜酸性粒细胞趋化因子、内皮素-1、基质金属蛋白酶等作为炎症介质，通过 IgE 抗体介导或非 IgE 抗体介导的炎症途径引起炎症，进而导致气道高反应性及哮喘的发生。

现有的研究表明，辅助性 T 细胞亚群功能紊乱与哮喘发病关系密切，Th 细胞是 T 细胞的重要细胞亚群。未致敏的 Th0 细胞受到抗原刺激后，主要分化为 Th1 和 Th2 两种细胞亚群。正常人 Th1/Th2 细胞互相依存和制约，保持动态平衡。当机体受到异常抗原刺激时，Th1/Th2 细胞水平及功能平衡失调，Th1/Th2 细胞中 Th2 亚群功能升高，而 Th1 亚群功能降低，即可引起异常的免疫应答，导致免疫细胞及其成分对机体自身组织结构和功能的破坏。Th2 优势是哮喘形成及进展的关键性机制。总之，哮喘的炎症反应是由多种炎症细胞、炎症介质和细胞因子参与并相互作用的结果。

2. 气道神经调节机制　气道神经调节也是哮喘发病的重要环节。支气管受复杂的自主神经支配。除了胆碱能神经、肾上腺素能神经外，还有非肾上腺素能非胆碱能（NANC）神经系统。肾上腺素能胆碱能神经-受体失衡，β_2 受体功能降低及迷走神经功能亢进，可引起支气管平滑肌的收缩，腺体分泌增多，进而容易导致哮喘发作。抑制性非肾上腺素能非胆碱能神经具有舒张支气管的作用，若其被炎症细胞释放的酶所降解，对胆碱能神经的抑制作用减弱，可导致支气管收缩而引发哮喘；而兴奋性非肾上腺素能非胆碱能神经可受某些介质（如前列腺素、细胞因子）的作用而敏感化，释放感觉神经肽，可引起支气管收缩和支气管高反应性而导致哮喘。

3. 气道高反应性（airway hyperresponsiveness，AHR）　气道高反应性表现为当机体遇到致敏原时，气道受到刺激，炎症细胞、炎症介质细胞受到刺激，引起支气管黏膜慢性炎症反应，上皮细胞大量脱落，上皮下神经末梢裸露，对刺激的敏感性增加，兴奋传导性加快，引起气道过早、过强地收缩、痉挛，从而诱发哮喘。气道对各种刺激因子出现过强或过早的收缩反应是哮喘发生、发展的另一重要因素。气道高反应性是哮喘患者的共同病理生理特征，常有家族倾向。

三、病 理 变 化

哮喘的疾病早期一般没有明显的器质性改变，多表现为平滑肌收缩和黏膜水肿，为可逆性的病理改变。随着疾病发展，肉眼可见肺过度充气和肺气肿，支气管管腔内富含痰样黏液且形成浓缩的黏液栓。显微镜下观察可见气道纤毛上皮脱落，杯状细胞增多，黏液腺增生，出现均匀一致、无结构、半透明状蛋白质蓄积，在 HE 染色中呈嗜伊红均质状，即玻璃样变。若哮喘长期发作，可出现气道上皮纤维化，基膜增厚，管壁平滑肌增厚，黏膜下及肌层内嗜酸性粒细胞、单核细胞等炎症细胞浸润。

四、临 床 表 现

1. 症状　哮喘患者的常见症状是发作性的喘息、胸闷、气急或咳嗽，常伴有哮鸣，常清晨和夜间发作或症状加剧。少数患者表现为胸痛。严重的哮喘患者由于呼吸困难，被迫采取半坐位或端坐位，干咳或咳出白色泡沫。干咳常是哮喘的前兆，哮喘发作时，咳嗽、咳痰症状反而减轻，以喘息为主。部分哮喘患者发作时以刺激性干咳为唯一症状，无明显喘息，称为咳嗽变异性哮喘。

2. 体征　哮喘患者缓解期可无异常体征。发作期呼吸加快，呼气延长，胸廓膨隆，叩诊表现为过清音，多数伴有双肺如笛声的高音调，称为哮鸣音。哮喘严重者由于支气管极度狭窄，呼吸肌出现疲劳时喘鸣音反而消失，称为寂静肺（silent lung）。严重哮喘发作时，可出现大汗淋漓、口唇和手指（脚趾）发绀、胸腹反常运动、心率增快及奇脉等体征。

3. 并发症　哮喘发作时可并发气胸、纵隔气肿、肺不张，长期反复发作和感染可并发支气管炎、肺气肿、支气管扩张、间质性肺炎、肺纤维化及肺源性心脏病等。

五、诊 断 要 点

符合以下（1）～（4）条或第（4）（5）条者，可以确诊为哮喘。

（1）反复发作喘息、气急、胸闷或咳嗽，多与接触过敏原、冷空气、物理性刺激、化学性刺激、病毒性上呼吸道感染和运动等有关。

（2）发作时在双肺可闻及散在或弥漫性、以呼气相为主的哮鸣音，呼气相延长。

（3）上述症状可经治疗缓解或自行缓解。

（4）除外其他疾病所引起的喘息、气急、胸闷或咳嗽。

（5）临床症状不典型者（如无明显喘息或体征）应至少具备下列三项中的一项：①支气管激发试验或运动试验阳性；②支气管舒张试验阳性；③昼夜呼气峰流速（PEF）变异率≥20%。

六、治 疗 原 则

虽然哮喘目前尚无特效的治疗方法，但使用药物进行长期规范化的治疗可使哮喘症状得到控制，减少复发乃至不发作。哮喘的临床治疗应采用综合治疗手段，其中抗炎、对症、免疫治疗是哮喘最基本的治疗方法，同时减少接触过敏原及其他哮喘触发因素。

（一）脱离过敏原

过敏原往往是诱发哮喘的重要诱因。部分患者能够找到引起哮喘发作的过敏原，患者有效远离过敏原，哮喘症状可得到大幅缓解，是防治哮喘最有效的方法。

（二）药物治疗

1. 控制气道炎症药物　控制气道慢性炎症是哮喘的基本治疗方法，对长期控制哮喘具有重要作用。常用的药物有吸入性糖皮质激素、色酮类药物等。

（1）糖皮质激素。糖皮质激素是目前防治哮喘最有效的药物，常用的有二丙酸倍氯米松、布地奈德、氟尼缩松、曲安奈德、氟替卡松等。

（2）色苷酸二钠。色苷酸二钠为非皮质激素类抗炎药物，能稳定肥大细胞膜，抑制介质释放。一般雾化吸入 $5\sim20mg$，每日 $1\sim4$ 次。

（3）其他药物。长效 β_2 受体激动剂、白三烯受体拮抗剂及小剂量茶碱也有一定的抗炎作用。

2. 缓解症状药物　此类药物的主要作用为舒张支气管、控制哮喘的急性症状。常用的药物有 β_2 受体激动剂、茶碱类药物及抗胆碱药物。

（1）β_2 受体激动剂。β_2 受体激动剂主要通过兴奋气道平滑肌和肥大细胞膜表面的 β_2 受体而舒张气道平滑肌，且能减少肥大细胞和嗜碱性粒细胞脱颗粒及其介质的释放，降低微血管的通透性，增加气道上皮纤毛的摆动，是控制哮喘急性发作症状的首选药物。常用的有沙丁胺醇、特布他林、非诺特罗、福莫特罗、丙卡特罗等。福莫特罗作为长效 β_2 受体激动剂，具有起效快、维持时间长等特点，是全球哮喘防治创议 2023（GINA2023）重点推荐的青少年哮喘缓解药物。

（2）白三烯受体拮抗剂。白三烯受体拮抗剂具有拮抗炎症介质白三烯的作用，不仅能缓解哮喘症状，还可减轻气道炎症，可用于激素禁忌患者或联合用药，每日 1 次口服，使用方便。临床常用药物有孟鲁司特、扎鲁司特。

（3）茶碱类药物。茶碱类药物具有明显的扩张支气管、免疫调节及抗炎作用，用于临床的药物有氨茶碱、茶碱、羟丙茶碱、二羟丙茶碱、恩丙茶碱等。

（4）抗胆碱药物。抗胆碱药物主要通过抑制气道平滑肌 M 受体而引起支气管扩张，可作为哮喘治疗的辅助用药。常用的吸入性抗胆碱药物有异丙托溴铵和噻托溴铵。

3. 生物靶向药物　用于重度哮喘的治疗。目前已研发出多种针对炎症介质的单克隆抗体和小分子化学合成哮喘药物，使哮喘治疗迈入靶向治疗的时代。

（1）抗 IgE 抗体治疗。抗 IgE 抗体是针对人类 IgE 的重组单克隆抗体，可降低血清游离

IgE 水平，显著降低鼻部和支气管的嗜酸性粒细胞、肥大细胞数量。奥马珠单抗（omalizumab）是用于治疗哮喘的首个生物靶向药物，主要用于长期口服或吸入糖皮质激素仍不能有效控制症状的严重哮喘患者。

（2）抗 IL-5/IL-5 受体抗体治疗。IL-5 在嗜酸性粒细胞的分化、成熟、活化和抑制细胞凋亡过程中发挥着重要作用。靶向 IL-5 抗体和 IL-5 受体抗体可用于治疗重度嗜酸性粒细胞性哮喘。抗 IL-5 的单克隆抗体主要有美泊利单抗（mepolizumab），抗 IL-5 受体的单克隆抗体主要有贝那利珠单抗（benralizumab）。

（3）抗 IL-4 受体 α 抗体治疗。IL-4 是与哮喘相关的 Th2 细胞因子，可刺激 B 细胞分为浆细胞产生特异性 IgE，并可刺激 Th2 细胞增殖和分泌细胞因子。抗 IL-4 受体 α 单克隆抗体药物杜匹鲁单抗（dupilumab）可抑制 IL-4/IL-13 信号通路，用于治疗糖皮质激素依赖的重度哮喘患者具有明显的疗效。

（三）非药物治疗

目前哮喘的非药物治疗手段主要为支气管热成形术。该方法通过无线电波烧灼哮喘患者呼吸道中多余的平滑肌来降低呼吸道高反应性，达到缓解症状的目的，可用于重度哮喘患者的治疗。

七、护 理 措 施

（一）一般护理

病房应空气流通、新鲜，无灰尘、煤气、烟雾、漆气及其他刺激性物质，尽量使室内温度保持在 22～24℃，相对湿度为 50%～60%，以减轻对患者气管的刺激。病房内避免布置花草，如夜来香、玫瑰花等，以免因其花粉引发哮喘。枕头内不宜填塞羽毛或陈旧的棉花，以免吸入而引起哮喘发作。每一病房哮喘患者不应多于 2 人，较严重或多在晚上发作的患者应安排单人病房。避免患者穿紧身衣服及紧束腰带，避免长时间做增加腹压的动作及姿势，如憋气、便秘等。睡觉时床头抬高 15～20cm，哮喘发作时取端坐位或半坐位。给予常规吸氧，氧气的浓度以 33%～35% 为宜。每周定期空气消毒两次。

（二）饮食指导

哮喘急性发作时，以流质食物为主，宜清淡，发作期内尽量避免食用鱼类等海鲜。饮食宜少量多餐，不可过饱。急性发作尤其是哮喘持续状态者，水分蒸发多，应多喝水补充水分。在哮喘发作有所缓解后，应以清淡饮食为主，避免食用过冷、过热及有刺激性的食物，少食高脂食物。补充营养，多食易于消化、能促进肠胃蠕动的高纤维食物。禁止吸烟、喝酒，避免过度劳累。

（三）专科护理

1. 用药护理 用药必须及时，可将配有必要药物的超声雾化器置于患者床旁，便于患者及时雾化吸入。向患者发放平喘药物时，应指导患者正确使用吸入器，明确吸入方法、剂量和注意事项。对于发作较重者，应告知患者不宜大量或多次喷吸，以免影响心脏的功能。使用肾上腺素、β_2 受体激动剂等药物时，应注意观察心率及心律等。缺氧严重引起烦躁时不宜应用镇静剂，以免因排痰不畅而导致气道阻塞。

平喘类药物白天口服吸收快、血液浓度高，机体对其清除也快，因此对夜间哮喘的患者采用夜间加服给药可有效预防哮喘的发作或控制病情。应用致敏药物时，应做好过敏试验，抗生素类药物应现配现用。严格无菌技术操作，预防交叉感染。

2. 氧疗护理　遵循医嘱给予鼻导管或面罩吸氧，改善呼吸功能。氧流量控制在 1～3L/min，氧浓度控制在≤40%。吸氧时应注意气道湿化，氧气湿化瓶应定时消毒。护理过程中应严密观察患者的神志、面色、咳嗽和咳痰能力、发绀程度、呼吸幅度和节律，注意观察有无呼吸抑制现象。监测患者的瞳孔、心率、血压、心电图、血气和电解质等。若出现不适症状，即刻停止。

3. 通气护理　促进排痰，保持呼吸道通畅，可采用蒸汽吸入、体位引流、吸痰及翻身叩背等方法帮助痰液引流，应鼓励患者每日饮水 2500～3000ml，改善呼吸功能，避免机体脱水过度发生体液不足的危险。如使用非创伤性通气方式仍不能纠正缺氧状态，应遵医嘱进行插管机械通气。

4. 加强巡视　严密观察哮喘发作先兆。尤其是在夜间，迷走神经张力的昼夜变化在夜间哮喘中起着重要作用，表现为夜间的心率明显减慢。密切注意患者的心率变化，若患者的心率较白天减慢 20 次/分以上，往往为哮喘发作先兆，应做好相应治疗和抢救的准备工作。

（四）心理护理

哮喘患者由于长期受哮喘的折磨，急性发作时常出现紧张、烦躁不安等不良情绪，护理人员态度应和蔼亲切，关心、体贴患者，护理人员通过多种方式表达自己的身心感受并感知对方表达的感受，给予必要的帮助，使患者和医护人员建立密切合作的医护关系。在护理过程中，护理人员应善于运用语言维护患者的自尊，减轻患者的陌生感，消除患者的紧张、焦虑情绪。护理操作时，要稳、准、轻、快，消除患者的疑惑，给予患者心理安慰，增强其战胜疾病的信心。

（五）健康指导

积极开展哮喘有关知识和预防的健康宣教，教育患者尽量少去公共场所，避免接触过敏原，防止药粉、烟尘、异味气体的吸入。经常调节室内温度和湿度，保持室内空气新鲜，室内避免放置花草、皮毛等致敏物。不养宠物，经常打扫房间，勤洗床上用品。注意气温变化，防止受凉，从而尽可能消除诱因。

教育患者养成良好的生活习惯，合理安排生活起居，保证充足睡眠，避免劳累，纠正吸烟和饮酒过量等不良生活习惯。教会患者正确咳嗽、咳痰的方法，尽量将痰液排出。积极防治上呼吸道感染。坚持锻炼身体如散步等，以改善肺功能，增强机体抵抗力，但应避免剧烈运动。指导患者自我检测病情，使患者能自我识别哮喘发作的先兆表现，如鼻痒、喷嚏、流涕、眼痒等，便于紧急处理。指导患者做好哮喘日记。

第二节 结 节 病

结节病（sarcoidosis）又称肉样瘤病，是一种可累及全身各器官的肉芽肿性疾病。此类肉芽肿由不发生干酪样坏死的上皮样细胞的结节构成，因此得名。本病常侵犯肺、双侧肺门淋巴结，临床上 90% 以上患者有肺部改变，且几乎全身器官均可受累。结节病多见于中青年，20～40 岁患者占 55% 以上。多数患者在 2～5 年内可自行缓解，病程超过 5 年者预后通常不佳。

一、病 因

结节病的病因尚不明确，目前认为感染、免疫等多种因素都可能参与结节病的发生，基因易感性和环境因素的相互作用是导致结节病发生的主要原因。

1. 环境因素 流行病学研究显示，结节病的发病具有时间聚集性、空间聚集性和职业聚集性，提示环境因素可能是结节病的致病原因。病原体感染尤其是分枝杆菌感染是目前较为公认的常见病原体，有研究表明结节病患者的肉芽肿形成可能与结核分枝杆菌介导的免疫反应相关。痤疮丙酸杆菌感染也是结节病可能的病因之一。木屑、金属粉尘、硅、滑石粉等无机物抗原也可能是结节病的病因，但缺乏确切的证据。

2. 遗传因素 结节病患者具有家族聚集性。约 10% 的患者具有家族史，同一家族中子代成对出现最常见，疾病的临床表现和严重程度也存在种族、家族差异。结节病可能是一种多基因遗传病。有研究证明 HLA 等位基因多态性与结节病易感性和转归相关，某些特定 HLA 表型的患者体内可检出自身抗原的存在，其中最常见的是波形蛋白（vimentin）。波形蛋白多见于类风湿关节炎和系统性红斑狼疮。

二、发 病 机 制

结节病发病机制尚不清楚，但认为细胞免疫功能和体液免疫功能紊乱引起的免疫病理学机制在其中发挥了关键作用。遗传易感个体在受到抗原刺激后，适应性免疫应答异常，巨噬细胞等抗原提呈细胞一方面向 CD4$^+$ T 细胞提呈抗原信息，另一方面招募多种炎症细胞参与炎症反应过程。活化的 CD4$^+$ T 细胞可继续分化为 Th1、Th17 和 Th17.1，分泌释放白细胞介素-1（IL-1）、γ 干扰素（IFN-γ）等多种细胞因子，同时，调节性 T 细胞（Treg）调控机制功能下降，自噬和吞噬溶酶体通路调节异常使巨噬细胞功能状态转变，最终导致促炎和抗炎机制失衡，聚集融合形成肉芽肿，出现典型的非干酪样结节病肉芽肿，晚期可导致肺的广泛纤维化。

三、病 理 变 化

结节病的结节一般发生在真皮内或皮下组织，病理特征为上皮细胞浸润、聚集。典型病变可分为中心区病变和周边区病变：中心区病变是一种紧密的、非干酪样坏死性上皮细胞性肉芽肿；周边区病变由圈状且疏松排列的淋巴细胞、单核细胞和成纤维细胞组成。结节内有小血管，因此很少发生坏死或仅有轻度坏死。结节中可见结缔组织增生和丰富的网织纤维，表面上皮可正常或萎缩。结节中可见巨细胞，偶见舒曼小体（Schaumann body）或星状小体（asteroid body）。舒曼小体为卵圆形或圆形，并有钙化；星状小体用磷钨酸苏木素染色，中心为褐红色，星芒为蓝色。舒曼小体和星状小体并非结节病特有，也见于其他疾病如结核、麻风病等。在慢性阶段，肉芽肿周围的成纤维细胞胶原化和玻璃样化，出现非特异性的纤维化。

四、临 床 表 现

结节病的临床表现视其起病的缓急和累及器官的多少而不同，临床表现复杂多样，缺乏特异性，早期可无明显症状。病患在身体的不同器官和组织表现为不同的临床症状。

（1）皮肤：表现为丘疹、结节、斑块、红皮病、瘢痕性肉样瘤、色素减退及脱发等；表皮略微变薄、变色，毛细血管扩张，皮肤常呈淡红色至紫褐色，不易溃破，可无自觉症状。

（2）肺部：症状以干咳为主，也可出现痰液血丝，严重者可有咯血，也可有气短、胸闷，运动后尤甚。病变广泛时可引起发绀、气促、呼吸功能不全等症状。

（3）眼部：表现为眼部疼痛、视力障碍、虹膜睫状体炎及干燥性角膜炎等，晚期可引起白内障、继发性青光眼。

（4）唾液腺：可有类似唾液腺炎、腮腺炎症状。

（5）骨关节：指趾骨关节肿胀，单发或多发，伴有肌肉疼痛。

（6）肝脏：可出现肝大和肝损害，胆红素及血清碱性磷酸酶增高，以及门静脉高压等。

（7）心脏：可表现为传导阻滞、心动过速、心律不齐、肺动脉高压、心力衰竭及心包炎等。

（8）肾脏：可表现为肾结石、肾衰竭，易伴发肉样瘤性血管球性肾炎。

（9）神经系统：可出现面神经麻痹、惊厥发作、尿崩症等。

（10）全身症状：发热、盗汗、食欲缺乏、乏力及体重下降等。

五、诊 断 要 点

结节病的诊断需要综合临床症状，结合影像学表现，病理组织活检找到非干酪样上皮样细胞肉芽肿，并排除结核病、淋巴系统肿瘤、肺部转移瘤或其他肉芽肿性疾病。仅涉及皮肤、肝脏、黏膜等位置的肉芽肿性病变不能作为诊断结节病的充分证据。

参考 2020 年美国胸科协会发表的结节病诊断指南，结节病的诊断依据以下 3 项：①有相应临床症状；②在≥1 个组织样本中找到非干酪样坏死性肉芽肿性炎症；③排除其他肉芽肿性疾病。这意味着结节病的确诊仍然是排他性的诊断方法。由于患者临床表现的多样性和隐匿性，目前仍有相当数量的结节病患者被漏诊或误诊。

六、治 疗 原 则

结节病目前尚无根治性治疗措施。治疗原则为抑制肉芽肿性炎症，延缓疾病向纤维化进展，缓解对器官功能的损害。治疗的常用药物为糖皮质激素和免疫抑制剂。对于激素和免疫抑制剂使用无效或器官严重受损者，可应用生物靶向制剂。

1. 糖皮质激素　口服糖皮质激素为目前治疗结节病的一线治疗药物，可显著抑制肉芽肿性炎症通路中的细胞因子如 IFN-γ、TNF-α 等，产生强大的抗炎作用。推荐药物为泼尼松，起始剂量一般为 0.5～0.75mg/kg 或 20～40mg，维持 2～4 周。随后每 4 周减 10mg，根据疗效调整，可在症状消失、肺功能好转 6～24 个月后停药。

2. 免疫抑制剂　常用的免疫抑制剂包括甲氨蝶呤和硫唑嘌呤，可通过下调 CD4$^+$ T 细胞的代谢活性达到免疫抑制的效果，可替代激素使用。由于甲氨蝶呤和硫唑嘌呤的肺毒性和肝毒性，一般作为二线用药。因起效时间较长，急性患者仍需联合使用糖皮质激素。

3. 生物靶向制剂　目前主要有英夫利昔单抗和阿达木单抗，为 TNF-α 拮抗剂，可作为三线治疗药物。英夫利昔单抗对肺外结节病（皮肤、神经、心脏结节病等）效果较好，也可用于所有难治性患者。

七、护 理 措 施

（一）一般护理

按照一般护理常规进行护理。保持室内安静、舒适、整洁，嘱咐患者注意休息，保持充足睡眠。病房每日定时通风，保持室内空气流通，温度、湿度适宜，增加患者的舒适感，但同时也要防止患者受凉。由于结节病患者肺功能低下，应指导患者进行适当的锻炼，避免疲劳及呼吸道感染。按医嘱及时给药并指导患者正确用药。肾上腺糖皮质激素是治疗结节病的重要药物，尤其是有肺部及肺外结节表现者。大量服用激素会产生副作用，如继发感染、电解质紊乱、继发性骨质疏松症、高血压等，要密切观察患者脉搏、呼吸、血压、体温、体重等基本的生命体征及病情的变化。

（二）饮食指导

结节病患者在服用激素治疗期间，应给予高蛋白、低钠、易消化的非刺激性食物，以低脂高纤维食物为最佳选择。避免刺激性饮食，如韭菜、葱、辣椒、桂皮、麻椒及浓茶、咖啡、烟、酒等，尽量避免食用过多的肥腻、油煎食物。宜多食新鲜水果、蔬菜、干豆类及其制品。宜选用植物油，不用动物油。平时多食用含碘量高的食物，也可多食用消结散肿的食物，如油菜、芥菜等。应注意口腔卫生，防止因口腔不洁引发细菌感染，导致结节病的加重或复发。结节病患者对于维生素 D 十分敏感，可引发高钾血症和高钙尿症，在患者的食谱中应将含维生素 D 量较多的食物列为禁忌食物。

（三）专科护理

1. 呼吸道管理 密切关注患者的呼吸情况，防止呼吸道堵塞。指导协助患者减少胸式呼吸，多进行腹式呼吸。通过体位引流方法，促使呼吸道分泌物流至气管。对于放置引流管的患者，应及时疏通胸腔引流管，并密切关注引流液的量、浓度、颜色等，确保引流有效。

2. 严重咳嗽护理 如患者出现严重咳嗽症状，应予以调整卧位，使其保持在舒适体位。如患者能耐受，尽可能采取坐位或半坐位，并注意脊柱挺直，以利于肺扩张。坐位有助于膈肌运动，促进腹肌收缩及增加腹压，有利于缓解咳嗽，促进痰液排出。引导、协助患者进行有效的咳嗽排痰，必要时可使用吸痰技术帮助患者排痰。

3. 发热护理 结节病患者极有可能出现发热现象。发热期间应加强支持治疗，预防感染，体温超过39℃时用药物退热或物理降温，但对醇类有明显过敏体质或过敏症状、皮肤破损或有瘀斑和血小板减少的患者，不予乙醇擦浴降温。退热期观察出汗情况，补充生理盐水，防止虚脱，及时更换床单。

4. 肺部感染护理 每日3次测量并记录体温、脉搏、呼吸，观察痰液的颜色、量和气味。如痰液量突然增加、颜色改变或黏稠，提示可能有继发感染存在，遵医嘱使用抗生素。

5. 术后护理 部分结节病患者的结节须行手术切除，护理人员应对其进行术后护理。嘱患者卧床休息，减少活动。避免剧咳，必要时按医嘱给予适量镇咳药物，以防咯血。出现呼吸困难、胸闷、气急等症状时应立即给氧或使用解痉药物，并及时行X线检查有无气胸存在。手术后随时观察患者伤口渗血情况，如有呼吸困难、引流管出血严重，以及任何突发性的颈部肿胀，必须紧急打开伤口。

（四）心理护理

注意观察结节病患者的情绪变化，经常与患者交流，耐心倾听患者的诉求并了解患者的需要，为患者答疑解惑，向患者介绍此病的临床特点、治疗、愈后情况等相关知识，使患者对此病有充分的了解。安慰、鼓励患者，缓解患者的焦虑，使患者以乐观、平和的心态配合医护人员进行检查和治疗，并可增强患者战胜疾病的信心。提醒患者注意调整情绪，尽量保持放松、愉悦的心情，保持情绪稳定。

（五）健康指导

对于即将出院的患者，应叮嘱患者坚持服用药物，指导患者正确用药，不得随意增减药量，如有病情变化，请及时联系医生或就诊。指导患者注意季节气候的变化，及时增减衣物，注意保暖，防止细菌、病毒感染。防止过度疲劳，以免继发感染。恢复的过程中要注意去医院定期复查，监测病情变化，以防病情复发。提醒患者在日常生活中要尽量养成好的作息习惯，规律的作息可调节患者的内分泌系统，有效维持机体内环境稳态，进而有效控制结节病。

第三节 特发性肺纤维化

特发性肺纤维化（idiopathic pulmonary fibrosis，IPF）是一种以弥漫性肺泡炎、肺泡结构紊乱和肺纤维化为主要病理特征的慢性炎症性间质性疾病，是最常见和最具代表性的间质性肺部疾病之一，多发于老年男性，发病率逐年升高。特发性肺纤维化具有长期性、侵袭性和不可逆性，患者确诊后生存期仅为 2～6 年。

一、病   因

特发性肺纤维化的发病原因复杂，且目前尚不明确，但研究表明其发病率显著升高与年龄、吸烟、化学药物、粉尘等有密切关系，其中吸烟是最主要的因素，其他原因还包括病毒、真菌、环境污染、毒性物质等。特发性肺纤维化存在遗传易感性，该病家族性患者占总患者人数的 0.5%～2.2%。越来越多的证据显示，肺部免疫系统功能异常是特发性肺纤维化发病的重要因素。

二、发 病 机 制

特发性肺纤维化的发病机制尚未被完全明确阐述。研究表明，大部分特发性肺纤维化是因肺组织受损后修复调节机制失控，导致肺组织修复和周围血管新生重构异常而引起相关病变。其中，炎症反应、细胞因子及其信号通路调节异常是特发性肺纤维化的关键发病机制。

1. 炎症反应 空气中的有害成分被气道上皮细胞通过模式识别受体（pattern recognition receptors，PRR）进行识别，而后上皮细胞通过产生趋化因子、IL-1β、IL-6、IL-8、TGF-β 等参与免疫应答及炎症反应。持续的炎症反应可促使局部成纤维细胞迁移和过度增殖，加速成纤维细胞向肌成纤维细胞转化，促使成纤维细胞的扩增，并能引起细胞外基质（extracellular matrix，ECM）在肺间质中的异常沉积等，进而导致肺间质细胞的重组，引发肺组织纤维化。

2. 细胞因子及其信号转导通路 在特发性肺纤维化的发展、形成过程中担任重要的调控角色。众多的细胞因子及其相关信号转导通路在特发性肺纤维化形成过程中相互影响、相互作用、相互协调，彼此交叉。

TGF-β 既可通过 Smad2/3 提高胶原相关基因的转录水平，促进胞外基质的沉积，也可促进成纤维细胞向肌成纤维细胞分化，在特发性肺纤维化的炎性、损伤和修复过程中发挥着关键性作用。结缔组织生长因子（connective tissue growth factor，CTGF）、白细胞介素、肿瘤坏死因子-α（tumor necrosis factor-α，TNF-α）等均可促进肺组织纤维化的发生和发展。

三、病 理 变 化

早期或急性期特发性肺纤维化的病理改变主要为肺泡炎。病理改变可见肺泡壁和间质内淋巴细胞、单核细胞、中性粒细胞及嗜酸性粒细胞浸润。肺泡腔内可见脱落的肺泡上皮，主要是Ⅱ型肺泡细胞，有少量巨噬细胞和单核细胞。肺泡壁的毛细血管扩张，浆液渗出，巨噬细胞和淋巴细胞浸润，肺泡壁增厚。

随着疾病发展，炎症细胞渗出和浸润逐渐减少，Ⅱ型肺泡细胞增生，间质水肿消失，成纤维细胞和胶原纤维增生，肺泡结构变形和破坏，并可累及肺泡管和细支气管。继之，肺泡囊腔和肺间质中细胞减少，纤维组织增多，肺间质逐渐发生弥漫性纤维化，肺组织结构严重破坏，肺泡明显减少、变形、闭锁。肺小血管壁变厚，管腔变窄，血流受阻，肺组织硬化。有时在肺泡上皮细胞内可见核包涵体，细支气管和呼吸性细支气管的黏膜上皮鳞状化。

后期呈弥漫性肺纤维化，肺泡、肺泡管和细支气管变形，扩张成囊状。肺切面可见许多小囊，形状似蜂窝，称为"蜂窝肺"。

四、临 床 表 现

特发性肺纤维化的主要临床表现为呼吸困难，常伴咳嗽、杵状指。疾病晚期可出现明显发绀、肺动脉高压及右心功能不全。

1. 呼吸困难　主要表现为活动时呼吸困难，渐进性加重，进行体育运动时尤为明显。在呼吸浅速时可有鼻翼翕动和辅助肌参与呼吸，引起锁骨凹陷、肋间凹陷的"三凹征"。一般不出现端坐呼吸。

2. 咳嗽　患者早期可有咳痰，后期常表现为干咳，没有痰液或有少量黏液，有时可出现血痰。

3. 杵状指（趾）　约一半患者可出现杵状指（趾），表现为手指或足趾末端增生、肥大，呈杵状肿胀，外表看起来像棒槌。此症状是晚期表现，提示严重的肺结构损坏和肺功能受损。

4. 全身症状　可有关节酸痛、食欲缺乏、乏力、消瘦等，通常不易见，部分急性期患者可有发热。

特发性肺纤维化早期查体可无阳性发现，中晚期患者常见以下体征：①呼吸浅速和发绀；②两肺对称性缩小，胸廓扁平，膈肌上抬；③velcro啰音，多见于两肺中下部；④杵状指（趾）；⑤右心衰竭和终末期呼吸衰竭的相应症状。

五、诊 断 要 点

特发性肺纤维化的主要临床诊断依据：①以进行性呼吸困难为主要症状；②有特征性的velcro啰音及杵状指（趾）；③胸部X线片表现为两肺典型的弥漫性间质病变；④肺功能呈限制性通气功能障碍和弥散功能障碍；⑤未发现致病原因及除外继发性或并发于其他

全身性疾病的肺间质纤维化。

特发性肺纤维化的确诊需要肺活检行病理组织学检查。鉴别诊断方面，本病须与结缔组织疾病或药物引起的继发性肺纤维化、慢性阻塞性肺疾病、结节病、农民肺、肺结核等进行鉴别。

特发性肺纤维化的辅助检查方式包括影像学检查（常规 X 线、CT、核素显像）、肺功能检查、支气管肺泡灌洗及肺活检，但均无特异性。

六、治 疗 原 则

除肺移植外，现有的药物和治疗手段仅能缓解特发性肺纤维化的症状，延缓病情的进展，不能从根本上逆转病情或治愈疾病。近年来已有相关药物应用于临床，可明显缓解病程进展，改善患者的临床症状，提高患者的生活质量。

1. 吡非尼酮（pirfenidone） 可抑制 TGF-β 的表达，减少 TNF-α 的生成，阻止 TNF-α 启动后续的组织修复和纤维化过程，抑制 TNF-α 诱导的炎症反应、组织的损伤和坏死过程，是目前临床效果最佳的抗纤维化药物，在临床试验中取得了明确的治疗效果。

2. 尼达尼布（nintedanib） 具有明显的抗纤维化和抗炎作用，能抑制成纤维细胞向肌成纤维细胞的增殖、迁移和转化，并可减缓肺功能下降速度，从而缓解疾病进程。

3. N-乙酰半胱氨酸（N-acetylcysteine，NAC） 具有抗氧化和清除自由基作用，可抑制肺成纤维细胞和淋巴细胞过度增殖和分化，减少炎症介质的产生，抑制胶原的合成，从而在肺纤维化疾病中起预防疾病进展的作用。

4. 糖皮质激素 是传统治疗肺纤维化的主要药物，小剂量糖皮质激素口服治疗或与其他药物联合治疗对特发性肺纤维化的治疗具有一定疗效，但副作用明显。

5. 肺移植 是肺纤维化末期患者最有效的治疗方法之一。近年来免疫抑制剂研究的进展，器官移植技术水平的不断提高，为特发性肺纤维化患者实行肺移植创造了有利的条件。

七、护 理 措 施

（一）一般护理

安排患者住单人病房，定时通风，保持室内空气流通、新鲜，严格执行消毒隔离制度。病房每日用紫外线消毒 2 次，每次 30～60 分钟。室内物品和地面使用含氯消毒剂擦拭消毒。加强患者个人卫生，保持皮肤清洁，勤更衣。呼吸机管道、供氧管每日更换消毒。同时应限制探视次数，减少交叉感染的概率。必要时可吸氧。由于特发性肺纤维化患者经常呼吸困难，须为患者选取适宜的体位。如患者病情好转，可下床进行适当活动。

（二）饮食指导

嘱咐患者家属或营养师给予患者蛋白质含量高、热量高、维生素丰富、易消化、含钙丰富的饮食，适当补充含钾丰富的食物。鼓励患者少量多餐，尽量不吃辛辣、煎炸、油腻等刺激性食物，忌烟酒和过咸食物，避免接触可引起过敏、哮喘的食物。鼓励患者多饮水。

重度特发性肺纤维化患者可给予半软食或流食，从而在一定程度上减轻因呼吸困难引起的咀嚼困难。同时密切监测患者生命体征及血电解质的变化。

（三）专科护理

1. 氧疗护理　大多数特发性肺纤维化患者存在缺氧现象，应根据患者动脉血氧分析结果定时进行吸氧操作。护理人员应加强巡视，及时检查和处理吸氧导管是否脱落、湿化瓶水是否足够等状况。监测血氧饱和度和血气分析的变化，以便及时设置吸氧浓度。为提高吸氧效率，护理人员应指导患者配合呼吸机呼吸，并注意观察患者神志、面色、发绀及呼吸困难等情况。

2. 呼吸训练　特发性肺纤维化患者肺部通气量不足，而腹式呼吸通过锻炼膈肌下沉，可有效提高通气量。护理人员应帮助患者取卧位或站立位，放松身体，用鼻吸气，使膈肌尽量下沉，至不能吸气时保持1～2秒，再缩唇缓缓呼气。每天早晚训练一次，每次持续5～8分钟。

3. 刺激性干咳护理　特发性肺纤维化患者伴有刺激性干咳症状，患者咽喉部常常会有刺激性痰液。合并肺部感染的患者咳嗽、咳痰较多，痰液黏稠不易咳出，容易引起呼吸道阻塞，继发感染或肺不张。对于此类患者，应通过翻身叩背，帮助患者将痰液咳出，必要时可使用吸痰器帮助患者将痰液吸出，也可使用雾化治疗将痰液稀释。在使用过程中须时刻观察患者的各项生命体征，以防出现生命危险。

4. 用药护理　糖皮质激素是治疗特发性肺纤维化的常用药物，但糖皮质激素可加重肺结核、高血压、糖尿病等病情，并可引起机体水电解质、胃肠道和内分泌功能紊乱等副作用。用药期间应观察患者的精神、行为改变，注意24小时出入量、体重、血压、血常规、电解质、血糖及肝、肾功能检测结果，观察患者大小便及呕吐物的性状、颜色及量。按医嘱给予护胃药及钙剂，注意观察药物的不良反应。

5. 并发症的观察　特发性肺纤维化患者可合并肺动脉高压、肺不张、肺栓塞、冠心病等疾病，当患者出现呼吸困难加重或胸痛、咳嗽加剧等情况时，应及时通知医生并配合医生处理。特发性肺纤维化患者在治疗过程中可能会出现糖尿病的并发症，应定期监测血糖，按医嘱使用胰岛素等降血糖药。

（四）心理护理

多数特发性肺纤维化患者由于受疾病的折磨，心情焦急，且多数已在院外经多方诊治但确诊困难，较担忧预后不良。同时由于长期住院治疗，疾病进行性加重，给家庭带来沉重的经济负担，患者易产生悲观、抑郁情绪。护理人员应及时与患者及家属沟通，多安慰患者，尽量满足患者的需求，解除患者的焦虑情绪，使其安心配合检查和治疗。尤其是急性期患者，由于严重的呼吸困难而有濒死感，易产生恐惧心理。护理人员应及时了解患者的心理变化，与家属共同鼓励患者并树立战胜疾病的信心。同时护理操作应做到熟练、准确，以减轻患者的痛苦，并使患者产生信赖感。

（五）健康指导

加强健康教育和指导，指导患者以科学的态度及积极平和的心态面对疾病、挑战疾病。

指导患者注意休息和保暖，尽量避免出入公共场所，以减少被感染概率。增加营养，多食用蛋白质丰富的食物，如肉类、鱼类、蛋类、乳类、豆类等。遵医嘱坚持规范用药，不可骤减、骤停药物，以免症状恶化。根据身体情况适当参加锻炼，如步行、上下楼梯或进行户外运动等，以能耐受为度。练习深呼吸和有效咳嗽，锻炼肺功能。如出现呼吸困难加重、容易劳累、气喘、不明原因干咳、发热、呕血或黑便等症状时，应及时复诊。有条件的患者可在家中自备氧气袋。

第四节　人禽流行性感冒

人禽流行性感冒（human avian influenza）简称人禽流感，是由禽甲型流感病毒某些亚型中的一些毒株引起的人类急性呼吸道传染病。禽流感病毒通常不会感染人类，目前发现能直接感染人的禽流感病毒亚型有 H5N1、H9N2、H7N9、H10N3 等。其中，高致病性禽流感（highly pathogenic avian influenza，HPAI）常由 H5N1、H7N9 亚型引起，病情严重，预后较差，被 WHO 认为可能是对人类存在潜在威胁的重要疾病之一。

一、病　原　体

禽流感（avian influenza，AI）的病原体为禽流感病毒（avian Influenza virus，AIV），属于正黏病毒科、甲型流感病毒属，病毒结构与人甲型流感病毒相同。禽流感病毒为单股负链 RNA 病毒，病毒颗粒呈球形或丝状，球形直径 80～120nm。病毒由包膜和核心两部分组成，包膜上有 2 种刺突，即血凝素（hemagglutinin，HA 或 H）和神经氨酸酶（neuraminidase，NA 或 N），也是禽流感病毒的主要抗原。HA 分 16 个亚型（H1～H16），NA 分 9 个亚型（N1～N9）。禽甲型流感病毒除感染禽类外，还可感染人、猪、马、水貂和海洋哺乳动物。但不是所有的禽流感病毒都可以引起人类流感。目前发现能直接感染人的禽流感病毒亚型有 H5N1、H7N1、H7N2、H7N3、H7N7、H9N2、H7N9、H10N3 8 个亚型，称为高致病性禽流感，其中感染 H5N1、H7N9 亚型的患者病情重，病死率高。

血凝素主要有三种功能：①与易感细胞表面的唾液酸受体结合，介导病毒包膜与细胞膜融合，释放病毒核衣壳进入细胞质；②能与人、鸡、豚鼠等多种动物红细胞表面受体结合并出现血凝现象，故称"血凝素"；③刺激机体产生中和抗体，产生的中和抗体能中和相同亚型的流感病毒。

神经氨酸酶有两种主要功能：①具有神经氨酸酶活性，可水解宿主细胞表面糖蛋白末端的 N-乙酰神经氨酸，利于成熟病毒的释放和扩散；②能刺激机体产生抗体，减少病毒扩散，但不能中和病毒。

二、发　病　机　制

人禽流感的传染源主要为患禽流感或携带禽流感病毒的鸡、鸭、鹅等家禽，主要经呼吸道传播，目前尚无人与人之间传播的确切证据。人禽流感的发病机制与普通流感的发病机制基本相同。病毒侵入人体后，病毒核衣壳进入呼吸道上皮细胞内增殖，引起呼吸道纤毛上皮细胞变性、坏死和脱落。

高致病性禽流感病毒亚型如 H5N1 亚型通过呼吸道感染患者后，肺脏中被感染的靶细胞主要是 II 型肺泡上皮细胞，也可感染巨噬细胞、单核细胞、气管上皮细胞、小肠黏膜上皮细胞和大脑中枢神经元细胞。病毒在这些细胞中大量复制，可直接导致细胞的死亡。同时，病毒可刺激机体产生大量细胞因子，出现"细胞因子风暴"，引起多种细胞损伤，造成肺脏广泛的病变及渗出。随着病程的延长，受累部位可出现广泛纤维化。

病毒还可将血液中的免疫细胞作为载体，扩散到肺外多个脏器。患者淋巴细胞和中性粒细胞的大量减少可能也与病毒的直接感染和细胞凋亡有关。病毒感染肠道上皮细胞后，可引起腹泻等胃肠道症状。通过以上机制，高致病性禽流感病毒引起以肺脏为主的多系统损伤，除表现为弥漫性肺损伤外，同时伴有心脏、肝脏、肾脏等器官或组织损伤。

三、病 理 变 化

人禽流感的肺部病理组织学变化表现为支气管黏膜严重坏死，肺泡内大量淋巴细胞浸润，可见散在的出血病灶和肺不张、肺透明膜形成。

H5N1 亚型病毒感染者最初病变主要为急性肺间质浆液渗出、单个核细胞渗出和肺泡腔内的少量浆液渗出，很快病变呈现弥漫性肺泡损伤。根据病程进展，肺部损伤可分为急性渗出期、增生期和纤维化期。急性渗出期为早期病变，主要表现为大部分气管上皮、支气管上皮及肺泡上皮变性、坏死及脱落，肺泡腔内有不等的脱落上皮细胞和单核细胞，可见大量粉色渗出液。肺泡壁及小气道表面广泛透明膜形成，部分肺泡塌陷，少数肺泡腔代偿性扩张。肺泡间隔内毛细血管扩张充盈。肺间质少量淋巴细胞、单核细胞浸润。中晚期主要以增生性和纤维化改变为主，表现为支气管、细支气管上皮和肺泡上皮增生，以及鳞状上皮化生。

人禽流感的胸部影像学表现具有肺炎的基本特点。患者早期的局限性片状影像与一般肺炎相似。重症患者肺内病变进展迅速，呈大片状毛玻璃样影及肺实变影像，病变后期为双肺弥漫性实变影，可合并胸腔积液。

四、临 床 表 现

禽流感潜伏期一般在 7 天以内。起病急，早期表现与其他流感相似，最常见的临床表现是眼结膜炎和持续高热，体温大多持续在 39℃以上，热程 1～7 天，常为 2～3 天。其他症状有流涕、鼻塞、咳嗽、咽痛、头痛、全身不适，部分患者可有恶心、腹痛、腹泻、稀水样便等消化道症状。个别患者在病程中出现精神神经症状，如烦躁、谵妄。

半数患者有肺部实变体征，包括叩浊、语颤和语音传导增强、吸气末细湿啰音及支气管呼吸音等。在病程初期常见于一侧肺的局部，但随病情进一步恶化，可扩展至双肺的多个部位，肺内可闻及细湿啰音。合并心力衰竭时，部分患者心尖部可闻及舒张期奔马律。

少数患者病情发展迅速，出现进行性肺炎、急性呼吸窘迫综合征、肺出血、胸腔积液、心力衰竭、肾衰竭等多器官衰竭表现，也有并发败血症、休克及瑞氏综合征等。儿童禽流感患者病情恶化较成年人进展更快，易发生气胸和继发感染。

五、诊 断 要 点

在本病流行季节，根据流行病学接触史、临床表现及实验室检查结果，常可做出人禽流感的诊断。但对散发病例，临床上诊断较困难。人禽流感的诊断流程见图 8-1。

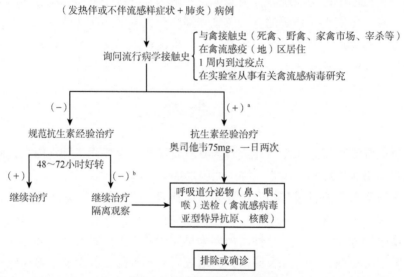

图 8-1　人禽流感的诊断流程

a. 发热伴或不伴流感样症状的患者合并肺炎时，如临床发现有相关流行病学史，必须及时向有关部门报告，启动程序并采取相应措施；b. 对上述患者如未发现流行病学史，在正规治疗 48～72 小时后临床仍未见好转，应隔离观察治疗，并及时向有关部门报告，启动程序并采取相应措施

人禽流感的诊断标准如下。

（1）医学观察病例：有流行病学史，1 周内出现临床表现者。

（2）疑似病例：有流行病学史和临床表现者，患者呼吸道分泌物标本采用甲型流感病毒和 H 亚型单克隆抗体抗炎检测阳性者。

（3）确诊病例：有流行病学史和临床表现，从患者呼吸道分泌物标本中分离出特定病毒或采用 RT-PCR 法检测到禽流感 H 亚型病毒基因，且发病初期和恢复期双份血清抗禽流感病毒抗体滴度升高 4 倍及以上者。

六、治 疗 原 则

（一）药物治疗

1. 抗病毒治疗

（1）奥司他韦（oseltamivir）：是人禽流感的主要抗病毒治疗药物，成人的标准治疗方案为 75mg，2 次/日，疗程 5 天；儿童患者可根据体重确定剂量。如在应用奥司他韦后仍有发热且临床病情恶化，在排除细菌感染的同时，提示病毒仍在复制，此时可延长抗病毒疗程至 10 天。

（2）扎那米韦（zanamivir）：为神经氨酸酶抑制剂，经鼻吸入 10mg，2 次/日，疗程 5 天；预防剂量为经鼻吸入 10mg，1 次/日，疗程 7～10 天。

（3）金刚烷胺和金刚乙胺：10～65 岁患者 100mg，2 次/日，口服，疗程 5 天；预防性治疗 7～10 天。

2. 免疫调节治疗

（1）糖皮质激素。人禽流感患者如出现下列指征之一，可考虑短期内给予适量糖皮质激素治疗，如氢化可的松 200mg/d 或甲泼尼龙 0.5～1mg/（kg·d），临床状况好转后及时减量停用。

糖皮质激素应用指征：①短期内肺病变进展迅速，出现氧合指数<300mmHg，并有迅速下降趋势；②合并脓毒血症伴肾上腺皮质功能不全。

（2）其他免疫调节剂。胸腺素、干扰素、静脉注射用丙种球蛋白等，不推荐常规使用。

3. 抗菌药物　在未明确病因时，可根据当地社区获得性肺炎常见的感染病原及其耐药状况给予经验抗菌治疗，随后根据血培养和（或）痰培养结果及临床表现调整方案。如人禽流感合并细菌感染，可选择抗菌药物治疗。

（二）氧疗和对症支持

重症人禽流感患者出现呼吸衰竭时应及时给予呼吸支持治疗，包括经鼻管或面罩吸氧、无创和有创正压通气治疗。患者出现呼吸衰竭时，维持和保证氧合是最重要的治疗环节。对发热、咳嗽等临床症状给予物理降温、止咳祛痰等。维持水、电解质平衡。注意保护消化道黏膜，避免消化道出血。预防下肢深静脉血栓形成，必要时给予适当抗凝治疗。

七、护 理 措 施

（一）一般护理

急性期应卧床休息，取舒适体位，协助患者做好生活护理。患者宜安置在单人房间，执行呼吸道隔离 1 周或至主要症状消失。伴呕吐或腹泻严重者，可通过静脉供给营养。发热期应多饮水，对高热者可行物理降温，必要时用解热镇痛药物。患者出现咳嗽、胸闷气短、发绀等肺炎症状时，应取半坐卧位，吸氧，必要时吸痰，严重时可使用呼吸机辅助呼吸。

（二）饮食指导

饮食应以清淡为主，多喝水，增加优质蛋白补充。多食用易消化、营养丰富、富含维生素的流质或半流质饮食，多进食含纤维素的蔬菜和水果。多进食菇类食物，以增强自身的免疫力，有助于肠道益生菌生长。禁食辛辣食物和容易产气的食物，防止刺激咽喉而诱发咳嗽。禁止饮用任何含有酒精的饮料，以免导致气道反应性增加而加重咳嗽。

对于不能进食或高热的患者，应静脉补充营养，注意水、电解质平衡。补充足够的营养，适当增加水分与维生素的摄入。

（三）专科护理

1. 消毒隔离 加强消毒隔离，防止交叉感染。安排患者入住发热隔离病房，保持门窗紧闭，持续使用空气净化机，室温维持在 20～24℃，湿度在 50%～65%，每日用含氯消毒液擦拭设备及地面 3 次，每日用紫外线灯照射 3 次，每次 30 分钟。医护人员在接触患者前，需在隔离外间穿戴隔离服、口罩、帽子、防护镜、双层一次性乳胶手套。患者使用过的物品及室内所有的垃圾都要装入黄色垃圾袋做单独销毁处理，患者使用过的器械需要用含氯消毒液浸泡 4 小时才能送出隔离病房进行消毒处理。

2. 并发肺炎护理 高热者给予物理降温，监测体温变化。胸痛或剧咳者，可取患侧卧位或遵医嘱给予镇咳药。加强口腔护理，去垢除臭，使口腔湿润舒适。严密观察病情变化，如精神状态、面色、肢体温度、体温、脉搏、呼吸及血压、尿量等，防止高热体温骤降引起虚脱及休克。指导患者正确留取痰标本，同时观察痰的颜色、性状、气味等。

3. 并发胸腔积液护理 鼓励患者卧床休息，给予半卧位或患侧卧位，有利于呼吸和缓解疼痛。做好对症处理，胸闷气急时给予吸氧，并注意监测动脉血气分析；胸痛剧烈时给予镇痛剂。协助医生抽取胸腔积液，观察胸腔积液的颜色、量并做好记录，注意穿刺部位有无渗血或渗液。如有胸腔闭式引流，应严密观察引流是否通畅，记录引流量。每日更换胸腔闭式引流瓶，严格无菌操作，避免逆行感染。密切观察生命体征的变化，注意监测体温的变化。指导患者学会有效咳嗽咳痰的方法，保持呼吸道通畅。待体温恢复正常、胸腔积液吸收后，鼓励患者逐渐下床活动，增加肺活量。

4. 高热护理 密切观察病情与热型，监测体温、脉搏、呼吸，必要时监测血压。多饮温开水，降温时以物理降温为主。根据医嘱给患者服用合适的退热药，如患者出汗多，可用毛巾擦拭全身，更换衣物。注意水、电解质和酸碱平衡与血象变化。观察末梢循环与尿液情况，如高热而四肢末梢发冷、发绀，提示病情加重。观察有无抽搐、休克等并发症。

5. 通气护理 仔细观察患者呼吸状况，对患者的气管导管进行良好固定，气管插管处进行交叉固定，检查患者病情变化时记录插管外露的长度，严格防止插管脱落。可通过听取患者双肺呼吸音来判断插管的长度，也可通过观察患者的胸廓起伏变化来判断。每天更换密闭式吸痰管和细菌过滤器，及时倒除呼吸气管中的积水，防止感染。勤翻身，防止压疮。

（四）心理护理

人禽流感患者一般均被严密隔离，常有孤独且无助感，由于对病情的恐惧，可能会出现焦虑、抑郁甚至烦躁的心理。护理人员要及时采取措施，与患者进行沟通交流，保证患者处于健康的心理状态。开导患者保持乐观开朗的心态，正确认识和面对病情，保持良好的心态。

每日关注患者情绪变化，观察其表情、肢体语言，询问其内心感受。长时间的谈话应选择其精神状态较好、注意力较集中且病房人员较少时进行。配合肢体语言如握着患者的手、鼓励的眼神、点头等。尽量满足患者的合理需求，如听喜欢的音乐、看报、电视等。

适当安排家人和好友打电话问候、探视等。

（五）健康指导

向患者及家属讲解人禽流感的传播途径、临床特点及相关防治知识，指导患者养成良好的个人卫生习惯，不喝生水、不吃未经煮熟的禽肉及蛋类食品。尽可能减少与禽、鸟类的不必要接触，尤其是与病禽或死禽类的接触。禽流感流行期间与禽类密切接触者应进行医学观察 7 天。禽流感流行期间避免到公共场合，居住房间保持通风清洁。应鼓励易感人群接种流感疫苗。

第五节　新型冠状病毒感染

新型冠状病毒感染（corona virus disease 2019，COVID-19）是由新型冠状病毒（SARS-CoV-2）感染导致的，自 2019 年开始引起世界大流行。2022 年 12 月 26 日，国家卫生健康委员会发布公告，将疾病名称由"新型冠状病毒肺炎"更名为"新型冠状病毒感染"。2023 年 1 月 8 日起，我国对新型冠状病毒感染实施"乙类乙管"。2023 年 5 月 5 日，WHO 宣布新型冠状病毒感染疫情不再构成"国际关注的突发公共卫生事件"。

一、病　原　体

新型冠状病毒为 β 属冠状病毒，有包膜，颗粒呈圆形或椭圆形，直径 60～140nm，病毒基因组为单股正链 RNA，全长约 29.9kb。病毒核壳蛋白（N 蛋白）包裹着病毒 RNA 形成病毒颗粒的核心结构——核衣壳，核衣壳再由双层脂膜包裹，双层脂膜上镶嵌新型冠状病毒的 S、M、N 蛋白。新型冠状病毒入侵人体呼吸道后，主要依靠其表面 S 蛋白上的受体结合域（receptor binding domain，RBD）识别宿主细胞受体血管紧张素转换酶 2（angiotensin converting enzyme 2，ACE2），并与之结合感染宿主细胞。病毒在人群中流行和传播的过程中，基因频繁发生突变，当新型冠状病毒不同的亚型或子代分支同时感染人体时，还会发生重组，产生重组病毒株。某些突变或重组会影响病毒生物学特性，如 S 蛋白上特定的氨基酸突变后，病毒与 ACE2 亲和力增强，在细胞内复制和传播的能力增强；S 蛋白一些氨基酸突变也会增加对疫苗的免疫逃逸能力和降低不同亚分支变异株之间的交叉保护能力，导致突破感染和一定比例的再感染。

截至 2022 年底，WHO 提出的"关切的变异株"（variant of concern，VOC）有 5 个，分别为阿尔法（Alpha，B.1.1.7）、贝塔（Beta，B.1.351）、伽马（Gamma，P.1）、德尔塔（Delta，B.1.617.2）和奥密克戎（Omicron，B.1.1.529）。奥密克戎变异株的传播力和免疫逃逸能力显著增强。至 2023 年，奥密克戎 5 个亚型（BA.1、BA.2、BA.3、BA.4、BA.5）已经先后演变成系列子代亚分支 709 个。国内外证据显示奥密克戎变异株肺部致病力明显减弱，临床表现已由以肺炎为主衍变为以上呼吸道感染为主。

二、发病机制

新型冠状病毒感染的传染源主要是新型冠状病毒感染者，在潜伏期即有传染性，发病后 3 天内传染性最强。病毒主要通过呼吸道飞沫传播，也可通过密切接触传播而感染。在相对封闭的环境中，可经气溶胶传播，接触被病毒污染的物品后也可造成感染。病毒潜伏期为 1～14 天，最长可达 24 天。

新型冠状病毒感染的发生发展过程十分复杂，发病机制尚未完全明确，存在多个相互影响的层面，但损伤过程中促炎与抗炎反应之间微妙的平衡及失衡关系在其发病过程中起着重要作用，与全身性炎症反应综合征和代偿性抗炎反应的失衡关系密切，是炎症反应与免疫调节失控的结果。新型冠状病毒侵入人体后，固有免疫系统识别病原体并被激活，诱导炎症细胞因子和趋化因子的产生，固有免疫细胞分泌干扰素等来清除病毒。随后适应性免疫系统激活，激活的 T 细胞直接杀死受病毒感染的细胞，B 细胞则产生病原体特异性抗体。

新型冠状病毒为 β 属冠状病毒的 RNA 病毒，其囊膜上 S 蛋白是入侵靶细胞的关键蛋白，通过 S 蛋白与靶细胞受体 ACE2 结合，进入靶细胞后开始大量复制与漂移，最终攻击表达 ACE2 的靶向器官，如肺脏、心脏、肾脏等，病毒的靶细胞主要是肺泡上皮 Ⅱ 型细胞和食管上皮细胞。新型冠状病毒可直接杀灭免疫细胞，阻止淋巴细胞的再生并加剧其凋亡，导致 T 细胞、B 细胞、自然杀伤细胞等数量急剧减少。在感染后期，病毒复制速度加快，病毒还会感染肺泡毛细血管的内皮细胞，加重机体炎症反应，并诱发单核细胞和中性粒细胞浸润。新型冠状病毒除了引起失控的固有免疫炎症反应外，还可诱导适应性免疫反应受损而导致组织损伤。

新型冠状病毒致病的严重程度与促炎细胞因子和趋化因子升高密切相关。大多数重型和危重型新型冠状病毒感染患者常产生大量的促炎细胞因子，如 IL-1β、IL-6、IL-18、TNF-α、IFN-γ 诱导蛋白、单核细胞趋化蛋白 1（MCP-1）、粒细胞集落刺激因子（G-CSF）等，形成细胞因子风暴（cytokine storm），使肺内炎症反应失控，肺毛细血管内皮细胞及肺泡上皮细胞受损，进而出现功能障碍。过度聚积的细胞因子引起肺泡毛细血管渗漏综合征，并介导广泛的肺部病变，包括肺水肿、中性粒细胞和巨噬细胞浸润、弥漫性肺泡损伤（透明膜形成）及肺泡壁弥漫性增厚，还可损害心脏、肝脏、大脑和肾脏，导致感染性休克和多器官损伤。IL-6 是引发细胞因子风暴的关键细胞因子，也是判断重症新型冠状病毒感染患者预后的可靠指标。IL-6 受体的单克隆抗体托珠单抗（tocilizumab）可阻断新型冠状病毒感染患者的细胞因子风暴，从而改善病情。

三、病 理 变 化

1. 肺脏的病理改变 新型冠状病毒感染最先累及肺，病程早期患者便可出现肺水肿和充血，胸部 X 线和 CT 表现为多发小斑片状阴影及间质改变，以肺外周明显，病情严重者可进一步发展为双侧多发性毛玻璃样阴影、浸润性阴影、多伴"铺路石征"、空气支气管征、肺实变及胸腔积液。正电子发射断层成像（PET）显示磨玻璃阴影区 ^{18} 氟-氟代脱氧葡萄糖（^{18}F-FDG）的摄取增加，显微镜下可见部分肺泡形成肺透明膜，肺泡壁毛细血管扩张、充血，少数患者有透明血栓形成、肺间质纤维化。透射电镜可见 Ⅱ 型肺泡上皮细胞核变大、细胞质丰富、线粒体肿胀，并在部分 Ⅱ 型肺泡上皮细胞内可见冠状病毒颗粒，以此可确诊此病。

2. 其他脏器的病理改变　超过 1/3 的新型冠状病毒感染患者会出现不同程度的心脏损伤，影像学显示心脏轻度毛玻璃样阴影，并随病情进展持续扩大，部分患者出现左心室扩张、向心性肥大，甚至可发生心肌纤维化，少数患者还可见心包积液。MRI 检查发现部分出现持续性嗅觉丧失的新型冠状病毒感染患者的双侧嗅球萎缩。部分患者脑组织存在缺血性梗死，星形胶质细胞增生。部分患者可出现急性肾损伤，表现为近端肾小管弥漫性损伤，肾小管上皮细胞水肿、变性、刷状缘消失，严重时有明显坏死。大部分患者有轻度急性肠道炎症损伤表现，显微镜下可见肠黏膜弥漫性坏死、局部缺血、固有层出血等。

四、临 床 表 现

新型冠状病毒感染患者主要表现为咽干、咽痛、咳嗽、发热等，发热多为中低热，部分病例亦可表现为高热，热程多不超过 3 天。部分患者可伴有肌肉酸痛、嗅觉和味觉减退或丧失、鼻塞、流涕、腹泻、结膜炎等。少数患者病情继续发展，发热持续，并出现肺炎相关表现。重症患者多在发病 5～7 天后出现呼吸困难和（或）低氧血症。严重者可快速进展为急性呼吸窘迫综合征、脓毒症休克、难以纠正的代谢性酸中毒、出凝血功能障碍及多器官衰竭等。极少数患者还可有中枢神经系统受累等表现。

儿童感染新型冠状病毒后临床表现与成人相似，高热相对多见。部分病例症状可不典型，表现为呕吐、腹泻等消化道症状或仅表现为反应差、呼吸急促。少数可出现声音嘶哑等急性喉炎或喉气管炎表现或喘息、肺部哮鸣音，但极少出现严重呼吸窘迫。少数出现热性惊厥，极少数患儿可出现脑炎、脑膜炎、吉兰-巴雷综合征等危及生命的神经系统并发症。极少数儿童可有多系统炎症综合征（MIS-C），一旦发生，病情可在短期内急剧恶化。

多数新型冠状病毒感染患者预后良好，少数患者病情危重，多见于老年人、有慢性基础疾病者、晚期妊娠和围产期女性、肥胖人群。

五、诊 断 要 点

（一）诊断原则

根据流行病学史、临床表现、实验室检查等综合分析做出诊断。新型冠状病毒核酸检测阳性为确诊新型冠状病毒感染的首要标准。

（二）诊断标准

（1）具有新型冠状病毒感染相关的临床表现。

（2）具有以下 1 种或以上病原学、血清学检查结果：①新型冠状病毒核酸检测阳性；②新型冠状病毒抗原检测阳性；③新型冠状病毒分离、培养阳性；④恢复期新型冠状病毒特异性 IgG 抗体水平为急性期 4 倍或以上。

六、治疗原则

（一）一般治疗

新型冠状病毒感染患者的一般治疗措施包括按呼吸道传染病要求隔离治疗、对重症高危人群进行生命体征监测、根据病情给予规范有效的氧疗措施等，对有基础疾病的患者给予相应治疗。

（二）抗病毒治疗

1. 奈玛特韦片/利托那韦片组合包装　适用人群为发病 5 天以内的轻、中型且伴有进展为重症高风险因素的成年患者。用法：奈玛特韦 300mg 与利托那韦 100mg 同时服用，每12 小时 1 次，连续服用 5 天。

2. 阿兹夫定片　用于治疗中型新型冠状病毒感染的成年患者。用法：空腹整片吞服，每次 5mg，每日 1 次，疗程至多不超过 14 天。

3. 莫诺拉韦胶囊　适用人群为发病 5 天以内的轻、中型且伴有进展为重症高风险因素的成年患者。用法：800mg，每 12 小时口服 1 次，连续服用 5 天。

4. 单克隆抗体　安巴韦单抗/罗米司韦单抗注射液。联合用于治疗轻、中型且伴有进展为重症高风险因素的成人和青少年（12～17 岁，体重≥40kg）患者。用法：2 种药的剂量均为 1000mg。

5. 静脉用 COVID-19 人免疫球蛋白　可在病程早期用于有重症高风险因素、病毒载量较高、病情进展较快的患者。使用剂量：轻型患者 100mg/kg，中型患者 200mg/kg，重型患者 400mg/kg，静脉滴注，总次数不超过 5 次。

6. 康复者恢复期血浆　可在病程早期用于有重症高风险因素、病毒载量较高、病情进展较快的患者。输注剂量为 200～500ml（4～5ml/kg）。

（三）免疫治疗

1. 糖皮质激素　对于氧合指标进行性恶化、影像学进展迅速、机体炎症反应过度激活状态的重型和危重型病例，酌情短期内（不超过 10 天）使用糖皮质激素，建议地塞米松5mg/d 或甲泼尼龙 40mg/d。

2. IL-6 抑制剂　为托珠单抗制剂。重型、危重型且实验室检测 IL-6 水平明显升高者可试用。用法为首次剂量 4～8mg/kg，推荐剂量 400mg，单次最大剂量不超过 800mg。

（四）抗凝治疗

用于具有重症高风险因素、病情进展较快的中型病例，以及重型和危重型病例，在无禁忌证的情况下可给予治疗剂量的低分子量肝素或普通肝素。

（五）中医治疗

新型冠状病毒感染属于中医的"疫"病范畴，病因为感受"疫戾"之气，可根据病情、证候等情况，参照《新型冠状病毒感染诊疗方案》（试行第十版）进行辨证论治。非重点人群的早期新型冠状病毒感染者可参照推荐的中成药或中药协定方进行居家治疗。

七、护　理　措　施

（一）一般护理

按呼吸道传染病要求隔离治疗，努力控制传染源，切断传播途径，保护易感人群，阻止病毒传播。保证充分能量和营养摄入，注意水、电解质平衡，维持内环境稳定。高热者可进行物理降温、应用解热药物。咳嗽咳痰严重者给予止咳祛痰药物。对重症高危人群应进行生命体征监测，特别是静息和活动后的指氧饱和度等。同时对基础疾病相关指标进行监测。根据病情遵医嘱进行必要的检查，如血常规、尿常规、C反应蛋白、生化指标（肝酶、心肌酶、肾功能等）、凝血功能、动脉血气分析、胸部影像学等。根据病情给予规范有效的氧疗措施，包括经鼻导管、面罩给氧和经鼻高流量氧疗。观察患者有无咳嗽、咳痰、胸闷、呼吸困难、发绀等症状，若出现异常情况，及时通知医生处理。

（二）饮食指导

尽早给予患者足够的营养支持，提高患者的免疫力。予以患者高热量、高蛋白、清淡易消化饮食，禁食辛辣、油腻食物，多饮水，多吃新鲜的蔬菜、水果等补充维生素，保持大便通畅。对于低氧血症患者，护理人员应密切关注其进食过程中血氧饱和度的变化，若患者的血氧饱和度波动于88%～93%，且未诉不适，可将面罩或鼻导管固定于其口鼻周围，缓解缺氧症状，增加舒适度，并协助患者进食，缩短进餐时间，避免患者进食劳累及长时间缺氧，保证护理安全。如患者经过抗病毒治疗后胃肠道反应较重，应酌情减少进食量，予以静脉补充能量及电解质，维持体内水、电解质、酸碱平衡，必要时用中药调整。若患者因无法耐受肠内营养，可增加肠外营养支持，静脉输注氨基酸、维生素、脂肪乳等，注意观察有无代谢紊乱及并发症出现。

（三）专科护理

1. 体位管理　为减少仰卧位对呼吸的不利影响，在非睡眠时间段指导呼吸不畅患者采取半坐卧位或端坐位休息，抬高床头，以利于膈肌下降，改善肺通气。对具有重症高风险因素、病情进展较快的中型、重型和危重型患者，应当给予规范的俯卧位治疗，建议每天不少于12小时。

2. 用药护理　遵医嘱给予抗病毒、化痰、消炎、增强免疫力等药物，用药期间注意观察药物的疗效及不良反应。注意多种药物的间隔时间与相互影响。密切关注特殊患者对特定药物的反应，如有不适及时通知医生并协助处理。

3. 发热的护理　发热是新型冠状病毒感染患者最典型的症状之一，需要及时进行降温。首选物理降温的方法。体温超过 39℃时可选用局部冷疗的方法，用冷毛巾、冰袋等通过传导的方式散热；体温超过 39.5℃时选用全身冷疗的方法，可采用温水擦浴、乙醇擦浴的方式使体温下降。当出现持续性高热时，可根据医嘱采用药物降温，注意药物剂量，同时注意观察用药后的反应，实施降温措施 30 分钟后应再次测量体温。

4. 呼吸困难的护理 首先可通过采取半坐卧位的方法，观察患者的呼吸状况是否得到缓解，必要时给予氧气吸入。氧疗时要严格注意氧浓度和持续的时间，防止发生氧疗的副作用。氧疗时也应注意观察给氧设备是否对脸部的皮肤造成压力性损伤。咳嗽、咳痰时遵医嘱给予干扰素超声雾化吸入，雾化吸入后根据患者病情自下而上用力均匀轻叩背部，边叩击背部边鼓励患者咳嗽，协助清除痰液。指导患者做肺部功能锻炼。

（四）心理护理

护理人员应关心患者，帮助患者建立对该疾病的正确认识，鼓励患者积极配合治疗，在采取护理措施前取得患者的理解。护理人员要换位思考，充分理解患者的焦虑，用清晰、平和的方式与患者交流，鼓励患者倾诉内心的想法，耐心倾听，并用眼神、点头等肢体语言表达对患者的接纳，使患者感到亲切感和安全感。

构建患者联络网，帮助患者与家属、朋友取得联系，鼓励患者多与家属、朋友交流，可以使用微信视频等方式进行联系，多给予患者情感支持。在一些特殊的日子，家属不能到患者身边陪伴，护理人员应多与患者交流分享，从而构建良好的护患关系，有利于患者情绪的放松。

根据患者的性格、年龄、文化程度和家庭背景采用不同的方法进行压力疏导。患者入院后，对其进行疾病知识科普、健康宣教、医保政策讲解，如实告诉患者治疗进展，使患者树立战胜疾病的信心，减轻对疾病的恐惧。对于年轻患者，可在治疗期间每天播放患者喜欢的音乐，有助于缓解其负面情绪。

（五）健康指导

做好健康宣教，对患者认真做好必要的讲解工作，使患者对新型冠状病毒感染有较为清晰的认知，帮助患者了解相关的药物和治疗措施，增加患者对医护人员治疗、护理活动的配合度。提醒患者做好日常防护工作，指导患者勤洗手，必要时戴口罩、消毒等。指导患者咳嗽、打喷嚏时用纸巾遮掩。宣传不随地吐痰、口鼻分泌物用纸巾包好后弃置于垃圾箱内等卫生和防护相关知识。

第九章　泌尿生殖系统免疫相关性疾病及护理

泌尿生殖系统是泌尿系统和生殖系统的统称。人体的泌尿系统包括肾脏、输尿管、膀胱、尿道及相关的血管神经；人体的生殖系统分为男性和女性两类，按生殖器所在部位又分为内生殖器和外生殖器。泌尿系统的主要功能为排泄，生殖系统的主要功能是繁衍。泌尿系统和生殖系统虽然生理功能截然不同，但发生同源，结构上密切相关，功能上存在相互联系，故可以统称为泌尿生殖系统。

第一节　急性肾小球肾炎

急性肾小球肾炎（acute glomerulonephritis，AGN）简称急性肾炎，是以血尿、蛋白尿、水肿和少尿为主要特点的急性肾小球疾病，也常称为急性肾炎综合征（acute nephritic syndrome）。急性肾小球肾炎多发于儿童，发病年龄以 5～10 岁多见，男女比例为 2∶1。

一、病　　因

1. 细菌感染　常发生在上呼吸道感染、皮肤感染、猩红热等链球菌感染后，其中以 A 群溶血性链球菌感染最为常见。易感人群为酗酒、药瘾者及先天性心脏病患者。除链球菌外，肺炎链球菌、葡萄球菌、脑膜炎奈瑟菌、淋球菌、伤寒沙门菌、麻风分枝杆菌等感染后也可引起肾小球肾炎。

2. 病毒感染　乙型肝炎病毒、丙型肝炎病毒、麻疹病毒、EB 病毒、流行性腮腺炎病毒、水痘-带状疱疹病毒等感染后均可能引起急性肾小球肾炎。

3. 其他病原体感染　立克次体、梅毒螺旋体及三日疟原虫、锥虫、血吸虫等寄生虫感染也可引起肾小球肾炎。

4. 自身免疫功能紊乱　系统性红斑狼疮、抗中性粒细胞胞质抗体相关性血管炎等自身免疫病可引起肾小球肾炎和持续性肾脏损害。

5. 原发性肾小球疾病　膜增生性肾炎、IgA 肾病等原发性肾小球疾病可出现急性肾小球肾炎的临床表现。

二、发病机制

急性肾小球肾炎是一种由免疫复合物激发的超敏反应性疾病，但具体机制仍不清晰，目前认为免疫复合物形成及肾小球的损伤有以下几种形式。

1. 免疫复合物沉积及补体活化 肾小球免疫复合物源于循环免疫复合物沉积或局部免疫复合物形成。免疫复合物沉积导致补体激活，是诱导炎症细胞聚集和诱发肾小球肾炎的关键。补体激活的经典途径被补体片段 C4b 结合蛋白所抑制，引起旁路途径激活。此外，补体调节蛋白如 H 因子、拟 H 因子，常被细菌蛋白酶去除，从而有利于激活旁路途径，补体激活后造成肾小球局部免疫病理损伤而致病。如链球菌感染后肾小球肾炎是由链球菌胞壁的 M 蛋白与相应抗体形成免疫复合物，沉积于肾小球基膜，引起以 Ⅲ 型为主的超敏反应所致。

2. 肾炎致病抗原 有研究表明，肾炎相关链球菌纤溶酶受体被链激酶激活后，与肾小球结合，捕获纤维蛋白溶酶，从而造成肾小球基膜的损害。肾炎相关链球菌纤溶酶受体还可通过激活补体途径，产生肾小球基膜局部炎症，促进内皮下免疫复合物沉积。此外，链球菌热原性外毒素 B 与白细胞互相作用，引发细胞因子、白细胞增殖、黏附分子的表达，从而诱发炎症，形成免疫复合物。

3. 分子模拟 A 群链球菌细胞壁上的 M 蛋白与肾小球基膜具有共同的抗原决定基，M 蛋白刺激机体产生的特异性抗体可与肾小球基膜上的抗原结合，激活补体系统，从而引发肾炎。

三、病理变化

急性肾小球肾炎病理变化如下。

（1）肉眼观：可见两侧肾脏轻度或中度增大，表面充血，颜色为暗红色，偶见表面出血点，称之为"大红肾"。

（2）光镜：可见内皮细胞和系膜细胞弥漫性增生，肾小球毛细血管袢腔狭窄，见微血栓，囊壁节段增厚。

（3）PASM-Masson 染色：可见肾小球基膜内皮下嗜复红物沉积，上皮可有"驼峰"形成，肾小管上皮细胞肿胀、颗粒变性，皮髓交界区单核细胞浸润。

（4）电镜：基膜外侧上皮下"驼峰状"致密物沉积。

四、临床表现

典型急性肾小球肾炎的临床表现如下。

1. 血尿、蛋白尿 几乎全部急性肾小球肾炎患者均有肾小球源性血尿，约30%的患者可有肉眼血尿，常为起病首发症状和患者就诊原因。可伴有轻、中度蛋白尿，尿中可见白细胞、上皮细胞增多，可有颗粒管型、红细胞管型。

2. 水肿 为急性肾小球肾炎常见的病症之一，典型表现为晨起眼睑水肿，有些患者可伴有颜面、踝部、腹部及阴囊轻度凹陷性水肿，少数严重者可波及全身。如出现肺水肿可引起气促等症状。

3. 高血压 多数患者出现一过性轻、中度高血压，少数患者可出现严重高血压，甚至高血压脑病。

4. 肾功能异常 患者尿量减少，少数患者甚至可出现少尿（<400ml/d），可有轻度氮质血症。极少数患者可出现急性肾衰竭。

5. 充血性心力衰竭 极少数急性期患者因水钠严重潴留和高血压，可引发充血性心力衰竭。

6. 其他症状 患者可有肢软乏力、腰酸、面色苍白、恶心、呕吐、头痛、腰背痛、发热及视物模糊、精神萎靡等症状。

五、诊 断 要 点

链球菌感染1～3周后，出现典型的临床表现，尿常规检查发现血尿、蛋白尿，抽血检查血清补体C3降低，即可做出临床诊断。若起病后2～3个月病情无明显好转，仍有高血压或持续性低补体血症，或肾功能进行性恶化，可做肾活检明确诊断。

六、治 疗 原 则

急性肾小球肾炎的治疗方法以休息及对症治疗为主，防止并发症的发生，保护肾功能，促进自然恢复。

1. 一般治疗 急性期应卧床休息2～3周，水肿明显及血压高者应限制水、钠摄入，有肾功能减退者应适当限制蛋白质的摄入。

2. 感染灶的治疗 有上呼吸道或皮肤感染者可给予无肾毒性的青霉素、头孢菌素等抗生素治疗，但不主张长期预防性使用抗生素。与尿异常相关反复发作的慢性扁桃体炎可在病情稳定后行扁桃体摘除术。

3. 对症治疗 对于经控制水、钠摄入后水肿仍明显的患者，应适当使用利尿剂。对经限水、钠及利尿后血压仍不能控制的患者，应给予降压治疗。对于合并急性肺水肿的患者，应及时行透析治疗。

4. 透析治疗 对于出现急性肾衰竭有透析指征的患者，应及时行透析治疗。

5. 中医药治疗 中医认为急性肾炎是由感受风寒、风热及湿邪内侵所致，属于"肾风""风水"等范畴，有外感表证及水肿、尿少、血尿等症状，急性期以祛邪为主，治以清宣利湿。可采用祛风利水、清热解毒、凉血止血等治疗法则，常用方剂有麻黄汤合五皮饮、越婢加术汤、麻黄连翘赤小豆汤等。

七、护 理 措 施

（一）一般护理

保持病房干净、整齐、舒适，每天开窗通风，保持室内的空气流通、新鲜。护理人员需叮嘱患者保持长期充足的卧床休息，直至无法用肉眼观察到血尿，且水肿逐步消退，血压在正常范围，方可进行适度的活动锻炼。密切监测患者的呼吸、脉搏、血压及体温等生命体征。密切观察患者水肿及尿色、尿量变化，定期开展尿常规检查，详细记录患者24小时出入量。如患者尿量减少，伴有恶心、呕吐等症状，应马上通知医生处理，防止出现急性肾衰竭。根据患者病情变化逐步增加每日进水量。保证血压稳定，防止血压时高时低，如有必要可遵医嘱使用血管活性药物进行治疗。此外，需叮嘱患者保暖防寒，避免感冒。

（二）饮食指导

急性肾小球肾炎患者发病初期一般均有高血压、水肿、尿量少等症状，应给予相应的饮食指导。选择低盐、优质低蛋白、低脂肪及低胆固醇饮食，不宜选择高糖、低磷饮食。针对水肿、心力衰竭、高血压患者，应选择无盐饮食，即食盐量控制为每日 1～2g。控制饮水量，主食可选择米面。若合并氮质血症，应控制饮食中的蛋白质含量，尽量选取动物蛋白。对于水肿严重且尿少患者，应注意控制液体摄入量，待水肿消退、血压恢复正常后可逐步调整为正常饮食。

（三）专科护理

1. 用药护理　加强对患者用药期间的观察与护理，密切留意不良反应。呋塞米利尿效果较强，需预防发生低钠血症、低钾血症、血容量减少。氢氯噻嗪可引起低钠血症、低钾血症及血糖、血尿酸升高。应用降压药时应定期检查患者血压，预防血压下降过快或血压降得过低，指导患者避免直立性低血压或眩晕跌伤。

2. 高血压护理　绝对卧床休息。应密切监测患者血压、呼吸及心律情况，每小时1次测量血压、心率。密切关注患者意识情况。对于病情较重的患者，可采用降压药控制。需叮嘱患者保持轻松、稳定的情绪，避免血压不稳定，若察觉患者出现心力衰竭症状，应第一时间告知医生，并协助医生实施抢救。

3. 水肿护理　水肿是急性肾小球肾炎患者常见症状之一，一旦发生水肿，应调整好输液的速度与量，防止引发心力衰竭。加强皮肤护理，确保皮肤干净卫生，防止压疮形成。严格按无菌操作要求进行护理操作，防止交叉感染。密切关注患者的尿量及体重变化，可根据医嘱使用利尿剂消除水肿，同时留意患者水、电解质的变化情况，预防出现电解质平衡异常和脱水等。

4. 血尿护理　血尿和蛋白尿是急性肾小球肾炎常见的并发症状，通常肉眼血尿将持续数日至1～2周。应嘱咐患者注意休息，并通过肉眼与检查加强观察。血尿标本应在2小时内进行检查，以免因酸碱变化使红细胞溶解、皱缩。

（四）心理护理

由于急性肾小球肾炎起病急，治疗难度大，患者容易产生焦虑、恐惧、紧张等不良情绪，甚至排斥治疗。护理人员应耐心与患者沟通，可介绍治愈的案例，帮助患者树立自信。日常护理中应保持亲切、和蔼的态度，语气要尽可能轻缓温柔，以此取得患者的信任，从而构建良好的护患关系。应及时向患者及家属介绍诊断、治疗情况及检查项目、检查结果。

沟通时要注意方式方法，尽量不引起患者的忧虑与担心，增进护患理解，使其更好地配合治疗与护理工作。

（五）健康指导

应详细告知患者急性肾小球肾炎的致病因素及治疗方法，向患者介绍有关药物的作用、用法、疗程、注意事项及不良反应等，按医嘱坚持肾炎饮食和药物治疗，叮嘱其不可随意停用或增减药物。出院时应叮嘱患者注意生活规律，保持良好休息，避免过度体力劳动及剧烈运动，以免过度劳累。注意防寒保暖，注意个人卫生，保持皮肤干净整洁。一旦发生链球菌感染，应及早给予青霉素治疗，并在 2～3 周内密切观察尿常规变化。同时告知患者及其家属定期复查，出院后每周复查尿常规 1 次，2 个月后改为每月 1 次。

第二节　间质性肾炎

间质性肾炎（interstitial nephritis）又称肾小管间质性肾炎（tubulointerstitial nephritis，TIN），是由各种原因引起的以肾小管及其间质病变为主的非化脓性炎症性肾脏疾病。临床上可分为急性间质性肾炎和慢性间质性肾炎。急性间质性肾炎起病急，发病快，通常伴有急性肾损伤；慢性间质性肾炎一般病程长，病情迁延，进展缓慢，预后较差。

一、病　　因

1. 感染　包括细菌、真菌、病毒等，如金黄色葡萄球菌、链球菌、白喉棒状杆菌、布鲁菌、军团菌、伤寒沙门菌、支原体、梅毒螺旋体、麻疹病毒、乙肝病毒、巨细胞病毒等。感染是导致急性间质性肾炎的主要原因。

2. 自身免疫病　最常见的为干燥综合征和系统性红斑狼疮，结节病、原发性冷球蛋白血症及多发性骨髓瘤、阵发性血红蛋白尿、淋巴增生性疾病、镰状细胞病等也可出现间质性肾炎。

3. 药物和毒物　长时间使用同一种药物是临床上导致间质性肾炎的常见原因之一，如环孢素、氨基糖苷类抗生素、两性霉素 B、镇痛剂、非类固醇类抗炎药、顺铂等，长期使用麻醉类药物也有可能引发间质性肾炎。化学毒物或生物毒素如四氯化碳、四氯乙烯、甲醇、乙二醇、煤酚、亚硝基脲及蛇毒、鱼胆毒、蜂毒、蕈毒等也可引起间质性肾炎。

4. 重金属　间质性肾炎还与长期接触重金属及其离子有关，常见的重金属有镉、铝、金、锂、铍等。

5. 遗传因素　遗传背景也是导致间质性肾炎的原因，如因家族遗传导致的肾衰竭而引起间质性肾炎。

6. 其他因素　代谢性疾病如胱氨酸病、低钾肾病、尿酸性肾病、糖尿病肾病及淀粉样肾病等。间质性肾炎也与年龄和地域差异有关。

二、发病机制

间质性肾炎的发病机制尚不十分清楚，肾小管上皮细胞的损伤在疾病的发病过程中发挥着重要作用。

1. 免疫机制 对于间质性肾炎的发病具有重要作用。如机体免疫力低下，体液免疫和细胞免疫不能发挥正常功能，不能抵制病原体的侵袭，病原体侵入后可导致肾小管上皮细胞受损。同时，病原体抗原可激活 T 细胞，释放炎症因子，后者作用于肾小管上皮细胞，导致肾小管萎缩和肾功能不同程度的损伤。

2. 非免疫机制 病原体的感染、药物及其他毒性因素可对肾脏造成直接损害，使肾血管内皮细胞大面积坏死，产生中毒现象而引发间质性肾炎。

三、病理变化

（一）急性间质性肾炎

以急性炎症为主，表现为肾间质短时间内发生炎症细胞浸润、间质水肿，肾小管不同程度受损伴肾功能不全。炎症细胞主要为淋巴细胞和巨噬细胞，也可有中性粒细胞、嗜酸性粒细胞、成纤维细胞或组织细胞。肾小管形状基本完整，可有刷状缘脱落，肾小球和肾内小血管正常。

（二）慢性间质性肾炎

以慢性炎症为主，表现为肾间质纤维化、间质单个核细胞浸润和肾小管萎缩。肉眼观察可见肾脏缩小，表面有瘢痕形成。光镜下可见肾小管上皮细胞出现不同程度的肿胀、坏死和再生，肾间质纤维化，片状分布的肾小管萎缩，可有单核细胞浸润。早期肾小球和肾内小血管正常，随着病情发展，可见肾小球硬化和肾内小血管管壁增厚、硬化。电镜下出现部分不均匀增厚，还伴有基膜不连续与分层的现象。

四、临床表现

（一）急性间质性肾炎

由于致病原因不同，临床症状各不相同。由抗生素类、别嘌醇类导致的急性间质性肾炎患者，起病迅速，病情发展较快，表现为发热、皮疹、急性肾衰竭。由病毒、细菌感染及干燥综合征导致的急性间质性肾炎患者发病较为隐匿，主要表现为胃肠道不适、恶心、呕吐等。

急性间质性肾炎临床还可表现为多尿、烦渴、恶心、夜尿、肉眼血尿、肌无力、软瘫、关节痛等，甚至可并发肾性糖尿，引起肾小管性酸中毒直至尿毒症，如治疗不及时将导致肾性贫血和高血压。急性间质性肾炎可并发急性肾衰竭，且无特异性临床症状，仅表现为肾衰竭症状，肾小球滤过率下降，血浆尿素氮、肌酐升高。少数情况下，急性间质性肾伴大量蛋白尿，甚至出现肾病综合征、镜下血尿或肉眼血尿。

急性间质性肾炎的临床表现可轻可重，大多数患者均有明确的病因，如能去除病因，及时治疗，患者可痊愈或使病情得到不同程度逆转。

（二）慢性间质性肾炎

慢性间质性肾炎起病隐匿，临床特征主要表现为肾小管功能性障碍，以不同程度的肾小管萎缩及间质纤维化等为根本改变的综合征。由于肾小管浓缩功能下降，患者可表现为夜尿增多、低比重尿、氨基酸尿、肾性糖尿、血尿、蛋白尿等症状，偶尔在排泄出的尿液中可以看见坏死组织。肾小管酸化功能障碍可导致肾小管性酸中毒。慢性间质性肾炎病情在加重过程中，可伴有高血压和（或）氮质血症及肾性贫血。高血压是影响慢性间质性肾炎预后的重要因素。慢性间质性肾炎如果不及时进行有效控制，随着病情的进展，最后可发展为尿毒症。

五、诊 断 要 点

可根据患者的感染史或用药史、临床症状、实验室检查和影像学检查，进行综合分析诊断，但间质性肾炎的确诊需要通过肾脏病理检查。临床上出现不明原因的急性肾功能不全时，要考虑急性间质性肾炎的可能。具有下列临床特征应考虑慢性间质性肾炎：①存在导致慢性间质性肾炎的诱因，如长期服用镇痛药、慢性尿路梗阻或有慢性间质性肾炎家族史；②临床表现存在肾小管功能障碍，如烦渴、多尿、夜尿增多、肾小管性酸中毒等，或肾功能不全但无高血压、无高尿酸血症等；③尿液检查表现为严重肾小管功能受损，如少量小分子蛋白尿、尿溶菌酶、尿 β_2 微球蛋白等，可有糖尿、氨基酸尿。慢性间质性肾炎还须根据病史和临床病理特征进一步明确病因。

六、治 疗 原 则

1. 去除病因　积极控制感染，及时解除尿路梗阻及反流，停止肾毒性药物（镇痛药、关木通等）的应用，对累及肾脏的系统性疾病积极进行治疗等。控制感染、及时停用致敏药物、处理原发病是间质性肾炎治疗的第一步。许多患者在感染控制或停用相关药物后病情可得到不同程度的好转。

2. 对症支持治疗　在去除病因的同时，应给予对症支持治疗，如维持水、电解质平衡和纠正酸碱平衡紊乱，其中包括纠正水钠潴留、容量不足、代谢性酸中毒、低钾血症或高钾血症等。对出现慢性肾衰竭的患者，应按慢性肾衰竭治疗原则进行处理，积极治疗贫血、高血压、肾性骨营养不良、心血管病、感染等并发症。

3. 激素治疗　对间质性肾炎尤其是急性间质性肾炎疗效明显。药物相关性间质性肾炎及感染相关性间质性肾炎患者，在感染控制后如病情无好转，均应使用激素治疗。糖皮质激素能改善肾功能，一定程度逆转肾脏的病理改变。

4. 免疫抑制剂　一般无须使用免疫抑制剂，如激素治疗 2～3 周仍无效，可考虑加用免疫抑制剂，如环磷酰胺、环孢素等，但不可长时间使用。

5. 血液透析 当患者少尿、血尿素氮＞21mmol/L（60mg/dl）或血肌酐＞442μmol/L（5mg/dl）或出现高血钾时，应尽早开始血液透析。非少尿而临床情况较稳定者，可等待肾功能的恢复，但如保守治疗欠佳，应尽快开始透析。

七、护 理 措 施

（一）一般护理

为患者提供舒适、安静的病房环境，保持空气新鲜、流通。对于急性期患者，嘱咐其多卧床休息，但应保持适度床上及床旁活动，以防肢体血管血栓形成。症状缓解后可进行适当的户外运动，但应限制活动量，避免劳累。高热患者出汗后要及时更换衣被，注意保暖。鼓励患者多饮水，但急性期患者应控制水、蛋白质和矿物质的摄入。协助患者进行口腔护理，鼓励患者多漱口，口唇干燥者可涂护唇油。指导患者识别并及时报告体温异常的早期表现和体征，体温超过38.5℃时可给予物理降温。监测血电解质变化，动态观察血压。

（二）饮食指导

间质性肾炎患者应给予优质蛋白、低盐饮食，食用易消化、清淡的高能量食物，最好是流质或半流质饮食，多吃新鲜水果、蔬菜，戒除烟、酒，控制体重。慢性间质性肾炎患者要求长期低盐、优质低蛋白及低脂饮食，避免引起水肿，避免摄入过量蛋白质，加重肾脏负担。尿量少或水肿时，可选用具有利尿的食物，如冬瓜、丝瓜等。中老年间质性肾炎患者常会感到双腿酸软，并有小便频繁等症状，可选择红豆或玉米等食物。

（三）专科护理

1. 用药护理 明确对患者致敏的药物，及时停用致敏药物，以免加重患者的病情。密切观察患者用药期间的不良反应。对于长期使用激素药物进行治疗的患者，应观察激素治疗时患者各项指标的变化，注意防范患者出现肌肉萎缩和骨质疏松等药物副作用。服用激素类药物期间，可给患者服用维生素或食用维生素含量丰富的食物。避免患者摔伤。当患者出现恶心、呕吐、食欲缺乏等情况时，及时通知医生并协助处理。

2. 发热护理 间质性肾炎患者常有发热现象。当患者体温超过38.5℃时，可进行物理降温。间质性肾炎患者应慎用药物降温，药物降温可能加重病情。使用药物降温时，应每半小时对其进行体温测试并记录，交班时应做好交接工作。指导患者及其家属识别体温异常的临床表现和特征，便于做出判断并及时处理。

3. 呼吸吞咽困难护理 对于呼吸困难患者，应取半坐卧位，给氧。必要时可借助呼吸面罩或氧气机进行辅助呼吸。对于吞咽困难患者，可采用防呛咳护理方法。外出时需要专人看护，以免发生意外。

4. 并发症护理 出现高血压的患者可采用半卧位，但须及时更换卧位，避免压疮，并定期测量血压，遵医嘱使用降压药。对于发生肾衰竭、尿毒症、尿酸性中毒及排钾保钠障碍的患者，须及时通知医生并配合进行人为干预，及时纠正患者的电解质和酸碱平衡紊乱，恢复电解质平衡。当患者出现烦躁不安、抽搐或昏迷时，应采取救治措施。

（四）心理护理

加强与患者的心理沟通，及时帮助患者调整心态，以积极乐观的态度面对疾病，配合医护人员的治疗和护理。疾病诊断明确后，及时向患者及其家属解释治疗方案的必要性，以及激素治疗的不良反应和注意事项，提高其用药依从性，解除患者和家属的顾虑。密切关注患者的情绪波动，当发现其有较大精神压力时，应及时采用有效的手段进行排解，帮助患者增强战胜疾病的信心。

（五）健康指导

主动向患者宣教间质性肾炎的病因、发病机制及治疗等疾病基本知识，给予患者正确的用药指导，讲解药物的治疗方法和不良反应，并及时向患者反馈治疗效果，使其能够积极配合治疗。叮嘱患者注意休息，避免过度劳累而加重感染，但也须进行适当锻炼，可选择太极拳、散步等运动量不大的健身运动，但应避免剧烈运动。坚持经常漱口，嘴唇干燥时可涂抹润唇膏。告知出院患者生活中的注意事项和保持健康的必要措施，平时应注意日常保暖，避免感冒。

第三节　妊娠高血压

妊娠高血压（pregnancy-induced hypertension，PIH）又称妊娠高血压综合征（妊高征），是指女性妊娠 20 周以后出现高血压、水肿、蛋白尿为特征并伴全身多脏器的损害，严重者可发生抽搐、昏迷及心、肾衰竭，是严重威胁母婴安全、增加孕产妇及围生儿发病率和死亡率的重要因素之一。妊娠前血压正常但妊娠后收缩压在 140mmHg 以上、舒张压在 90mmHg 以上者，须考虑为妊娠高血压。根据器官受累情况，在临床上又可将妊娠高血压分为几个亚类。国外通常分为子痫（eclampsia）和先兆子痫（preeclampsia），而国内则分为轻、中、重度妊娠高血压。

一、病　因

妊娠高血压的病因尚未完全明确，目前的研究认为，妊娠高血压是由多个母体、胎儿的因素相互作用及环境因素等参与而引起的疾病。

1. 母体因素　由母体因素引发的妊娠高血压较常见。在妊娠中、晚期阶段，女性患者可能因以下几种原因发生妊娠高血压。

（1）凝血机制异常：妊娠末期时，患者突然出现凝血机制异常，导致血液循环中出现大量凝血物质，造成母体血小板及凝血因子的大量消耗，随着这一变化的持续，胎盘内可逐渐由正常血液循环转入缺血状态，进而干扰胎儿的正常发育，威胁母婴安全。

（2）滋养细胞受侵袭：当患者的滋养细胞受到侵袭时，可产生免疫调节功能异常，并带来血管内皮细胞功能异常及内皮细胞损伤等改变，进而增加妊娠高血压的发生风险。

（3）易感个体：母体对妊娠高血压疾病易感或母体长期合并微血管疾病，如高血压、糖尿病等，导致妊娠高血压的发生。

2. 胎盘因素　胎盘因素与妊娠高血压之间的关联较为密切。

（1）胎盘缺陷：胎盘在形成、发育过程中出现障碍，形成缺陷胎盘，导致出现妊娠高血压疾病。

（2）适应性障碍：妊娠期内随着胎盘的不断增大，患者子宫各处生理结构逐渐变化，而患者本身未能及时应对胎盘发育带来的变化，导致血管通透性、局部血管压力变化，最终造成血压升高，并表现出妊娠高血压。

3. 多种因素　环境、孕妇年龄、生活习惯、种族、营养水平、妊娠合并其他疾病等多种因素都可能参与妊娠高血压的发病。孕妇本身有高血压、糖尿病、肥胖、胰岛素抵抗等病症可增加妊娠高血压的发病率。

二、发 病 机 制

关于妊娠高血压的发病机制，目前研究认为与以下几种因素有关。

1. 遗传易感性　妊娠高血压具有家族遗传倾向，主要表现为母系遗传。家系分析发现，妊娠高血压患者一级亲属和二级亲属的发病率比无家族史孕妇明显增高，而一级亲属的发病率又比二级亲属高。这表明孕妇对妊娠高血压有遗传易患性，且目前多倾向多基因遗传，其具体遗传规律目前尚未阐明。随着人类基因组学研究的逐渐深入，从分子生物学角度研究妊娠高血压，寻找遗传易患基因，将为妊娠高血压的病因和发病机制研究提供更多的依据。

2. 免疫失调　妊娠被认为是成功的自然同种异体移植。妊娠的成功在于妊娠母体的免疫耐受，胎儿与母体间免疫平衡的建立与稳定。一旦这种免疫耐受被打破，会导致流产、妊娠高血压等疾病。免疫学研究表明，妊娠高血压母体血浆的 IgG、补体均低下，而夫妻间组织相容性抗原（HLA）的不相容性增高，妊娠高血压患者 HLA 抗体的检出率明显高于正常妊娠者。临床病理学研究也证实，妊娠高血压患者子宫螺旋小动脉存在类似于移植肾排斥反应所出现的典型的血管炎病变，即螺旋小动脉急性粥样硬化。这说明免疫因素在妊娠高血压发病中起着重要作用。

3. 胎盘或滋养细胞缺血　胎盘和母体组织间相互作用的异常可能是引起妊娠高血压发病的重要机制。多胎妊娠、羊水过多、初产等均可使宫腔压力过大，从而引起胎盘或滋养细胞缺血，导致血管内皮细胞损伤、胎盘浅植入、血管痉挛、血压升高。胎盘缺血导致的胎盘浅植入、胎盘功能缺陷，一般在妊娠 20 周前或临床症状出现前就已形成，到妊娠 20 周后则出现不同程度的妊娠高血压的临床症状。

4. 氧化应激　是指体内氧化与抗氧化作用失衡，一般表现为氧化作用增强，抗氧化作用减弱。氧化应激的毒性效应最终可导致中性粒细胞炎性浸润、释放多种蛋白酶，还可通过还原型辅酶Ⅱ（NADPH）氧化酶中介呼吸爆发，产生大量氧化中间产物如超氧阴离子（$\cdot O_2^-$）、羟自由基（$\cdot OH$）、过氧化氢（H_2O_2）等。这些物质可与膜和 DNA 结合产生脂质过氧化反应而致细胞损伤。妊娠高血压的发生、发展过程存在氧化应激，主要表现为脂质及蛋白质过氧化物明显增多，氧化应激的易患性也明显增加。在妊娠高血压时蜕膜螺旋动脉出现一种特征性的急性粥样化改变，可能与氧化应激反应、脂质过氧化增强有关。另外，妊娠高血压发生时参与氧化应激的某些酶活性增强，抗氧化作用减弱，抗氧化剂减少或活性下降。

三、病 理 变 化

正常妊娠时，随着孕周进展，子宫胎盘发生一系列的生理性改变。胎盘绒毛直径变小，绒毛内血管充血扩张，细胞滋养细胞稀少甚至缺如，合体滋养细胞成为晚孕绒毛的主要结构和功能细胞，并聚积形成多细胞结节。有的结节内细胞核崩解消失，胞质变薄，环绕绒毛血管周围形成血管合体细胞膜。这种结构有利于母-胎间的气体交换。蜕膜中血管呈妊娠期的生理性改变。这一系列妊娠期的适应性变化为孕产妇顺利完成妊娠、分娩提供了前提条件。

妊娠高血压患者胎盘的病理性改变表现为胎盘重量明显减少，细胞滋养细胞代偿性增殖，合体滋养细胞结节明显增多。仅存的绒毛内高度淤血，绒毛间质广泛水肿、纤维素样坏死。蜕膜血管生理性改变缺乏，螺旋动脉管壁因纤维性增生而增厚，管腔变狭。体现出损害性和代偿性改变并存的组织形态学结构，两者均随病情加重而加重，但以损害性改变占绝对优势。

四、临 床 表 现

（一）轻度妊娠高血压

轻度妊娠高血压的主要临床表现为血压轻度升高，可伴轻度蛋白尿和（或）水肿，此阶段可持续数日至数周，或逐渐发展，或迅速恶化。

1. 高血压 孕妇在未妊娠或妊娠 20 周前，血压不高，妊娠 20 周后血压开始升高≥18.7/12kPa（140/90mmHg），或收缩压超过原基础血压 4kPa（30mmHg），舒张压超过原基础血压 2kPa（150mmHg）。

2. 蛋白尿 蛋白尿的出现常略迟于血压升高，蛋白量微少，开始时可无。

3. 水肿 最初可表现为体重异常增加（隐性水肿），若体内积液过多，则导致临床可见的水肿。水肿多由踝部开始，逐渐发展至小腿、大腿、外阴部、腹部，按之凹陷，称凹陷性水肿。

（二）中度妊娠高血压

血压超过轻度妊娠高血压，但不超过 21.3/14.6kPa（160/110mmHg）；尿蛋白（+），无自觉症状。

（三）重度妊娠高血压

血压可高达 21.3/14.6kPa（160/110mmHg）或更高；24 小时尿内蛋白量达到或超过 5g；

可有不同程度的水肿，并有一系列自觉症状出现。此阶段可分为先兆子痫和子痫。

1. 先兆子痫 在高血压及蛋白尿的基础上，患者出现头痛、眼花、恶心、胃区疼痛及呕吐等症状。这些症状预示将发生抽搐，故称先兆子痫。

2. 子痫 在先兆子痫的基础上有抽搐发作或伴昏迷，称为子痫。子痫典型发作过程先表现为眼球固定、瞳孔放大，瞬即头扭向一侧，牙关紧闭，继而口角及面部肌肉颤动，数秒后发展为全身及四肢肌强直，双手紧握，双臂屈曲，迅速发生强烈抽动。抽搐时呼吸暂停，面色青紫。持续1分钟左右抽搐强度减弱，全身肌肉松弛，随即深长吸气，发出鼾声而恢复呼吸。子痫多发生于妊娠晚期或临产前。

五、诊 断 要 点

1. 高血压 须经多次测量后才可下结论。如妊娠前为低血压者，只要血压较孕前或妊娠早期增加 4/2kPa 者（20/50mmHg），即使未达到高血压诊断标准，也应诊断为妊娠高血压。

2. 水肿 出现较早，程度不等，可由足踝至全身水肿。临床常用（+）或（−）表示：（−）表示无水肿；（+）表示足踝及小腿明显凹陷水肿，经休息后也不消失；（++）表示水肿延至大腿，皮肤呈橘皮色；（+++）表示水肿波及腹部及外阴，皮肤发亮；（++++）表示全身水肿，伴有腹水。

3. 蛋白尿 一般正常孕妇24小时尿蛋白应<0.3g，若24小时尿蛋白>0.5g则为不正常。重度妊娠高血压患者24小时尿蛋白超过5g。

如同时有以上2种症状，则一次测定也具有诊断意义。如在妊娠20周以后，病史又明确，则可诊断为先兆子痫。

4. 自觉症状 如具备上述2~3个征象，并逐渐加重，突感上腹痛、视物模糊或其他较重的不适，可诊断为先兆子痫。

5. 抽搐与昏迷 有先兆子痫的短暂经过，迅速发生抽搐，且很快发展成全身性强直-阵挛发作、有节律的肌肉收缩和紧张，继之昏迷，子痫的诊断即可建立。

六、治 疗 原 则

（一）药物治疗

轻度妊娠高血压可在门诊治疗，定期复诊观察，必要时住院治疗。中、重度妊娠高血压综合征应急诊入院治疗，绝对卧床休息，避免各种刺激。

1. 解痉剂 硫酸镁是目前治疗中、重度妊娠高血压综合征的首选药物，有预防和控制子痫发作的作用。用药期间应观察呼吸及膝跳反射、尿量，以防镁中毒。

2. 镇静剂 包括地西泮（安定）、苯巴比妥、冬眠合剂等。用药时注意观察血压下降情况。

3. 降压药 为控制血压的重要环节，可使用肼屈嗪、硝苯地平、拉贝洛尔、硝酸甘油及甲基多巴等。

4. 利尿剂　有全身性水肿、肺水肿、脑水肿的患者应使用利尿剂治疗。常用的利尿剂为呋塞米和甘露醇。使用利尿剂物治疗时应适当补充碳酸氢钠及氯化钾，以纠正酸中毒和电解质紊乱。

（二）终止妊娠

适时终止妊娠为治疗妊娠高血压的有效措施，终止妊娠的时机：轻度先兆子痫为妊娠37周左右；重度先兆子痫为妊娠34周左右。妊娠34周前如出现多器官损害、严重胎儿生长受限、胎盘早剥、胎儿窘迫等危急情况，也应及时终止妊娠。终止妊娠的方式：如宫颈条件成熟可引产，重度妊娠高血压者以剖宫产为宜。

七、护 理 措 施

（一）一般护理

为孕妇提供整洁、安静、空气新鲜的病房环境，病房内光线适宜，不宜使用强光，保证患者拥有良好的休息和充足的睡眠条件。限制陪护及探视人数。护理操作要轻巧。保持低流量氧气吸入以增加血氧含量，保证胎盘和重要脏器的供血。适当增加产前检查次数，密切监测患者病情变化。

对于中、重度妊娠高血压患者，宜取左侧卧位，以增加回心血量。使用心电监测仪监测血压、心率及氧饱和度，并进行胎心监护、记录。注意观察患者有无出现头痛、头晕等情况，严密观察胎动及子宫收缩情况的变化。

（二）饮食指导

妊娠高血压患者宜选择低热量、易消化的食物，合理搭配饮食，摄入足量蛋白质、蔬菜，注意补充铁、钙及维生素，以无刺激性食物为主，避免食用辛辣、油炸食物，避免诱发肝性脑病。限制钠盐，每日控制钠盐的摄入（不超过 3g）。如患者出现明显水肿，应食用清淡食物，避免过多摄入盐分。

（三）专科护理

1. 用药护理　妊娠高血压主要病理改变是全身小动脉痉挛，其治疗的首要目的是解痉，目前中、重度妊娠高血压综合征的主要解痉药物是硫酸镁，以控制子痫发作。硫酸镁采用静脉滴注方式，须严格控制滴数，预防副作用的发生。

2. 监测病情　通过心电监护密切观察血液、心率、呼吸、体温及尿量的变化，严密观察产时、宫缩、是否破膜，用监护仪监护胎心，发生异常情况应及时处理。

3. 子痫护理　对患者家属进行子痫相关知识宣教，教会其抽搐发作时的急救措施，一旦出现抽搐发作，应及时控制。保持患者的呼吸道通畅，防止舌根后坠导致窒息。给予氧气吸入，应用开口器避免唇舌咬伤。患者体态应当保持低侧卧位，防止黏液流入呼吸道而导致缺氧，必要时可通过吸引器清除患者喉部的黏液。配合医师处理抽搐，采用硫酸镁对抽搐进行控制，可适时、适量使用地西泮等具备镇静功能的药物。准确记录患者的出入水量，留置导尿管，记录尿量、颜色等数据，做好会阴处理，防止出现感染。

4. 分娩期护理 产前应完善各项检查，备足够血液、抢救用药、器械，建立静脉通道，保证输液顺利进行。在第一产程应注意观察产程进展，用心电监护仪密切监护血压，用胎心监护仪全程检测胎心和胎动，及时发现胎盘剥离和胎儿宫内窘迫等情况，及时处理。第二产程避免产妇过度用力，必要时采用会阴侧切，用吸引器或产钳助产，以缩短产程，同时要注意保护好会阴，正确缝合会阴伤口。第三产程应防止患者出现大出血，必要时及时使用催产素。应注意血压、宫缩情况、出血量、尿量的变化，防止产后子痫的发生。

5. 分娩后护理 大多数患者分娩后血压会恢复正常，但也有部分患者仍存在血压高的情况，少数产妇在产后 1～5 天仍有发生子痫的危险。因此应继续监测血压，严密观察患者生命体征变化，了解患者 24 小时尿量情况，注意患者神态意识改变及阴道出血情况，一旦发现异常，应尽早处理。

（四）心理护理

妊娠高血压影响孕产妇健康，严重者可导致母婴死亡，对此有了解的孕妇可因情绪紧张而使血压进一步升高，加重病情。患者住院后，首先要与患者及其家属进行解释和沟通，消除孕妇的思想压力，解除患者的焦虑情绪，使患者尽量保持身心平静、精神愉快乐观。主动关心孕妇，耐心解答提问，允许家属陪伴，使患者及家属积极配合治疗和护理。

（五）健康指导

护理人员应多与患者沟通，进行健康知识宣教，让患者及家属了解妊娠高血压的防治等相关知识，在围产期做好各方面的保健工作。同时通过健康知识宣教，消除患者的紧张、焦虑心理，增加患者对抗疾病的信心，主动积极地配合治疗。分娩后做好产后和出院宣教，做好对产妇的心理疏导，尽早开展母婴接触。应对产妇进行母乳喂养的知识宣传，让产妇明确早期母乳的重要性，使产妇了解通过新生儿的吸吮可刺激子宫收缩，从而降低产后出血的发生率。指导患者分娩后要尽早开始适当活动，但不宜过度劳累，以免影响血压，注意个人卫生和会阴部清洁，预防局部感染。

第十章 内分泌系统免疫相关性疾病及护理

内分泌系统由形态结构上独立存在的内分泌器官及分散于机体其他器官的内分泌组织和内分泌细胞组成。内分泌器官又称内分泌腺，包括垂体、松果体、甲状腺、甲状旁腺、胸腺、肾上腺及性腺等，是一类无输出导管的腺体。内分泌腺分泌的物质称为激素，经血流和淋巴输送，对全身细胞或特定细胞的活动发挥调节作用。内分泌组织和细胞包括胰腺内的胰岛、睾丸内的间质细胞、卵巢内的卵泡细胞和黄体细胞等，可产生肽类或单胺类激素，作用于邻近的细胞及相邻的细胞群，或通过血液运输作用于远处的细胞。

内分泌系统是机体神经系统、免疫系统以外的又一重要调节系统，对机体的生长、发育、代谢和生殖等发挥重要调节作用。内分泌系统、神经系统和免疫系统三者相辅相成，相互影响、相互作用，形成神经-内分泌-免疫调节网络，共同调节机体的生长发育和各种代谢活动，维持机体内环境的平衡与稳定。

第一节　毒性弥漫性甲状腺肿

毒性弥漫性甲状腺肿又称 Graves 病（Graves disease，GD），是一种主要侵犯甲状腺的器官特异性自身免疫病，属于甲状腺功能亢进症的一种，是导致甲状腺功能亢进症最常见的原因，占全部甲状腺功能亢进的 80%～85%。毒性弥漫性甲状腺肿是一种伴甲状腺激素分泌增多的自身免疫性甲状腺病（autoimmune thyroid disease，AITD），在我国该病的患病率约 1.2%，多见于成年女性，男、女患病比为 1：（4～6）。

一、病因与发病机制

毒性弥漫性甲状腺肿的病因与发病体机制尚不完全明确，研究显示与遗传因素、免疫因素及环境因素有关。

1. 遗传因素　大量的流行病学证据表明，遗传因素在毒性弥漫性甲状腺肿的发病中起重要作用，毒性弥漫性甲状腺肿的发生呈明显的家族聚集性，患者同胞的患病危险性为普通人群的 15 倍，同卵双生子的患病一致率明显高于异卵双生子。目前已肯定的遗传易感性基因包括促甲状腺激素受体（thyroid-stimulating hormone receptor，TSHR）基因、人类白细胞抗原Ⅱ（human leucocyte antigen，HLA-Ⅱ）基因、细胞毒性 T 淋巴细胞相关抗原 4

（cytotoxic T lymphocyte associated antigen 4，CTLA-4）基因及蛋白酪氨酸磷酸酶非受体型 22
（protein tyrosine phosphatase non-receptor 22，PTPN22）基因等。

2. 免疫因素　毒性弥漫性甲状腺肿是器官特异性自身免疫病，其发病涉及体液免疫和
细胞免疫。目前公认的发病机制为抑制性 T 细胞（suppressor T cell，Ts）功能缺陷，减弱
了对辅助性 T 细胞（helper T cell，Th）的抑制，后者辅助特异性 B 细胞产生异质性促甲状
腺激素受体抗体（thyroid-stimulating hormone receptor antibody，TRAb）。该抗体与促甲状
腺激素受体（thyroid-stimulating hormone receptor，TSHR）的胞外结构域结合，引起甲状腺
增生，合成并释放大量甲状腺激素。其中，T 细胞、NK 细胞及干扰素、白细胞介素（如 IL-1、
IL-2、IL-6 等）、肿瘤坏死因子（TNF）等多种细胞因子作为免疫调节剂或免疫效应分子均
参与了这一过程，对疾病的发生、发展和预后起重要作用。

3. 环境因素　包括感染、碘的摄入、精神刺激及吸烟等。感染是明显的诱发因素，相
关病原体包括流感病毒、人类泡沫病毒、耶尔森菌等。碘是甲状腺激素合成的原料，缺乏
或过多都会导致甲状腺疾病。精神方面的刺激可改变甲状腺功能和机体免疫系统的正常调
节，促使毒性弥漫性甲状腺肿发生。在甲状腺自身免疫存在的情况下，环境因素可通过增
强自身抗原的免疫原性、诱导 HLA-Ⅱ类抗原的异常表达等多种途径加重自身免疫反应的程
度，加快疾病进程。

二、病理变化

肉眼观察可见有毒性弥漫性甲状腺肿的甲状腺呈左右对称的弥散性肿大，甲状腺表面轻
度凹凸不平，呈暗红色并略带光泽。光镜下甲状腺的病理组织表现为甲状腺滤泡呈高柱状、
乳头样增生，滤泡周边出现吸收空泡。毒性弥漫性甲状腺肿的病理组织可因治疗方法和治疗
阶段的不同而发生变化。使用抗甲状腺药物后，组织学上可见滤泡过度增生，而使用大量放
射性碘后可破坏甲状腺，且滤泡上皮出现嗜酸性变，细胞核出现多倍体化。

三、临床表现

毒性弥漫性甲状腺肿的临床表现多样，可累及全身各个系统，严重损害人类的健康。

1. 甲状腺肿大　多数患者甲状腺呈弥漫性对称性肿大，质软，少数患者甲状腺肿大不
对称但明显，在上下叶外侧可闻及血管杂音和扪及震颤。患者可自觉颈部变粗，有肿块随
吞咽动作上下移动。甲状腺弥漫对称性肿大伴杂音和震颤为本病的特殊体征，具有诊断学
意义。

2. 高代谢综合征　表现为情绪焦虑，烦躁不安、易激动，失眠多梦，心悸、气促，怕
热多汗，食欲亢进而体重下降，疲劳乏力，注意力下降等。大部分患者活跃多语，也有沉
默无言者，反射神经过于敏感。

3. 眼征　毒性弥漫性甲状腺肿的眼部表现分为两类：一类为非浸润性突眼，又称单纯
性突眼或良性突眼，一般为对称性，占大多数，眼征表现为眼裂增宽，眼球内侧不能聚合，
眼向下看时上眼睑因后缩而不能跟随眼球下落，眼向上看时前额皮肤不能皱起。另一类为

浸润性突眼，又称内分泌性突眼、眼肌麻痹性突眼症或恶性突眼，较少见，表现为眼球突出、眼内有异物感、眼部疼痛、怕光、易流泪、视力减退，甚至失明。甲状腺功能亢进不明显或无高代谢症的患者中可见浸润性突眼，主要由眼外肌和球后组织体积增加、淋巴细胞浸润和水肿所致。

4. 皮肤表现　小部分患者有典型的对称性黏液性水肿，多见于小腿胫前下段，有时也可见于足背和膝盖、面部、上肢、胸部甚至头部。初起时呈暗紫红色皮损，皮肤粗糙，最后呈树皮状，可有色素沉着。

四、诊 断 要 点

毒性弥漫性甲状腺肿是临床上最常见的甲状腺性甲状腺功能亢进，临床表现为累及包括甲状腺在内的多系统的综合征，包括高代谢综合征、弥漫性甲状腺肿、突眼症、特征性皮损等，通过询问病史，临床表现典型者易于诊断。某些患者临床症状不典型，仅表现为不明原因的疲乏、消瘦、焦虑、失眠、胸闷、周期性低钾麻痹，经血常规、生化检查排除器质性疾病后可确诊。

五、治 疗 原 则

（一）一般治疗

一般治疗包括适当休息，补足热量、蛋白质及各种维生素，纠正本病引起的消耗。病情减轻后适当控制饮食。应低碘饮食，禁食海带、海鱼、海蜇皮等含碘高的食物。

（二）抗甲状腺药物治疗

抗甲状腺药物治疗是毒性弥漫性甲状腺肿最为方便、安全的治疗方法，应用广泛。药物以硫脲类和咪唑类为主，较常用的药物为丙硫氧嘧啶（PTG）和甲巯咪唑（MMI，亦称他巴唑），其作用机制是抑制甲状腺的过氧化酶，抑制碘有机化和碘-酪氨酸偶联化，从而抑制甲状腺激素的合成。丙硫氧嘧啶的推荐剂量为 150～300mg/d。甲巯咪唑的推荐剂量为15mg/d。抗甲状腺药物治疗时长至少 18 个月。

（三）放射性核素碘-131 治疗

使用放射性核素碘-131 治疗效果好，而且成本低廉。在使用放射性核素碘-131 治疗时，一般应联用糖皮质激素，以降低其对浸润性突眼的不利影响。放射性核素碘-131 治疗可并发甲状腺功能减退，未超过 6 个月为暂时性甲状腺功能减退，如超过 6 个月则为永久性甲状腺功能减退，需进行终身治疗。治疗剂量通常根据病情轻重、甲状腺重量和对碘-131 的最高吸收率测算，一般每克甲状腺组织一次应用碘-131 2.6～3.7MBq（70～100μCi）。

（四）手术治疗

针对抗甲状腺药物治疗无效、对药物产生严重不良反应或存在其他恶性因素的患者，可采用手术治疗。手术治疗措施主要采取甲状腺次全切除术，治愈率高，极少发生复发与并发症。

手术治疗的指征：①甲状腺显著肿大，压迫邻近器官；②甲状腺较大，抗甲状腺药物治疗无效或停药后复发者；③结节性甲状腺肿伴功能亢进者；④胸骨后甲状腺；⑤不能坚持长期服药而盼望迅速控制病情者。

（五）介入栓塞治疗

栓塞治疗的方法是向甲状腺上动脉注入暂时性栓塞剂（如吸收性明胶海绵）或永久性栓塞剂（如聚乙烯醇）。栓塞疗法主要用于甲状腺过大、抗甲状腺药物过敏，不能采用手术或核素碘治疗的患者。

（六）中医药治疗

毒性弥漫性甲状腺肿的中医辨证属于阴虚肝郁、肝阳上亢，采用潜阳为治疗原则，可用生地黄、白芍、天冬、麦冬、夏枯草、鳖甲、龟板、牡蛎、珍珠母等随症加减。

六、护 理 措 施

（一）一般护理

保持病房环境舒适、清洁、安静，室温凉爽而恒定，以 20℃左右为宜。因活动可使代谢率增高，应嘱咐患者充分休息。出汗多时，要勤换洗衣被，同时注意避免感冒。有呼吸道感染时及时治疗，以免加重病情。注意保护眼睛，外出戴墨镜，防强光、风沙、灰尘刺激。用 0.5%甲基纤维素或 0.5%氢化可的松滴眼，以防干燥、感染。睡眠时抬高头部，减轻球后水肿。用抗生素眼膏、纱布或眼垫以防结膜炎。戴单侧眼罩减轻复视，限制钠盐摄入，并遵医嘱适量应用利尿剂。

（二）饮食指导

由于高于正常值的能量代谢水平，患者需补充更多的营养，应食用高热量、高蛋白、高维生素、高矿物质饮食，逐步增加牛奶、鸡蛋、瘦肉等优质蛋白质，适当补充钙和磷。宜多食用蔬菜，减少脂肪的摄入，减少食物中粗纤维的摄入。禁止食用高碘食物，如海带、紫菜、海虾、海蟹、海鱼等。禁止食用辣椒、生葱、生姜等食物，不能饮用浓茶、咖啡和酒。保证摄入足够的水分，减少排便次数。

（三）专科护理

1. 口服药物治疗的护理 硫脲类和咪唑类是常用的抗甲状腺药物，出现较多的副作用是皮肤过敏和白细胞减少。应嘱咐患者，若出现皮肤瘙痒、丘疹等症状应及时停药，对较严重的过敏可采用脱敏疗法。有些患者口服抗甲状腺药物后可出现白细胞减少，甚至引起粒细胞缺乏症，故初治患者应严密监视血常规变化，出现白细胞轻度减少者，应根据医嘱加服升白细胞药物，较重者应立即停药，出现粒细胞减少时应立即住院治疗。

2. 放射性碘治疗的护理　①治疗前4周禁止食用高碘食品和药物、甲状腺激素制剂、丙硫氧嘧啶、抗结核药物、避孕药和影响甲状腺碘摄取功能的中草药；②严格控制治疗期间的用药，须由两名以上医务人员核对药物剂量和患者姓名，并根据清单逐一给药；③务必亲自将药物交给患者，并观察患者是否服下药物；④治疗后需定期测量患者的生命体征（血压、脉搏、心率、体温、呼吸等）；⑤对服用相关药物后出现皮肤瘙痒和皮疹的患者，应按照医生的建议服用抗过敏药物；⑥对于心悸、疲劳、头晕和食欲缺乏的患者，应提醒注意卧床休息，在医生的建议下服用抗甲状腺药物和有相关症状的药物，必要时给予静脉补液，以防止脱水；⑦告知患者及其家属在服药第1周要特别注意休息，预防感冒等传染病，避免创伤和手术。

3. 手术治疗的护理　手术治疗前掌握患者的基础代谢状况，按医嘱及时准确给予减轻甲状腺肿大及充血的药物；充分做好术前体位训练，指导患者体位训练方法。术中严密观察患者，防止因牵拉和手术刺激等引起喉、气管痉挛。手术后应严密观察是否有甲状腺亢进危象、出血、呼吸道梗阻、神经损伤、甲状旁腺功能减退等并发症发生，如有上述情况，及时告知医生并遵医嘱处理。

4. 眼征的护理　突眼者角膜外露可形成溃疡或全眼球炎，叮嘱患者外出时戴墨镜，以防止强光、风沙和灰尘的刺激。睡眠时用抗生素眼膏、纱布或眼垫，防止结膜炎和角膜炎的发生。对有球结膜水样膨出者，必要时可做上下睑暂时缝合术，以保护角膜。待病情好转后解除缝合。为减轻水肿，可取高枕卧位，必要时可应用少量利尿剂。防止眼睛过于疲劳，尤其不要长时间注视计算机屏幕。每日做眼球运动，以锻炼眼肌，改善眼肌功能。

（四）心理护理

毒性弥漫性甲状腺肿患者常有明显的易怒、偏执等情绪。应多与患者交谈，了解患者的心理问题，感受患者的心理状态，尽量避免不良环境和语言对患者的刺激，多鼓励患者说出自身的治疗感受和想法，为患者解答疑惑，做好安抚。多倾听患者的抱怨，与患者建立互相信任的关系。向患者及其家属解释说明病情和治疗方法，并介绍成功治疗经验，消除患者的紧张、焦虑情绪，增强患者对治疗成功的信心。

（五）健康指导

向患者讲解毒性弥漫性甲状腺肿的基本特点、用药疗程及注意事项，使患者充分认识疾病的治疗和预后，增强治疗的信心。告知患者避免触碰和挤压甲状腺。指导、督促患者遵守医嘱按疗程、剂量准确服药，不得自行停止服药或改变药品的剂量，做到不漏服、不错服，定时定量用药。出院时嘱咐患者应定期复查，痊愈后多锻炼，增强自身体质。

第二节　原发性慢性肾上腺皮质功能减退症

原发性慢性肾上腺皮质功能减退症（primary chronic adrenal cortical insufficiency，PAI）

又称艾迪生（Addison）病，是由感染或自身免疫系统异常等原因，大部分肾上腺皮质被破坏，导致肾上腺皮质和（或）盐皮质激素分泌减少而引起的疾病，临床较为少见，女性与男性发病率之比为 1.25：1。本病起病隐匿，病情逐渐加重，严重者可发生肾上腺危象，甚至危及生命。

一、病因与发病机制

原发性慢性肾上腺皮质功能减退症的病因复杂，包括自身免疫及肾上腺结核、真菌感染、出血、转移癌、淀粉样变、肾上腺发育不良等，其中 75%～80%的患者为自身免疫损害引起的肾上腺损坏。

1. 自身免疫损害　在发达国家，免疫相关性肾上腺炎是成人原发性慢性肾上腺皮质功能减退症的主要病因，约 66%的原发性慢性肾上腺皮质功能减退症患者可合并其他免疫性疾病。75%～80%的病例为自身免疫引起的肾上腺皮质破坏，主要由针对肾上腺皮层组织细胞的体液免疫反应所致。多数患者的血液循环中存在一种或数种针对肾上腺组织的自身抗体，为器官特异性自身免疫紊乱。细胞免疫在原发性慢性肾上腺皮质功能减退症病程发展中也起重要作用，患者体内抑制性 T 细胞数目减少或功能减退。

2. 感染因素　在发展中国家，肾上腺感染为本病最常见的原因，特别是肾上腺结核。因为结核分枝杆菌通常由原发病灶经血行或淋巴系统播散至全身其他脏器，所以肾上腺结核多累及双侧肾上腺。肾上腺白质萎缩可使肾上腺皮质储备降低，从而可增加对结核分枝杆菌的易感性。真菌感染如霉菌感染及巨细胞病毒感染也可引起本病。

3. 遗传因素　原发性慢性肾上腺皮质功能减退症具有显著的遗传易感性。HLA-B8 可增加本病的患病率，这也间接说明本病属于自身免疫病。MHC Ⅰ类相关 A 基因的多态性也与本病的发生有关。

4. 其他　包括肾上腺出血、先天性肾上腺发育不良、肾上腺白质萎缩症、促肾上腺皮质激素（adrenocorticotropic hormone，ACTH）不敏感综合征、双侧肾上腺切除、血色病、DAX-1 基因缺陷、某些药物及转移癌、肉瘤和淀粉样变等。

二、病 理 变 化

在原发性慢性肾上腺皮质功能减退症早期，肾上腺皮质可有淋巴细胞、浆细胞和单核细胞浸润，继而发生皮质进行性破坏，出现肾上腺萎缩。髓质一般不被破坏。典型的原发性慢性肾上腺皮质功能减退症患者的双侧肾上腺皮质 90%以上被破坏，肾上腺被膜增厚，大部分被膜细胞消失，被淋巴细胞和纤维基质代替和包裹。

三、临 床 表 现

原发性慢性肾上腺皮质功能减退症的临床表现与肾上腺皮质破坏的速度和程度及可能导致危象的肾上腺外因素有关。多数起病隐匿，病情逐步加重。其临床表现有疲乏无力、食欲缺乏、恶心、呕吐、头晕、体重减轻、低血压、腹胀、腹泻或上腹部疼痛，以及溃疡病、大便呈糊状或便秘、常喜咸食、失眠、抑郁、注意力不集中、记忆力减退、性欲减退、女性月经失调或男性阳痿等。

1. 特征表现　原发性慢性肾上腺皮质功能减退症最有特征性的表现为皮肤黏膜色素沉着，尤其是起病急并伴有难以解释的低血压患者。色素沉着可早于其他肾上腺功能不全的表现，其分布呈全身性，但以暴露部位及易摩擦部位更明显，如肘部、膝部、踝部及腕部等。黏膜色素沉着见于齿龈、舌部、颊黏膜等处。个别患者由于黑色素细胞缺陷，可能不出现色素沉着。合并结核或其他自身免疫性内分泌和非内分泌疾病时，则伴有相应疾病的临床表现。

2. 并发症　原发性慢性肾上腺皮质功能减退症最常见的急性并发症为肾上腺危象。尚未确诊或未经治疗、中断治疗的患者，在遇到感染、劳累、创伤、手术等应激情况时，肾上腺皮质功能贮备不足更加突出，症状急剧加重，出现肾上腺危象。表现为极度虚弱无力、恶心、呕吐，有时腹痛、腹泻、精神萎靡、嗜睡或躁狂，常有高热、脱水征、血压降低、心率快、脉细弱。血生化检查低血钠、低血糖或有血钾紊乱、酸中毒。如不及时抢救，可发展至休克、昏迷、死亡。

四、诊 断 要 点

原发性慢性肾上腺皮质功能减退症由于发病率低，无特异性临床表现，部分临床医生对该病认识不足，在疾病早期容易被误诊误治。

对于其他原因难以解释的血容量不足、低血压、低血钠、高血钾、低血糖（尤其是儿童）等，应怀疑本病的可能。对于有严重肾上腺皮质功能减退症状或肾上腺危象的患者，应及时静脉给予氢化可的松治疗，对于一般情况尚可的患者，应在给予激素治疗前行确诊试验。诊断可参照 2016 年《临床内分泌与代谢杂志》（*Journal of Clinical Endocrinology and Metabolism*）发表的原发性肾上腺皮质功能减退症诊治指南的推荐方案，标准剂量 ACTH 兴奋试验（SSST）诊断本病优先于其他诊断实验方法。若无条件行该试验，可检测清晨皮质醇及 ACTH 的浓度作为初筛试验。在明确皮质醇缺乏的情况下，ACTH 水平升高大于上限 2 倍支持本病的诊断。若 ACTH 升高而皮质醇正常，可能为本病的早期阶段。ACTH 刺激试验是确诊本病最敏感的试验，但由于操作烦琐、准备时间较长、部分地区无药等原因，目前在临床很少开展。

皮肤黏膜色素沉着为该病的特征性改变，皮肤暴露处、摩擦处，乳晕、瘢痕等处尤为明显，黏膜色素沉着见于齿龈、舌部、颊黏膜处，应引起足够重视。皮肤黏膜色素沉着的原因是肾上腺糖皮质激素缺乏，负反馈抑制减弱，引起垂体 ACTH、黑素细胞刺激素分泌增多。肾上腺 CT 检查结核病患者可示肾上腺增大及钙化影，其他感染、出血、转移性疾病在 CT 扫描时也示肾上腺增大，而由自身免疫病所致者不增大。结合临床征象、影像学检查和实验室结果，可做出诊断。

五、治 疗 原 则

1. 替代治疗 对于诊断明确的患者，尽早给予糖皮质激素替代治疗。通常采用氢化可的松或醋酸可的松口服，清晨醒后服全日量的 2/3，下午 4 时服全日量的 1/3。如果患者有明显的低血压，可加用盐皮质激素。地塞米松和倍他米松的盐皮质激素作用微弱，不宜作为本病的替代疗法，且易并发库欣综合征。治疗监测的指标为体重、乏力、食欲和色素沉着等情况。

替代治疗时应做到：坚持长期替代治疗；模拟激素昼夜节律用药，根据病情及激素水平，给予个性化治疗；食盐摄入充分，必要时加用盐皮质激素；患者携带急救卡；应激时增加激素剂量，因恶心、呕吐不能进食时应静脉给药。

2. 病因治疗 对于因肾上腺结核引起本病的患者，应进行抗结核治疗，补充替代剂量的肾上腺皮质激素并不影响结核病的控制。如伴内分泌腺功能减退，需予以相应激素替代治疗，但甲状腺激素替代治疗一般应在糖皮质激素治疗后 2 周开始，以免诱发肾上腺危象。

3. 肾上腺危象治疗 肾上腺危象是危及生命的急症，应立即采取抢救措施，主要是静脉输注糖皮质激素，纠正水和电解质紊乱，纠正低血糖等。同时积极处理诱因、抗感染及支持治疗。

六、护 理 措 施

（一）一般护理

保持病房安静、舒适、整洁、空气流通，遵照一般护理常规。原发性慢性肾上腺皮质功能减退症患者早期一般表现为疲乏无力，应保证患者充分睡眠和休息。鼓励患者适当活动，协助患者的日常生活，嘱咐患者起床时宜缓慢，以防直立性低血压、晕厥的发生。密切观察患者病情，早期发现肾上腺危象。无论患者病情如何，都应做到动态观察，及时发现细微变化，平时利用巡房、护理操作时间观察患者的病情变化，如患者出现虚弱无力、极度厌食、恶心、呕吐等，即应考虑肾上腺危象的可能，及时通知医生，加强监护，准备抢救。

（二）饮食指导

给予原发性慢性肾上腺皮质功能减退症患者高蛋白、高糖、高维生素、高钠低钾饮食，若有大量出汗、腹泻，应酌情增加食盐摄入量。鼓励患者多吃、多饮，食欲不好者应少食多餐，以维持足够的营养和血糖水平。食用大量含有维生素的食物，增加维生素 C 的摄入，因长期大量补充维生素 C 可使色素沉着减退。

（三）肾上腺危象的护理

1. 加强监测，保持呼吸道通畅 加强患者各项生命体征的监测，密切观察肾上腺危象发作前的先兆，如厌食、恶心、呕吐、嗜睡等。制订抢救护理预案，做好相关器械准备。

应准备好氧气，使患者头偏向一侧，及时清除呕吐物，备好抢救物品。保持病房整洁有序，空气清新，限制探视。

2. 建立静脉通路，保证液体和药物的输入 帮助患者迅速建立静脉通路，因药物及机体所需的营养大部分需从静脉补给，必要时行静脉留置针，便于随时用药和抢救。不同时间段内静脉通道的药物应当严格按照医嘱给予。一般可用氢化可的松 100mg 溶于 5% 葡萄糖生理盐水中静脉滴注，于 1～4 小时内滴完，以后每 6 小时 100mg，次日病情有改善时改为每 6 小时 50mg。为避免静脉滴注液中断后激素不能及时补充，可在滴注的同时肌内注射醋酸可的松 100mg，分 2～4 处注射，病情好转后激素可改为肌内注射或口服。为减少应激，护理操作应轻柔，尽量集中安排，并注意病情变化。

3. 积极补液、抗感染、抗休克 感染常是肾上腺危象的诱发因素。在补充葡萄糖生理盐水、纠正电解质紊乱的同时，应积极抗感染，严格遵医嘱及时静脉滴注抗生素，做到现配现用，避免药效降低。

（四）心理护理

由于患者大多缺乏本病的相关知识，存在恐惧心理，常出现负面情绪。护理人员应注意患者的情绪变化，开展心理引导，安慰、鼓励患者，缓解患者的焦虑，帮助患者正确认识疾病，树立积极的治疗态度。对于色素沉着的患者，除了心理疏导，还可设法使其转移对容貌的注意力，同时提醒患者的亲友及同室病友注意言行举止，避免做出可能对患者产生刺激的言行，以免伤害患者的自尊与自信。

（五）健康指导

有针对性地对患者进行原发性慢性肾上腺皮质功能减退症的健康知识教育，向患者讲解本病的相关知识和积极治疗对改善症状的意义，向患者说明本病需要终身使用皮质激素进行替代治疗，不得随意停药或改变剂量。帮助患者识别应激原，一旦发生应激状况，应增加药量。指导患者随身携带一定量的肌内注射或静脉注射的皮质激素，以防万一。建立完善的随访制度，嘱咐患者定期复诊，及时调整药物剂量。鼓励患者适当运动，但须防止出现晕厥、直立性低血压等情况。居室注意通风换气，注意保暖，防止感冒。避免亲属、朋友多人同时探访，尤其应避免感冒患者探访。

第三节　自身免疫性糖尿病

自身免疫性糖尿病是指由自身免疫破坏胰岛 B 细胞所致胰岛素分泌减少或自身免疫机制所致胰岛素作用减退或自身免疫参与发病机制而引起的糖尿病，主要有急性发病的 1 型糖尿病（type 1 diabetes mellitus，T1DM）和成人晚发自身免疫性糖尿病（latent autoimmune diabetes in adults，LADA），两者均为自身免疫性 1 型糖尿病（1A 型）。此外还包括胰岛自身抗体阳性的妊娠糖尿病、伴糖尿病的自身免疫综合征、自身免疫性胰腺炎等。

一、病因与发病机制

T1DM 是 T 细胞介导的自身免疫病，以遗传为基础，在某些环境因素的作用下诱发以胰岛炎为病理特征的胰岛 B 细胞自身免疫反应，损伤胰岛 B 细胞并使其丧失合成和分泌胰岛素的功能，引起糖代谢紊乱。LADA 是从 2 型糖尿病患者中筛选出来的 T1DM，其临床表现与 2 型糖尿病相似，但发病机制和转归与 T1DM 相同。LADA 与 T1DM 的不同之处在于，LADA 的胰岛 B 细胞所受免疫损害呈缓慢型发展，使得患者在早期具有一定的胰岛功能，而在临床上呈现为非胰岛素依赖型。自身免疫性糖尿病的发病机制极其复杂，多种因素参与其中，单一发病机制不能解释所有现象。

1. 遗传易感因素 自身免疫性糖尿病的发病与遗传易感因素显著相关。研究结果显示，在我国本病患者的易感基因以 HLA DRB1*07 为主；而白色人种的易感基因则以 DRB1*0301 为主。此外，本病患者的 TNF-α 基因 208 位点存在异常表达。细胞毒性 T 细胞相关抗原 4（CTLA-4）基因多态性也与自身免疫性糖尿病的发病有关，CTLA-4 G49 等位基因可增加患 T1DM 的相对危险，且与年龄不相关。

2. 环境因素 许多环境因素，包括病毒感染（如腮腺炎病毒、风疹病毒、柯萨奇病毒、轮状病毒、巨细胞病毒等）、毒性药物（如链佐星、四氧嘧啶）、精神应激及不良生活方式等，均可诱发自身免疫性糖尿病。这些因素可能诱导针对胰岛 B 细胞的免疫攻击，破坏胰岛 B 细胞，或者影响自身免疫胰岛炎的发生、发展与修复逆转的过程。

3. 免疫因素 自身免疫性糖尿病患者机体内部的抗原往往存在一定的异常，由此产生的免疫反应是导致组织损伤、诱发糖尿病的主要原因。自身免疫性糖尿病的发病及病情进展均有免疫反应参与，包括特异性自身免疫反应（体液免疫和细胞免疫）和非特异性免疫反应（炎症细胞因子），其中特异性自身免疫性反应占主导作用。自身免疫性糖尿病患者体内存在针对胰岛 B 细胞的单株抗体，如谷氨酸脱羧酶（GADA）、胰岛细胞抗体（islet cell antibody，ICA）、胰岛素自身抗体（insulin autoantibody，IAA）、锌转运蛋白 8 自身抗体（zinc transporter 8 autoantibody，ZnT8A）和蛋白质酪氨酸磷酸酶 2 自身抗体（protein tyrosine phosphatase IA-2 autoantibody，IA-2A）等。

在遗传易感因素与环境因素的相互作用下，体内的免疫调节失衡，辅助性 T 细胞 Th1 和 Th2 反应的平衡被打破（Th1/Th2 功能失调）。Th1 可促进自身免疫的发展，而 Th2 则与自身免疫过程的抑制有关，能延缓疾病的发展。Th1/Th2 的功能失调，致使胰岛 B 细胞遭受免疫攻击，胰岛素分泌缺乏，从而引起自身免疫性糖尿病的发生。此外，慢性炎症状态也参与胰岛素抵抗和自身免疫性糖尿病的发生。研究表明，炎症因子 IL-1β 可激活核因子 κB（NF-κB）通路，诱导胰岛 B 细胞凋亡，此通路可被抑炎细胞因子（IL-1 受体拮抗剂）抑制。

二、病 理 变 化

胰岛炎是自身免疫性糖尿病的特征性病理改变。胰岛内可见淋巴细胞浸润，且可在临床症状发生前出现。随着病变发展，胰岛组织减少，胰岛 B 细胞数量显著下降，被胰岛 A

细胞和 D 细胞替代，且细胞组成结构失去正常分布特点。

三、临 床 表 现

急性发病的 1 型糖尿病起病较急，多见于儿童（15 岁前），可有典型的多尿、多饮、多食和体重下降的"三多一少"症状。起因为血糖升高后由渗透性利尿引起多尿，继而口渴多饮。外周组织产生葡萄糖利用障碍，脂肪分解增多，蛋白质代谢失衡，出现乏力、消瘦，体重下降。为补偿损失的糖，维持机体活动，患者常易饥饿、多食。患者可有皮肤瘙痒，尤其是外阴瘙痒。血糖升高较快时可使眼房水、晶体渗透压改变而引起屈光改变，出现视物模糊。儿童的生长发育受阻。此型糖尿病占儿童糖尿病的 90%～95%。

患者有明显的酮症和酮症酸中毒倾向，年幼儿更易发生酮症酸中毒。表现为突发的食欲减退、恶心、呕吐，腹痛，肌肉和关节疼痛，可迅速出现脱水和酸中毒征象，患者出现呼吸深长，呼气带酮味，严重者可有血压下降和意识改变，需用胰岛素控制血糖或维持生命。

成人晚发自身免疫性糖尿病患者临床表现与 2 型糖尿病相似，"三多一少"症状不明显，一般无明显酮症倾向。LADA 患者的胰岛 B 细胞功能多数呈缓慢进行性减退，少数长期维持一定分泌水平，部分可在某阶段迅速衰竭。LADA 的临床表现具有很大的异质性，部分患者可伴肥胖等胰岛素抵抗表现，且自起病至发生继发性口服降血糖药失效的时间平均为 2 年左右，亦可短至数月或长达数十年。

四、诊 断 要 点

糖尿病的标志是反复性的和持续性的高血糖症，其诊断标准包括以下三项之一。

（1）非同日两次空腹血糖达到或者超过 7.0mmol/L（126mg/dl），其中空腹的定义为禁食 8 小时以上。

（2）在 75g 葡萄糖糖耐力测试中，2 小时后血糖高于 11.1mmol/L（200mg/dl）。

（3）具有糖尿病症状并且随机血糖高于 11.1mmol/L（199.8mg/dl）。

T1DM 指因胰岛 B 细胞破坏而导致胰岛素绝对缺乏，具有酮症倾向的糖尿病，主要依据临床表现而诊断，胰岛 B 细胞破坏所致的依赖胰岛素治疗是诊断 T1DM 的金标准。

糖尿病自身抗体的检测是诊断自身免疫性 T1DM 及临床分型的重要手段。临床上常用的糖尿病自身抗体有 5 种，即谷氨酸脱羧酶抗体、胰岛细胞抗体、胰岛素抗体、蛋白质酪氨酸磷酸酶 2 自身抗体及锌转运蛋白 8 自身抗体。但需要注意的是，并不是所有抗体阳性的糖尿病均为 T1DM，还需要结合其 C 肽分泌水平及临床表现综合判断。通过应用多项抗体联合检测可显著提升诊断的敏感度和特异度，研究发现，通过 3 项或 4 项抗体联合检测可将 T1DM 的检出率提高至 90%以上。

五、治 疗 原 则

1. 胰岛素治疗 急性发病的 T1DM 糖尿病患者体内有胰岛素产生障碍，胰岛素绝对缺乏，需要依赖胰岛素控制血糖和维持生命。

LADA 以胰岛 B 细胞遭受缓慢免疫破坏为特点，其治疗方法除了如 T1DM 进行生活方式干预外，药物的使用应以减少胰岛细胞免疫损害、保存残存 B 细胞功能为宜。确诊 LADA 后尽早使用胰岛素治疗，因使用胰岛素可防止患者的 B 细胞进一步损害，保留残存的胰岛 B 细胞；还可使 B 细胞得到休息，减少自身抗原的异常表达，促进残存 B 细胞修复，并可诱导免疫耐受、提高 Th2 细胞的功能及抑制 B 细胞凋亡。选择性应用口服降血糖药，不宜应用磺酰脲类药物，因其会加剧免疫破坏，可使用胰岛素增敏剂噻唑烷二酮类药物治疗。也可运用 B 细胞特异的自身抗原如口服胰岛素、谷氨酸脱羧酶、热休克蛋白等，以诱导免疫耐受。

2. 免疫干预 免疫干预是自身免疫性糖尿病的病因治疗方法。目前可用于 1 型糖尿病的免疫干预措施如下。①营养预防：母乳喂养，避免接触牛奶蛋白；②抗原耐受：使用胰岛素、胰岛素特异性抗原疫苗；③自由基清除剂：烟酰胺；④免疫抑制剂：环孢素、硫唑嘌呤、雷公藤总苷等；⑤非特异性免疫调节剂：接种卡介苗；⑥半特异性免疫调节剂：CD3、CD4 单克隆抗体制剂。

3. 并发酮症酸中毒治疗 酸中毒是一种病情凶险的并发症。自身免疫性糖尿病患者常有酮症酸中毒的自发倾向，且年龄越小酮症酸中毒的发生率越高。酮症酸中毒需通过大量补液及小剂量胰岛素进行纠正，因此需建立两条静脉通路，分别用于纠正酸中毒快速输液和输入小剂量胰岛素降血糖。使用小剂量胰岛素是目前糖尿病酮症酸中毒治疗最常采用的降血糖方法，开始时胰岛素以 $0.1U/（kg \cdot h）$ 的速度加入生理盐水中持续静脉滴注。胰岛素输注过程中，每 $1 \sim 2$ 小时测定血糖 1 次，血糖下降速度以每小时 $3.5 \sim 5.5mmol/L$ 为宜，防止血糖下降过快引起低血糖，或血糖骤降引起急性脑水肿。输注过慢则影响降血糖消酮效果。根据治疗前患者血钾情况酌情补钾，血钾 $<5.5mmol/L$ 时见尿补钾，补钾速度不超过 $1g/h$。

六、护 理 措 施

（一）一般护理

病房定时通风，保持室内空气流通清新，保持床单元整齐、清洁、干燥。糖尿病患者的皮肤及血液内含糖量较正常人高，有利于细菌繁殖，同时机体抗体产生能力较正常人低，且白细胞杀菌力与吞噬力均降低，易出现皮肤瘙痒与感染，应嘱咐患者保持皮肤清洁，勤洗澡，勤更换衣物，用温和的洗浴用品，减少对皮肤的刺激。保持口腔清洁，预防感染。加强血糖监测。儿童和青少年自身免疫性糖尿病患者的血糖和尿糖的相符率较高，因此主要以监测尿糖的方式监测患者血糖。

指导患者自我监测及自我护理的方法，教会患者及其家属正确使用血糖监测仪，从而可及时发现血糖波动，避免低血糖发生。此外，体重也是反映病情发展的重要指标，因此要定期测量体重，如体重变化幅度较大，则要遵医嘱调整食谱。

对于儿童患者，在临床护理过程中存在标本采集难、饮食控制难、治疗护理操作执行难，以及遵医行为差、沟通能力差、自控能力差等"三难三差"现象，给护理工作带来困难和挑战。在护理过程中，可通过玩游戏、看电视等方式与患儿接触、沟通、亲近，仔细观察其行为、表情，并取得患儿信任，消除对医院及医护人员的不适应感，从而主动配合诊疗和护理。

（二）饮食护理

自身免疫性糖尿病患者的饮食护理至关重要，是保证疗效、提高生活质量的重要途径。对患者的饮食应进行严格控制。每天按时按量进餐，每餐摄入每日所需热量的 1/3，或遵循少量多餐的原则，以保证糖分分配的均衡性，合理控制血糖水平。严禁进食糖果、糕点等含糖量高的食物。胆固醇高的食物也需适当控制。动物内脏、肥肉、动物油、松花蛋黄等均含较高胆固醇，应少食或不食。日常饮食要以口味清淡、富含营养、富含膳食纤维素的食物为主，如全麦面包、新鲜蔬菜、粗粮等，以及少量含糖量低的水果。粗纤维食物可促进肠道蠕动，促进肠道排空，从而实现控制血糖，并遵医嘱调整食谱。此外，氧化应激是糖尿病的发病因素之一，可食用富含抗氧化能力强的食物，如维生素 C、维生素 B 含量高的食物。

自身免疫性糖尿病患者多在 19 岁以下，患者的自我控制能力较弱，因此需要家长的配合与监督。应参照患者的生活习惯、体重等因素为患者量身制订合理的三餐营养与热量摄入的方案。每个人的饮食行为习惯与偏好甚至代谢均不太相同，因此须因人而异定量，通过饮食调节的方法，严格控制饮食中的脂肪及热量的分配，避免甜食，告知患者多吃含纤维素和不含脂肪酸的食物，同时也要保证摄入蛋白质、矿物质以维持机体功能正常。

（三）专科护理

1. 运动护理　运动可以提高机体外周组织对胰岛素的敏感性，促进糖的氧化利用，减轻体重，降低血脂，从而有助于控制甚至降低血糖，应要求患者坚持长期而有规律的体育锻炼。运动也是儿童正常生长和发育所必需的，对糖尿病儿童更为重要。除酮症酸中毒患者外，均应坚持运动治疗。护理人员应帮助患者根据个人的爱好确定运动的种类、时间、方法及注意事项。为了避免低血糖的发生，最好选择在饭后血糖较高时运动，禁止空腹运动。运动形式可以选择打太极拳、打羽毛球、跳绳、跑步、爬楼梯等，活动量以不感觉疲累或微微出汗为宜。有并发症者（如高血压、肾病）应适当控制活动量，并发酮症酸中毒时不宜进行任何运动。

2. 低血糖护理　当患者出现交感神经过度兴奋的表现，如出汗、饥饿、颤抖、疲乏、头晕、面色苍白、心悸时，或出现脑功能障碍表现，如惊厥、语言迟钝时，应警惕低血糖的发生。对于发生低血糖的患者，应立刻平卧休息，有条件的可检测血糖。如不能检测血糖，应立即根据症状轻重采取不同的处理措施，症状较轻的患者可进食糖水或果汁、主食类食物，症状严重的患者则予 20～40ml 50% 葡萄糖静脉注射。最简单的方法是进食 15g 左右的糖类食物或饮料，如 280～380ml 可乐或 250～340ml 橙汁或 30g 面包等。进食后应休息 10～15 分钟，如 15 分钟后仍感身体不适，可再吃些水果、饼干等。若低血糖反应持续发作，应立即进行救治。

3. 胰岛素治疗护理 胰岛素治疗时应准确执行医嘱，严格执行查对制度，选择合适的注射部位，剂量抽吸应准确无误，严密观察输入速度和量是否与医嘱相符。每次注射胰岛素前，要仔细询问患者有无不适，如心悸、多汗、乏力等，结合血糖值及时通知医生调整胰岛素剂量，观察有无局部或全身过敏反应。患者如存在脱水严重、高渗明显、严重应激、血压低等情况，可先使用胰岛素 10~20U 静脉注射。

4. 酮症酸中毒护理 对于并发酮症酸中毒的患者，为患者取舒适卧位并勤翻身，预防压疮。严密监测生命体征。给予床边心电监护，监测体温、脉搏、呼吸、血压，密切注意神志、瞳孔变化，观察呼吸的形态、气味等。注意尿量变化，准确记录出入量。监测血糖、尿酮体、电解质、血气分析等。调整胰岛素剂量时，观察有无低血糖反应。应防止补液不当导致心力衰竭、脑水肿、低血糖、低血钾等而危及生命。对于留置尿管的患者，加强尿道口护理，每天进行膀胱冲洗预防尿路感染，定时开放尿管排尿。

（四）心理护理

自身免疫性糖尿病属于终身性疾病，目前还无法根治，需长期用药，同时由于糖尿病易导致多种并发症，故患者易出现焦虑、抑郁、恐惧、紧张等不良情绪。护理人员要加强患者的心理护理，与患者及其家属沟通、交流，进行细致的解释和安慰，帮助患者改变错误的认识，使患者对糖尿病的病因、发病机制、危险因素、注意事项等有初步了解，使其认识到虽然糖尿病无法根治，但只要采取合理的终身治疗措施、科学的饮食习惯，并配合合理的体育锻炼，就不会对自身的寿命产生过多影响，从而最大程度消除患者的顾虑，增强其对抗疾病的信心。

（五）健康指导

糖尿病教育是治疗糖尿病的基本措施之一，对预防糖尿病的发生、阻止和延缓其发展有着极其重要的意义。健康教育应贯穿糖尿病诊治的整个过程，对患者及家属进行糖尿病知识的普及，包括糖尿病的病因、发病机制及心理教育，使患者树立战胜疾病的信心。教会患者及家属必需的技能，如胰岛素注射、血糖及尿糖监测、饮食的安排、观察低血糖反应的方法等。教会患者及家属做好家庭记录，包括饮食、胰岛素用量、血糖、尿糖、尿酮体的检查结果及参加活动等情况。指导糖尿病患者健康饮食，使其正确认识病情，正确对待临床治疗，解除各种心理障碍。

儿童患者自我照顾和自我约束能力差，生活护理必须在成人的指导和督促下进行，如打针、吃药、饮食的控制、不良反应的观察等。遵医嘱行为的教育必须包括除患者及父母外的其他接触患儿的人，如保姆、周围亲人、幼儿园和学校的老师等。教育患儿养成良好的饮食习惯，避免感染，坚持体育锻炼，年长的患儿要学会保护自己，外出时随身携带胰岛素笔、血糖监测仪、点心及易吸收的糖，以防低血糖的发生。

第十一章 神经系统免疫相关性疾病及护理

神经系统包括中枢神经系统（central nervous system，CNS）和周围神经系统（peripheral nervous system，PNS）两大部分。其中，中枢神经系统又分为脑和脊髓，周围神经系统包括脑神经、脊神经和自主神经。由脑发出的称脑神经，由脊髓发出的称为脊神经。自主神经是指分布于内脏、心肌、平滑肌、腺体的神经，又称植物神经，可分为交感神经和副交感神经。

神经系统的基本结构单位是神经元，具有接受刺激和传导兴奋的功能。根据神经元在神经活动中所处的位置和功能特点，可将它们分为三种。①感觉（传入）神经元：接受刺激并将神经冲动传入中枢；②运动（传出）神经元：把神经冲动从中枢传至效应器（肌肉或腺体）；③联络神经元或中间神经元：介于感觉神经元和运动神经元之间起联络作用。

神经系统是机体内起主导作用的调节系统，人体内各器官、系统的功能均直接或间接接受神经系统的调节和控制。神经系统维持着机体内部各器官、系统的动态平衡，使机体成为一个完整的统一体，并适应不断变化的内外界环境，维持生命活动的正常进行。

第一节 重症肌无力

重症肌无力（myasthenia gravis，MG）是一种神经肌肉接头（neuromuscular junction，NMJ）处因乙酰胆碱受体减少而出现传递功能障碍的自身免疫病，是一种自身抗体介导的神经肌肉接头功能障碍，临床主要表现为部分或全身骨骼肌无力和易疲劳，活动后症状加重，经休息后症状减轻。

一、病　　因

1. 遗传因素　遗传易感因素在重症肌无力发生中起着重要作用。有关双生子和家族性群体等特殊重症肌无力人群的研究发现，HLA-DQ 等位基因受累与重症肌无力发病密切相关。HLA 基因的遗传变异可能影响自身抗原的耐受性，这可能是重症肌无力的致病原因之一。此外，细胞毒性 T 细胞相关抗原 4（CTLA-4）基因的异常表达也可能参与了重症肌无力的发生。

2. 胸腺因素　目前认为胸腺很可能是重症肌无力的病源，近 75% 的重症肌无力患者存在胸腺异常，其中 85%的患者有包括显微镜下生发中心扩大的胸腺增生，而 33%～75%的胸腺瘤患者可合并重症肌无力。胸腺切除后，70%的患者临床症状改变，因为切除胸腺后使细胞免疫、体液免疫均受抑制，抗乙酰胆碱受体（acetylcholine receptor，AChR）抗体减少，从而缓解和改善重症肌无力症状。重症肌无力最常见的致病机制是机体内存在大量的抗 AchR 自身抗体，而 AChR 自身抗体的产生与胸腺病理改变密切相关，尤其是与胸腺增生及滤泡增生程度相关。这提示胸腺是抗 AChR 抗体的来源，也可能是重症肌无力患者自身免疫发展和维持的主要部位。

3. 病毒感染 会引发机体内多种免疫应答反应，从而导致自身免疫病的发生。目前已发现重症肌无力与 EB 病毒（EBV）、戊型肝炎病毒（HEV）、西尼罗病毒（West Nile virus，WNV）、人类细小病毒 B19（HPVB19）、人 T 细胞白血病病毒 Ⅰ 型（HTLV-Ⅰ）及 HIV 等多种病毒感染有关。

二、发 病 机 制

1. 抗 AChR 抗体的作用 神经肌肉接头处（突触）由运动神经末梢（突触前膜）、突触间隙和肌膜（突触后膜）三部分组成。突触前膜内含储存神经递质乙酰胆碱（acetylcholine，ACh）的许多囊泡，神经冲动电位促使神经末梢向突触间隙释放 ACh，ACh 与突触后膜上的乙酰胆碱受体（AChR）结合，引起终板膜上钠通道开放，产生动作电位。80%的重症肌无力病例是由自身免疫抗体直接作用于神经肌肉接头处突触后膜上的乙酰胆碱受体所致。ACh 抗体不仅可直接破坏 AChR 和突触后膜，使 AChR 数目减少，突触间隙增宽，还可与 ACh 竞争 AChR 结合部位。因此，虽然突触前膜释放 ACh 的量正常，但患者的 ACh 与 AChR 结合的数量减少，导致临床出现肌肉易疲劳现象。

2. 胸腺中 CD4⁺ T 细胞的作用 高亲和力的致病性抗 AChR 抗体的合成需要 $CD4^+$ T 辅助细胞及其分泌的细胞因子的参与，它们在自身免疫反应的发展和调节中起着至关重要的作用。抗 AChR 的 Th1 细胞可诱导补体结合抗体的合成，促进致病性抗 AChR 抗体的产生，从而引起肌肉组织的严重损伤。补体激活在引起肌无力症状中具有重要作用，因此Th1 细胞及其细胞因子在重症肌无力的发病机制中起重要作用。重症肌无力的发病与 Th2 细胞分泌的 IL-4 和 Th17 细胞分泌的 IL-17A 细胞因子水平的升高有关，Th17 细胞因子可以在没有 Th1 细胞的情况下参与补体结合的抗体介导的重症肌无力的发病。

3. 抗 MuSK 和抗 LRP4 自身抗体的作用 临床上约有 15%的重症肌无力患者血清中未检测到 AChR 抗体，这些患者被称为血清阴性重症肌无力（seronegative MG，SNMG）。约 5%的重症肌无力与肌肉特异性酪氨酸激酶（muscle-specific tyrosine kinase，MuSK）抗体有关。MuSK 抗体可以抑制 AChR 的聚集，减少突触后膜的突触折叠，在体内没有补体激活的状态下干扰突触前蛋白，并破坏乙酰胆碱受体稳定性，从而导致重症肌无力。

此外，约 10%的重症肌无力患者不携带抗 AChR 或 MuSK 抗体，属于双血清阴性重症肌无力（double-seronegative MG，DNMG），致病机制尚不清楚，可能与抗低密度脂蛋白受体相关蛋白 4（low density lipoprotein receptor related protein 4，LRP4）自身抗体有关。LRP4 是一种聚集蛋白受体，在神经肌肉接头处主要起激活 MuSK 及参与 AChR 聚集的作用。该抗体抑制 LRP4 与聚集蛋白的相互作用，并可改变肌细胞中 AChR 的聚集。

三、病 理 变 化

重症肌无力的病理学形态包括肌纤维、神经肌肉接头及胸腺等三部分的改变。

1. 肌纤维改变　病程早期，在肌纤维间和小血管周围出现淋巴细胞浸润，以小淋巴细胞为主，此现象称为淋巴漏。急性重症患者肌纤维可有凝固性坏死，伴有多形核白细胞及巨噬细胞渗出。晚期肌纤维可见不同程度的失神经性改变，肌纤维细小。

2. 神经肌肉接头改变　神经肌肉接头部的形态学改变是重症肌无力最特征的病理改变，主要表现为突触后膜皱褶消失、平坦，甚至发生断裂。

3. 胸腺改变　约 30% 的重症肌无力患者合并胸腺瘤，40%～60% 的患者伴有胸腺肥大，75% 以上的患者伴有胸腺组织生发中心增生。胸腺瘤按其细胞类型分为淋巴细胞型、上皮细胞型和混合细胞型，后两型常伴重症肌无力。

四、临 床 表 现

重症肌无力的主要临床表现为骨骼肌波动性的无力和易疲劳，有"晨轻暮重"的特点。患者起病早期以眼外肌受累最为常见，呈交替性上睑下垂或双眼复视。随着病情进展，部分患者出现鼓腮漏气、咀嚼困难、发音障碍、四肢无力等临床症状。重症肌无力患者在肌无力症状分布上，眼外肌无力分布多不对称，而肢体无力的症状分布多为对称性，且多累及肢体近端，病情严重时累及呼吸肌，可致呼吸困难，发生重症肌无力危象。

重症肌无力危象是由全身多处肌肉功能障碍或关键肌肉如呼吸肌功能障碍所引起的严重呼吸困难，甚至可危及患者生命。重症肌无力危象可因外界因素刺激，使功能障碍突然加重而致。

五、诊 断 要 点

重症肌无力的临床诊断须在具有重症肌无力典型临床特征的基础上，药理学特征（新斯的明试验）、神经电生理学特征（重复频率电刺激或单纤维肌电图）及血清抗 AChR 抗体三项中的一项为阳性。其中 AChR 抗体对于诊断重症肌无力特异性强，为诊断重症肌无力的金标准，但抗体检测阴性并不能排除重症肌无力的诊断，并排除其他疾病。约 80% 的重症肌无力患者合并胸腺异常，因此确诊重症肌无力患者应常规实行胸部 CT 或胸腺 MRI 检查，排除胸腺瘤、胸腺增生的可能。

六、治 疗 原 则

重症肌无力的治疗应根据患者的临床特点、抗体类型、发病年龄、病程长短及病情严重程度等，将患者划分为不同亚型，然后进行个体化治疗。

1. 胆碱酯酶抑制剂 能通过降低乙酰胆碱的降解，提高突触间隙的乙酰胆碱浓度，使之作用于残存的 AChR，增强神经肌肉传递，从而缓解症状。胆碱酯酶抑制剂作为治疗重症肌无力的一线药物，对初期重症肌无力患者的疗效显著，可有效减轻肌无力症状。但长期使用容易出现耐药现象，不利于 AChR 的修复，因此多与其他免疫抑制剂联合使用。最常用的胆碱酯酶抑制剂为溴吡斯的明，每次 1mg/kg（最大剂量不超过 60mg），口服，每日 3～4 次，最多 5 次。

2. 糖皮质激素 作为治疗重症肌无力的一线药物，能够使 70%～80% 重症肌无力患者的临床症状得到改善。目前常用的糖皮质激素有醋酸泼尼松、泼尼松龙和地塞米松。激素治疗期间应严密监视其副作用，补充维生素 D 防止骨质疏松。

3. 免疫抑制剂 对于眼肌型重症肌无力，当糖皮质激素治疗无效、需要长期治疗但不能减到安全剂量，以及出现不可耐受的激素不良反应时，应使用免疫抑制剂治疗，常用硫唑嘌呤、吗替麦考酚酯、他克莫司、环孢素，其他如环磷酰胺、甲氨蝶呤、利妥昔单抗等。

4. 免疫吸附法 作为治疗免疫系统疾病的新型方法，免疫吸附法可通过清除体内特异性抗体达到治疗重症肌无力的目的。有研究发现，免疫吸附法治疗重症肌无力患者的效果显著，尤其是对于重症肌无力危象患者，该方法安全性高、见效快，且不良反应少。

5. 胸腺切除术 可用于药物治疗无效的患者。对于 AChR 抗体阳性的早发全身型重症肌无力患者，推荐行胸腺切除，且最好在病程 1 年内进行。对于重症肌无力合并胸腺瘤者，无论病情轻重均应做胸腺切除。对于非胸腺瘤性全身型重症肌无力患者，胸腺切除可增加病情缓解或者改善的概率。

6. 静脉注射丙种球蛋白和血浆置换疗法 主要用于重症全身型重症肌无力患者或重症肌无力危象的抢救。

7. 重症肌无力危象的治疗 重症肌无力危象的治疗包括：①保证呼吸道通畅及呼吸功能，必要时经口或经鼻插管，并应用人工呼吸器；②立即肌内注射新斯的明，并继续给予抗胆碱酯酶药物，维持有效血药浓度；③大剂量静脉注射丙种球蛋白和血浆置换疗法；④积极控制感染，禁用竞争突触后膜乙酰胆碱受体的抗生素。

8. 禁用药物 重症肌无力患者应禁用可加重神经肌肉接头传递障碍的药物，如氨基糖苷类抗生素、红霉素、喹诺酮类、利多卡因、β受体阻滞剂及碘化造影剂等。

七、护理措施

（一）一般护理

将患者安置于清洁、安静的病房，以利于充分休息。嘱咐患者绝对卧床休息，避免劳累、受凉、感染及情绪波动，以免诱发或加重病情。监测生命体征，观察上眼睑下垂、双下肢无力、治疗反应等。发药和注射时反复查对，禁用对呼吸有抑制的药物和镇静剂。病情加重时备气管插管、气管切开包、人工呼吸机和吸痰器等器材，以便必要时使用。

（二）饮食指导

指导患者进食高维生素、高蛋白、富含钾和钙、易消化的食物，如鸡、鸭、鱼、猪瘦肉、豆腐、鸡蛋，以及新鲜蔬菜、水果，补充矿物质，注意食物的易消化性。饮食有节制，在有规律有节制的同时各种营养要调配恰当，不能偏食。忌食生冷、辛辣性食物，避免烟酒等刺激，治疗期间禁食绿豆。

对于吞咽困难、咀嚼无力的患者，应予流质或半流质食物，必要时给予鼻饲。鼻饲前应先抽胃液以确保胃管在胃内，防止胃管脱出造成窒息。鼻饲后以温开水冲管以防止食物积在胃管中变质，必要时给予肠内营养液鼻饲。

（三）专科护理

1. 生活护理　指导或帮助患者安排好日常生活，并使患者处于舒适的体位，以减少体力消耗。根据发病特点合理安排作息时间。受累骨骼肌极易疲劳，具有晨轻暮重、休息后减轻、劳累后加重等特点，协助患者将日常生活和活动安排在早晨或经休息、服抗胆碱酯酶药 15～30 分钟后进行。避免长时间活动，晚上宜多休息。向患者讲明肢体运动的重要性，鼓励患者做力所能及的自理活动。在病情较重的患者床头备好呼吸机，以备急用。指导患者遵医嘱定时定量服用药物。

2. 呼吸道护理　重症肌无力患者往往伴有吞咽困难，且因肌无力或带气管插管等使口腔分泌物大量增加，如不及时有效清理呼吸道，很容易导致呼吸困难及肺部感染。部分患者的分泌物较黏稠，不容易被吸出。为防止误吸、维持呼吸道通畅、防止肺部感染，可在黏稠痰液上滴入适量庆大霉素以缓解痰液黏稠。

对于需要吸痰的患者，应掌握吸痰时机，如患者出现咳嗽有痰、呼吸不畅、听诊时有啰音、血氧分压、血氧饱和度下降，应立即吸痰。吸痰前应给予高浓度、高流量氧气，以免引起低氧血症。

3. 激素治疗护理　在使用激素治疗前须向患者及家属讲解激素治疗的必要性及不可突然停药和可能出现的不良反应。大剂量或长期使用激素可引起肥胖、多毛、血钾降低、骨质疏松等不良反应，护理过程中应严密观察患者是否出现上述不良反应，如有异常及时通知医生并做好相应处理。

4. 重症肌无力危象护理　严密观察患者病情变化，立即给予吸氧。加强呼吸道管理，防止肺部并发症。注意呼吸道湿化，有效排痰，防止痰液堵塞，保持呼吸道通畅。此外，病房还应备好气管插管、气管切开包、人工呼吸器、呼吸机及吸痰器等器材，以便随时进行抢救处理。严密观察呼吸音变化，发现双侧呼吸音强弱不一或肺部可闻湿啰音时，及时报告医生处理。使用人工呼吸机时要严密观察通气是否适当，一旦发现通气过度或通气不足，立即给予处理。加强营养、维持水与电解质平衡。遵照医嘱严格用药。做好患者生命体征、瞳孔、意识、尿量等变化的监测，分秒必争，熟练应用各种仪器，忙而不乱、认真细致，为救治工作争取宝贵的时间。

（四）心理护理

心理因素在重症肌无力的发病、转归中起重要作用。良好的心理状态会给患者增添抗病能力，坚定的生活信念能促进患者早日康复。长期的治疗容易使患者出现悲观、消极的情绪，导致加重或诱发病情，因此心理护理非常重要。可通过谈心的方法，用理解、关怀、体贴和大量事例开导患者和家属，让患者树立信心，避免抑郁情绪，鼓足生活的勇气，从而达到病情早日改善、早日康复的目的。鼓励患者进行正常的人际交往，指导患者学会运用精神放松术，如较慢地深呼吸、全身肌肉放松、听音乐、看杂志等。

（五）健康指导

加强健康教育和指导，向患者及家属讲述重症肌无力的相关常识，教导患者避开任何可以加重肌无力病及其发生的诱因，如日光直接照射、妊娠、生育、用药、手术、劳累、受凉、精神刺激等。指导患者生活规律，饮食清淡，忌辛辣；情绪稳定，保持积极乐观的生活态度。强调用药的重要性和必要性，告知患者遵照医嘱按时用药、用药注意事项和不良反应，不可擅自减药、停药。嘱咐患者参加适当的锻炼和日常运动，可根据自身情况选择有助于恢复健康的运动，如慢跑、打太极拳等。告知重症肌无力患者须禁用的药物。

第二节　多发性硬化

多发性硬化（multiple sclerosis，MS）是一种以中枢神经系统炎性脱髓鞘为主要特征的自身免疫病，以多发病灶、反复发作与缓解交替为特点，好发于视神经、脊髓和脑干。常在青年时期发病，多发生于 20~40 岁，男女性别比约为 1：1.5。

一、病因与发病机制

多发性硬化的病因与发病机制尚未完全明确，目前认为可能与自身免疫反应、病毒感染、遗传因素和环境因素有关。

1. 自身免疫反应　免疫因素在多发性硬化的发病中起着关键性作用。多种病因作用于遗传易感者，激活外周免疫系统，在抗原提呈应答的作用下，专一识别髓鞘碱性蛋白（MBP）的 T 细胞大量增殖，活化的 $CD4^+$ T 细胞通过产生各种促炎因子介导和放大炎症反应，各种免疫细胞分泌的黏附分子、整合素、细胞因子和趋化因子攻击并突破血脑屏障（blood brain barrier，BBB），进入中枢神经系统（central nervous system，CNS），作用于脑内的神经胶质细胞，如少突胶质细胞（oligodendrocyte，OL）、小胶质细胞（microglial，MG）、星形胶质细胞（astroglia，AST），使它们过度分泌炎症因子，或使其坏死并凋亡，通过直接或间接方式引起髓鞘脱落及轴索损伤。外周免疫系统中的炎症因子既可破坏脊髓内的髓鞘，也可激活神经胶质细胞，从而进一步加剧炎症反应。

此外，$CD8^+$ T 细胞的细胞毒作用和单核细胞来源的巨噬细胞的吞噬作用，以及活化的小胶质细胞、巨噬细胞的氧化作用，对髓鞘脱失和轴索损伤也具有重要作用。

2. 病毒感染　与多发性硬化的发生发展密切相关。与多发性硬化有关的病毒主要是小型 RNA 病毒，如麻疹病毒、风疹病毒、流行性腮腺炎病毒、单纯疱疹病毒、EB（Epstein-Barr）

病毒、人类嗜 T 细胞病毒 Ⅰ 型（HTLV-Ⅰ）、人类疱疹病毒 6 型（HHV-6）等。病毒侵入人体后，体内的单核巨噬细胞吞噬处理病毒，并将与髓鞘碱性蛋白有共同抗原性质的病毒抗原信号提呈给 T 辅助细胞，T 辅助细胞活化后进入中枢神经系统，激活 T 效应细胞，释放大量的细胞因子，并激活补体和 B 细胞，导致少突胶质细胞变性和髓鞘损害，导致多发性硬化。

3. 遗传因素　多发性硬化具有遗传易感性，同卵双生子的患病率高于异卵双生子。约 15% 的多发性硬化患者有 1 个患病亲属。该病患者的一级亲属患多发性硬化的危险性较正常人群高 12～15 倍。同卵双生子共病的风险是正常人群的 5 倍。目前公认与多发性硬化发生密切相关的基因为主要组织相容性复合体基因（HLA 复合体）。约 48% 的多发性硬化患者携带 HLA-DRB1*1501 等位基因，携带 HLA-DRB1*1501 者患多发性硬化的风险比正常人群高 2 倍左右。此外，HLA 等位基因 DRB1*0301、DRB1*1303 也存在遗传风险。

4. 环境因素　多发性硬化的发病率呈明显的"纬度效应"，即纬度增高，发病率增加。而且居住地区迁移也可影响其发病率，青春期前从高危地区迁移到低危地区的人群发病率显著降低；而青春期前迁移至高风险区的人群发病率升高。高纬度地区日照减少，维生素 D 缺乏，可能与多发性硬化的"纬度效应"有关。环境污染、生活方式、饮食习惯及肠道微生物群紊乱也可能是多发性硬化发病的潜在因素。

二、病 理 变 化

多发性硬化的病理特点是大脑、小脑和脊髓白质有多发性、斑点状脱髓鞘病灶。典型病理改变包括：①脑、脊髓白质内炎性渗出、水肿，小静脉周围有大量淋巴细胞和单核细胞渗出，呈袖套样改变；②脱髓鞘，表现为髓鞘板层结构松动、扭曲、断裂、溶解；③不同程度的胶质增生和髓鞘再生；④多发分散的病灶（直径从数毫米到数厘米），与周围组织分界清楚；⑤静止病灶和活动病灶并存、累积，活动病灶可见进行性的髓鞘崩解，斑块周边出现脂质染色的吞噬细胞，称为髓鞘性吞噬细胞；⑥Luxtol Fast Blue 染色和 Bieschowsky 银染可见髓鞘脱失、轴索肿胀和轴索球状体形成，TUNEL 标记可见神经元变性。

三、临 床 表 现

多发性硬化多呈亚急性起病，早期临床表现复杂多样，且无特征性。一般首发症状以肢体无力、感觉异常和视力障碍为主，神经系统表现以脑神经损害、运动系统改变和感觉系统改变最为常见，病程常有自然缓解和复发。

多发性硬化的典型表现取决于病灶的位置、受损神经、持续时间及疾病的严重程度，常见的为大脑、脑干、小脑、脊髓和视神经的损害症状，并呈现为与时间、空间相关的发病模式，即病灶在不同的时间内序贯出现波及中枢神经系统的多个部位。我国患者以脊髓、视神经受累最多见，其次为脑干、小脑或大脑半球受累。

1. 精神症状　以欣快较为多见，情绪易波动，认知功能差，智力减退。

2. 言语功能障碍　表现为构音不良，语音轻重不一。

3. 脑神经损害   以视神经受损常见，表现为视力减退，可有视野障碍，以色觉视野最先受累，常见中心暗点。症状常为一侧性或先后累及双眼，少数患者两眼同时受累。其他脑神经受累较多见的为外展神经、动眼神经和三叉神经。

4. 感觉障碍   最常见的症状为痛性感觉异常、麻刺感、麻木感、烧灼感或束带感等。疼痛亦可为早期症状，疼痛症状多位于背部、小腿和上肢。早期的感觉症状常在数周内缓解，但后期患者可呈现持久性感觉障碍。

5. 运动障碍   可出现痉挛性瘫痪、小脑性及感觉性共济失调、手部动作笨拙和意向性震颤，以及下肢易于绊跌等，亦可见言语困难和痛性强直性痉挛，晚期可出现痉挛性截瘫。

6. 其他症状   如尿频、尿急、尿潴留、尿失禁等，也可有失语、偏瘫、皮质性感觉障碍、癫痫发作等症状。

四、诊 断 要 点

青年时期如突然出现进行性视物模糊、复视或身体不同部位运动和感觉异常，并有缓解和复发表现，须考虑多发性硬化的可能。但临床比较肯定的诊断依据为有两次发作，间隔至少 2 个月以上，每次发作症状至少持续 24 小时以上，第 2 次发作至少出现 1 个有临床或非临床证据的新病灶，并排除其他疾病。

疑似多发性硬化时，应进行神经系统检查和神经系统的定位体征，如眼球运动障碍、肌无力和麻木，以及其他体征如视神经炎等，并进行脑脊液等相关实验室检查。磁共振成像（MRI）可显示大脑内的脱髓鞘病灶，还可显示病灶是否处于活动期，具有较高的诊断价值。

五、治 疗 原 则

多发性硬化的治疗目标包括急性发作期治疗、缓解期治疗和对症治疗三方面。

1. 急性发作期治疗   急性发作期治疗应住院进行，做到系统规范、疗程足够。急性发作期以减轻症状、缩短病程、改善残疾程度和防治并发症为主要治疗原则。

（1）肾上腺皮质激素。首选甲泼尼龙治疗，冲击期每日 0.5～1.0g 静脉滴注，连用 3～5 日，巩固期每日 160～200mg 静脉滴注，连用 5～7 日，减量维持期每日 24～40mg 口服，每周减量 1 次，至每日 4mg，1 周后停药。亦可选用地塞米松和泼尼松，全部疗程以不超过 3 个月为宜。大剂量激素应用期间应使用适量的抗生素和制酸剂，治疗期间应补充钾、钙制剂。

（2）大剂量静脉用人免疫球蛋白（IVIG）：静脉滴注，每日每千克体重 0.1～0.4g，连用 3～5 日。

（3）维生素 B：对于有脑干、脊髓和视神经损害的患者，使用维生素 B_1 和维生素 B_{12} 静脉滴注。

（4）脑保护剂：对于脑、脊髓病灶较多，神经功能损害较重的患者，可使用脑保护剂，如神经节苷脂（GM1）、脑苷肌肽等。

（5）血浆置换：为二线治疗手段，可用于急性重症或对激素治疗无效者的治疗。

2. 缓解期治疗 缓解期调节治疗以降低复发率、减少脑组织和脊髓病灶数目、控制疾病进展为主要目标。

（1）β干扰素：目前在临床上使用较多的β干扰素有干扰素β-1b（betaferon）、干扰素β-1a（avonex）及利比（rebif）。β干扰素可减少多发性硬化的复发频率，临床疗效较为理想。

（2）免疫抑制剂：用于治疗多发性硬化的免疫抑制剂有硫唑嘌呤（imuran）、环磷酰胺和米托蒽醌（mitoxantrone）等。

（3）免疫调节剂：如髓鞘相关氨基酸多聚复合物醋酸格拉替雷（glatiramer acetate/copaxone），其为人工合成的亲和力高于天然髓鞘碱性蛋白的无毒性化合物，可模拟抗原髓鞘碱性蛋白进行免疫耐受治疗。其他免疫调节剂如转移因子、雌激素、辛伐他汀、灵芝等。

3. 对症治疗 痛性痉挛可使用卡马西平、加巴喷丁、巴氯芬等药物；慢性疼痛、感觉异常可选用阿米替林、普瑞巴林、选择性5-羟色胺及去甲肾上腺素再摄取抑制剂。抑郁焦虑可应用选择性5-羟色胺再摄取抑制剂；乏力、疲劳明显者可使用莫达非尼、金刚烷胺；震颤者可使用氯硝西泮、盐酸苯海索等，颅内压增高者给予脱水剂；膀胱直肠功能障碍可通过导尿处理。

六、护 理 措 施

（一）一般护理

保持病房安静、舒适、整洁、室内通风、空气清新，每日进行紫外线空气消毒2次。将呼叫器置于床头伸手可及处，日常用品定位放置于床边，方便患者随时取用。急性期卧床休息，床头抬高15°～30°，头偏向一侧，定时翻身，按摩骨隆突处，促进血液循环，防止压疮。对于肢体运动障碍的卧床患者，应保持肢体功能位，指导患者进行康复训练。做好晨晚间护理和基础护理，如皮肤护理、口腔护理、会阴护理等，避免并发症发生。叮嘱患者注意劳逸结合，避免受凉或活动过度。

（二）饮食指导

饮食要营养丰富，给予高蛋白、低脂、低糖、富含多种维生素、易消化、易吸收、无刺激性的饮食，并维持足够的液体摄入，保证充足的营养供给。进食时要慢，防止呛咳。饮食中还应含有足量的纤维素，以利于激发便意和排便反射，预防便秘或减轻便秘的症状。教会患者及其家属按顺时针即肠蠕动方向按摩腹部，养成定时排便的习惯，防止便秘。对于吞咽困难的患者，应给予软食或糊状食物，必要时留置胃管，给予鼻饲饮食，预防误吸或窒息。

（三）专科护理

1. 预防并发症护理 对长期卧床的患者应定时翻身，更换体位，给予防压疮气垫床，保持床单清洁干燥，无碎屑。每日用生理盐水漱口2次，保持口腔清洁无异味。保持呼吸道通畅，及时叩背吸痰，指导患者做有效的咳嗽排痰，防止坠积性肺炎的发生。对于视力障碍和平衡障碍的患者，要防止其受伤；对于尿失禁的患者，应注意保持会阴部清洁、干燥；对于尿潴留或排尿困难的患者，应留置尿管，观察尿液颜色和性质，预防尿路感染。对于精神障碍和认知障碍的患者，应加强看护，防止发生意外。

2. 用药护理 急性期患者使用甲泼尼龙冲击治疗，缓解期也多用激素治疗，不良反应较多，可出现糖、蛋白质及电解质代谢紊乱，如高血糖、向心性肥胖、低钾等。治疗期间定期检查患者的血糖、血压、电解质，观察有无黑便等消化道出血情况，遵医嘱给予护胃药。免疫球蛋白输注时加强巡视，观察患者有无寒战、高热、头痛、胸闷、皮疹等超敏反应，发现异常及时通知医生处理。

3. 肢体功能障碍护理 患者由于脊髓萎缩导致肢体功能障碍，四肢肌力不同程度下降。护理人员应给予患者生活起居上的必要照料，如帮助患者洗头、洗澡等。给予低频电波脉冲，用捏、拿、搓、揉、抖法按摩患者的患病肢体，以消除肌肉痉挛。协助患者进行适当的床边活动，防治骨质疏松。

4. 视力障碍护理 协助患者熟悉住院环境和生活环境，将日常必需品置于患者伸手可及处，指导患者在眼睛疲劳或复视时尽量闭眼休息，给患者创造方便日常活动的环境，如使用字体较大的阅读材料和书籍，外出时必须有人陪同，必要时给予帮助，呼叫器置于患者手边。

5. 膀胱及直肠功能障碍护理 由于神经功能损害，多发性硬化患者常因尿失禁留置尿管而发生尿路感染、膀胱肌萎缩，应指导患者保持会阴清洁，定时护理会阴。嘱咐患者多饮水、多排尿，达到自行冲洗尿道的目的。定时夹闭尿管，锻炼膀胱肌壁的舒缩功能，争取早日拔除尿管。多发性硬化患者肠道蠕动力下降，容易引起排便困难，须防止粪块嵌塞和排便困难。护理人员要指导患者每日摄入足够的液体和高纤维素饮食，定时规律排便，形成胃肠反射，排便前可按顺时针方向按摩腹部。如按摩无效，遵医嘱给予促进胃肠蠕动的药物。

6. 康复护理 定期为患者进行康复训练，对患者翻身的技巧、肢体的活动等进行指导。患者由软瘫期逐渐进入硬瘫期，患侧上肢屈肌占优势，下肢伸肌占优势。早期应采取拮抗姿势以避免或减轻肌张力增高，并应用超声治疗、理疗、主动运动与被动运动，防止关节挛缩、变形。对构音障碍者给予言语训练，指导发音口型，鼓励患者发音，以促进患者思维活动和智能恢复。

（四）心理护理

多发性硬化病程长，复发率高，恢复慢，患者往往心理压力大，容易丧失治疗的信心，产生悲观厌世的情绪及焦虑心理。护理人员应热情，关心体贴患者，耐心倾听患者的诉求与需要，为患者答疑解惑，与患者建立真诚、信任的护患关系，稳定患者的情绪，使患者以积极的心态配合医护人员进行治疗。对于多发性硬化复发的患者，更应具备高度的责任心和耐心，应多与患者沟通，介绍本病好转病例，鼓励患者，使其树立战胜疾病的信心和勇气。对于情绪易激动的患者，应避免诱发因素，如外伤、劳累、感染、拔牙、妊娠、精神紧张等。

（五）健康指导

针对患者情况，用科学的语言进行细致耐心的健康宣教，向患者及家属介绍多发性硬化的基本知识和治疗方法，指导患者了解常用药物的用法、不良反应及注意事项。告知患者激素是多发性硬化急性发作和复发的主要治疗药物，可减轻水肿，改善轴索传导，但易出现低钠、低钾、低钙等电解质紊乱，应注意监测。如出现上腹不适、胃痛、黑便或全身乏力时，应考虑消化道出血或低钾等并发症，并及时就医。向患者及其家属讲解感染、外伤、手术创伤、妊娠、分娩、感冒、劳累、精神紧张等均可诱发或引起多发性硬化复发，应尽量避免。急性复发期要注意卧床休息，避免各种增加劳累的因素；缓解期患者要生活规律，劳逸结合，适当锻炼，避免冷热刺激及药物过敏等引起复发的因素。

第三节　吉兰-巴雷综合征

吉兰-巴雷综合征（Guillain-Barre syndrome，GBS）曾称为格林-巴利综合征，又称急性炎性脱髓鞘性多发性神经病（acute inflammatory demyelinating polyneuropathy，AIDP），是以周围神经和神经根的脱髓鞘病变及小血管炎症细胞浸润为特点的自身免疫性周围神经疾病，男性发病率略高于女性，各年龄段均可发病，我国以儿童和青壮年多见。

一、病因与发病机制

吉兰-巴雷综合征是一种自身免疫病，病因及发病机制仍不十分清楚，可能与多种因素有关，以感染因素最为突出。但约有 40% 的患者发病前并无明显诱因。

1. 感染因素　临床及流行病学研究表明，大多数患者于发病前 2~3 周有上呼吸道或胃肠道感染等前驱疾病。目前已经证实与前驱感染相关的病原体包括空肠弯曲菌、巨细胞病毒、EB 病毒、寨卡病毒、肺炎支原体、流感嗜血杆菌等。此外，戊型肝炎病毒、水痘-带状疱疹病毒、麻疹病毒、肝炎病毒、流感病毒、HIV、弓形虫、军团菌、幽门螺杆菌、布鲁菌及肺吸虫等病原体的感染也与吉兰-巴雷综合征的发病有关。

目前认为分子模拟及交叉免疫反应是吉兰-巴雷综合征的重要发病机制。病毒及细菌通过分子模拟机制引起周围神经自身免疫反应，导致周围神经的脱髓鞘和轴索损伤，进而出现神经功能障碍。

人体在感染病原体后，病原体会刺激免疫系统产生相应抗体，引发免疫应答。例如，空肠弯曲菌感染人体后，细菌细胞膜上的脂寡糖成分可刺激人体产生相应抗体。由于人体外周神经上的单唾液酸神经节苷脂 1（monosialoganglioside-1，GM-1）、双唾液酸神经节苷酯 1α（disialoganglioside-1α，GD-1α）与空肠弯曲菌寡多糖成分的分子结构相似，抗体可对 GM-1 和 GD-1α 产生交叉反应，产生抗 GM-1、GD-1α 等抗神经节苷脂的自身抗体，引起周围神经免疫性损伤，导致外周神经相关结构的改变及各类离子通道的消失，从而出现神经功能缺失和一系列吉兰-巴雷综合征的症状。由于人体自身抗体的特异性不同，可导致不同类型的神经节苷脂损害，引起不同神经功能的缺失，表现为不同的吉兰-巴雷综合征亚型。

2. 其他因素 在经历相同的病原体感染的人群中，仅有少部分患者发生此病，分析可能与遗传易感性有关。有研究发现肿瘤坏死因子-α 的基因多态性与吉兰-巴雷综合征相关。少数患者与疫苗接种相关，如麻疹疫苗、黄热病疫苗、人乳头瘤病毒疫苗、狂犬病疫苗等。此外，药物（如神经节苷脂等）、手术或创伤等可能也是吉兰-巴雷综合征的诱发因素。

二、病 理 变 化

吉兰-巴雷综合征的典型病理改变表现为神经根、周围神经干的急性、多灶性、节段性髓鞘脱失，崩解的髓鞘被巨噬细胞吞噬。神经节和神经内膜水肿伴多灶性炎症细胞浸润。前驱感染病原体的不同及患者免疫状态的差异导致不同的病理类型及临床表现，目前主要分为以下四种类型。

1. 急性炎性脱髓鞘性多神经根神经病（acute inflammatory demyelinating polyneuropathies, AIDP） 也称经典型吉兰-巴雷综合征，临床最为常见。免疫损伤的主要部位是周围神经原纤维的髓鞘，轴索相对完整，运动和感觉纤维都受累。

2. 急性运动轴突性神经病（acute motor axonal neuropathy, AMAN） 此型的主要病理特征是轴突的沃勒（Wallerian）变性（神经根和周围神经远端严重的轴索变性），仅有轻微的髓鞘脱失和炎症反应。此型与空肠弯曲菌感染的关系更为密切。

3. 急性运动感觉轴突性神经病（acute motor sensory axonal neuropathy, AMSAN） 此型的病理特征是轴突 Wallerian 变性明显，同时可波及运动和感觉神经纤维。此型少见，患者病情多较重，恢复缓慢。

4. Miller-Fisher 综合征（MFS） 此型为一特殊类型，病理表现为周围神经（包括脑神经）的节段性脱髓鞘和小血管周围的炎症细胞浸润。与经典的吉兰-巴雷综合征相对对称的肢体无力不同，本型临床主要表现为眼肌麻痹、共济失调和腱反射消失三联征，无肢体瘫痪。

三、临 床 表 现

多数吉兰-巴雷综合征患者发病前 2～3 周有上呼吸道感染史，起病较急，也可呈亚急性起病。85%的患者 1～2 周内病情达高峰，2～3 周后开始恢复。本病呈自限性，多数患者2～3 周开始恢复，3～6 个月完全恢复正常。主要临床表现如下。

1. 肌无力 进行性肌无力是吉兰-巴雷综合征的突出表现，一般先从下肢开始，逐渐向上发展，累及上肢及脑神经，少数患者呈下行性进展。身体两侧基本对称，一般情况下，肢体麻痹远端重于近端，呈弛缓性，腱反射消失或减弱，受累部位肌肉萎缩。患者肌力恢复的顺序与疾病进展顺序相反，为自上而下恢复。约半数患者可出现轻重不同的呼吸肌麻痹，表现为呼吸表浅、咳嗽无力、声音微弱，其中 7%～15%的患者需辅助呼吸。

2. 脑神经麻痹 约半数吉兰-巴雷综合征患者可累及第Ⅸ、Ⅹ、Ⅻ对脑神经，导致脑神经麻痹，表现为语音低微、吞咽困难、进食呛咳，易发生误吸。约 20% 的患者可合并周围性面瘫。少数患者可出现视盘水肿，但无明显视力障碍，眼外肌受累较少。少数 Miller-Fisher 综合征患者可在病程早期即出现动眼神经的严重受累。

3. 感觉障碍　主要见于急性炎性脱髓鞘性多神经根神经病和急性运动感觉轴突性神经病患者。感觉障碍相对运动障碍症状较轻，且以主观感觉为主。发病初期患者可有痛、麻、痒等不适感觉，常为一过性。少数患儿可有手套、袜子型的感觉障碍。

4. 自主神经功能障碍　患者可有出汗、肢体发凉、皮肤潮红、心率增快、血压不稳等自主神经症状，少数可出现一过性尿潴留或尿失禁。自主神经症状多在疾病早期出现，存在时间较短。

四、诊断要点

吉兰-巴雷综合征的诊断应依据患者病前感染史，出现典型的肢体无力、肢体麻木及肌肉酸痛症状，联合神经系统体格检查提示患肢肌力减退、腱反射减弱或消失，脑脊液检查出现"蛋白-细胞分离"现象（表现为脑脊液蛋白水平增高，但白细胞数在正常范围或轻度增高，氯化物和糖一般无明显异常），以及肌电图检查提示神经传导速度减慢等辅助检查，可基本确诊。应注意部分患者的临床表现不特异，尤其是在发病初期，腱反射仍存在或肢体无力症状不显著。

五、治疗原则

吉兰-巴雷综合征的主要危险是呼吸肌麻痹，应尽早发现呼吸肌麻痹并进行及时有效的治疗，阻止病情恶化，同时进行支持治疗、免疫治疗、并发症防治和对症处理。

1. 呼吸肌麻痹治疗　密切观察呼吸情况，重症患者应在重症监护病房治疗。凡因呼吸肌麻痹引起明显呼吸困难、咳嗽无力特别是吸氧后仍有低氧血症，肺活量降至 1L 以下或动脉氧分压低于 70mmHg（9.31kPa）者，应及时行气管插管或气管切开术，以辅助呼吸。

2. 静脉注射免疫球蛋白　可抑制异常免疫反应，消除致病因素，促进神经再生。急性期应用可阻止病情进展，缩短疗程，减少辅助呼吸器应用，改善近期和远期疗效，疗效与血浆置换相当，但严重不良反应的发生率更低。因此，静脉注射免疫球蛋白是目前吉兰-巴雷综合征的首选治疗方案。使用量为每天 0.4g/kg，连用 5 天。对免疫球蛋白过敏者及存在 IgA 型抗体、心力衰竭、肾功能不全的患者禁用。

3. 血浆置换　此疗法疗效确切，能减轻病情，缩短瘫痪时间，减少并发症，改善预后。血浆置换用于重症或呼吸肌麻痹患者，宜在发病后 2～3 周内进行，可合用激素以预防新的抗体产生及疾病复发。严重感染、心律失常、心功能不全及凝血机制障碍患者禁用血浆置换疗法。

4. 肾上腺糖皮质激素　研究证实，单独应用糖皮质激素治疗吉兰-巴雷综合征无明确疗效。但无条件使用静脉注射免疫球蛋白和血浆置换的患者，可试用甲泼尼龙 500～100mg/d，静脉滴注，连用 5～7 天。或使用地塞米松 10mg/d 静脉滴注，7～10 天为一个疗程。

5. 其他 对并发肺炎者及时给予抗生素治疗，出现心功能受累者及时处理。其他方法治疗效果不佳或有用药禁忌者可试用环磷酰胺或硫唑嘌呤。同时给予营养支持、对症治疗和康复治疗等。

六、护理措施

（一）一般护理

为患者提供安静整洁、通风良好、空气新鲜、温湿度适宜的住院环境。重症患者应安置在单人房间或重症监护室，由专人护理。保持室温 22℃ 左右，相对湿度 55%～60%。空气消毒 1 次/日。用 500mg/L 含氯消毒剂浸泡的拖把拖地，2 次/日。为减轻局部受压，每 2～3 小时翻身叩背 1 次，翻身时动作轻柔，预防压疮，预防肺部感染。维持肢体功能位。如眼睑不能闭合，用潮湿、柔软的干净纱布覆盖。如有尿潴留，应及时导尿，冲洗膀胱 2 次/日。口腔护理 2 次/日，以保持口腔清洁，防止真菌感染。保证营养、水分供应及大小便通畅。严格实行保护性隔离，严格控制探视人员，防止交叉感染。

吉兰-巴雷综合征患者病情进展较快，甚至 24 小时内即可出现呼吸肌麻痹。应严密观察病情变化和呼吸情况，注意生命体征、血氧饱和度的监测，遵医嘱可给予心电监测。密切观察患者的神志、呼吸、运动、感觉障碍情况。备好抢救器械、急救药品。如发现患者出现缺氧症状，如呼吸困难、烦躁、出汗、指甲及口唇发绀、血氧饱和度降低等表现，应立即报告医生，同时尽快清除呼吸道分泌物，保持呼吸道通畅。

（二）饮食指导

给予患者高热量、高蛋白、高维生素的易消化饮食，少量多餐。高蛋白饮食不仅可以补充体内蛋白消耗，减轻肌肉萎缩，还可促进机体产生抗体，增强机体抵抗力。患者常因体温升高等原因使基础代谢增高，体内消耗热量增加，故应给高热量饮食予以补充。由于患者长期卧床，活动减少，胃肠蠕动减弱，应给予易消化吸收的饮食，以避免腹胀和便秘。补充足量维生素尤其是 B 族维生素可以促进神经的合成和修复。指导患者多进食水果、蔬菜，多补充水分。饮水反呛明显者应尽量减少饮水，以汤、汁代替。进食时抬高床头 30°～45°。脑神经受累者进食要谨慎。患者如肢体乏力或瘫痪，则需给予喂食，喂食时食物温度要适中，喂食速度宜缓慢。吞咽困难或饮水呛咳者给予鼻饲，以保证营养的摄入及防止发生吸入性肺炎。胃管每月更换 1 次，于末次晚间饭后拔管，次日晨从另一鼻孔插入。观察胃液的颜色及量，鼻饲前回抽胃液以证实胃管确实在胃内。

（三）专科护理

1. 呼吸道护理 保持呼吸道通畅，抬高床头 15°，以利呼吸。鼓励患者咳嗽、深呼吸。由于呼吸肌麻痹，患者咳痰能力差，应及时清理呼吸道分泌物，保持呼吸道通畅。吸痰是保持呼吸道通畅的主要技术操作，正确及时吸痰可预防肺内感染，防止肺不张，畅通呼吸道及缩短病程。密切观察患者血压、脉搏、呼吸、血氧饱和度，及时评估呼吸肌受累程度，包括呼吸困难有无加重，呼吸的节律、频率、方式，延髓性麻痹症状有无改变等。床旁备好简易呼吸器，以备紧急抢救。

2. 气管切开术后护理　每日观察气管切开处伤口情况，根据情况决定换药频率。给予水胶体泡沫敷料，用无菌剪刀剪成"Y"形敷盖伤口。定期更换气管套管固定带，保持局部清洁干燥。定时给予气囊放气，用气囊压力表监测气囊压力，压力低时先排净气囊内空气，再注气加压。严密监测患者血氧饱和度的变化。在间断撤机过程中，于气管切开管口处放置人工鼻，起主动湿化的作用。患者病情稳定，痰液明显减少，呼吸、咳嗽功能明显好转时，可先试行部分堵管，经严密观察无呼吸困难和缺氧等表现时，再完全堵管。

严密观察患者呼吸的深度、次数变化，如有呼吸困难和不畅，应立即检查套管及呼吸道有无梗阻、套管有无自气管内脱出，并进行适当处理。套管内管应每日至少早晚清洗煮沸消毒 1 次，管口覆盖湿纱布，以保证吸入的空气有一定的湿度。纱布定期更换。每 2 小时翻身、叩背、吸痰 1 次，吸痰动作应轻柔，操作时严格无菌操作。每一次吸痰都应更换吸痰管，如痰液黏稠不易吸出，可每次吸痰前向气管内滴入 a-糜蛋白酶和生理盐水 5～10滴，以利于痰液的稀释和抽吸。

3. 吞咽功能训练　患者因舌咽、迷走神经受累，导致饮水呛咳，吞咽困难。对于鼻饲患者，当病情平稳后，尽早进行舌咽、迷走神经功能康复训练。嘱患者做空咀嚼、鼓腮、吹气、张颌、闭颌、磕牙等动作，10 次为 1 组，5 组/日。用冰棉棒轻轻刺激患者的软腭、舌根、咽后壁，嘱其做空吞咽动作。首次进食可选用藕粉，因黏稠糊状食物不易误吸。

4. 肢体康复训练　早期进行康复训练有利于肌肉功能恢复，降低后遗症发生。在病情允许的情况下，发病 48 小时后即可进行康复锻炼，形式为良肢位摆放及被动肢体功能锻炼。与患者及家属共同制订功能锻炼计划，讲解功能锻炼的方法。急性期保持各关节功能位置，预防关节畸形，每日给予按摩肢体 3～4 次，每次 20 分钟。按摩的主要部位是小腿、大腿及上臂的肌肉。根据病情恢复情况，活动量应逐渐增加。

5. 用药护理　遵医嘱用药，了解各种药物的作用和不良反应，并随时观察患者用药后的情况，以免发生严重不良反应。长期静脉给药时应注意保护血管。维生素 B_{12} 肌内注射时应注意经常更换部位。静脉滴注丙种球蛋白时，在准备和滴注过程中，应严格执行无菌操作，防止被污染。控制滴注速度，加强巡视，严密观察有无寒战、皮疹、恶心、头痛、胸闷等过敏症状。一旦发生过敏反应，首先停止静脉滴注，同时报告医生并遵医嘱处理。

（四）心理护理

吉兰-巴雷综合征患者因呼吸肌麻痹、严重缺氧，可引起强烈恐惧、焦虑、濒死感。同时由于病程较长，恢复缓慢，患者意识清醒，对自身的疾病现状无能为力，易产生悲观、绝望的心理。护理人员应及时评估患者的精神和心理状态，适时给予有针对性的个体化心理护理。应与患者及家属多沟通交流，讲解疾病的相关知识，介绍治疗成功的病例，多安慰鼓励患者，消除患者的不良心理，并给予饮食、生活方面的健康指导。如需实行机械通气，可事先简明扼要地说明机械通气对疾病康复的重要性，让患者了解此治疗措施的必要性，可使病情逆转。告知患者应用呼吸机后可能出现不适，鼓励患者积极配合，增强患者战胜疾病的信心和勇气。

（五）健康指导

加强患者的健康教育，介绍吉兰-巴雷综合征的病因及治疗、康复措施，指导、督促并协助患者克服依赖心理，充分调动患者的主观能动性，及时进行功能锻炼，并对患者锻炼所取得的进展给予鼓励。根据病情，可按照床上被动运动、床上主动运动、床边活动、下床活动的顺序进行锻炼，做到强度适中、循序渐进。被动活动的幅度由小到大、由大关节到小关节，按摩应以轻柔缓慢的手法进行。活动时需要有人陪护，防止受伤。可配合针灸、理疗等进行康复锻炼。鼓励患者进行生活自理活动。

患者出院前，指导患者出院后合理饮食，加强营养，避免受凉，预防感染。教会患者及家属康复训练的方法，叮嘱患者持续进行肌肉功能锻炼和日常生活能力训练。运动锻炼时应有家人陪同，防止跌倒、受伤。康复训练应坚持循序渐进。

第十二章 风湿性疾病及护理

风湿性疾病（rheumatic disease）泛指影响骨骼、关节、肌肉及其周围软组织如滑囊、肌腱、筋膜、血管、神经或结缔组织的一组疾病，其中多数为自身免疫病，部分是由免疫异常所致的组织损伤。根据发病机制、病理和临床特点，可以将风湿性疾病分为弥漫性结缔组织病、脊柱关节病、退行性变性及感染相关性风湿病等类型，病种繁多，达百种以上，包括感染性、免疫性、代谢性、内分泌性、遗传性、退行性、肿瘤性、地方性及中毒性等多种原因引起的疾病。

第一节 风 湿 热

风湿热（rheumatic fever，RF）又称风湿病，是一种反复发作的急性或慢性全身性结缔组织炎症，以心脏和关节受累最为显著。急性发作后约 1/3 的患者遗留心脏瓣膜病变，形成慢性风湿性心脏病。本病多发年龄为 6～15 岁，四季均可发病，以冬春季多见。

一、病因与发病机制

1. A 群链球菌感染 风湿热是 A 群乙型溶血性链球菌感染后引起的自身免疫病。患者在 A 群链球菌感染 1～4 周后发病，其他链球菌或细菌均与风湿热的发病无关。

链球菌抗原的分子模拟是风湿热发病的主要机制。A 群乙型溶血性链球菌具有多种抗原，其中部分抗原与人体的某些组织存在相似抗原表位，具有交叉抗原性。例如，A 群链球菌的荚膜由透明质酸组成，与人体关节、滑膜具有共同抗原表位；细胞壁外层蛋白质中的 M 蛋白和 M 相关蛋白、中层多糖中的 N-乙酰葡萄糖胺与人体心肌和瓣膜具有共同抗原表位；细胞膜脂蛋白与人体心肌肌膜和丘脑下核、尾状核之间存在共同抗原表位。链球菌感染后，机体产生的抗链球菌抗体一方面可清除链球菌，起保护作用；另外，抗体可与人体组织中的相似抗原表位产生交叉免疫反应，引起 II 型（细胞溶解型）、III 型（免疫复合物型）和 IV 型（迟发型）超敏反应，从而导致相应器官、组织的损害。

链球菌抗原与抗链球菌抗体结合形成的免疫复合物不但可引起 III 型超敏反应，还可通过血液循环沉积在人体关节滑膜、心肌、心瓣膜等处，激活补体成分，导致炎性病变。

2. 遗传因素 风湿热的发病存在遗传易感性。即使严重的 A 群链球菌感染，也仅有

0.5%～3%的人群出现风湿热。同时，风湿热患者家庭成员的发病率较无风湿热病史的家庭成员高，并且不同人种风湿热的患病率不同。研究证明，风湿热的遗传易感性与人白细胞抗原（HLA）DR4、DR2和DR3有关，人白细胞抗原DRB1*07等位基因可能是风湿性心脏病的易感基因。

二、病 理 变 化

风湿热是全身性结缔组织的炎症，早期以关节和心脏受累最为常见，之后以心脏损害最重要。按照病变的发展过程，风湿热的病理改变可以分为三期。

1. 变性渗出期　结缔组织中胶原纤维分裂、肿胀，形成玻璃样和纤维素样变性。变性病灶周围有淋巴细胞、浆细胞、嗜酸性粒细胞、中性粒细胞等炎症反应的细胞浸润。本期持续1～2个月后恢复或进入增殖期和硬化期。

2. 增殖期　出现风湿热的特征性病变——风湿性肉芽肿[又称阿绍夫小体（Aschoff body）或风湿小体]，这是病理学确诊风湿热的依据和风湿活动的指标。风湿小体中央有纤维素样坏死，边缘有淋巴细胞和浆细胞浸润，并有风湿细胞。风湿细胞呈圆形、椭圆形或多角形，胞质丰富呈嗜碱性，胞核空，具有明显的核仁。有时出现双核或多核，形成巨细胞。此期可持续3～4个月，之后进入硬化期。

3. 硬化期　风湿小体中央的变性坏死物质逐渐被吸收，渗出的炎症细胞减少，纤维组织增生，在肉芽肿部位形成瘢痕组织。

由于本病常反复发作，上述三期的发展过程可交错存在，历时4～6个月。关节和心包的病理变化以渗出性为主，瘢痕的形成则主要见于心内膜和心肌，特别是心肌瓣膜。

三、临 床 表 现

关节炎、心脏炎、皮下结节、环形红斑及舞蹈症是风湿热的5种主要临床表现。这些表现可单独出现，也可合并出现。

1. 关节炎　是最常见的临床表现，75%以上的风湿热患者出现关节炎，呈游走性、多发性关节炎。多侵犯大关节，如膝、踝、肘、腕和肩关节等。急性发作时受累关节出现红、肿、灼热、疼痛和活动受限。关节疼痛与天气变化关系密切，在潮湿或寒冷时加重，随着环境的改善，症状可自然缓解。关节疼痛持续时间一般均不超过3周。近年来典型关节炎患者减少，初发年龄增大。

2. 心脏炎　见于40%～80%的初发患者，属最严重的临床表现。可表现为心肌炎、心内膜炎、心包炎或全心炎。25%～50%的风湿热患者的心内膜炎会留下永久性损害，引起风湿性心脏病（rheumatic heart disease，RHD）。心脏炎的临床表现包括心音及心率的改变、心脏杂音、心脏增大、充血性心力衰竭、心率及心电图的改变等。

3. 皮下结节　为豌豆大小的硬性无痛性结节，数目不等，多位于关节的伸面骨质隆起部位，如肘、膝、腕、踝、指（趾）等关节伸侧，对称性分布，可孤立存在或几个聚在一起，与皮肤无粘连，表面无红肿，通常2～4周自然消失，亦可持续数月或隐而复现。皮下结节常伴有严重的心肌炎，是风湿热活动期的表现之一。

4. 环形红斑 为边缘轻度隆出的环形或半环形红晕，常见于四肢内侧和躯干，初出现时较小，之后迅速向周围扩大，边缘轻度隆起，环内皮肤颜色正常。红斑时隐时现，可反复出现，历时可达数月之久，常常预示复发性风湿热。

5. 舞蹈症 现已少见。表现为无目的、不自主、不协调的躯干或肢体动作。面部可表现为挤眉、伸舌、眨眼、摇头、转颈；肢体表现为伸直和屈曲、内收和外展、旋前和旋后等无节律的交替动作。激动或兴奋时加重，睡眠时消失。

6. 其他表现 多汗、反复鼻出血、腹痛等，有时腹痛剧烈，酷似腹膜炎。也可有单纯性血尿、风湿性肺炎、轻度胸膜炎及风湿性脑病等。

四、诊 断 要 点

风湿热迄今尚无特异性的诊断方法，临床上一般采用 2015 年修订的 Jones 诊断标准，主要依靠临床表现，辅以实验室检查进行诊断。为避免过度诊断低风险人群，漏诊高风险人群，2015 版 Jones 诊断标准分为两套方案，分别适用于高风险与低风险人群。

为避免漏诊，以下三种情况排除其他原因者可不必严格遵循 Jones 诊断标准：①舞蹈症作为唯一临床表现；②缓慢而隐匿的心脏炎；③急性风湿热或风湿性心脏病患儿再次感染链球菌。

对于"急性风湿热可能"的诊断结论，需通过经验及观察后仔细判断，避免漏诊或误诊。应详细询问病史，进行体格检查，每一个临床表现及体征都不可忽略，检测项目应包括：抗链球菌溶血素 O 联合抗 DNA 酶 B 抗体动态检测；抗 A 群链球菌菌壁多糖抗体、抗心肌抗体、抗内皮细胞抗体、肿瘤坏死因子 α、白细胞介素检测；心电图联合 24 小时动态心电图；超声心动图随访监测；实验性治疗观察及除外诊断。

五、治 疗 原 则

风湿热的治疗目标是清除链球菌感染，消除诱发病因；控制临床症状，使心脏炎、关节炎及风湿热症状迅速缓解，解除疾病带来的痛苦；处理各种并发症；提高身体免疫力和生活质量，延长寿命。

1. 一般治疗 急性期应绝对卧床休息，待体温、血常规恢复正常后，如无心脏炎，可起床活动，直至风湿活动控制后 1 个月，逐渐增加活动量。注意保暖防寒和防湿，适当给予高热量饮食，补充蛋白质和必需维生素。

2. 控制链球菌感染 诊断为风湿热时，无论是否出现咽炎症状，都应进行抗菌治疗。可使用大剂量青霉素（每天 480 万～960 万 U）静脉滴注，持续 2～3 周。青霉素过敏者可改用红霉素、罗红霉素、头孢菌素等，务必彻底清除链球菌感染。

3. 抗风湿治疗 关节炎患者可用水杨酸制剂，最常用的药物是阿司匹林，成人每日 3～4g。小儿患者按 0.08～0.1g/（kg·d），分 3～4 次口服。症状控制后逐渐减至半量，持续 4～6 周。心脏炎者应使用糖皮质激素治疗，通常选用泼尼松，剂量 2mg/（kg·d），分次服用，最大剂量≤60mg/d，2 周后逐渐减量，总疗程 8～12 周。无论使用何种药物治疗，一定要在风湿热控制后逐渐减量，避免突然减药后病情反复。

4. 对症治疗 有充血性心力衰竭的患者可使用地高辛，剂量宜小，采用维持量法，并加用卡托普利、呋塞米和螺内酯。舞蹈症患者应给予巴比妥类或氯丙嗪等镇静剂。注意限制液体入量，纠正电解质紊乱。关节肿痛时应予制动。

六、护 理 措 施

（一）一般护理

保持病房内空气新鲜、阳光充足，每日通风换气，创造安静舒适的良好的住院环境。注意保暖，预防感冒。严密观察患者的体温、脉搏、呼吸、血压，如出现呼吸困难、心悸，应给予氧气吸入。关节痛时将肿胀的关节放在舒适的位置，避免受压，可通过其他方法转移患者注意力。

急性期患者应绝对卧床休息，无心脏炎者休息 2 周，心脏炎轻者休息 4 周，心脏炎重者休息 6～12 周。伴心力衰竭者待心功能恢复后再卧床 3～4 周，红细胞沉降率接近正常时可逐渐下床活动，根据心率、心音、呼吸、有无疲劳等调节活动量。一般恢复到正常活动量所需时间如下：无心脏受累者 1 个月，轻度心脏受累者 2～3 个月，严重心脏炎伴心力衰竭者 6 个月。

（二）饮食指导

加强营养，以易于消化而富于营养的饮食为原则。患者因发热、服药易引起食欲缺乏，应给予易消化、高蛋白、高维生素、高热量，适合其口味的食物，增加维生素 C、维生素 B 的摄入。有心功能不全的患者可适当限制盐及水分，防止过饱致胃部膨隆压迫心脏，必要时少量多餐。禁食刺激性食物。保持大便通畅，防止便秘。

（三）专科护理

1. 用药护理 给予正确的用药指导，观察药物的副作用。阿司匹林可引起胃肠道反应、肝损害和出血，宜饭后服用或同服氢氧化铝，可减少对胃的刺激，加用维生素 K 可防止出血。泼尼松可引起满月脸、消化性溃疡、肥胖、精神症状、肾上腺皮质功能不全、血压增高、免疫抑制、电解质紊乱等，应密切观察。避免交叉感染及骨折。

2. 关节炎护理 评估患者关节疼痛的部位、程度，保持舒适的体位，避免痛肢受压，移动肢体时动作轻柔。用热水袋热敷局部关节，以减轻疼痛，做好皮肤护理。活动受限时，予以适当保护和固定，舞蹈症者应做好安全防护，防止受伤，必要时适当约束。若患者为小儿，应多与患儿及家属交流，给患儿提供喜爱的图书、玩具及适当的娱乐用品等，分散注意力，从而减轻疼痛。

3. 心肌炎护理 向患者及家属说明长期休息疗养的重要性，引导患者自觉遵守，避免任何情绪和行为方面的干扰。制订允许范围内的游戏及学习计划，将日常生活与治疗计划结合起来，与患者及家属共同实施。应密切观察患者心率、心律、心音，有无面色苍白、多汗、气急、烦躁不安等心力衰竭表现，做好详细的记录，并及时遵医嘱处理。心肌炎患者对洋地黄敏感性增高，易出现中毒现象，用量应为一般剂量的 1/3～1/2，同时注意有无恶心、呕吐、心律不齐、心动过缓等副作用，并注意补钾。

4. 心力衰竭护理　洋地黄类药物应用须谨慎，用药前先查心电图，用第 1 剂（总量的一半）后 2 小时再查 II 导联，如无改变，第 2 剂后再查 II 导联。如中途已发现有心电图改变即终止给药。治疗心力衰竭时由于常给予利尿剂，并严格限制食盐，可导致心力衰竭的患者发生低钠血症、低钾血症、低氯血症。心力衰竭患者胃肠道淤血，食欲差，饮食量少，可增加饮食中钠的浓度，既可提高食欲，又可保证每天钠盐的摄入。准确记录出入量，每天的出入量是补液的重要依据。每天称体重 1 次，如体重每天减轻 0.2～0.3kg，表示入水量适宜；若体重不减或反而增加，表示入量过多。

（四）心理护理

风湿热患者多为儿童或少年，且患儿住院时间较长，护理人员应多与家长及患儿沟通，主动关爱患儿，密切关注患儿的行为活动与情绪变化，做到耐心细致，同情关心患儿，消除患儿的不安情绪和恐惧心理。向患儿及家属耐心解释各项治疗、检查和护理措施的意义，消除其思想上的顾虑，保持情绪稳定，增强患儿战胜疾病的信心。对于有舞蹈症的患者，应做好生活护理，防止跌伤。

（五）健康指导

向患者及其家属普及风湿热的专业知识，介绍该病发病的基本原因、诱发因素、病程特点、治疗要点及药物不良反应等，使患者及家属学会观察病情变化的方法，积极配合治疗。嘱咐家属监督患者长期服药，不得因症状减轻或消失而过早停药，并按医生要求定期复诊。告知患者在日常饮食、生活习惯等方面的注意事项。本病易因感染复发，应尽量避免前往公共场所，不参加剧烈运动，加强营养，增强体质，防止呼吸道感染，避免寒冷潮湿，有感冒症状时及时医治，定期门诊随诊。对于风湿热的后遗症或转化为慢性风湿性心脏病的可能预后，应向家属如实说明，使其有心理准备。

第二节　系统性红斑狼疮

系统性红斑狼疮（systemic lupus erythematosus，SLE）是一种累及多系统多器官损害表现的慢性自身免疫病，患者体内存在以抗核抗体为代表的多种自身抗体，病程迁延反复。系统性红斑狼疮多发于 15～45 岁的女性，男女发病比例为 1 :（7～9）。

一、病　　因

系统性红斑狼疮病因尚不清楚，可能与多种因素有关，包括遗传因素、雌激素、环境因素、药物等。

1. 遗传因素 系统性红斑狼疮表现出明显的家族聚集性，是一种多基因遗传性疾病。患者近亲发病率达 5%～12%，且同卵双生子的发病率一致性（24%）高于异卵双生子（2%）。抗核抗体在患者家族中的阳性率高于正常人。研究发现存在系统性红斑狼疮的易感基因，目前已确定多种强关联基因，其中 HLA-DR2 和 HLA-DR3 是与系统性红斑狼疮易感性较强的基因座位，而 HLA-DRB1*03：01 等位基因突变是系统性红斑狼疮最常见的致病位点。其他如 Ⅰ 型干扰素（type Ⅰ interferon，IFN-Ⅰ）基因、信号转导及转录激活因子 4（STAT-4）基因、整合素亚基 α（ITGAM）基因、C 端 Src 酪氨酸激酶（CSK）基因等。

补体系统的基因突变是单基因狼疮最常见的遗传缺陷，补体成分（C1q、C1r/C1s、C2、C4 等）缺陷影响补体介导的作用，即吞噬细胞清除免疫复合物、凋亡小体及 B 细胞活化能力受损，而自身抗原的积累则导致免疫反应和全身性炎症的激活。

2. 雌激素 系统性红斑狼疮的发病与雌激素有关。无论男女患者，血液中雌酮羟基化产物均升高。大部分系统性红斑狼疮患者为育龄期妇女，妊娠可诱发本病或加重病情。内源性雌激素水平可影响系统性红斑狼疮的发病、脏器受累、病情活动性和预后。

3. 环境因素 日光、紫外线、感染、食物等与系统性红斑狼疮有关。

（1）日光、紫外线。日光和紫外线使皮肤上皮细胞出现凋亡，新抗原暴露而成为自身抗原。日光过敏者见于 20%～40%的系统性红斑狼疮患者。寒冷、强烈电光照射，甚至荧光显微镜发出的光线，以及其他射线或人工光源亦可诱发或加重本病。

（2）感染。大量研究结果提示，细菌、病毒等感染因素在系统性红斑狼疮的发病中占有一定的比重，它们作为外界触发因素，可以诱发或者加重系统性红斑狼疮，其中 EB 病毒感染最为常见，其他病毒有麻疹病毒、风疹病毒、腮腺炎病毒等。同时，系统性红斑狼疮患者内皮细胞和皮损中可见类似病毒包涵体的物质。

（3）食物。芹菜、无花果等含补骨脂素的食物可增强系统性红斑狼疮患者对紫外线的敏感性；烟熏食物、蘑菇等含联胺基团的食物及含 L-刀豆素类的食物可诱发系统性红斑狼疮。

4. 药物 服用某些药物如普鲁卡因胺、肼屈嗪、异烟肼、氯丙嗪、甲基多巴后可引起药物性狼疮，其症状与自发性狼疮相似，但停药后消失。药物作为半抗原，引起药物过敏，可加重系统性红斑狼疮病情。

二、发 病 机 制

系统性红斑狼疮属于机体免疫功能障碍引起的自身免疫病。该病为外来抗原，可引起人体 B 细胞活化，易感者因免疫耐受抑制，B 细胞通过交叉反应与模拟外来抗原结合，并将抗原信息提呈给 T 细胞，后者活化并刺激 B 细胞产生大量自身抗体，引发自身免疫反应，导致组织损伤。

1. 多种自身抗体的形成 致病性的自身抗体包括抗核抗体（antinuclear antibody，ANuA）、抗双链 DNA 抗体（anti-double-stranded DNA，dsDNA）、抗红细胞抗体、抗血小板抗体、抗组蛋白抗体、抗磷脂抗体、抗 Sm 抗体等。抗 DNA 抗体可与肾组织结合，导致肾脏损伤；抗红细胞抗体和抗血小板抗体可导致红细胞和血小板破坏，引起血小板减少和溶血性贫血；抗磷脂抗体引起抗磷脂抗体综合征；抗核抗体与神经精神性狼疮有关。

2. 致病性免疫复合物的形成 免疫复合物的形成及沉积是系统性红斑狼疮发病的主要机制。70%的系统性红斑狼疮患者皮肤损害中有免疫复合物的沉积，肾组织中可见免疫球蛋白、补体及抗 DNA 抗体成分。血管炎、关节炎及其他脏器病变也多由免疫复合物沉积于血管壁引起。免疫病理损伤机制属于Ⅲ型超敏反应。自身抗体（抗 DNA 和抗组蛋白抗体）与相应的自身抗原结合形成的大量免疫复合物沉积于皮肤、肾小球和关节等部位的小血管壁，激活补体介导组织损伤；而损伤的细胞会释放更多核抗原刺激机体，不断产生自身抗体，造成免疫复合物继续沉积，进一步加重病理损伤。

3. T 细胞功能失调 T 细胞在系统性红斑狼疮的发病机制中起关键作用，既可调节 B 细胞反应，还可激活 B 细胞产生大量自身抗体，浸润靶组织，导致组织损伤。已有研究证实，辅助性 T 细胞（helper T lymphocyte, Th）1、Th2 和调节性 T 细胞（regulatory T cell, Treg）与系统性红斑狼疮的发生有关。Th17、生发中心滤泡性辅助 T 细胞（follicular helper T lymphocyte, Tfh）和调节性 B 细胞（regulatory B lymphocyte, Breg）也与系统性红斑狼疮的发病有关，其中 Th17 和 Tfh 在促进自身抗体产生方面发挥作用。

三、病 理 变 化

系统性红斑狼疮的病理改变因病变部位不同而异。基本病理变化为炎症反应和组织损伤，中心小血管因免疫复合物反应而出现血管壁炎症，继发血栓，导致局部组织缺血坏死、功能障碍。特征性改变包括狼疮小体、洋葱脾和狼疮性肾炎。

1. 狼疮小体 由于细胞核受抗体作用变性为嗜酸性团块，是诊断系统性红斑狼疮的特征性证据。

2. 洋葱脾 由于脾脏包膜纤维增厚，滤泡增生，中心动脉出现特殊纤维化，周围出现厚密的同心状胶原纤维硬化环，称为"洋葱脾"。

3. 狼疮性肾炎 肾活组织免疫荧光或电镜检查可在肾小球、肾间质、肾小管及肾血管观察到特征性病理改变。

四、临 床 表 现

系统性红斑狼疮的异质性极强，临床表现多样，多系统均可涉及，包括皮肤、关节、肾及中枢神经系统的损害表现。

1. 全身症状 起病可急可缓，多数早期表现为非特异的全身症状如发热（尤以低热常见）、全身不适、乏力、体重减轻等，病情常缓重交替出现。感染、日晒、药物、精神创伤、手术等均可诱发或使病情加重。

2. 皮肤和黏膜 约 40%的患者可出现面部典型红斑，称为蝶形红斑。急性期表现为水肿、色鲜红，严重者可有水疱、溃疡、皮肤萎缩和色素沉着。手掌大小鱼际、指端及指（趾）甲周红斑，身体皮肤暴露部位有斑丘疹、紫斑。15%～20%的患者可有雷诺现象，口腔黏膜出现水疱、溃疡。少数患者病程中可出现带状疱疹。

3. 关节、肌肉 约90%的患者有关节肿痛表现，且往往是就诊的首发症状，最易受累的为手近端指间关节，膝、足、踝、腕关节也可累及。关节肿痛多呈对称性。约半数患者有晨僵。仅少数患者有关节畸形。肌肉酸痛、无力为常见症状。

4. 肾脏 约50%的患者有肾脏临床表现，如蛋白尿、血尿、管型尿、白细胞尿、低比重尿、水肿、血压增高、血尿素氮和肌酐增高等，电镜和免疫荧光检查几乎100%存在肾脏病理学异常。

5. 神经系统 多表现为无菌性脑膜炎、狼疮性头痛、运动神经障碍、脊髓病、癫痫发作、意识错乱、偏瘫等。神经系统损害一旦出现，多提示病情危重。

6. 肺脏 主要以胸痛、咳嗽、咳痰和呼吸困难为主要临床表现，可累及气道、血管、肺实质、胸膜和呼吸肌，导致胸膜炎或胸腔积液、肺泡炎、间质性肺疾病、狼疮性肺炎、肺出血、肺动脉高压及肺血栓栓塞等，可继发肺不张、心力衰竭和肾衰竭。

7. 消化系统 以食欲减退、恶心、呕吐、腹痛、腹胀、吞咽困难等症状为临床特征，可累及整个消化道和肝脏，引起肠道和肠系膜血管炎，临床上以腹痛、腹泻、消化道出血为主要症状，严重者出现肠坏死和肠穿孔。

8. 心脏 10%～50%的患者出现心脏病变，可能因疾病本身引起，也可能是由长期服用糖皮质激素所致。心脏病变包括心包炎、心肌炎、心内膜及瓣膜病变等，临床表现为胸闷、胸痛、心悸、心脏扩大、充血性心力衰竭、心律失常、心脏杂音等。

五、诊断要点

系统性红斑狼疮的诊断主要依靠临床表现、实验室检查、组织病理学和影像学检查。一般以面颊部位红斑、光敏感、盘状红斑、口腔溃疡、浆膜炎、肾脏病变、关节炎、神经系统异常、免疫学异常、血液学异常和抗核抗体异常等11条标准作为诊断依据。

临床常用的免疫诊断方法有免疫球蛋白检测、补体检测、自身抗体检测、超敏C反应蛋白检查等。对于按系统性红斑狼疮的诊断标准不能确诊的患者，建议进行自身抗体检查，常规指标主要有抗核小体抗体、抗Sm抗体和抗双链DNA抗体等，不同的抗体检查对诊断系统性红斑狼疮的灵敏度有差异，其中抗dsDNA抗体、抗ANuA、抗Sm抗体联合检测，可提高系统性红斑狼疮诊断的敏感度和准确度。超敏C反应蛋白（hypersensitive C-reactive protein，hs-CRP）为炎症组织标志物，主要作为系统性红斑狼疮合并感染的诊断指标。Th17细胞在促进自身抗体产生方面发挥作用，系统性红斑狼疮的患者特别是肾脏损伤的患者，Th17细胞比例和血清白细胞介素17（interleukin-17，IL-17）升高，对其进行检测可为系统性红斑狼疮的诊断提供帮助。

六、治疗原则

系统性红斑狼疮的治疗主要在于控制病情和维持临床缓解。由于个体差异较大，应根据患者病情选择不同的治疗方案。

1. 一般治疗 急性活动期应卧床休息。慢性期或病情已稳定者可适当参加工作。避免日晒或紫外线照射，预防和治疗感染或其他合并症。避免诱发因素和刺激，生育期妇女应严格避孕。

2. 糖皮质激素 糖皮质激素是目前治疗系统性红斑狼疮的主要药物，可显著抑制炎症反应，适用于急性或暴发性病例。一般选用泼尼松或甲泼尼龙。患者主要脏器如心、脑、肺、肾、浆膜受累者，或发生自身免疫性溶血、血小板减少性出血者，也可应用糖皮质激素。

3. 免疫抑制剂 加用免疫抑制剂有利于更好地控制系统性红斑狼疮活动，减少病情暴发和激素使用剂量。常用的免疫抑制剂有环磷酰胺（CTX）、硫唑嘌呤、甲氨蝶呤（MTX）、环孢素（CsA）等。环磷酰胺对肾炎、肺出血、中枢神经系统血管炎和自身免疫性溶血性贫血有效；硫唑嘌呤对自身免疫性肝炎、肾炎、皮肤病变和关节炎有帮助；甲氨蝶呤对关节炎、浆膜炎和发热有效；环孢素主要用于对其他药物治疗无效的系统性红斑狼疮患者。

4. 抗疟药 主要有氯喹和羟氯喹，对皮疹、低热、关节炎、轻度胸膜炎和心包炎、轻度贫血和血白细胞计数减少及合并干燥综合征者有效。长期应用对减少激素剂量、维持病情缓解有帮助，使用期间应定期行心电图和眼科检查。

5. 血浆置换治疗 通过去除患者血浆及输入正常血浆，达到去除血浆中所含免疫复合物、自身抗体的效果，适用于重症患者，或常规治疗不能控制或不能耐受或有禁忌证的患者。

6. 靶向治疗 靶向药物主要包括生物制剂和小分子靶向药物两大类。靶向药物的主要机制是抑制 B 细胞和 T 细胞的活化，阻断免疫细胞间的相互作用，以及抑制细胞因子的产生等。靶向药物可作用于特定的病变部位，通过增加目标局部的药物浓度来减轻药物对正常组织和细胞的毒性作用，同时提高了治疗的特异性。利妥昔单抗（rituximab）是人源化抗 CD20 的 IgG1 型抗体，最早应用于系统性红斑狼疮的治疗，能促进 ADCC 效应、降低 CRP 反应、清除 B 细胞，其对于治疗难治性系统性红斑狼疮并发症，如顽固性肾炎、严重血小板减少、狼疮肌炎、肺泡出血、大疱性狼疮等具有较好疗效。贝利木单抗（belimumab）是第一个被正式批准用于治疗系统性红斑狼疮的生物制剂。贝利木单抗是针对 B 细胞刺激因子的抗体，可抑制可溶性 B 细胞刺激因子，阻止 B 细胞成熟与存活，从而使病情缓解、复发率降低，患者生活质量得到改善。

七、护 理 措 施

（一）一般护理

保持病房内干净整洁及适宜的温度，为患者提供良好的住院环境。每日通风 2 次，每次 30 分钟。病房每周紫外线消毒 1 次，每次 30 分钟。定时测量体温，嘱患者适当饮水，保证出入量平衡。保持口腔清洁，给予口腔护理，必要时用苏打水或庆大霉素的生理盐水溶液漱口，防止口腔感染。病房维持合适的温湿度，禁止用冷水洗手。指导患者保持皮肤清洁、干燥，用温水洗浴。避免用有刺激性的化妆品、染发剂。有皮疹、红斑或光敏感者用清水或淡盐水清洗患处。注意防晒，若有强光，室内应有窗帘遮挡，患者在户外宜选深色太阳镜、太阳帽或撑太阳伞，着纯棉透气的长袖衣裤。系统性红斑狼疮患者白细胞及补体水平低，免疫功能低下，故易合并感染，应加强患者个人卫生意识，避免感染。

如患者病情危重，应绝对卧床休息，心包积液或大量腹水者应取半卧位或侧卧位。对有癫痫史或精神病史的患者，应加强保护，避免其坠床。对长期卧床不能自理的患者，需帮助其定时翻身并按摩受压部位，防止压疮发生。对留置导尿的患者做好尿管护理，每日定时更换尿袋。

（二）饮食指导

指导患者科学饮食，嘱咐患者高蛋白、维生素丰富、低盐、低糖、低脂易消化饮食，多食新鲜水果与蔬菜。对存在肾损害的患者，须指导其多食优质蛋白，如鱼肉、蛋、牛奶等，禁食芹菜、蘑菇等过敏性食物，禁食辛辣、生冷、油炸类食物，避免增加胃肠道负担。尽量少食用虾、蟹等易诱发过敏反应的食物，多食用钙、钾含量高的食物。心肾功能不全者必须低盐饮食。消化道受累者应禁食或进食流质、半流质食物。

（三）专科护理

1. 用药护理 用药前需向患者及其家属说明用药的方式、方法、用量及注意事项，在给予糖皮质激素治疗时，需叮嘱患者坚持服药，严遵医嘱按时按量用药，不得自行停用药物或增减药量。用药期间密切观察患者病情，注意患者是否出现真菌感染、溃疡等不良反应。

2. 疼痛护理 指导并协助患者采用舒适体位，确保姿势正常，以免关节畸形。可通过放松法缓解疼痛，可让患者听喜欢的音乐、看电视等，转移注意力，降低疼痛阈值，如疼痛影响睡眠，遵医嘱给予适量镇痛药。

3. 狼疮性肾炎护理 主要表现为大量蛋白尿、低蛋白血症及双下肢水肿。护理时应注意监测患者尿量变化、水肿程度及血压变化情况，防止出现肾衰竭及尿毒症。要求患者优质低蛋白饮食，适当补钙，以防骨质疏松，并注意限水、限盐，防止水肿加重及增加肾脏负担。对于有肾病综合征的患者，因患者血液呈高凝状态，应注意预防血栓形成，尤其是下肢深静脉血栓及肺栓塞的发生。嘱咐患者在心肺功能允许的情况下进行适当运动，如在病房内散步。也可让家属按摩患者四肢，帮助患者行被动运动。

4. 狼疮性肺炎护理 严重者卧床休息，呼吸困难者取半卧位，给予吸氧，注意保暖、保湿，保持室内空气流通。咳嗽剧烈者，按医嘱给予镇咳剂。注意口腔清洁，预防合并感染。避免与呼吸道感染患者近距离接触，避免患者到人群密集的场所，寒冷天气外出需戴防护口罩。

5. 神经系统损伤护理 神经系统损伤可表现为头痛、癫痫、肢体功能障碍、精神异常、意识障碍等。巡视病房及护理操作时应细心观察患者的言行举止。对于有精神分裂症状者，按医嘱给予镇静剂；有抽搐者，观察发作规律，遵医嘱处理；对于脑出血患者，应立即遵医嘱给予脱水剂脱水；对于肢体瘫痪者，需加床挡；对于意识昏迷者，须定时翻身，以防发生压疮。

（四）心理护理

系统性红斑狼疮的临床表现多样，病程长且易反复，且可导致皮肤、容貌的较大改变，可使患者的精神和心理压力增大，加之长期服用药物易出现药物毒副作用，患者易出现消极、悲观、抑郁、焦虑甚至自暴自弃等不良心理。针对患者的这些特殊心理，护理人员要主动与患者交流，鼓励患者表达自己的感受并耐心倾听，对患者所表达的消极情绪给予理解，及时疏导，充分表达关心和尊重，举例说明治疗成功的案例，减轻患者的忧虑，让其更好地配合治疗和护理。此外，要让患者清醒地认识到该病是可以控制、可以完全缓解的，必要时可请预后良好的患者以身说教，帮助患者增强战胜疾病的信心，并指导患者掌握情绪调节法，如深呼吸、注意力转移法等，从而保持良好的心理和情绪。

（五）健康指导

健康宣教首先要求建立良好、和谐的护患关系，达到良好的健康指导效果。要向患者及其家属详细说明系统性红斑狼疮的发病原因、发病机制、治疗方法，耐心讲述疾病防治知识，使患者更好地认识自身病症，让患者清楚该病并非不治之症，及时正确的治疗可以长期缓解病情。

教育指导患者避免一切可能诱发该病的因素，如阳光照射、妊娠、分娩等。告知患者在疾病的缓解期间要逐步增加活动量。注意个人卫生，切忌挤压皮肤斑丘疹，预防感染。用药严格遵从医嘱，并向患者介绍药物的名称、剂量、用药时间及方法，教会患者观察用药的不良反应。出院时，应叮嘱患者必须遵医嘱继续坚持服药，切不可擅自增减药物或停药，以免引起反跳，加重病情。减少出入公共场所，减少感染机会。避免强光照射和寒冷刺激。科学膳食，保持生活规律，特别是在疾病活动期，每日应保证 10 小时以上的睡眠时间。尽量避免接受预防接种，减少免疫反应。育龄活动期患者应采取避孕措施。患者坚持定期复诊。

第三节　类风湿关节炎

类风湿关节炎（rheumatoid arthritis，RA）是一种以慢性进行性关节病变和关节周围组织非化脓性炎症为主的自身免疫病，以慢性、对称性、多关节滑膜炎和关节外病变为主要特征。类风湿关节炎在全世界的发病率为 0.5%～1.0%，在我国的发病率为 0.26%～0.5%，可发生于任何年龄，女性多见。

一、病因与发病机制

类风湿关节炎的病因不明，感染和自身免疫反应是发病和病情迁延的主要环节，遗传易感性及内分泌、环境因素等也与疾病发生有关。

1. 感染因素　虽然目前尚未证实导致本病的直接病原体，但临床和实验研究结果表明，链球菌、葡萄球菌、结核分枝杆菌、奇异变形杆菌、幽门螺杆菌、产气荚膜杆菌及 EB 病毒、细小病毒、疱疹病毒、支原体、衣原体等感染与类风湿关节炎的关系密切。当细菌、病毒等病原体所含某些成分（如寡糖或糖肽碎片）被关节内滑膜细胞摄取并组合到滑膜细胞所合成的蛋白多糖中，使其结构发生改变而具抗原性，导致关节发生炎症反应，从而引起持续的滑膜炎症反应，关节滑膜增生，逐渐发展为类风湿关节炎。关节损伤也可由免疫效应细胞因免疫调节紊乱对病原体产生的高免疫反应引起。

2. 遗传因素 类风湿关节炎的发病与遗传有关。类风湿关节炎患者家族的发病率比健康人群高 2～10 倍，同卵双生子的共患率达 30%～50%。现已鉴定出超过 39 个遗传区域与该病相关。研究发现人类白细胞抗原（HLA）-DR4 与类风湿关节炎的发病有关，70% 的类风湿关节炎患者 HLA-DR4 阳性。HLA-DRBI 等位基因突变也与类风湿关节炎的发病有关。具有相关遗传基因的个体接触特定的环境危险因素后导致内在的免疫系统紊乱而发病。

3. 免疫因素 类风湿关节炎是免疫系统调节功能紊乱所致的炎症反应性疾病。在感染、创伤等诱因下，体内 IgG 分子的 Fc 片段结构发生改变，形成新的抗原决定簇，发生变性并产生变性 IgG。变性 IgG 刺激机体产生以 IgM 为主的抗变性 IgG 自身抗体，即类风湿因子（rheumatoid factor，RF）。自身变性 IgG 与类风湿因子结合形成免疫复合物，反复沉积于关节滑膜，引起免疫炎症反应。免疫复合物同时激活补体和趋化因子，募集并活化炎症细胞到关节中，释放蛋白水解酶，造成组织炎性损伤、关节组织破坏及血管炎的发生。近来发现的自身抗体还有抗环瓜氨酸肽抗体（抗 CCP 抗体）与抗角蛋白抗体（AKA）。B 细胞在类风湿关节炎发病机制中的作用不仅是作为分泌自身抗体的免疫细胞，还具有抗原提呈功能，导致局部的炎症反应增强，使得关节滑液处产生的自身抗体高于血清产生的自身抗体。

T 细胞通过 TCR 识别 APC 提呈的抗原肽-MHC 分子复合物而被激活，分泌炎症细胞因子活化巨噬细胞、中性粒细胞。而 IFN-γ 和 IL-12、IL-2 等细胞因子的异常分泌导致 Th1 与 Th2 细胞失衡，Th1/Th2 的比值明显升高，是引发类风湿关节炎的另一重要机制。Th17 细胞在 TNF-β、IL-6 和 IL-23 的作用下，分化为转录因子 RORγt$^+$ 的 CD4$^+$ T 细胞，后者分泌 IL-17、IL-21、IL-22 等促炎细胞因子参与炎症反应，共同参与类风湿关节炎的炎症反应过程。

此外，巨噬细胞也参与类风湿关节炎的病变过程。关节内的巨噬细胞识别抗原并对其进行加工处理，提呈给 T 细胞。巨噬细胞活化后分泌多种生物活性介质，如单核细胞趋化因子（MCP）、IL-1、前列腺素 E、胶原酶和溶酶体酶等。趋化因子趋化单核细胞、中性粒细胞等免疫细胞至炎症局部，导致炎症反应加剧。IL-1 在关节腔中刺激 T 细胞、B 细胞导致成纤维细胞增生，使软骨细胞及成纤维细胞产生前列腺素 E、胶原酶，引发结缔组织破坏，并活化破骨细胞，引起骨和软骨的破损吸收。

4. 内分泌因素 类风湿关节炎患者中女性占比大于男性，男女发病率之比为 1∶（2～4），女性更年期患病率最高。女性患者妊娠期病情减轻，口服避孕药的女性类风湿关节炎发病减少。研究发现，在妇女妊娠期间，黄体酮和妊娠区带蛋白（pregnancy zone protein，PZP）明显增多，可使类风湿关节炎的病情得到缓解，提示雌激素可能促进类风湿关节炎的发生，而孕激素则可能减缓其发生。

5. 其他因素 类风湿关节炎还可能与吸烟、季节、外伤、肠道菌群失调等多种因素有关，受凉、潮湿、劳累、精神创伤、营养不良等常为诱发因素，但多数患者发病前常无诱发因素。

二、病 理 变 化

滑膜炎是类风湿关节炎的基本病变，类风湿结节和类风湿血管炎是类风湿关节炎的重要病变。疾病早期关节滑膜充血、水肿，滑膜增厚，关节内积液，关节周围软组织肿胀；继而，滑膜发生绒毛样增生和血管翳样肉芽组织增生，并伸入关节腔内。软骨下也发生同样的病变，骨端充血，肉芽组织增生，局部新陈代谢障碍，从而产生骨质疏松，并有类风湿结节形成。增生的滑膜细胞具有很强的破坏性，是造成关节破坏、畸形和功能障碍的病理基础。病变晚期滑膜炎症消退，关节腔内的肉芽组织被坚硬的纤维组织替代，造成关节纤维性强直或各种畸形，功能完全丧失。

类风湿血管炎主要发生于小静脉和小动脉，轻重不一，少数严重者出现纤维素样坏死性动脉炎，常伴有血栓形成。关节以外的主要类风湿病变：①皮下结节，镜下呈典型类风湿性肉芽肿改变；②心脏淋巴细胞、浆细胞和巨噬细胞浸润、纤维化，心瓣膜变形、纤维素性心包炎及心包增厚、粘连；③肺脏灶性或弥漫性间质纤维化及胸膜炎、胸膜增厚等。

三、临 床 表 现

类风湿关节炎起病缓慢，临床表现多样。部分患者可有乏力、全身不适、发热、食欲减退及体重下降等前驱症状。

（一）关节症状

典型症状为对称性多关节炎，主要侵犯手足小关节，尤其是近侧指间关节、掌指关节及跖趾关节，其次为膝、踝、腕、肘、髋及脊椎等关节。

1. 晨僵　是指关节持续静止不动过久后出现的不适症状，以早晨表现最为明显，故称晨僵。患者早晨起床时关节发紧、僵硬，活动不适或受限。晨僵是类风湿关节炎最重要的症状，95%的患者可出现晨僵。

2. 关节肿痛　关节疼痛往往是患者最早出现的症状，表现为关节红、肿、热、痛，活动障碍。多呈对称性、持续性，清晨关节疼痛最显著。常发生一对关节炎症状尚未完全缓解，另一对关节又出现症状的情况。受累关节皮肤可出现褐色色素沉着。

3. 关节畸形　多见于较晚期的类风湿关节炎患者，因关节滑膜炎症的持续，血管翳的生成，导致软骨及软骨下的骨质破坏，形成关节纤维性强直或骨性强直，或者由于关节周围的肌腱、韧带受损使关节脱离正常位置，出现关节的半脱位。患者手畸形的表现包括梭形肿胀、尺侧偏斜、天鹅颈样畸形、纽扣花样畸形等。足畸形的表现包括跖骨头向下半脱位引起的仰趾畸形、外翻畸形、跖趾关节半脱位、弯曲呈锤状趾及足外翻畸形等。

4. 关节功能障碍　关节肿痛和畸形造成关节活动障碍，根据功能障碍程度可分为4级。Ⅰ级：能照常进行日常生活和各项工作。Ⅱ级：能从事正常活动，但有1个或多个关节活动受限或不适。Ⅲ级：只能胜任一般职业性任务或自理生活中的一部分。Ⅳ级：大部分或完全丧失活动能力，需要长期卧床或依赖轮椅，基本不能生活自理。

（二）关节外表现

当类风湿关节炎病情严重或关节症状突出时，可出现关节外表现。关节外表现是全身表现的一部分，或为其并发症。

1. 类风湿结节 20%～30%的类风湿关节炎患者有类风湿结节表现，提示疾病处于活动期。结节常位于关节隆突部位及受压部位的皮下，如前臂伸面、肘鹰嘴突附近、跟腱及枕后粗隆等处。结节呈对称性分布，大小不一，可单发或多发，质地较硬，一般无压痛。

2. 类风湿血管炎 类风湿血管炎是关节外损害的病理基础，可发生于任何部位。皮肤是小血管炎最常累及的部位，皮肤出现单个或多个大小不一的暗红斑，也可出现局部组织的缺血性坏死。

3. 器官、系统损害 疾病累及肺和胸膜可引起间质性肺炎、肺间质纤维化、胸膜炎、肺类风湿结节、肺血管炎及肺动脉高压等。侵犯心脏可引起心包炎和心包积液；侵犯肾脏可引起肾小球肾炎和肾小管间质性肾炎。

四、诊断要点

类风湿关节炎的诊断主要依靠病史及临床表现、实验室检查、影像学检查。

1. 类风湿关节炎的诊断标准 达到如下4条以上，并排除其他关节炎者，可以确诊为类风湿关节炎：①晨僵至少1小时（≥6周）；②3个或3个以上的关节受累（≥6周）；③手关节（腕关节、掌指关节或近侧指间关节）受累（≥6周）；④对称性关节炎（≥6周）；⑤有类风湿皮下结节；⑥X线片改变；⑦血清类风湿因子阳性。

2. 早期类风湿关节炎的分类诊断标准 达到如下3条以上，可诊断为早期类风湿关节炎：①晨僵≥30分钟；②14个关节区（双侧肘、腕、掌指、近端指间、膝、踝和跖趾关节）中多于3个关节区的关节炎；③手关节炎；④类风湿因子（RF）阳性；⑤抗环瓜氨酸肽抗体阳性。

五、治疗原则

类风湿关节炎尚无特效疗法，治疗目的是控制关节及其他组织的炎症，缓解症状；保持关节功能及防止畸形；修复受损关节以减轻疼痛和恢复功能。

1. 一般治疗 关节肿痛明显或有全身症状者应卧床休息，至症状基本消失为止。急性期给予关节制动，关节肿痛缓解后开始关节功能锻炼，以免过久卧床导致关节失用，甚至促进关节强直。理疗、外用药等辅助治疗可缓解关节症状。

2. 药物治疗 常用药物包括非甾体抗炎药、改善病情的抗风湿药、生物制剂、糖皮质激素及相关中药等。

（1）非甾体抗炎药。非甾体抗炎药一般用于初发和轻症患者，常用药物包括水杨酸制剂、吲哚美辛、美洛昔康、塞来昔布、双氯芬酸、布洛芬、萘普生及芬布芬等，可达到消炎、镇痛的效果，但不能阻止病变的自然进程。

（2）改善病情的抗风湿药。此类抗风湿药具有延缓和控制病情进展的作用，常用的有金诺芬、氨甲蝶呤、硫唑嘌呤、柳氮磺吡啶及青霉胺、羟氯喹、来氟米特、环孢素、环磷酰胺、雷公藤等。环孢素和金制剂（如金诺芬）对类风湿关节炎有肯定疗效，且用药越早效果越显著。

（3）生物制剂。生物制剂通过特异性阻断细胞因子或免疫调节因子，达到抗炎和改善类风湿关节炎病情的作用，常用的有英夫利昔单抗、依那西普、阿达木单抗、托珠单抗、赛妥珠单抗及利妥昔单抗等，具有控制全身炎症、改善关节症状的效果。

（4）糖皮质激素及相关中药。糖皮质激素不作为常规治疗，仅限于严重血管炎引起关节外损害而影响重要器官功能者，可使用醋酸氢化可的松。相关中药如雷公藤、白芍总苷、青藤碱等，对治疗类风湿关节炎具有一定的疗效。

3. 手术治疗　对仅有 1～2 个关节受损较重、经水杨酸类治疗无效的患者，可行滑膜切除术。对病变静止、关节明显畸形的患者可行截骨矫正术。对关节强直或破坏者可行关节成形术、人工关节置换术。

六、护 理 措 施

（一）一般护理

在炎症急性发作期，关节明显肿痛或伴体温升高时，应卧床休息，病变关节制动。引导患者维持正确的姿态，保持关节功能位，如可在膝下放一平枕，使膝关节保持伸直位。用沙袋或毛巾滚动卷轴，以防四肢外部旋转，并在膝盖之间放置枕头，避免疼痛关节受压、负重；可用支架支起床上盖被。挪动肢体时轻轻握住患肢，用夹板、托槽或牵引力固定或撑持关节。当关节肿胀疼痛明显时，可用中药冰敷、热敷、沐浴及热盐袋敷等，必要时可按医嘱服用镇痛药。

夜间睡眠时枕头不宜太高，注意对病变关节的保暖，以预防晨僵。协助患者料理日常生活。可让患者通过缓慢深呼吸、听音乐等方式转移对病痛的注意力，放松身心，减轻疼痛。一旦肿痛改善，应在不增加患者痛苦的前提下进行功能活动。对无明显关节肿痛但伴有可逆性关节活动受限者，应鼓励其进行正规的功能锻炼。

注意观察关节疼痛程度、肿胀和活动受限程度的变化，观察晨僵、关节畸形的进展或缓解情况。注意观察如胸痛、腹痛、胃肠道出血、头痛、发热、咳嗽、呼吸急促等关节以外的症状，如出现则表示病情加重。

（二）饮食指导

给予患者高蛋白、高维生素、低盐、高钾、高钙和易消化的饮食，并补充钙和维生素D，多吃新鲜蔬菜、水果和其他富含维生素的食物，以及牛奶、鸡蛋和其他富含蛋白质的食物，促进疾病康复。多吃富含纤维素的食物如韭菜，以防便秘。禁食高嘌呤食物、冷食、刺激性食物和高脂肪食物。控制嘌呤食物摄入量。高嘌呤食物可引起血尿酸升高，导致尿酸盐晶体沉淀。尿酸盐晶体沉积在关节中可加重关节炎症状。摄入冷食可导致患者症状加重，或出现胃肠道反应。辛辣刺激性食物如辣椒、洋葱、炸鸡等，含有较多的异基因蛋白质，容易诱发类风湿关节炎。避免高脂肪饮食，因为高脂肪食物代谢时可生成较多的酮而刺激关节。控制高氨基酸含量食物的摄入，因其代谢后可产生白三烯、酪氨酸激酶抗体而引起过敏反应并加重关节炎症状，还应戒酒禁烟。

（三）专科护理

1. 用药护理　严格遵照医嘱用药，密切观察药物的疗效、时程和副作用。非甾体抗炎药常见的不良反应有胃肠道反应、凝血功能障碍及肝、肾、中枢神经系统损害，应在饭后服用并注意保护胃黏膜。每 2～3 个月检查血常规和肝、肾功能，发现异常应及时调整用药和治疗方法。多数患者使用改善病情的抗风湿药后会出现恶心呕吐、血小板和白细胞减少、皮疹、骨髓抑制及严重肝肾损害等不良反应，用药期间应定期监测患者的骨髓象、肝肾功能及血尿常规。由于患者停用糖皮质激素药物后易出现反跳，因此需遵医嘱严格用药，不可自行停药或减少使用剂量。

2. 晨僵护理　鼓励非急性期患者参加日常活动，避免因长时间不运动产生关节僵硬和功能退化。患者晚间睡眠前穿戴弹力手套保暖。睡前对患部用湿热水进行按摩，浸泡 10 分钟，并保持患者关节在睡觉时处于舒适温暖的状态。嘱患者次日醒来后先不起身，躺在床上活动四肢和头部。患者起床后可行温水浴，或用热水浸泡僵硬的关节，指导患者慢慢活动，为患者进行关节按摩，使患者关节处于发热状态。

3. 预防关节失用护理　告知患者关节失用的严重危害，使患者能够积极配合治疗及护理。当患者处于急性发作期、其他脏器受损、多关节患病的重症情况时应卧床休息，并保持关节功能位。当患者症状明显改善或急性发作期消退后，可适当下床活动，逐步开展运动锻炼，根据实际情况规范运动强度及时间，包括可动关节的训练、日常生活及步行训练、肌力运动、伸张运动等，时刻保持关节功能。指导患者锻炼时，肢体运动由被动向主动渐进，活动强度应以患者本人能承受为限。

4. 康复锻炼护理　康复锻炼是提高患者肌肉张力、保证关节活动度、预防关节周围肌肉萎缩、改善骨密度、避免骨质疏松、减少关节活动障碍的重要方法。在急性期过后，护理人员应协助患者根据病情制订活动计划，悉心指导患者参与各种有效锻炼关节功能的运动。

若患者病情较重，不能进行一般床下活动，可在床上进行适当活动，每次 20～40 分钟。先从小范围开始，逐渐加大运动量，切忌突然做最大范围的运动。在做功能锻炼时，不宜引起关节剧痛，如出现疼痛，应在运动后 2 小时内消失，且练习后次日起床时以关节疼痛较前不加重为度。原来用夹板固定的关节，尤其是腕关节及拇指关节，在做其他关节运动时仍需保持固定。

（四）心理护理

类风湿关节炎病程较长，需长期服药，且随着疾病发展容易导致肢体畸形和功能丧失，患者生活质量也受到影响，对患者造成巨大的心理和精神压力，容易出现焦虑、恐惧等心理。在治疗护理过程中，要及时告知患者及其家人疾病的病因和治疗措施，消除他们对疾病的担忧和恐惧，使患者积极主动配合治疗。可向患者介绍治疗成功的病例，并使其了解本病的最新治疗进展，帮助其树立战胜疾病的信心。

与患者家属、亲友及时沟通，为患者建立良好的支持系统。指导患者掌握功能锻炼及自我护理的方法，鼓励其参与力所能及的日常活动，也可组织患者参加集体娱乐活动，充实生活，并使其感受自身价值。

（五）健康指导

向患者和家属解释类风湿关节炎为慢性疾病，大多数患者呈发作和缓解过程交替发生，可伴有轻重不等的关节功能受损和畸形的发生，故应尽早开展合理充分的治疗，在关节软骨还没有受到破坏、关节炎还有逆转的可能之前，应积极治疗。引导患者保持客观态度，积极面对疾病和生活，帮助患者做好长期与疾病斗争的心理准备。日常要避免各种诱发因素，如寒冷、潮湿、过劳、精神刺激、感染等，争取病情得到长期缓解。

在急性发作期间，关节肿痛时需卧床休息，病情控制后应尽早开展活动锻炼，坚持生活自理。出现发热时，不可使用冰袋降温。强调休息和康复锻炼相结合，不应绝对卧床，每日定时做全身和局部相结合的主动活动。

指导患者按照医生的建议按时服药，不要随便停药、换药或增减药量，坚持足够的用药时间。指导患者和家属掌握正确的用药方法、用药注意事项及观察药物副作用。建议患者咨询专业康复师，进行正确的康复治疗。叮嘱患者若出现病情复发，应及时就医，以免发生关节畸形和重要脏器受损。

第四节　特发性炎症性肌病

特发性炎症性肌病（idiopathic inflammatory myopathy，IIM）是一组自身免疫介导的异质性、系统性结缔组织病，以肌无力为典型的临床表现，常累及多脏器。特发性炎症性肌病主要包括多发性肌炎（polymyositis，PM）、皮肌炎（dermatomyositis，DM）和包涵体肌炎（inclusion body myositis，IBM）。本病于任何年龄均可发病，女性较男性多见，男女发病比例约为 1∶2。

一、病因与发病机制

特发性炎症性肌病的确切病因不明，遗传、免疫功能异常和细菌、病毒、寄生虫等病原体的感染可能均与其发生有关。易感人群感染致病病原体后，机体免疫系统发生紊乱，导致以骨骼肌病变为主的结缔组织炎症。

1. 遗传因素　特发性炎症性肌病的发病具有遗传易感性。已有研究证实，HLA-Ⅱ类基因 HLA-DRB1*0301 和与其连锁的等位基因 DQA1*0501 是特发性炎症性肌病的主要遗传风险因子。非经典 HLA 基因如肿瘤坏死因子 α 的多态性基因及多种补体成分基因也可能与特发性炎症性肌病的发病有关。非 HLA 基因如编码免疫球蛋白重链的多态性基因、白细胞介素-1 受体拮抗剂基因及 T 细胞受体基因等也被证实与特发性炎症性肌病的发生有关。

2. 感染 在特发性炎症性肌病的骨骼肌中尚未确切分离出病毒，但病毒感染是特发性炎症性肌病免疫异常的一个重要诱因。部分特发性炎症性肌病患者发病前有病毒感染史，如人类免疫缺陷病毒（HIV）、人 T 细胞白血病病毒 I 型（HTLV-I）、流感病毒、柯萨奇病毒、埃可病毒等。病毒感染引起炎症性肌病的发病机制不是病毒直接损害肌纤维，而是通过分子模拟，在细胞毒性 T 细胞参与下的自身免疫反应。金黄色葡萄球菌可侵入肌肉引起急性脓肿，从而引起炎症性肌病。弓形虫的感染也可能与特发性炎症性肌病的发生有关。

3. 免疫功能异常 特发性炎症性肌病的发病与免疫异常密切相关，患者常有多克隆高球蛋白血症，部分患者血清中可查出多种抗核抗体和抗骨骼肌肌红蛋白抗体。骨骼肌细胞上主要组织相容性抗原的过度表达可能是炎症性肌病的启动因素，而炎症性肌病的持续发展是机体的免疫应答异常所致。多发性肌炎以细胞免疫损伤为主，而皮肌炎以体液免疫损伤为主，各种细胞因子、趋化因子和黏附分子在特发性炎症性肌病的免疫损伤过程中发挥重要作用。

特发性炎症性肌病患者受累的肌纤维周围有大量 T 细胞浸润，提示 T 细胞介导的细胞免疫反应在特发性炎症性肌病的肌细胞损伤过程中可能起重要作用。大量研究显示多发性肌炎的发病过程以细胞免疫为主。CD8$^+$ T 细胞侵袭 MHC-I 表达阳性的非坏死肌纤维（CD8/MHC-I 复合体），CD8$^+$ T 细胞能产生并分泌大量蛋白酶体，后者对骨骼肌细胞有明显的降解作用，最终破坏肌纤维。

体液免疫机制在皮肌炎的发病过程中起主要作用。皮肌炎的炎症细胞浸润以 B 细胞和 CD4$^+$ T 细胞为主，多分布于肌束膜、肌外膜及血管周围。皮肌炎最初的靶抗原位于肌束内的毛细血管内皮细胞，机体产生的自身抗体可直接攻击内皮细胞，激活补体 C3 而启动补体的活化途径，形成攻膜复合物，最终引起血管内膜床的坏死损耗、血管周围的炎症反应和缺血性肌坏死。

二、病 理 变 化

特发性炎症性肌病以骨骼肌炎症细胞浸润和肌纤维坏死、变性与再生为主要病理特点。多发性肌炎病理改变可见活跃的肌纤维变性、坏死、再生，肌内膜、肌束膜和血管周围炎症细胞浸润。皮肌炎病理改变以肌纤维束周萎缩为主要特征，可见散在坏死、变性肌纤维及不同程度炎症细胞浸润。肌纤维破坏呈束周分布或灶性坏死是皮肌炎特征性的肌活检病理改变。包涵体肌炎的病理特点是肌纤维内含有镶边空泡（rimmed vacuole）及其周边淀粉样物质沉积，电镜下可见 18～23nm 的细丝包涵体。

三、临 床 表 现

特发性炎症性肌病临床上主要表现为对称性四肢近端肌肉、肢带肌、颈肌和咽喉部肌肉无力，全身症状可有发热、关节疼痛、乏力、畏食和体重减轻，可伴发其他结缔组织病。

1. 多发性肌炎 主要见于成人，以女性多见，急性或亚急性起病，主要临床表现为对称性四肢近端肌肉无力，也可见躯干肌、颈屈肌、咀嚼肌无力，眼外肌功能保留，晚期可出现远端肌肉无力，但无感觉丧失。多发性肌炎患者的肌酸激酶（creatine kinase，CK）升高，急性期升高可达 10 倍以上，肌电图呈肌源性损害。肌肉磁共振检查表现为近端肌肉弥漫性水肿。

2. 皮肌炎 可发生于任何年龄，发病高峰为 4～14 岁及 40～60 岁，女性较男性多发，特征性表现：眶周水肿性紫红斑、手部关节伸侧扁平紫红色丘疹或肘部膝部等处融合成片的紫红色丘疹、向阳性皮疹、皮肤异色症、大腿及臀部的对称性紫红色斑片、甲周改变、技工手、钙沉着等。约 80% 的患者有急性或亚急性起病的对称性四肢近端肌肉无力，可表现为双上肢抬举费力、梳头困难、蹲起费力、上楼困难等。皮肌炎可累及多个系统，引起间质性肺疾病、心肌炎、胃肠道病变等。

3. 包涵体肌炎 多于 50 岁以上发病，男性多于女性，隐匿起病，缓慢进展。包涵体肌炎患者的肌肉无力可呈不对称性，并常累及股四头肌，表现为蹲起费力、上下楼梯困难及膝关节伸直无力、远端肌肉无力（指深屈肌、腕部屈肌等），手臂外展肌群和髋关节屈肌群也可受累，但无远端肌肉严重受累。吞咽困难也是该病的常见症状。本病常与干燥综合征、系统性红斑狼疮等自身免疫病同时存在。

四、诊 断 要 点

根据病史、临床表现和检查进行特发性炎症性肌病的诊断。诊断依据包括亚急性或慢性起病的以四肢近端为主的肌无力、颈前屈肌无力、吞咽困难和典型的皮肤损害。实验室检查显示血清肌酶明显升高，抗组氨酰 tRNA 合成酶抗体（Jo-1 抗体）阳性，肌电图示肌源性损害。肌肉活检组织病理学特征性炎性改变是诊断本病的重要指标。需明确诊断者可进行磁共振显像检查。

多数特发性炎症性肌病的临床表现缺乏特征性，因此几乎所有以近端肌无力为主要症状的疾病都应与之进行鉴别。炎症细胞浸润是诊断特发性炎症性肌病的重要病理依据，但肌活检病理检查找不到炎症细胞浸润并不能排除本病，反之发现炎症细胞浸润也不一定都是特发性炎症性肌病。由于多数多发性肌炎和皮肌炎对类固醇皮质激素治疗有效，必要时可通过类固醇的试验性治疗进行排除性诊断。

五、治 疗 原 则

特发性炎症性肌病治疗的主要目的是阻止肌肉进一步损害和肌无力进一步加重，改善肌肉功能，消除不适症状和防治并发症。包涵体肌炎对糖皮质激素和免疫抑制剂的治疗通常无效，大剂量免疫球蛋白静脉滴注的疗效也不确定。

1. 糖皮质激素 为一线治疗药物。一般开始剂量为每天甲泼尼龙 1mg/kg 或等效剂量的其他糖皮质激素。急性或病情危重病例，可选用甲泼尼龙冲击治疗，即 500～1000mg/d 静脉滴注，每天一次，连用 3～5 天，后逐渐减量，一定时间后改为口服用药。

2. 免疫抑制剂 一般选择将免疫抑制剂与糖皮质激素联合应用，以减少糖皮质激素用量及其不良反应。目前一线药物为甲氨蝶呤和硫唑嘌呤，吗替麦考酚酯、环孢素、他克莫司等可作为二线治疗药物。

3. 静脉注射免疫球蛋白 对于难治性肌炎或对激素、免疫抑制剂抗药的患者，可试用大剂量静脉滴注免疫球蛋白，每天 0.4g/kg，连续 5 天为 1 个疗程，每个月可进行 1 个疗程。

4. 其他药物 目前许多新的免疫调节剂正逐渐被用于特发性炎症性肌病的试验治疗，主要有依那西普、利妥昔单抗、英夫利昔单抗等，可用于难治性病例的治疗。

六、护 理 措 施

（一）一般护理

（1）病房每天按时通风，空气用紫外线消毒法消毒，保持安静、适宜的温度、相对湿度。用消毒剂擦拭墙面、用物及地面等，床铺及被褥、衣服等保持整洁，住院期间各种用物专人专用。医护人员进行各种操作前后均应洗手，严格执行无菌操作。

（2）根据患者病情的严重情况给予相应的护理措施。使用激素和免疫抑制剂治疗期间，患者应该入住单间，限制探视人员和陪住人员，并限制患者与患者、患者与探视人员的活动，避免感染。如发生肌肉肿胀、疼痛明显等情况，应卧床休息。注意保护皮肤，避免阳光直接暴晒和过冷过热的刺激。

（3）监测患者生命体征，注意患者肌肉变化情况，评估患者有无疼痛、心律失常、呼吸困难等，及时实施对症措施。遵医嘱检测肝功能、肾功能、血常规等。

（二）饮食指导

指导患者选择营养均衡、高蛋白质、高维生素的低盐、低脂易消化食物，少进食鱼虾等易过敏而加重皮疹的食物。对于行动困难的患者，给予进食方面的帮助。吞咽困难者进流质或半流质饮食，进食时取坐位或半卧位，进食不可过快，少量缓慢进食，以免呛咳引起吸入性肺炎，必要时给予鼻饲饮食。必要时可将需要口服的药片研成粉末后服用。叮嘱患者多吃蔬菜和水果，戒烟戒酒，避免食用刺激性的食物或饮料，饮水充足。

（三）专科护理

1. 用药护理 糖皮质激素和免疫抑制剂是治疗特发性炎症性肌病的常用药物。糖皮质激素用药期间须严密观察生命体征、睡眠、大便和小便颜色变化，遵守给药时间、剂量，不随意增减药量或骤然停药。定期复查电解质、血糖、血常规，及时发现各种感染、低血钾、低血钙、消化道出血等并发症。使用免疫抑制剂的不良反应主要为骨髓抑制，服药方式以饭后足量水吞服为宜，服药期间定期复查血常规及肝肾功能，观察有无血尿。

2. 皮肤护理 保持皮肤清洁、干燥，防止擦伤，避免日晒裸露肌肤，剪短指（趾）甲，避免搔抓皮肤。观察患病部位皮疹增加、减少情况。不使用碱性肥皂和各类化妆品，不使用过热的水洗浴。对于长期卧床者，应协助其翻身叩背，使用气垫床，床头抬高 30°，以促进痰液排出，防止坠积性肺炎的发生。静脉穿刺时使用静脉留置针，尽量减少穿刺次数。

出行时注意保暖，避免受到寒冷刺激。

3. 肌力锻炼护理 定期对患者进行肌力观察和评估，并有计划地安排肌力康复训练。急性期严格卧床，避免活动以减轻肌肉负荷。恢复期鼓励患者进行轻缓、运动量小的运动，协助患者进行肌力锻炼，如屈伸肘、膝及抬腿等活动。运动量由小到大，可协助肌无力肢体被动运动，也可采用按摩、透热电疗、推拿水疗等措施，防止患者出现肌肉萎缩或肌肉萎缩程度加重。肌力锻炼应在患者可以耐受的前提下循序渐进，逐步进行。若病情允许，可下地适当行走、做保健操等，但应防止活动过度或因肌无力而致跌伤。

4. 并发症观察及护理 特发性炎症性肌病患者可出现多种并发症，如心脏受累、间质性肺炎、肝功能受损、吞咽困难、神经系统受累等。患者发生并发症时，给予心电监护、血氧饱和度监测，注意心率、心律、呼吸频率、呼吸节律的变化。对危重患者给予高流量氧气吸入，注意口腔护理，及时清理呼吸道分泌物，也可将吸引器置于床旁，患者痰液不易咳出时对患者进行吸痰，保持患者的呼吸道畅通，预防患者窒息。对于累及呼吸肌导致的呼吸困难，及时给予呼吸机辅助呼吸，以改善换气通气功能，改善低氧血症。对于神志不清者，取平卧位，头部偏向一侧，以免发生吸入性肺炎。

（四）心理护理

由于肌肉无力、疼痛影响工作和生活，激素治疗效果慢、疗程长、影响体形、病情易反复，肌肉活检等有创检查给患者带来痛苦，以及随着病情的恶化导致自理能力下降等，几乎所有的特发性炎症性肌病患者都存在不同程度的情绪恐慌、悲观、焦虑、恐惧等心理问题。护理人员应与患者及家属及时沟通，耐心、细致地介绍病情，让患者了解该病的特点及治疗方式。同时可介绍本病治疗的成功案例，这对患者来说非常重要，可使患者安心接受治疗。通过与患者交谈，帮助患者从焦虑、恐惧的心理阴影中走出来，树立战胜疾病的勇气；也可通过评估患者的情绪类型，允许患者适当地发泄情绪，如放声大哭，可减轻患者内心的压力。如果患者口部、咽部肌肉损伤，不能采用语言直接交流，可通过肢体语言进行交流。

（五）健康指导

通过健康知识教育，告知特发性炎症性肌病患者养成良好的生活习惯，合理休息，避免疲劳，保持积极向上的乐观的生活状态。保持皮肤清洁干燥，皮疹皮损者避免日晒，外出时可打伞并戴帽子、手套，穿长袖衣服。指导患者加强营养，提高机体免疫力，不可食用海河类产品，如鱼、虾、蟹等易引起过敏的食物。加强关节的功能运动和保暖，防止受凉。坚持正确的肌力功能锻炼，促进关节功能和肌力的恢复。

特发性炎症性肌病患者出院时，告知患者服用药物可能会发生的副作用，指导患者及其家属学会观察药物副作用；叮嘱患者及其家属按医嘱服药，勿空腹服药，定期测量血压、血糖，观察大便颜色；告诉患者即使在病情得到相应的控制后，也要坚持服用药物，不可因症状缓解而随意减量甚至突然停药，以免疾病恶化；指导患者及家属及时发现病情变化的危象，如呼吸肌无力征象，一旦出现应马上就诊。

第五节　系统性硬化症

系统性硬化症（systemic sclerosis，SSc）又称硬皮病，是一种以皮肤增厚和纤维化为特征，同时伴有内脏器官受累的全身性结缔组织病，常累及心脏、肺、肾脏和消化道。系统性硬化症属于系统性自身免疫性风湿性疾病，患者血液中出现多种特异性自身抗体。本病在结缔组织病中仅次于红斑狼疮而居第二位，病变特点为皮肤纤维增生及血管洋葱皮样改变。患者以女性较多，女性发病率为男性的 4～8 倍，发病年龄以 20～60 岁多见。

一、病因与发病机制

系统性硬化症的病因和发病机制复杂，至今仍未完全阐明，可能是有遗传易感性的患者由环境因素而触发，在免疫机制作用下经历长期的级联放大过程，从而导致系统性硬化症的发生。

1. 遗传因素　研究表明，系统性硬化症存在家族聚集现象，是遗传因素导致本病的易感性。家族中有系统性硬化症或其他自身免疫病的患者，其亲属患系统性硬化症的风险增加，绝对风险值为 1.6%（普通人为 0.026%）。若为一级亲属，则风险更高。种族之间也有差别，非洲地区的发病率高且疾病表现更为严重。单核苷酸多态性分析显示，系统性硬化症还与人类白细胞抗原 HLA-A1、HLA-B8、HLA-DR3、HLA-DR2、HLA-DR11 等 12 个基因及 GSDMA（Gasdermin A）、PRDM1（positive regulatory domain I-binding factor 1）基因有关。

2. 环境因素　引起系统性硬化症的环境因素具有多样性，长期暴露于二氧化硅粉尘、氯乙烯、甲苯、博来霉素、环氧树脂、L-色氨酸等环境的人群患病危险性升高。吸烟也可能是导致系统性硬化症的发病因素之一。系统性硬化症的发病还可能与巨细胞病毒、微小 DNA 病毒、EB 病毒等病毒的感染有关，发病机制可能是病毒蛋白通过分子模拟途径，在易感宿主内引发特异性自身抗体反应。

3. 免疫异常　系统性硬化症患者体内存在多种自身抗体及细胞因子表达异常，如抗核抗体、抗心磷脂抗体、抗单链 DNA 抗体、抗拓扑异构酶抗体、白细胞介素家族、肿瘤坏死因子-α（TNF-α）等，它们相互作用，刺激免疫系统活化、纤维变形及血管增生。微血管内皮细胞的激活、小血管纤维增生性病变诱导的免疫功能异常，以及成纤维细胞的持续活化、固有和适应性免疫系统功能失调等，均能导致自身抗体出现及细胞介导自身免疫的发生。成纤维细胞功能紊乱导致胶原蛋白及其他基质成分的过度表达及积累，它们的相互作用共同导致系统性硬化症的发生和发展。

4. 血管异常　血管损伤是系统性硬化症的重要发病机制之一，其中包含促血管生成因子和抑制血管生成因子的严重失调。血管损伤导致血流动力学改变，造成组织缺血、缺氧及内皮损伤。损伤的血管内皮细胞与血小板结合，引发转化生长因子 β 分泌的增加，刺激成纤维细胞合成胶原，进一步影响血管功能。

5. 纤维化异常　转化生长因子 β 可通过促进成纤维细胞的分裂增殖及成熟分化、直接或间接诱导多种促纤维化因子的表达、增加胞外基质的合成同时抑制其降解等机制，促进纤维化的发生和发展。系统性硬化症的特异性改变是胶原产生过多，其成纤维细胞似乎处于永久激活状态。研究发现，系统性硬化症患者成纤维细胞中 S100 钙结合蛋白 A4（S100A4）的表达增加，这种过度表达刺激了成纤维细胞对转化生长因子 β 信号转导的反应，促进了成纤维细胞中的胶原释放，从而诱导纤维化。

二、病理变化

系统性硬化症的组织病理学特点为血管病变、胶原增殖和纤维化。系统性硬化症存在广泛的血管病变，包括中动脉、小动脉、微动脉和毛细血管，偶有累及大动脉，使皮肤、胃肠道、肺、心、肾和指趾端动脉均受累。原发的血管损害为明显的内膜增生，细胞呈同心圆状排列，称内皮细胞纤维黏液性变。

早期损害表现为胶原纤维束肿胀、均一化，胶原纤维间和血管周围有以淋巴细胞为主的浸润。晚期损害表现为真皮明显增厚，胶原纤维束肥厚、硬化，血管壁增厚，管腔变窄甚至闭塞。皮脂腺萎缩，汗腺减少。内脏损害主要为间质与血管壁胶原纤维增生及硬化。

三、临床表现

系统性硬化症起病隐匿，患者起病前可有不规则发热、食欲减退、体重下降等全身症状。

1. 雷诺现象　约 80% 的雷诺现象患者由系统性硬化症引起。患者在受凉或紧张时突然手足发冷、指（趾）端颜色苍白，继而变紫。外界刺激结束后 10～15 分钟，血管痉挛恢复，指（趾）端颜色变为正常，呈红色或斑点样杂色，此种改变称发作性血管痉挛（雷诺现象）。鼻尖、舌尖、口唇和耳垂等肢端部位也可出现寒冷诱发的苍白。此外，患者常伴有手指肿胀僵硬或关节痛、关节炎。

2. 皮肤病变　一般见于双侧手指及面部，然后向躯干蔓延。初为水肿期，多始于手指、手背及颜面，可有或无压痕。继之为硬化期，皮肤病变进一步发展，皮肤增厚变硬如皮革，紧贴于皮下组织，不能提起，呈蜡样光泽。最后为萎缩期，皮肤、皮下组织和皮肤附属器均可发生萎缩，皮肤光滑而细薄，紧贴于皮下骨面。皮纹消失，毛发脱落。硬皮部位常有色素沉着，间以脱色白斑，也可有毛细管扩张及皮下组织钙化，面部皮肤受损造成正常面纹消失，使面容刻板，张口困难。

3. 内脏损害　45%～90% 的患者可因食管受累，食管下端功能失调引起吞咽困难。由于括约肌受损，出现胸骨后灼热感、反酸、反流性食管炎，久之可引起狭窄。小肠和结肠受累表现为腹部胀满、腹痛、嗳气、呕吐、腹泻与便秘交替出现。肺部病变主要表现为肺间质纤维化，严重者可出现咳嗽和进行性呼吸困难。约 60% 的患者可有不同程度的心脏受累，半数患者有心电图异常。心脏受累表现为心脏增大、心力衰竭、心律失常等。约 75%

的患者可有肾脏受累，引起硬化性肾小球肾炎。有时可突然出现肾危象，表现为急进性极度高血压、头痛、视物模糊、蛋白尿、血尿、少尿、尿闭甚至肾衰竭。

四、诊 断 要 点

系统性硬化症的诊断需根据病史、临床表现、实验室检查、影像学检查和皮肤活检等判断。凡具备下列一项主要条件或两项次要条件者，即可诊断为系统性硬化症。

（1）主要条件：肢端皮肤硬化，手指及掌指（跖趾）关节近端皮肤增厚、紧绷、肿胀，并可累及全身。

（2）次要条件：①指硬化，皮肤改变仅限手指；②指尖凹陷性瘢痕或指节垫组织消失；③双肺基底部纤维化（除外原发性肺部病变）。

此外，雷诺现象、多发性关节炎或关节痛、食管蠕动异常、皮肤活检示胶原纤维肿胀和纤维化，血液抗核抗体、抗 Scl-70 抗体和抗心磷脂抗体阳性均有助于诊断。

五、治 疗 原 则

系统性硬化症尚无特效药物，早期治疗的目的是阻止新的皮肤和脏器受累，晚期治疗的目的是改善已有的症状。

1. 免疫调节治疗 糖皮质激素对控制病情的效果不显著，但对并发的炎性疾病及肺间质病变炎症期有一定疗效。常用药物为泼尼松 30mg/d，连用数周，逐渐减量至 5～10mg/d 维持治疗。环孢素、环磷酰胺、硫唑嘌呤、甲氨蝶呤、吗替麦考酚酯等免疫抑制剂可减缓皮肤和肺纤维化进程，与糖皮质激素合用时可提高疗效或减少激素用量。

2. 抗纤维化治疗 秋水仙碱、γ 干扰素和积雪苷对成纤维细胞增生具有抑制作用，可减少胶原生成，促进分解，软化结缔组织。青霉胺有助于减少皮肤胶原交叉联结，抑制新胶原的合成。他汀类降脂药物可调节成纤维细胞的胶原合成，保护血管内皮。吡非尼酮可抑制 TGF-β、血小板衍生生长因子、TNF-α 等，减少细胞因子对成纤维细胞的刺激。松弛素具有组织重建和抗纤维化作用。

3. 生物疗法 TNF-α 拮抗剂可缓解皮肤纤维化，减少全身炎症反应。抗 CD-20 抗体利妥昔单抗有助于改善皮肤纤维化及肺功能，能明显改善皮肤病理特征。

4. 其他治疗 钙通道阻滞剂硝苯地平可改善雷诺现象；胃食管反流、消化道狭窄等可给予质子泵抑制剂治疗。经其他治疗未获明显疗效的患者或伴有器官病变的患者可采取造血干细胞移植。其他治疗方法还包括免疫球蛋白的静脉注射、光化学疗法、抗氧化治疗、中医治疗等。

六、护 理 措 施

（一）一般护理

保持病房空气流通，病房内紫外线消毒（2 次/周），维持病房合适的温度、湿度，天冷时注意保持室温在 18～20℃。保持床单元干燥、整洁，勤换内衣勤漱口，及时做好口腔护理，保持口腔清洁，防止继发感染。限制探视，严格执行无菌操作规程。对医疗器械及用物定期进行严格消毒。每日进行 2～3 次张口和咀嚼肌训练及机体运动，预防因皮肤硬化和纤维化所引起的张口受限、肢体活动受限和肌肉失用而导致的萎缩。叮嘱患者注意休息，指导患者保存体力。

部分系统性硬化症患者由于骨骼肌受累，肌力下降，四肢、口周皮肤变硬，张口困难，伴关节肿痛，导致活动受限；有的患者雷诺现象严重，手指屈曲不能伸直，影响生活自理能力，出现下蹲困难，不能独立完成起坐、如厕、洗漱。护理人员应在生活起居方面给予患者必要的帮助，协助患者穿衣、进食及服药，协助下蹲困难的患者解大小便。尤其应注意避免患者因肌无力不能站立而跌伤。协助患者保持关节功能位置，适当锻炼，尽量延缓骨、关节受累，借助拐杖进行力所能及的活动。病情缓解后，应鼓励及协助患者加强肢体、关节功能锻炼，防止关节变形、强直及肌肉萎缩。对已有关节僵硬者，给予按摩、热浴并辅以物理治疗。

（二）饮食指导

食管、胃肠道是系统性硬化症累及消化道的常见部位。这类患者食管括约肌受累、胃肠道蠕动减弱，对固体食物下咽困难，有吞咽痛，因此会影响进食，且饮食不慎常易呛咳，故应进行严格的饮食管理。指导患者进食高热量、高维生素、优质蛋白、低盐低糖食物，以流质或半流质的细软、易消化食物为主。忌食辛辣、刺激性及高脂肪食物，忌冷饮、冷食。进食时取半坐位，细嚼慢咽、少量多餐。进食后不要立即平卧，防止食物反流，必要时根据医嘱使用抗反流药物。进食速度宜慢，避免因进食呛咳引起吸入性肺炎甚至窒息。鼓励患者多食新鲜水果汁、蔬菜。嘱咐患者防止进食过饱，休息时抬高床头，片状药物可研成粉末状后用温水冲服。对吞咽严重困难的患者应插胃管行鼻饲，以保证营养供给。

（三）专科护理

1. 病情观察　严密监测患者生命体征及意识状态变化。注意观察患者有无劳力性呼吸困难、干咳症状，此症状是系统性硬化症出现肺部受累的典型表现。注意观察指（趾）端肿胀及缺血情况及多关节疼痛、肿胀现象在用药后有无减轻。观察进食后是否出现胃部灼痛、泛酸或吞咽困难表现，有无恶心、呕吐、腹泻、脱发、头痛、水肿症状，并观察尿液颜色。持续心电监护，密切观察心率、心律变化。根据病情，严格控制输液量和输液速度，准确记录尿量，定时复查肾功能。定时测量体温，如有异常及时处理。

2. 皮肤护理　系统性硬化症患者由于末梢血液循环差，故肢端易并发感染且不易控制。应注意患者个人卫生，常给患者修剪指甲、清洁皮肤，叮嘱患者不要用手抠鼻腔。告知患者避免日晒，防止外伤，勤按摩局部皮肤。应避免用冷水和碱性肥皂洗手及上肢皮肤。洗浴温度适宜，皮肤干燥瘙痒者浴后用滋润皮肤的温和润滑剂止痒，如维生素 B_6 软膏、3%水杨酸软膏等，以防皮肤破损。在秋冬季对患肢或指（趾）端做好保护，防止热水袋等取暖物品烫伤皮肤。患者的颜面、四肢皮肤僵硬、干燥且粗糙，寒冷天气出门时应戴帽子、口罩、围巾，戴棉手套并穿厚袜子。有雷诺现象者手足用棉手套、厚袜子保护，穿宽松棉质衣服。定时协助卧床患者翻身，防止皮损长期受压，必要时给予气垫或棉垫，防止压疮或皮肤溃疡，如发现溃烂、感染应及时处理。

3. 静脉输液护理 系统性硬化症患者极易发生静脉穿刺失败。静脉穿刺前应先用热水热敷穿刺部位，促进局部血液循环，使静脉血管扩张。尽量不穿刺末梢血管，选择穿刺肘正中静脉、贵要静脉、头静脉等大血管。肢体静脉穿刺有困难时，可选择穿刺颈外静脉。尽量选用细针头，进针角度增大，针头与皮肤之间约呈 50°角，使针头与皮肤接触面减少，快速穿过皮肤后再减小角度进入血管。针头进入血管后停留片刻，见回血后再进针少许，然后固定。在静脉输注免疫抑制剂环磷酰胺、甲氨蝶呤前，应确定穿刺成功后再输注，输液速度应慢，不超过 30 滴/分，加强巡视，及时发现并处理出现的问题。

4. 呼吸道护理 肺部受累导致的呼吸衰竭是系统性硬化症患者死亡的首要原因，出现呼吸衰竭的主要原因是肺间质病变进行性加重、肺动脉高压及继发感染。系统性硬化症并发肺间质病变患者早期常出现咳嗽、咳痰，伴胸闷、气闭，常出现咳痰无力易导致分泌物滞留，从而引发肺部感染，加重病情。应指导帮助患者做深呼吸及有效咳嗽，尽量将痰液咳出。痰液黏稠不易咳出者可给予雾化吸入，定期帮助患者翻身叩背，以利于痰液咳出，必要时给予吸痰。注意观察患者呼吸的频率、节律、深浅度，呼吸困难严重时做好气管切开的准备。做好预防呼吸道感染的措施，避免受累，防止受凉。按医嘱采用药物治疗或给予营养支持，以提高机体抵抗力。定期监测肺功能，随时监测生命体征变化并做好护理记录。

5. 用药护理 虽然糖皮质激素对系统性硬化症治疗效果不显著，但对皮肤病变早期、关节痛、肌肉疼痛及间质性肺炎有一定的治疗或缓解效果，但长期使用糖皮质激素具有较多副作用。部分患者使用前顾虑大，不愿接受治疗，护理人员应在治疗前充分做好解释工作。给药时严格遵守时间、剂量的要求，治疗过程中密切观察药物治疗效果和不良反应，包括患者情绪、大便情况及血糖、血压变化等，同时告诉患者疾病控制后仍要坚持服药。

环磷酰胺冲击治疗可引起胃肠道反应、肝损害、骨髓抑制、出血性膀胱炎及性腺损害等，治疗前应查血常规、肝功能。静脉注射时速度要慢，通常应在 1 小时以上，保持输液血管的通畅，避免液体外渗，用药后多饮水，并在 1～2 周后检查血常规、尿常规及肝功能。

（四）心理护理

系统性硬化症患者由于四肢皮肤增厚、硬化，呼吸功能减退，生活自理能力下降，疾病导致的面部硬化（呈假面具样面容），以及使用激素造成的体型变化副作用，治疗效果不理想，再加上长期治疗造成的沉重经济负担，易产生自卑、失望、恐惧及悲观、绝望情绪，对治疗失去信心。有的患者因身心受到严重打击，出现心理障碍，甚至产生轻生的念头。护理人员应根据患者存在的消极因素，制订个体化的心理护理措施，对患者进行心理疏导，帮助其正确认识疾病。通过耐心细致的语言和热情诚恳的态度给予患者鼓励，使患者走出心理阴影。同时做好患者家属的工作，使家属多关心、安慰患者，使患者消除焦虑、恐惧心理，安心接受治疗，并树立长期治疗的信心。

（五）健康指导

对患者做好系统性硬化症的疾病知识宣教，使患者了解与本病有关的专业知识和治疗措施，自我护理技巧，并建立战胜疾病的信心，积极配合治疗和护理，并保持健康乐观的心态。指导患者注意休息，加强营养，保证充足的睡眠，避免劳累和精神紧张。避免寒冷刺激，戒烟酒、保持口腔清洁，防止继发感染。严格遵医嘱用药及坚持服药，不擅自停药或减量。鼓励患者经常按摩肢端，在病情允许的情况下积极进行肢体功能锻炼，开展力所能及的肢体活动，并注意防止外伤。同时对患者家属进行健康教育，发挥家庭支持系统的功能，争取家庭、单位等多方面的协助，帮助患者树立信心，减轻患者心理压力，使其坚持治疗。

第六节　混合性结缔组织病

混合性结缔组织病（mixed connective tissue disease，MCTD）是一种由自身免疫功能紊乱引起的，同时或先后具有系统性红斑狼疮、系统性硬化症、特发性炎症性肌病及类风湿关节炎等疾病的混合症状，且血清中可检测到高滴度的斑点型荧光抗核抗体和抗 U1 核糖核蛋白（U1RNP）抗体的具有风湿性疾病特征的临床综合征。混合性结缔组织病的发病年龄为 4～80 岁，大多数患者在 30～40 岁出现症状。女性多见，约占 80%。

一、病因与发病机制

混合性结缔组织病的病因及发病机制尚不明确，目前认为可能是遗传因素、免疫异常及病毒感染等相关因素参与发病。

1. 遗传因素　流行病学调查显示，有免疫疾病家族史者混合性结缔组织病的患病率更高。此病与人类白细胞抗原 DR4（HLA-DR4）和 HLA-DR154-61 及 HLA-DRB1*04/*05 显著相关；未发现与系统性红斑狼疮（HLA-DR3）或系统性硬化症（HLA-DR5）相关的主要组织相容性复合体（MHC）单倍型。

2. 免疫因素　免疫功能紊乱在混合性结缔组织病的发病中起作用。混合性结缔组织病与自身免疫病中的系统性红斑狼疮、皮肌炎和系统性硬化症有许多共同表现。该病患者血液中检测出高滴度 U1RNP 抗体、抗 U1-70000 抗体及类似于系统性红斑狼疮的斑点抗核抗体，存在表皮基膜免疫球蛋白沉着。研究表明异常活化的 B 细胞产生高滴度抗 U1RNP 抗体及抗 U1-70000 抗体。U1-70000 是早期主要的免疫原，外周血中存在抗 U1-70000 抗体反应性 T 细胞及 T 细胞的异常活化。U1-70000 抗原的凋亡修饰及针对修饰抗原的自身免疫均参与混合性结缔组织病的发病。抗 U1RNP 抗体可与内皮细胞结合并导致内皮细胞活化和破坏，从而引起雷诺现象等血管性疾病。同时还可形成免疫复合物，激活补体引起肌炎、关节炎等。

3. 环境因素　环境诱发因子是产生免疫反应的起始因子，感染是最常见的环境诱发因子。有研究表明，混合性结缔组织病患者体内抗 dsDNA 抗体少或呈阴性，而抗 nRNP 抗体增高，认为病毒等感染产生的可溶性抗原较 DNA 容易进入血流，促使抗体产生及免疫复合物的形成，并沉着于各种组织和脏器，引发免疫反应，对自身组织损坏、退化和变异的成分产生自身抗体，从而引起免疫病理过程，并产生相应症状。

二、病理变化

混合性结缔组织病最显著的病理学特点是全身多个器官的广泛增生性血管损伤，包括动脉和小动脉内膜的增生和动脉中层的肥厚，而血管的炎症性浸润不明显。管壁内皮细胞和成纤维细胞增生导致血管腔狭窄、血流缓慢，疾病晚期出现指或趾血管数量明显减少。皮肤病变早期可见真皮层胶原纤维水肿与增生，淋巴细胞与抗原提呈细胞浸润。病情进展时胶原纤维明显增多，表皮变薄，小动脉玻璃样化。

混合性结缔组织病最常见的心血管合并症是肺动脉高压，病理学表现为广泛的大、中、小动脉内膜增生及中膜肥厚，严重时出现血管腔狭窄，其组织学改变与原发性肺动脉高压类似。此外，还可出现肺小动脉内膜成纤维细胞增生、肺间质纤维化、心肌梗死、心肌纤维化等。

三、临床表现

混合性结缔组织病的临床症状常兼具系统性红斑狼疮、系统性硬化症、特发性炎症性肌病的特征。早期表现无特征性，可有关节痛、肌痛、疲乏等症状。典型的临床表现为多关节炎、雷诺现象、手指肿胀或硬化、肺部炎性改变、肌病和肌无力、食管功能障碍、淋巴结肿大、脱发、颧部皮疹及浆膜炎等。混合性结缔组织病具有的多种临床表现并非同时出现，重叠的特征可以相继出现，不同的患者表现亦不尽相同。

1. 关节疼痛和发僵　几乎所有混合性结缔组织病患者有关节疼痛和发僵。约 60% 的患者有症状明显的关节炎，其临床特点与类风湿关节炎相似，但通常无屈指肌腱关节炎、天鹅颈样畸形和尺侧偏斜。常易受累的关节为掌指关节。50%～70% 的患者类风湿因子阳性。

2. 皮肤黏膜病变　大多数混合性结缔组织病患者在病程中出现皮肤黏膜病变。雷诺现象是最常见和最早期的表现，常伴手指肿胀或全手肿胀。有些患者表现为狼疮样皮疹，尤其是面颊红斑和盘状红斑。黏膜损害包括颊黏膜溃疡、复合性口-生殖器溃疡、青斑血管炎、皮下结节和鼻中隔穿孔等。

（1）雷诺现象：由肢端小动脉阵发性痉挛引起的临床表现，又称肢端动脉痉挛现象。系统性硬化症和混合性结缔组织病患者的雷诺现象发生率可达 100%，系统性红斑狼疮患者的雷诺现象发生率约为 30%，类风湿关节炎和皮肌炎患者的雷诺现象发生率约为 10%。患者在遇冷或精神紧张时，肢端部位如手指、足趾等处阵发性变白、变紫、变红，最后恢复正常，可伴有麻木和疼痛感。每次发作持续数分钟至半小时不等。个别患者雷诺现象发作严重时可出现一个或多个手指末节或整个手指的缺血性干性坏疽、脱落。

（2）网状青斑：多分布于四肢、手背、足背、臀部和躯干等处，为紫红带有青色的条形斑疹，呈网状分布，压之褪色，皮肤表面正常。

3. 肌痛 是混合性结缔组织病的常见症状，但大多数患者无明确的肌无力、肌电图异常或肌酶的改变。混合性结缔组织病相关的炎症性肌病在组织病理学方面的表现与特发性炎症性肌病相似。

4. 心脏受累 心脏全层均可受累。20%的混合性结缔组织病患者出现心电图异常，最常见的是右心室肥厚、右心房扩大和心室传导阻滞。10%~30%的患者出现心包炎，是心脏受累最常见的临床表现。一些患者的心肌受累继发于肺动脉高压。

5. 肺部受累 75%的混合性结缔组织病患者有肺部受累。早期大多数患者无症状，30%~50%的患者可发生以干咳、活动后呼吸困难、胸痛为早期表现的间质性肺疾病。约25%未经治疗的间质性肺疾病患者在 4 年后可发展为严重的肺间质纤维化。肺动脉高压是混合性结缔组织病最严重的肺部并发症。

6. 肾脏损害 约25%的混合性结缔组织病患者有肾脏损害，通常为膜性肾小球肾炎，少数可引起肾病综合征，但大多数患者无症状。部分患者可出现肾血管性高血压危象，与系统性硬化症的肾危象类似。长期肾脏病变可引起淀粉样变和肾功能不全。

四、诊 断 要 点

对有雷诺现象、关节痛或关节炎、肌痛、手肿胀的患者，如高滴度斑点型抗核抗体和高滴度抗 U1RNP 抗体阳性而抗 Sm 抗体阴性，需要考虑混合性结缔组织病的可能。目前尚无统一的混合性结缔组织病诊断标准，相关诊断标准有 1987 年的 Sharp 标准、1987 年的 Kasukawa 标准、1987 年的 Alarcon-Segovia 标准及 1993 年的 Kahn 及 Alarcon-Segovia 分类标准。混合性结缔组织病可能在某一时期以某种风湿性疾病为主要特征，甚至最终转化为某种风湿性疾病，因此应与其他自身免疫病相鉴别。

Sharp 标准：①肌炎（严重）；②肺部损害，包括肺二氧化碳弥散功能（DLCO）<70%、肺动脉高压、活检示肺血管增殖性损害；③雷诺现象或食管蠕动功能异常；④手肿胀或指端硬化；⑤抗可溶性抗原（ENA）抗体阳性，且抗 U1RNP 抗体阳性、抗 Sm 抗体阴性。

确诊条件需符合上述的 4 项指标及以上，同时排除抗 Sm 抗体阳性。临床上有些符合 Sharp 标准的病例，在之后的随访中有一部分转归成其他结缔组织病。故对该类病例需做定期随访，观察其转归。

五、治 疗 原 则

混合性结缔组织病的治疗以对症治疗和控制病情发展为主，根据患者的具体临床表现采用相应的治疗措施。患者应注意手足部位保暖，避免手指外伤，避免操作振动性工具，戒烟。针对患者出现的特定系统或器官的损害，予以相应的对症支持治疗，其治疗原则可参照系统性红斑狼疮、系统性硬皮症及皮肌炎等其他结缔组织病的治疗原则。轻症患者可用非甾体抗炎药、羟氯喹、血管扩张药和（或）小剂量糖皮质激素。病情较严重并累及重要器官者常需大剂量糖皮质激素。如对激素耐药或依赖，可加用免疫抑制剂。

1. 激素 常用的药物有泼尼松等。中小剂量激素为治疗一线用药，可用于控制病情，对大多数混合性结缔组织病患者具有良好的疗效。对混合性结缔组织病所致的多关节炎、肌炎、胸膜炎、心包炎、心肌炎及无菌性脑膜炎等损害使用激素常有较满意的疗效。以雷诺现象、指端硬化、外周神经病变、肾病综合征等损害为主要表现的患者进行激素治疗的疗效差。

2. 免疫抑制剂 常用的免疫抑制剂包括甲氨蝶呤、环孢素、硫唑嘌呤、吗替麦考酚酯及环磷酰胺等。免疫抑制剂与糖皮质激素联合，可应用于某些激素治疗效果不佳的患者，或用于减少激素的副作用。使用期间应密切观察，以及时发现可能出现的不良反应，并注意预防感染。

3. 抗疟药 常用的药物有羟氯喹等。抗疟药具有一定的免疫调节、抗过敏作用，可应用于混合性结缔组织病的治疗，且常与激素或免疫抑制剂联合使用。

4. 非甾体抗炎药 包括阿司匹林、布洛芬等药物，可用于以关节炎为主要表现的患者。

5. 其他 对于激素治疗无效的血小板减少、难治性肌炎或溶血性贫血患者，可静脉注射丙种球蛋白（IVIG）和（或）使用利妥昔单抗治疗。利妥昔单抗对重症难治性抗合成酶抗体综合征患者有效。针对雷诺现象，还可应用硝苯地平或血管紧张素转换酶抑制剂如卡托普利等，以达到扩血管、改善末梢循环的目的。

六、护 理 措 施

（一）一般护理

为患者提供优良的住院环境和舒适的医护空间，尽量避免其他患者干扰。保持病房适宜的温、湿度，坚持每天定时通风，保持空气新鲜。病房配备窗帘和台灯罩，避免强光刺激。护理人员应做到三轻，即说话轻、走路轻、关门轻。可在病房中放置鲜花，体现生命活力，振奋患者精神。

保持床铺的整洁、舒适，合理安排患者的生活，帮助其适当进行功能锻炼，注意自身防护，做好口腔感染的预防。

（二）饮食指导

饮食以易消化、营养丰富的软食或半流质饮食为主，原则上给予高热量、高蛋白、高维生素饮食。多食肉类、蛋类、鱼类、乳类、豆类和新鲜蔬菜、水果。避免食用干硬、油腻、辛辣、海鲜及刺激性食品，尽量少食多餐，进食后不可立即卧床，以防食物反流。不吃或少吃无花果、芹菜、黄花菜、香菇等光敏感性食物。指导患者戒烟、戒酒、忌咖啡，以免兴奋交感神经，导致血管收缩。

对于咀嚼和吞咽困难的患者，进食速度宜慢，以免发生呛咳、窒息。对于口腔溃疡者，食物不应过热、过硬，进食前后用温开水漱口。对于并发肾损害者，应限制蛋白质摄入，肾衰竭者应限制含钾食物的摄入。对于并发高血压或心力衰竭者，应限制水、钠摄入。并发糖尿病者限制总热量。长期应用激素的患者应注意补充含钾、钙的食物，并及时监测血压、血糖及电解质。

（三）专科护理

1. 用药护理　使用糖皮质激素类药物时，要坚持长期用药，告知患者应严格按医嘱服药，不可自行停药或增减药物剂量，并说明服药后可能出现满月脸、痤疮、多毛等副作用。在激素治疗过程中，还应观察血压、血糖的变化，注意有无呕血、黑便等消化系统出血症状。密切观察有无真菌感染、骨质疏松、电解质紊乱等不良反应的发生。应用环磷酰胺治疗主要的不良反应为胃肠道反应、脱发、膀胱出血、白细胞减少等，应定期检查血常规、肝功能。

2. 雷诺现象护理　患者入院后应注意观察患者指（趾）端、鼻尖、耳、面颊等部位的皮肤颜色，并询问患者皮肤感觉，如是否有麻木、疼痛或其他异常，皮肤温度是否随外界温度刺激而变化。指导患者选择柔软、宽松有弹性的衣服、手套、袜子和鞋子，避免衣物过紧影响血液循环。注意保暖，避免进食冰冷食物，以防受寒冷刺激而引起反射性效应。每晚行局部按摩并用温水浸泡手脚，以促进血液循环，减轻症状。

3. 关节护理　对于关节肿胀、僵硬、活动受限及疼痛明显的患者，安排卧床休息，使关节处于功能位。待病情缓解后指导其进行功能锻炼，如屈伸肘、双臂、膝及抬腿等活动。病情好转后应逐渐增加活动量，做到自己洗脸、穿衣、饮食等。告知患者通过这些动作可增加关节的协调性和灵活性。病情进一步好转后可下地行走、做保健操、打太极拳。指导患者做上臂快速游泳动作或大圈转动动作，使血液进入指端血管以减轻关节疼痛和疲劳感。运动前按摩病变关节及周围组织。

4. 皮肤硬化护理　指导患者注意个人卫生，常给患者修剪指甲，并交代患者不用手抠鼻腔。保持室温在22℃以上，注意观察患者肢端温度及颜色。天热外出时，避免强阳光暴晒，外出穿长袖上衣、长裤，打遮阳伞，戴遮阳镜。天冷外出时，戴帽子、耳套、手套，穿厚外套、厚袜子等，避免暴露于过冷的环境。注意肢端保暖，用温水洗漱。不烫发、染发，不使用碱性或其他有刺激性的洗涤用品，清洁皮肤时使用中性清洁剂。洗澡水温度要适宜，水温过低易引起血管痉挛，过高可因组织充血水肿加重而影响血液循环。洗浴后用滋润皮肤、温和润滑剂止痒，如3%水杨酸软膏、维生素 B_6 软膏等。避免使用酒精擦浴，以免使皮肤小血管扩张而增加感染机会。防止皮损长期受压。对于伴有血小板严重减低的患者，所有损伤性操作均应小心谨慎。减少探视，慎防交叉感染。

5. 肌肉护理　急性期应卧床休息，以免损伤肌肉。缓解期逐渐增加活动量，但不宜做剧烈运动，同时避免日光暴晒或受冻。

（四）心理护理

混合性结缔组织病以女性发病多见，病程长，且容易复发，给患者带来较大的经济和精神压力，患者心理压力大，常有恐惧、失望、紧张、焦虑、抑郁等不良情绪。同时由于长期使用激素治疗，可出现副作用，如高血压、糖尿病、精神异常、自我形象改变（满月脸、向心性肥胖、多毛、痤疮）等，患者心理受挫、压力增大，特别是年轻女性患者，更容易产生悲观、抑郁情绪。

护理人员应熟悉患者的心理状态，采取针对性的心理疏导，加强与患者的沟通和交流，认真倾听患者主诉，关怀患者，取得患者的信任。加强对患者的心理护理，使患者清楚病情，了解治疗意义，保持乐观的情绪。鼓励患者进行情感宣泄，一旦发现不良情绪和行为，应及时进行疏导。帮助患者建立良好的社会支持系统，指导患者家属及朋友多陪伴、安慰患者，避免精神紧张、情绪波动而诱发或加重血管收缩。适时向患者介绍同类疾病好转的典型病例，使患者树立战胜疾病的信心，主动配合治疗和护理。

（五）健康指导

急性期鼓励患者多休息，平时维持正确的姿势，但应避免固定不动。缓解期鼓励患者积极进行功能锻炼，如屈伸肘、双臂、膝及抬腿等活动，并逐渐增加活动量，使血液进入指端血管，从而有效防止症状发作。对已有关节僵硬者，可协助肢体被动锻炼，给予按摩、热浴或辅以物理治疗，增加组织软化。

患者出院前进行宣教，指导患者避免引起皮损，预防感染，保持皮肤清洁。居住的房间应注意温度和湿度，夏天最好用自然风，若使用空调，室温应保持在 28℃以上，湿度保持在 50%以上。做饭、洗衣、洗菜、洗手均要用温水，必要时戴胶皮弹性手套。平时避免进食冷冻食品和冷冻饮料。冬天要穿暖，最好不外出。避免与敏感药物和某些化学物质接触，防止病情反复。遵医嘱按时用药，不可随便停药、换药或增减用量。坚持正确的功能锻炼，以恢复关节功能，促进肌力恢复。自我观察病情变化，定期复查，如出现异常应及时就诊。

第七节　强直性脊柱炎

强直性脊柱炎（ankylosing spondylitis，AS）是一种主要侵犯脊柱、骶髂关节和四肢大关节的慢性进行性炎性疾病，以椎间盘纤维环和周围结缔组织的纤维化及关节强直为病变特点。本病好发于 15～30 岁的男性青少年，30 岁以后及 8 岁以前发病者少见，男女发病比例为（5～10）∶1。

一、病因与发病机制

强直性脊柱炎是一种自身免疫病，归属风湿病范畴，其病因尚未明确。一般认为本病的发生与遗传因素、自身免疫功能紊乱和慢性感染等有关。

1. 遗传因素　强直性脊柱炎是一种具高度遗传性的疾病，遗传因素在其发病过程中起主导作用。目前认为强直性脊柱炎是一种多基因遗传病，除与 MHC Ⅰ类基因人类白细胞抗原 B27（human leucocyte antigen-B27，HLA-B27）高度相关外，还与 HLA 区域内及 HLA 区域外的其他基因及某些基因多态性相关。强直性脊柱炎与位于 6 号染色体短臂上的 HLA-B27 存在强关联。国外报道强直性脊柱炎患者 HLA-B27 阳性率高达 95%，而健康人群的阳性率只有 8%左右。我国强直性脊柱炎患者 HLA-B27 阳性率为 85%，健康人群阳性率不到 4%。

　　HLA-B27 异常会产生非正常抗原肽复合物，进而导致抗原错误提呈，激活免疫应答，引发炎症反应。目前认为 HLA-B27 引起强直性脊柱炎发病的机制主要有 HLA-B27 错误折叠、HLA-B27 异常表达及关节肽等 3 个假说。其中 HLA-B27 错误折叠的假说认为，HLA-B27 错误折叠或未折叠形式使蛋白无法转运到细胞膜，累积在内质网上引起内质网应激反应，从而引发炎症反应，导致强直性脊柱炎。

　　除 HLA-B27 外，HLA-B60、IL-1α/β、内质网氨基肽酶 1（ERAP1）、IL23R 等基因也已被证明与强直性脊柱炎存在肯定的相关性。

　　2. 免疫因素　强直性脊柱炎患者骨、关节及滑膜组织内存在大量炎性 T 细胞、单核巨噬细胞浸润，患者 T 细胞应答和 Th1/Th2 细胞因子平衡发生偏移，血清、关节液中的各细胞因子水平均较正常人群升高，提示 T 细胞活化和 Th1/Th2 细胞因子平衡的改变参与强直性脊柱炎慢性炎症的发病。目前认为，TNF-α 作为 Th1 型细胞因子，是强直性脊柱炎发病过程中的重要介质，TNF-α 可通过激活蛋白激酶 C（PKC）和蛋白激酶 A（PKA），介导滑膜炎症和骨软骨炎，导致关节软骨的破坏，进而使关节僵硬强直。

　　3. 感染　微生物感染在强直性脊柱炎的进展中起着重要作用。目前发现与强直性脊柱炎发病可能相关的微生物有肺炎克雷伯菌、衣原体、沙门菌、志贺菌等肠道革兰氏阴性菌。研究证实，耶尔森菌、沙门菌、志贺菌、克雷伯菌均有成分与 HLA-B27 分子 α1 螺旋可变区的第 70～78 氨基酸序列相同，提示肠道杆菌可能通过分子模拟机制参与强直性脊柱炎的致病。肠道菌群失调会引发持续性抗原刺激，进而激活 T 细胞，引发慢性炎症，可能是强直性脊柱炎与肠道炎症（炎症性肠病）的共同发病机制。此外，研究发现病毒感染也与强直性脊柱炎的发病有关。

　　4. 其他因素　外伤、甲状旁腺疾病、内分泌及代谢缺陷等也与强直性脊柱炎的发生有关。风、湿、寒冷因素是本病的诱因。对特殊人群的调查发现，固定的工作姿势及刻板式局部训练可诱发强直性脊柱炎。

二、病 理 变 化

　　骶髂关节炎是强直性脊柱炎的病理标志，也是最早的病理表现之一。

　　骶髂关节炎早期主要表现为滑膜衬里细胞层增厚，疏松结缔组织有少量淋巴细胞、浆细胞及大量巨噬细胞浸润，血管翳形成，软骨表面被侵蚀，骨小梁边缘可见成骨细胞活跃。

　　骶髂关节炎中期主要表现为软骨破坏、不连续。软骨下骨板被侵蚀破坏、硬化，尤以髂侧明显（放射学上表现为侵蚀、关节腔增宽、关节旁骨密度增高）。血管翳侵蚀破坏软骨及软骨板。关节大部分由纤维化肉芽组织代替，软骨化生、软骨内骨化、关节间隙变窄甚至消失。部分病例可见附着点炎症。

　　骶髂关节炎晚期的病理学改变可见软骨关节被分化成熟的小梁骨取代，无明显的炎症细胞浸润，关节腔消失。

三、临 床 表 现

强直性脊柱炎的起病较隐匿，典型病例累及中轴关节、附着点和外周关节，患者典型症状为慢性下腰痛、晨间脊椎僵硬及运动范围受限。

1. 脊柱及椎间关节表现 早期表现为腰背痛、晨僵，腰椎各方向活动受限。随着病情的发展，逐渐发展蔓延至胸椎和颈椎，直至引起脊柱畸形并出现强直。患者头向前倾，脊柱活动受限。强直性脊柱炎晚期炎症基本消失，疼痛和晨僵均不明显，脊柱畸形僵硬，脊柱后凸呈驼背畸形，颈部肌肉痉挛，颈部僵硬。

2. 外周关节表现 强直性脊柱炎以外周关节炎为首发症状者多见，我国患者中45%以其为首发症状，尤其是儿童，为非对称性。少数关节或单关节及下肢大关节的关节炎为本病外周关节炎的特征。外周受累关节以髋关节、膝关节、踝关节等下肢大关节炎为多见，也可累及肩、肘等上肢大关节，指、趾等小关节受累较少见。膝关节和踝关节的病变多为暂时性，一般不引起残疾。髋关节在年轻患者中的受累程度高，且预后较差，大部分为双侧受累，且大都在发病后的5年内发生。

3. 关节外症状 全身症状常表现为患病早期乏力、易疲劳、发热、食欲缺乏和体重下降等，局部表现可有急性葡萄膜炎、虹膜炎、心脏瓣膜疾病和传导系统失常等。神经肌肉症状可有下肢麻木、感觉异常、肌肉萎缩等。晚期常伴骨质疏松，易发生骨折。

四、诊 断 要 点

强直性脊柱炎主要根据临床表现、家族史、关节和关节外体征，以及骶髂关节X线检查结果做出诊断。

如患者具备下述4项中的第④项，并符合①～③项中的任何1项，可确诊为强直性脊柱炎：①下腰背痛的病程至少持续3个月，疼痛随活动改善，但休息不减轻；②腰椎在前后和侧屈方向活动受限；③胸廓扩展范围小于同年龄和性别的正常值；④双侧骶髂关节炎Ⅱ～Ⅳ级，或单侧骶髂关节炎Ⅲ～Ⅳ级。

对不符合上述诊断标准的患者，如其表现符合欧洲脊柱关节病研究组制订的脊柱关节病初步诊断标准，也可列入此病进行诊断和治疗。该诊断标准为炎性脊柱痛或非对称性的以下肢关节为主的滑膜炎，并具备以下项目中的任何一项：①阳性家族史；②银屑病；③炎症性肠病；④关节炎前1个月内的尿道炎、宫颈炎或急性腹泻；⑤双侧臀部交替疼痛；⑥肌腱末端病；⑦骶髂关节炎。

五、治 疗 原 则

强直性脊柱炎目前尚无法根治，治疗目的是缓解症状、延缓病情进展和保持关节功能。

（一）理疗及运动锻炼

理疗和运动锻炼是延缓疾病发展及促进康复的有效措施。理疗措施包括热疗、磁疗、短波及音频治疗等，热疗可采用热水浴、水盆浴或淋浴、温泉浴等。运动锻炼对强直性脊柱炎十分重要，可保持脊柱的生理弯曲、防止畸形，并可改善呼吸功能、防止肌肉萎缩和骨质疏松。运动锻炼的内容包括深呼吸、颈椎运动、腰椎运动及肢体运动等。

（二）药物治疗

1. 非甾体抗炎药　是一线用药，强直性脊柱炎对此类药物反应良好。常用药物包括双氯芬酸、塞来昔布、布洛芬、萘丁美酮等，应避免同时服用两种以上的同类药物。

2. 改善病情的抗风湿药　用于控制病情及病变发展。常用的药物有柳氮磺吡啶、甲氨蝶呤等，也可选用硫唑嘌呤、沙利度胺等，但金诺芬和青霉胺对强直性脊柱炎无效。对磺胺药过敏者禁用柳氮磺吡啶。

3. 生物制剂　可显著改善病情和炎症指标，疗效确切。常用的药物有依那西普、英夫利昔单抗、阿达木单抗等。

4. 糖皮质激素　不作为首选药物。在急性虹膜炎或外周关节炎使用非甾体抗炎药治疗无效时，可局部注射或口服糖皮质激素。

（三）手术治疗

对于髋关节受累引起的关节间隙狭窄、强直和畸形，可行人工全髋关节置换术，以改善关节功能和生活质量。对于脊柱严重畸形者可考虑实施脊柱矫形手术。目前手术治疗腰椎后凸畸形的常用矫形方法是单节段经椎弓根椎体截骨术和多节段经关节突"V"形截骨术。

六、护 理 措 施

（一）一般护理

保持病房干净整洁，及时通风、定时消毒，勤换床单，为患者营造舒适的住院环境。患者应尽量避免受风、寒、潮、湿等不良因素的刺激，注意保暖，生活规律。卧硬板床，取仰卧位，不垫枕头。日常生活中注意维持正常姿势和活动能力，不可长时间保持同一种姿势，避免颈久仰、久俯，保持脊柱的生理弯曲度，防止不良姿势加快加重脊柱的畸形。

合理安排活动和休息时间，开展适当锻炼，量力而行。能行走者可在医院院区内散步，每日进行1次，每次20分钟，注意劳逸结合，避免过度劳累。

（二）饮食指导

根据患者的实际情况制订科学、合理的多样化食谱，荤素搭配，保持膳食均衡。饮食应以高蛋白、高热量、高维生素、高钙、易消化饮食为主，注意补充微量元素。多食蛋白质含量高的肉类和维生素高的新鲜水果、蔬菜。尽量避免食用生冷食物及刺激性强的辛辣食物和高油脂食物。患者可有意识地食用抗风湿祛寒邪的食物，如大蒜、姜及坚果类、豆类和鱼类食品。在服用非甾体抗炎药期间，要注意进食保护性食物，如牛奶、稀饭等，避免进食韭菜、辣椒等刺激胃酸分泌的食物，以减轻药物对消化系统的损伤，保护胃黏膜。

（三）专科护理

1. 姿态护理 强直性脊柱炎患者的姿态直接决定患者的关节功能是否能得到良好的恢复。除了急性期和严重期出现剧烈疼痛外，强直性脊柱炎患者均应坚持进行姿态的矫正和关节功能的锻炼。患者在行走和站立时，均应尽力保持正常的姿态，坐姿要正，站立要直，切不可为了避免腰背疼痛或疲劳而弯腰屈背，否则可加速脊柱的畸形。

2. 用药护理 强直性脊柱炎患者需长期使用非甾体抗炎药、改善病情的抗风湿药及生物制剂等药物，而长期服用这些药物可产生不良反应。因此护理人员应帮助患者了解药物的基本知识、注意事项和可能发生的副作用及其处理方法，以免发生不必要的用药中断或不良后果。应告知患者严格遵医嘱服药，不得私自停药或减量，不能同时服用两种或两种以上同类的药物。指导患者按时服药，并密切监控患者用药后的反应，发现问题及时处理。

3. 康复训练护理 实时观察患者的身体变化情况，并进行全面评估，为患者制订康复训练计划，针对病情的不同阶段，进行循序渐进的功能锻炼。要求患者睡硬板床，平卧，用低枕。患者在站立、行走时保持直立，避免脊椎出现弯曲。指导患者进行脊椎康复活动，尽量将上肢和下肢伸展，进行扩胸运动、腰部回转和颈部运动，运动后进行按摩，减轻患者的不适感。

在疾病缓解期，护理人员应指导和督促患者进行早期功能锻炼，锻炼方法如下。①扩胸训练：多做扩胸活动，深呼吸，挺胸收腹，腹式呼吸和胸式呼吸交替应用。②颈椎活动：缓慢做左右侧屈、前屈、后伸及头部旋转活动。③腰椎活动：每天做腰部运动，以及前屈、后仰、侧弯和左右旋转躯体的运动，可指导患者做飞燕式锻炼，使脊柱尽量后仰以增加脊柱的活动幅度。④肢体运动：可做俯卧撑、斜撑，下肢前屈后伸，扩胸运动，或游泳、踢毽子、打太极拳及练五禽戏等。⑤脊柱及髋关节活动：头上翘，上抬胸腰椎，髋关节外展、内收及屈曲等，加强髋关节和脊柱的灵活度。

4. 物理疗法护理 一般可用热疗，如矿泉或温泉浴、淋浴、浴盆浴等。也可采用中药湿热敷、中药薰药浴和中药透药疗法等。在物理疗法尤其是热疗操作过程中，要防止患者皮肤烫伤，并密切观察患者的意识状态，防止因出汗过多出现虚脱及昏厥。对于使用中药治疗的患者，应注意观察患者局部皮肤变化，防止出现过敏、水疱等。

（四）心理护理

强直性脊柱炎是一种病程长、见效慢、反复发作、顽固难愈甚至缠绵终身的慢性进行性疾病，且患者大多为年轻人，思想和情绪随病情变化起伏不定，容易产生心理和精神上的障碍，可出现自卑、焦虑、多疑、失望、抑郁、易怒甚至自暴自弃的心理。护理人员应根据患者不同的心理特点，通过表情、语言、态度、行为等来影响和改善患者的情绪，解除其顾虑和烦恼，增强其战胜疾病的意志和信心，引导患者在乐观的心理状态下接受治疗和护理。

鼓励患者家属、朋友、病友给予其关心和支持，让患者感受到关怀。鼓励患者积极投入到学习和工作中，积极参加各种健康的社交活动，调整生活方式。如发现患者产生角色行为减退或缺如时，应耐心向患者说明力所能及地增加活动量的重要性，争取得到患者的配合。

（五）健康指导

为患者及家属普及强直性脊柱炎的健康知识，根据患者及家属的接受程度采取不同的宣教方式，如健康宣教手册、图片、视频、PPT 等，指导患者认识本病，了解防治方法，按要求进行治疗与锻炼，掌握自我护理的方法。指导患者维持直立姿势和正常身高，避免长期弯腰活动。过于肥胖的患者应减轻体重，以减轻关节的负担。由于胸廓受累，易发生肺部感染，应鼓励患者每日进行扩胸运动及深呼吸。

患者出院前，应为患者讲解出院后的注意事项，提醒患者避免过度紧张工作和劳累，告知患者坚持锻炼的优势并指导其锻炼的方法。教育指导患者制订科学的作息时间，可通过阅读有益的书籍、欣赏音乐和歌曲等，增加生活情趣，让生活充实、有序。同时注意补充营养，增强机体抵抗力。

第八节　干燥综合征

干燥综合征（Sjögren syndrome，SS）又称为自身免疫性外分泌腺病（autoimmune exocrine gland disease）、舍格伦综合征，是一种以侵犯唾液腺、泪腺等外分泌腺为主并导致以腺体分泌不足为特征的慢性自身免疫病。干燥综合征可分为原发性干燥综合征和继发性干燥综合征，后者并发于其他风湿性疾病或自身免疫病，以类风湿关节炎最为常见。90%以上的干燥综合征患者为女性，发病年龄多在 40～60 岁。

一、病因与发病机制

干燥综合征的确切病因尚不清楚，一般认为与遗传因素、病毒感染、免疫异常等有关。

1. 遗传因素　干燥综合征患者家族中有 10%～15%的亲属有类似病变。干燥综合征的第一代亲属泪腺分泌功能减少的概率为 40%。免疫遗传学研究证明，干燥综合征自身抗体的生成与人类白细胞抗原（HLA）基因有关，其中 HLA-DR3、HLA-DRw52 及 HLA-B8 频率增高。女性发病率高，提示该病与性激素升高有关。

2. 病毒感染　病毒在干燥综合征的发病机制中可能起着重要的作用。与干燥综合征关系密切的病毒主要有 EB 病毒、丙型肝炎病毒、巨细胞病毒及逆转录病毒等。在干燥综合征患者的泪腺、唾液腺、肾小管上皮细胞内可检测出 EB 病毒的早期抗原和 DNA。病毒可能通过激活上皮细胞诱发免疫炎症反应，从而促进 B 细胞分泌大量自身抗体，造成组织损伤。

3. 免疫异常　干燥综合征患者体内可检测出多种自身抗体，如抗核抗体、类风湿因子、抗 U1 核糖核蛋白（RNP）抗体、抗 SSA 抗体、抗 SSB 抗体，以及高球蛋白血症，反映了

B 细胞功能高度亢进。T 细胞在本病的发病中也发挥重要作用。干燥综合征患者外分泌腺体浸润的淋巴细胞 60%～70% 是 T 细胞，其中 70% 以上是 $CD4^+T$ 细胞。辅助性 T 细胞（Th）包括 Th0、Th17、调节性 T 细胞（Treg）均参与了干燥综合征的发病。易感人群如感染了相关病毒，可引起腺体上皮细胞活化和细胞凋亡，诱导 T 细胞、B 细胞活化和局部浸润，产生多种抗体、炎症介质和细胞因子，从而引起腺体的破坏。

二、病 理 变 化

早期在由柱状上皮细胞组成的外分泌腺周围有大量淋巴细胞浸润，形成淋巴滤泡样结构，导致部分导管和腺体的上皮细胞增生，继而退化、萎缩，被纤维组织取代，完全丧失其原有功能。此外，周围神经存在不同程度的髓鞘脱失，神经外膜的小血管炎性变化，血管壁被破坏、管腔出现明显的狭窄或阻塞。

三、临 床 表 现

干燥综合征的起病多隐匿，临床表现多样，主要表现为口、眼干燥，也可有多器官、多系统损害。受累器官中有大量淋巴细胞浸润，血清中多种自身抗体阳性。

（一）局部表现

1. 口干 由于唾液腺分泌不足，患者出现口腔干燥，严重者因口腔黏膜、舌的发黏而需频繁喝水，进食也变得非常困难，需通过水的帮助来咽下食物。

2. 干燥性角膜炎 由于泪腺分泌液体不足，出现眼干、泪少、眼内有异物感等症状。

3. 腮腺炎 患者出现单侧或双侧交替间歇性腮腺炎，腮腺肿痛，可自行消退，但有时持续时间长。

4. 龋齿 由于牙齿表面长期缺少水分，致使细菌增生，糖和维持在一定浓度的酸相互作用导致龋齿，牙齿变黑并不断剥落，最终仅留下牙齿残根。

5. 其他 舌、鼻、阴道等外分泌腺受累，因其分泌较少而出现相应症状。

（二）系统表现

1. 皮肤干燥瘙痒 可出现紫癜样皮疹、结节性红斑，因反复搔抓可导致局部组织肥厚，可自行消退，但可因色素沉积而出现苔藓化。

2. 消化系统异常 出现萎缩性胃炎、胃酸分泌减少、小肠吸收功能降低、肝损害等。

3. 神经系统损害 因不同部位的血管炎引发不同程度的中枢神经系统损害，出现癫痫、偏瘫、偏盲、脊髓炎等症状。

4. 呼吸系统受损 大部分患者无呼吸道症状，轻度受累者出现干咳，重者出现气短，少数患者可有肺动脉高压、肺纤维化。

5. 血液系统表现 可出现白细胞计数减少和血小板计数减少，血小板计数低者可有出血现象。

四、诊断要点

干燥综合征的诊断可根据口、眼干燥症状，抗体检测，泪腺、唾液腺功能检查，唾液腺超声检查、腮腺造影检查及组织学检查、全面评估、综合判断。由于超声检查方法具有无创、无放射性、便捷、重复性强等优势，近年来唾液腺超声检查在干燥综合征早期诊断、评估病情及疗效观察方面的应用越来越广，腺体回声不均或低/无回声区最具特征性表现。目前已有二维超声、多普勒超声、超声造影、超声弹性成像等多种超声技术应用于干燥综合征的诊断。

干燥综合征的具体诊断标准可参考 2016 年美国风湿病学会（ACR）与欧洲抗风湿病联盟（EULAR）联合制定的新分类标准。与以往分类标准相比，2016 年的分类标准具有较高的敏感度（96%）和特异度（95%）。

五、治 疗 原 则

干燥综合征目前尚无根治的办法，治疗目的主要是改善症状，延缓对其他器官组织的损害，减少继发感染。

1. 局部治疗　干燥性角膜炎、结膜炎可使用 0.5%羟甲基纤维素（人工泪液）、自体血清滴眼液、环孢素滴眼液或醋酸氟轻松乳膏，以减轻眼干症状，并预防角膜损伤。口干者可使用唾液替代品，或用生理盐水和皮质类固醇溶液灌注唾液腺导管系统。唾液腺内镜可用于诊疗唾液腺阻塞。

2. 系统治疗　肌肉、关节痛者可用非甾体抗炎药及羟氯喹。对合并神经系统疾病、肾小球肾炎、肺间质性病变、肝损害、血细胞计数低，尤其是血小板计数低、肌炎等患者，给予肾上腺皮质激素。对于病情进展迅速的患者，可合用免疫抑制剂，如环磷酰胺、硫唑嘌呤等。

3. 生物制剂治疗　B 细胞生物靶向制剂利妥昔单抗能明显改善刺激性唾液流率指标，还能有效缓解疲乏和口眼干燥症状。依帕珠单抗可持续降低患者 B 细胞数量、IgM 及抗-SSA 水平。贝利木单抗可改善干燥症状、疼痛、疲乏、疾病活动度。

六、护 理 措 施

（一）一般护理

病房的室内温度保持在 20～30℃，相对湿度保持在 50%～60%。保证充足睡眠，避免过度疲劳。患者全身皮肤干燥，汗腺分泌减少，因此要勤擦洗勤换衣服，保持床铺清洁。少用或不用碱性肥皂，可选用中性肥皂，使用油脂护肤品，以减少皮肤干燥瘙痒。坚持防晒，出门涂防晒指数高的、含紫外线隔离剂的护肤品或打遮阳伞。防止水分丢失，多饮水，大量饮水能起到滋润的作用。对痰液黏稠、难以咳出的患者，可做超声雾化吸入，保持呼吸道及口腔黏膜湿润。

（二）饮食指导

指导患者饮食宜清淡、易消化、营养均衡，每日进餐开始时或进餐中应选择适量流食或半流食，以增加进食的舒适感。饮食宜多汁、多维生素，忌辛辣刺激、煎炸的食物，忌烟酒。口干明显者可常含话梅、藏青果等或常饮青梅汁、柠檬汁等生津解渴的饮品，忌过酸。患者由于蛋白质长期从尿液中丢失，应及时补充优质蛋白，如牛奶、鸡蛋、瘦肉、鱼等动物蛋白。对于肌酐、尿素氮增高的氮质血症甚至尿毒症患者，应少食或不食豆类制品，以免加重肾脏负担。

饮食尽量避免选择干性食品如动物肝脏、饼干等，以免发生吞咽困难。如有噎食意外发生，应立即饮用温凉水送服。进食应细嚼慢咽，避免过快过急，进食时不要说话，以免食物进入气管发生窒息。平时多饮水，以预防口腔感染与尿路感染的发生，每天的补水量应达到 2000~2400ml。多吃瓜果和蔬菜，保证大便通畅。

（三）专科护理

1. 用药护理 指导患者遵医嘱按时、足量服药，不可随意停药或增减剂量。对于干燥综合征患者。多选用中、小剂量的糖皮质激素和免疫抑制剂治疗，治疗过程中可能出现高血压、糖尿病、电解质紊乱、消化性溃疡、骨质疏松、肝损害、口腔溃疡、骨髓抑制等不良反应。应根据患者用药情况，监测血压、血糖、电解质、肝肾功能及血尿常规，如有变化及时通知医师并做好相应的护理。

2. 眼部护理 干燥综合征患者泪腺分泌减少，易引起眼睛干涩，严重者可发生感染及角膜溃疡穿孔。要注意眼部清洁，嘱患者勿用手揉眼睛。每日用温、软毛巾湿敷眼部，睡前涂眼药膏。室内光线应暗淡，避免强光刺激；多风天气外出时戴防风眼镜。避免长时间看书和看电视，增加卧床和睡眠时间。可选择使用人工泪液滴眼以缓解眼干症状，减轻角膜损伤和不适，减少感染机会。同时可使用加湿器改善环境湿度，减少眼部不适。一旦出现角膜溃疡，应及早到眼科进行相应治疗。

3. 口腔护理 由于干燥综合征患者唾液分泌减少，易发生龋齿及其他口腔感染。应保持口腔清洁，三餐后刷牙、漱口。避免使用抑制唾液腺分泌的抗胆碱能作用的药物，如阿托品、山莨菪碱等。每日做鼓腮动作，同时用手叩击腮腺部位数次，或按摩腮部和下颌部以刺激腮腺分泌。口干严重者可用枸橼酸漱口液漱口，以刺激残余唾液腺的分泌。

如患者已发生口腔溃疡，可先用生理盐水棉球擦洗局部，再用 5%甲硝唑涂擦，避免使用甲基紫，以免加重口腔干燥症状；也可用金银花、白菊花或乌梅甘草汤等代茶频服或漱洗口腔以清热解毒。

对口腔继发感染者，可采用 5%碳酸氢钠液漱口、制霉菌素等治疗。对唾液引流不畅发生化脓性腮腺炎者，应及早使用抗菌药物，避免脓肿形成。发生龋齿时应尽早行修补术，重度龋齿可用 0.1%~0.2%氯己定漱口，以消除牙齿上的菌斑。

4. 呼吸道护理 保持室内空气新鲜，调节室内温度至 18~20℃、湿度至 50%~60%，尽量不使用空调，也可用加湿器为室内空气加湿。定期开窗通风，注意空气消毒，以缓解呼吸道、口腔黏膜干燥所致干咳等症状。由于患者鼻、气管黏膜干燥，易合并呼吸道感染，应叮嘱患者尽量少到公共场所，避免感冒及肺部感染。地面可洒水，并用消毒液拖地，减少细菌、病毒的繁殖，降低呼吸道感染的机会。对痰液黏稠难以咳出的患者，可行雾化吸入，必要时雾化液内可加入抗生素和 α 糜蛋白酶，以控制感染和促进排痰。禁用含油剂滴鼻液，以免引起吸入性肺炎。大量饮水，以缓解干燥症状。嘱患者勿抠鼻腔，以防损伤。

5. 疼痛护理　70%～80%的干燥综合征患者有关节、肌肉疼痛，但关节破坏少见。急性期应多卧床休息，注意保暖，缓解疼痛。避免引起疼痛的各种诱因，如寒冷、潮湿、感染、吹风等。注意肢体保暖，以减少疾病的反复发作。可通过听轻音乐分散患者对疼痛的注意力，以缓解焦虑和疼痛；还可用热水浸泡关节疼痛部位，以松弛肌肉，改善循环，减轻疼痛。

（四）心理护理

由于干燥综合征病程长，病情缠绵难愈，治疗见效慢，严重者可出现眼干、欲哭无泪、口干、水杯不能离身，部分患者伴有关节疼痛、关节畸形、活动障碍等，严重影响患者的生活质量，患者及家属易焦虑悲观、心情烦躁、情绪低落，甚至对治疗失去信心。应加强心理疏导，向患者及家属介绍相关知识，关心体贴患者，帮助患者正确认识本病，以积极的态度对待疾病，消除其悲观心理和精神负担，鼓励其保持健康快乐的情绪，使患者逐步适应慢性病的生活，树立长期治疗的信心，积极主动配合治疗和护理。

（五）健康指导

干燥综合征病程长且易反复发作，控制症状是最好的治疗方法，因此对患者进行健康教育非常重要，自我护理是提高患者生活质量的重要因素之一。健康教育方式包括一对一讲解、小组讲解、讨论及发放健康指导手册等，向患者倡导健康的生活和学习方式。指导患者保持良好的生活习惯，按时作息，定时定量进食。指导患者饮食宜清淡、营养要丰富、易消化，忌食生、冷及辛辣刺激食物。注意保暖，防止受凉感冒。保持口、眼湿润，防止皮肤干燥。用温水湿敷、涂润肤膏。根据自己的体力参加适量的锻炼，如散步、做保健操等，劳逸结合。用药要严格遵照医嘱，勿随意减用或停用激素，应用免疫抑制剂时宜多饮水。学会观察药物的不良反应，并定期复查。

第九节　复发性多软骨炎

复发性多软骨炎（relapsing polychondritis, RP）是一种以软骨及富含蛋白聚糖的组织受累为主的免疫性多系统疾病，主要侵犯耳郭、内耳、鼻、喉、气管、支气管、眼部、关节和心血管等处的软骨及结缔组织，以受累部位软骨炎症反复发作和退化为特征。国外研究发现，复发性多软骨炎的发病率为（0.71～3.5）/100 万，各种族和年龄段均可发病，多发于 40～55 岁，无明显性别差异。

一、病因与发病机制

复发性多软骨炎的病因及发病机制仍不清楚，可能与具有遗传易感性的个体在多种环境因素诱导下暴露出基质抗原，引起机体启动一系列针对软骨组织、关节滑膜、肾小球及肾小管基膜、气管黏膜、心瓣膜、眼葡萄膜等组织的自身免疫反应有关。

1. 遗传因素 遗传学研究发现，HLA-DR4 是复发性多软骨炎的主要危险等位基因，而器官受累的严重程度与 HLA-DR6 呈负相关。

2. 环境因素 环境诱发因素包括物理因素、感染性疾病及药物因素等。①物理因素如创伤和耳穿孔，可使软骨基质隐匿抗原暴露，触发自身免疫。②感染性疾病如结核、梅毒、斑疹伤寒、放线菌病、水痘、白喉、风疹等，在病程中可伴发喉、甲状软骨的局限性软骨炎，可能是病原体抗原引起的交叉反应导致软骨基质的破坏。③药物因素如氨基葡萄糖软骨素补充剂和静脉药物滥用也可能引发复发性多软骨炎。

3. 免疫因素 研究表明，细胞免疫和体液免疫在复发性多软骨炎的发病中发挥重要作用：患者病灶组织中存在大量单核细胞、巨噬细胞、中性粒细胞和淋巴细胞浸润；患者血液中可检测出抗 II 型、IV 型和 VI 型胶原抗体，以及抗软骨寡聚基质蛋白抗体，部分患者抗核抗体、类风湿因子或循环免疫复合物阳性；病理活检发现局部有免疫球蛋白和补体沉积。

蛋白酶是软骨降解的介质。免疫细胞和软骨细胞释放基质金属蛋白酶和活性氧代谢产物等降解酶，以及炎症因子抑制抗蛋白酶因子而使蛋白酶活性增加，从而破坏软骨及其他富含蛋白质多糖的组织和器官，导致复发性多软骨炎的发生。

二、病 理 变 化

光镜下所见病变特点为软骨溶解伴软骨膜炎。疾病早期可见软骨膜及软骨呈急性、慢性炎症细胞浸润，软骨组织分隔成小岛。疾病晚期，软骨细胞呈空泡样变性、坏死，软骨基质嗜碱性染色消失，变性坏死的软骨被纤维结缔组织替代，软骨周围肉芽组织可检测到基质金属蛋白酶 8（matrix metalloproteinase-8，MMP-8）、MMP-9 和弹性蛋白酶。弹性纤维染色显示弹性纤维凝集、破坏。耳郭皮肤表现为血管炎、血管腔闭塞伴淋巴细胞、嗜酸性粒细胞浸润。

三、临 床 表 现

复发性多软骨炎可隐匿起病，也可急性发病或在慢性疾病基础上病情突然加重，不同患者临床表现差异较大。疾病可累及全身多个器官系统，除了耳、鼻、气道等软骨，皮肤、眼、关节、肾脏及心血管、神经、血液系统等也可受累。活动期可有发热、局部疼痛、疲乏无力、体重减轻和食欲缺乏等全身表现。

（一）软骨炎

1. 耳软骨炎　是复发性多软骨炎最常见的临床表现，约 90% 的患者可出现。常表现为单侧或双侧耳郭红肿、疼痛，亦可累及咽鼓管、外耳道，导致听力下降。晚期耳郭软骨可因结构破坏出现塌陷、畸形，表现为特征性"菜花耳"或"松软耳"畸形。少数患者可累及内耳，引起耳鸣、听力下降，亦可出现前庭功能障碍，表现为眩晕、共济失调等。

2. 鼻软骨炎　约 60% 的患者可出现鼻软骨炎，表现为鼻部软组织肿胀、疼痛，常伴鼻塞、流涕、鼻出血等，亦可出现嗅觉减退。晚期表现为鼻软骨塌陷、特征性"鞍鼻"畸形。

3. 气道　喉、气管及支气管均可受累，早期表现为局限性增厚、软化，甲状软骨、环状软骨等压痛。后期由于气道狭窄甚至塌陷，可引起声嘶、顽固性干咳、吸气性喘鸣、呼吸困难等。突发喉软骨塌陷可导致窒息。

4. 骨、关节　约 70% 的患者可出现关节受累，表现为胸锁关节、胸骨柄关节、肋软骨等肿痛和压痛，晚期可导致胸廓畸形。关节炎常为非对称性关节炎，可累及手关节、膝关节等大小关节，可自行缓解或经抗炎治疗后缓解。

（二）系统表现

1. 眼部　常见表现为巩膜炎，可因巩膜变薄出现蓝色巩膜。也可表现为结膜炎、葡萄膜炎、角膜炎，严重时可出现角膜穿孔、视网膜血管炎和视神经炎等，甚至导致失明。也可因眼部周围软组织炎症出现眼球突出或眶周假瘤。

2. 皮肤　常为非特异性表现，如口腔溃疡、紫癜、网状青斑、结节红斑、血栓性浅静脉炎等。

3. 心血管系统　心脏病变主要累及瓣膜中的软骨成分，可表现为主动脉瓣或二尖瓣反流或关闭不全，也可出现心脏传导阻滞、心肌炎、心包炎、动脉瘤等，也可累及大中小血管，引起血管炎。

4. 肾脏　可出现蛋白尿、血尿、高血压、肾功能不全等表现，此类患者预后较差。

5. 其他　可累及神经系统，引起脑神经、运动或感觉神经病变，出现眼肌麻痹、视神经炎、偏瘫等症状。累及血液系统时可出现贫血、血小板减少等。约 1/3 的患者可伴发其他疾病，如系统性血管炎、恶性肿瘤、系统性红斑狼疮、类风湿关节炎等。

四、诊 断 要 点

复发性多软骨炎需结合患者病史、临床表现、实验室检查、影像学检查、组织活检等做出诊断，必要时可通过诊断性治疗进行鉴别。本病常用诊断标准有 McAdam 标准（1975年）、Damiani 标准（1979 年）、Michet 标准（1986 年）。复发性多软骨炎国际协作组 2012年提出的复发性多软骨炎疾病活动指数（RP disease activity index，RPDAI）可用于全面评估本病的严重程度。因复发性多软骨炎患者首发症状多样，且无法仅靠特异的检查确诊，故出现诊断延迟甚至误诊等情况较为常见。

五、治 疗 原 则

复发性多软骨炎的治疗目标是抑制免疫系统介导的炎症损伤。糖皮质激素为复发性多软骨炎患者治疗的主要用药。秋水仙碱、氨苯砜可用于早期轻症患者的病情控制。非甾体抗炎药用于仅累及鼻、外耳或关节的轻症患者。当患者发生严重靶器官损害，如全身性血管炎、心脏受累、眼部病变、多软骨炎、气道损伤时，需使用大剂量激素进行冲击治疗，以迅速控制病情。病情稳定后逐渐减量至维持剂量。气道受累患者常并发呼吸道感染，需同时应用抗生素控制病情。免疫抑制剂如甲氨蝶呤、环磷酰胺等不作为复发性多软骨炎的常规应用，常用于激素治疗无效、治疗后复发，或为减少激素的使用剂量而联合使用。

对于难治性或复发性患者，可考虑选择生物制剂，可使用 TNF-α 抑制剂、IL-1 受体拮抗剂、利妥昔单抗、托珠单抗等。托珠单抗可作为中枢神经系统受累患者的首选用药。晚期出现严重并发症的患者，尤其是气道、心脏瓣膜等结构被破坏时，可采用介入治疗或外科手术治疗。

六、护 理 措 施

（一）一般护理

保持病房安静，注意室内通风，病房温湿度适宜，用紫外线灯消毒（2 次/周），每日用含氯消毒液擦拭地面 2 次。保持床单元的干净卫生，及时更换床单及病员服。患者急性发作期应卧床休息，严格限制探视人员数量，防止交叉感染。严密观察患者病情变化，注意生命体征的变化，主要以血压、24 小时出入量的变化为主，做好护理记录。注意保持患者呼吸道通畅，预防窒息。烦躁不安者可适当遵医嘱使用镇静剂，以保持充足的睡眠。患者因多处软骨疼痛及双眼充血而视物模糊，导致活动受限，应协助患者洗漱、进食、排便、穿衣等，将日常用品放在患者容易触及的地方，并嘱患者正确使用床挡、扶手等，防止跌倒、坠床等情况的发生。

（二）饮食指导

根据患者的饮食习惯安排食谱，鼓励患者进食高蛋白、高热量和维生素含量丰富的易消化食物，同时补充钙、磷，适当控制糖和脂肪的摄入。可根据患者口味适当加糖、醋进行调味，食物注意色、香、味搭配。急性发作期视病情给予流质或半流质饮食，以免引起会厌和喉部疼痛。患者自己进食时，应嘱其细嚼慢咽，防止呛咳和食物反流引起吸入性肺炎或加重肺部感染。对于不能经口进食的患者，需留置胃管，定时注入肠内营养混悬液、肉汤、果汁等。进食及鼻饲时将床头摇高 30°，同时观察有无呛咳、呼吸困难、发绀等症状，防止呛咳和食物反流引起吸入性肺炎或加重肺部感染。长期鼻饲者如使用硅胶管，应每 2～3 周更换 1 次。

对于有肾脏损伤的复发性多软骨炎患者，应少食用豆类食品，控制体重。对于伴发贫血的患者，应增加含铁丰富食物的摄入。

（三）专科护理

1. 用药护理　指导患者掌握正确的服药方法，用药期间严密观察药物疗效及不良反应，如肝损害、肾毒性、血尿及其他血液系统的不良反应等。为促进药物代谢产物排出体外，鼓励患者多饮水。饭后服药可减少胃肠道反应。定期检测血、尿常规及肝肾功能等。

对于大多数复发性多软骨炎患者，激素和免疫抑制剂是最基本的治疗手段。在激素冲击治疗阶段，需仔细观察激素应用的时间和剂量，及时掌握减药时机，密切观察血糖、尿糖、血压的变化，警惕继发性糖尿病和高血压的发生。注意有无合并感染的征象，特别是真菌感染。对于应用免疫抑制剂的患者，需了解药物服用的时间及方法，定期监测血常规、肝功能等。对于静脉滴注环磷酰胺的患者，输液速度一定要慢，密切观察输液情况，防止药物外漏，以免引起局部组织坏死。

2. 疼痛护理　多数复发性多软骨炎患者由于鼻软骨炎、耳软骨炎、肋软骨炎，可出现鼻梁、耳郭、胸肋部及关节的肿胀、疼痛。护理时应观察评估患者疼痛持续时间、部位、程度，并观察鼻软骨及耳郭有无硬结及软骨塌陷。避免各种诱因如潮湿、感染，注意保暖，避免寒冷、潮湿等诱发因素，可进行适当热敷或理疗。必要时协助患者按时服用非甾体抗炎药或镇痛药，观察药物的不良反应，有无胃肠道及肝肾损害。嘱患者通过听轻音乐、阅读小说和杂志，及鼓励病友间交流、聊天等方式分散注意力。教会患者简单的放松方法，坚持每日早、晚进行 30 分钟自我放松训练等。

3. 气道护理　复发性多软骨炎累及气道时可出现咳嗽、声嘶、喘息、呼吸困难及反复呼吸道感染和喘息。气道阻塞早期表现为炎性水肿，后期可出现气道软骨破坏，易于塌陷，造成气道的弹性狭窄。气道纤毛上皮的损伤造成对分泌物的清除能力下降，继而造成阻塞和感染，易引起气道痉挛，有窒息的危险。需根据血气分析的监测变化，及时对患者吸氧方式、流量及时间进行调整。如患者痰液黏稠不易咳出，遵医嘱使用糖皮质激素类药物如布地奈德混悬液等雾化吸入。若痰液无力咳出，给予叩背，使分泌物松动脱落。禁止吸痰等有创操作，以免破坏气道软骨环，导致气管塌陷而在吸痰过程中发生窒息。在床旁备好气管切开包，与家属做好沟通，若发生严重的呼吸困难，应立即行气管切开术，给予辅助通气治疗。一般不选用气管插管，因其可引起气道的突然闭塞而导致患者窒息死亡。

4. 眼部护理　复发性多软骨炎眼部病变由多软骨炎本身引起或由伴随的干燥综合征引起，复发性巩膜外层炎或结膜炎较为常见。护理时密切观察眼部有无充血，叮嘱患者注意保持眼部卫生，避免用手揉眼等不良卫生习惯，出现瘙痒或流泪时给予无菌棉签点压眼角以减轻症状，睡前使用眼药膏。告知患者日常生活中的用眼常识，避免过度用眼。协助患者使用复方妥布霉素及普拉洛芬滴眼液，观察疗效及不良反应。对于合并干燥综合征的患者，可使用人工泪液。对视力下降者给予心理护理和生活护理。保持室内光线适宜，避免阳光直射眼部，外出时可佩戴防护镜。指导患者每半年左右进行眼底检查，发现问题及时就诊。

（四）心理护理

复发性多软骨炎预后差，患者会担心疾病的预后。由于鼻梁、耳郭塌陷损害自我形象，可表现为恐惧、焦虑等情绪。随着病程的进展，呼吸困难反复发作，加上医疗费用负担重，患者会产生悲观厌世的心理。与患者加强心理沟通极其重要。护理人员应密切关注患者的心理和精神变化，并经常巡视病房，向患者及其家属介绍本病的相关知识，告知本病虽然没有特效药，但可以通过气管切开、支架植入等手段，以及激素和免疫抑制剂的使用，达到缓解症状、提高生命质量的目的。鼓励患者树立战胜疾病的信心。避免在患者面前谈论有关医疗费用的问题，以免增加其思想负担。同时帮助患者寻求家庭支持系统。此外，同病房应尽量安排年龄相仿的病友，以活跃病房气氛，让患者保持愉悦的心情。

（五）健康指导

向患者宣教复发性多软骨炎的基本知识，纠正患者的错误观点，说明本病的特点和预防控制措施。指导患者注意个人卫生，学会皮肤护理，预防皮损和感染。指甲勿剪得过短，以防损伤指甲周围皮肤。避免前往人群集中的地方，预防交叉感染。在疾病缓解期，指导患者逐步增加活动，可参加社会活动和日常工作，但要注意劳逸结合，避免过度劳累。鼓励患者加强营养，适当参加体育锻炼，增强体质，防止受凉感冒。

患者出院后仍需长期服用激素，间断使用免疫抑制剂。需向患者及其家属说明药物的用法、用量，重点强调应按时、按量、坚持服用，说明药物的不良反应，并教会患者及其家属如何观察药物疗效和不良反应。出院后坚持严格按医嘱治疗，不可擅自改变药物剂量或突然停药。对于带气管套管和支架出院的患者，应说明使用注意事项，教会家属简单的护理方法。指导患者注意外界环境和心理的调节，排除不利于身心健康的因素。嘱咐患者建立随诊卡，定期到门诊复查，争取病情稳定、长期缓解，减少复发。

第十三章　眼耳鼻咽喉免疫相关性疾病及护理

眼（eye）是专司视觉的感觉器官，包括眼球及其附属器。眼球是一个球形器官，分为眼球壁和眼内容物两部分。眼球壁又分外层、中层和内层：外层称为纤维膜，包括角膜和巩膜，是由致密的胶原纤维、弹力纤维交织而成的结缔组织；中层为葡萄膜，分为虹膜、睫状体和脉络膜三部分；内层称视网膜，又可分为外面的色素上皮层和内面的神经感觉层。眼内容物包括晶状体、房水和玻璃体。眼的附属器包括眼眶、眼睑、结膜、泪器和眼外肌。眼是机体的组成部分，可发生与全身免疫性疾病相似的免疫反应，由于其独特的解剖结构，又有别于全身免疫反应，形成相对独立的免疫生理和免疫病理过程。眼的疾病最终都会影响视觉功能。

耳（ear）为主管听觉和平衡觉的感觉器官，可分为外耳、中耳和内耳。外耳包括耳郭和外耳道；中耳包括鼓室、鼓窦、乳突及咽鼓管；内耳又称迷路，包括前庭、耳蜗和半规管三部分。鼻（nose）是呼吸道与外界环境连接的部分，具有嗅觉、呼吸和辅助发声等功能。鼻包括外鼻、鼻腔和鼻窦三部分，其中鼻窦又包括上颌窦、额窦、筛窦及蝶窦。咽（pharynx）是呼吸和吞咽的共同通道，可分为鼻咽、口咽和喉咽三段。口咽部两侧有腭扁桃体，具有重要的免疫防御功能，能产生免疫球蛋白，在儿童期尤为重要。喉（larynx）是以软骨为支架的器官，上端与咽相连，下接气管，具有呼吸、发声等多种功能。耳鼻咽喉各器官位于呼吸道和消化道的起始部，在机体免疫防御体系中具有重要作用，发生免疫性疾病也较为常见。

第一节　眼 干 燥 症

眼干燥症又称角结膜干燥症或干燥性角膜结膜炎，是指多种原因引起的泪液质量、数量或动力学异常，引起泪膜不稳定和（或）眼表组织损害，从而导致眼不适症状及视功能障碍的一类疾病。多见于女性、长期从事计算机工作者及佩戴角膜接触镜者。

一、病因与发病机制

1. 泪膜不稳定及泪液渗透压升高　人眼睑上下之间的眼球表面均匀覆盖有泪液层，称为泪膜。泪膜是一层 6～10μm 厚的动态薄膜，由脂质层、水液层和黏蛋白层组成。表层为脂质层，由睑板腺分泌，主要作用为防止水液层蒸发并保持泪膜厚度，作为表面活性剂利于泪膜分布；中层为水液层，由泪腺分泌，为角膜和结膜提供营养物质，清除眼表的上皮碎屑、代谢产物和微小异物；内层为黏蛋白层，主要由结膜杯状细胞和眼表上皮细胞分泌，具有保护和润滑眼表的作用。

泪膜稳定性被破坏是引起眼干燥症的核心机制。泪液中黏蛋白量或糖基化的改变均可导致泪膜稳定性下降，引起泪液蒸发量增加和泪液渗透压升高，继而引发上皮细胞渗透压的改变和炎症反应，破坏正常的眼表环境。眼干燥症患者泪液渗透压较健康者更高，不同的渗透压可能导致细胞凋亡、炎症、杯状细胞缺失。

2. 炎症反应 是眼干燥症发病的重要因素。高渗泪液通过激活炎症级联反应引起炎症介质释放，导致泪液蒸发过强和泪膜不稳定。多种细胞因子及免疫细胞参与眼表炎症反应过程，目前已发现的细胞因子包括白细胞介素、表皮细胞因子、肿瘤坏死因子、细胞间黏附分子等。研究表明，眼干燥症患者的泪液和结膜上皮细胞中的 IL-1、IL-6、IL-8、TNF-α 和 TNF-β 等细胞因子水平显著升高，并与眼干燥症的严重程度相关。

神经系统调控泪腺的分泌功能。炎症因子可通过刺激淋巴细胞增殖促使其对泪腺进行免疫攻击，同时还可作用于交感神经及副交感神经。神经调节异常可导致泪腺稳定性和功能性的破坏，进而引起或加重眼干燥症。

3. 年龄和性别因素 随着年龄的增长，泪液生成减少，蒸发过多，眼干燥症的患病率也随之上升。眼干燥症的发病有明显的性别特征，女性患病率较男性高，尤其以围绝经期女性居多，可能与围绝经期女性体内性激素水平变化、雄激素水平下降有关。

4. 环境因素 可对泪膜成分及泪液生成、分布、蒸发、清除等动力学过程产生影响。空调房内空气湿度较低及长时间使用视频终端引起的瞬目减少等可导致泪液蒸发速度加快；环境污染可使泪液渗透压降低、结膜杯状细胞黏蛋白生成减少等，均可引起眼干燥症。

5. 其他因素 某些全身性疾病如糖尿病、风湿性关节炎、系统性红斑狼疮、干燥综合征、帕金森病等可导致眼干燥症。长期服用某些药物可增加眼干燥症的患病风险，如抗高血压药物、抗抑郁药、噻嗪类利尿剂、β 受体阻滞剂、抗胆碱能药、磺胺类药、抗帕金森药、抗组胺药等。眼科手术如白内障手术、青光眼手术、角膜移植术、角膜屈光手术、斜视矫正术、翼状胬肉切除术等也可导致眼干燥症的发生。

二、临床表现

1. 症状 眼干燥症的症状多样，一般局限在眼部，最常见的症状是眼部干涩和异物感，其他症状有烧灼感、痒感、畏光、充血、疼痛、视物模糊、视疲劳及眼部分泌物增多等，以下午和晚间明显，在干燥气候和空气污染环境中加重，严重者可导致角膜损伤和视力下降。

2. 体征 眼睑缘充血、增厚，腺口处有黄色黏稠分泌物阻塞；结膜充血，乳头增生；眼表泪液层厚度降低；角膜出现角化、变性、溃疡或血管翳；严重者出现睑球粘连。

三、诊 断 要 点

眼干燥症的诊断主要通过详细的问诊，结合临床表现、泪液分泌情况、泪膜稳定性、眼表上皮细胞损害及泪液渗透压增高等多种检查结果判断。对可疑患者可采取相关检查明确诊断，部分疾病与眼干燥症症状相似需进行鉴别诊断。眼干燥症诊断标准如下。

（1）有干燥感、异物感、烧灼感、疲劳感、不适感、视力波动等主观症状之一，且泪膜破裂时间（break-up time，BUT）≤5秒，或泪液分泌试验Ⅰ（Schirmer Ⅰ test，SⅠt）（无表面麻醉）≤5mm/5min，可诊断为眼干燥症。泪液分泌试验Ⅰ是反映泪液基础分泌的试验。

（2）有以上主观症状之一，且泪膜破裂时间＞5秒但≤10秒，或泪液分泌试验Ⅰ（无表面麻醉）＞5mm/5min但≤10mm/5min，同时有角结膜荧光素染色阳性者，可诊断为眼干燥症。

四、治 疗 原 则

眼干燥症的治疗目标是保护患者的视功能，抑制眼表的炎症反应，恢复眼表面的正常结构功能及缓解眼部不适。

1. 泪液替代疗法　人工泪液替代疗法是治疗眼干燥症最常用的方法。人工泪液可替代人体泪液的作用，使眼表得到润滑，增加其湿润度，稀释其可溶性炎症介质的浓度，降低泪液渗透压，以达到治疗效果。目前常用的人工泪液有羧甲基纤维素钠滴眼液（0.05%）、卡波姆眼用凝胶（0.2%）、透明质酸钠（0.1%）、聚乙二醇（0.4%）及右旋糖酐（0.1%）等。

2. 抑制眼表炎症反应　轻度结膜炎症引起的眼干燥症可局部应用抗炎类药膏或药水；中度眼干燥症可加用激素类、非甾体抗炎滴眼液；重度眼干燥症局部常用药物为糖皮质激素和环孢素。FK506（他克莫司滴眼液）适用于环孢素治疗无效的严重眼干燥症。睑板腺功能障碍及睑缘炎可采用热敷、按摩和擦洗。

3. 减少泪液流失　通过减少泪液的蒸发和排泄来保存泪液，方法包括眼睑缝合术、戴角膜接触镜、泪道栓塞和泪小点封闭等。泪小点封闭法具有不可逆性的局限性，可采用泪道栓塞法。泪道栓塞是通过特制的栓子阻塞泪道，延长眼表面自身泪液的停留时间，同时降低泪液渗透压，恢复和维持眼表健康环境，以减少人工泪液的使用频率。

4. 促进泪液分泌　有些药物具有刺激泪腺产生泪液的作用，如新斯的明、肾上腺素、麻黄碱、毛果芸香碱及利胆药茴三硫等，长期使用存在副作用。

5. 对因治疗　根除或对症处理原发病变，消除诱因。甲状腺功能减退者予以甲状腺素治疗，维生素A缺乏者予以维生素A治疗，更年期和绝经期者可口服尼尔雌醇治疗。避免长时间使用计算机，少长期接触空调及烟尘环境等眼干燥症诱因。

6. 其他治疗　强脉冲光治疗方法可用于蒸发过强型干眼和睑板腺功能障碍的治疗。

五、护 理 措 施

（一）一般护理

病房应干净、整洁、舒适，定期开窗通风，保持空气新鲜。维持室内温度 18～21℃、相对湿度 40%～60%。尽量不开或不长时间开空调或暖气，必要时为增加空气的湿度可使用加湿器，以降低干燥的空气对眼表皮的损害，维持眼表水分，减少泪液流失。睡眠要充足，保证眼睛充分休息。养成良好的用眼习惯，避免长时间阅读、使用计算机和手机。用眼 1 小时后应远眺 10 分钟。经常眨眼，减少眼球暴露于空气中的时间，减少泪液蒸发。多按摩眼周，如做眼保健操。指导患者用 36℃ 左右的毛巾对眼部进行湿敷，每次 10 分钟，每日早晚各 2 次，也可使用广谱加热器或红外线加热器对眼部进行湿敷，帮助泪液分泌。适当参加体育锻炼，在身体排汗的同时，泪液的分泌也会增加。

（二）饮食指导

指导患者均衡饮食，嘱患者进食高蛋白且富含维生素 A、维生素 B_1、维生素 C、维生素 E 的清淡类食物，如豆制品、牛奶、鱼肉、羊肉、动物肝脏、蛋类、菠菜、胡萝卜、蕃茄等。注意补充水分，多进食新鲜瓜果和蔬菜，有助于营养眼睛，改善视觉功能。杜绝进食辛辣刺激性强的食物，如油炸、油煎食品及油腻食物。禁烟酒、浓茶、咖啡。

（三）专科护理

1. 用药护理

（1）慎用药物：许多药物可引起眼干燥症，如镇静剂、催眠药、镇咳药、胃药、降压药物、避孕药等。长期使用抗菌消炎、抗病毒、抗过敏及降眼压等含激素类滴眼液可对眼表组织产生毒性作用，引发眼干燥症，特别是皮质激素类滴眼液可对结膜造成一定程度的损伤，使泪膜破裂时间缩短。大部分抗生素、激素滴眼液都含有防腐剂，长期滴用含有防腐剂的滴眼液会加重眼干燥症。此外，长期滴用皮质激素类滴眼液可能发生激素性青光眼、激素性白内障等并发症，长期滴用抗生素滴眼液还有引起眼部菌群失调、诱发真菌感染的风险。因此避免使用引发或加重眼干燥症的药物，如病情允许，尽量不用。如确需使用这类药物，应在医生指导下酌情慎用。

（2）严格合理用药：眼干燥症患者用药治疗时，要向患者传授正确使用药物的方法。由于每种药物的药理作用不同，用药不当或滥用药物不但不能达到治疗效果，反而可能使病情加重。指导患者严格按处方正确合理使用人工泪液或其他药物，不可自行随意用药，不可滥用消炎类滴眼液，也不能随意增加滴眼次数，因过度频繁滴用眼液会将正常的泪膜冲走，从而加快泪液的蒸发。避免长时间或者频繁滴用含有苯扎氯铵等防腐剂的滴眼液，以免加重眼干燥症。

（3）正确使用人工泪液：由于人工泪液中的防腐剂对眼表上皮细胞具有一定的毒性作用，应指导患者使用不含防腐剂且富含电解质的人工泪液，以减少防腐剂带来的影响。使用人工泪液时注意每天滴眼次数不应超过 6 次，可建议患者在眼部不适时才滴用人工泪液，因为人工泪液在眼表保留的时间并不会比正常情况下眼表产生泪液的时间长，长期定时滴用人工泪液可能会抑制泪液的生成，从而加重、加速泪液缺少，造成对人工泪液的依赖性增大。

2. 视频终端综合征及视疲劳护理　对于视频终端综合征患者，可给予眼部保健操护理，用眼一段时间后需眺望远方景物 5 分钟，帮助患者养成看计算机、电视等屏幕时增加眨眼次数的习惯。眨眼可刺激泪腺分泌物的增加，有效缓解眼干燥症。对于视疲劳患者，可采取近距离聚焦与远距离聚焦交替的方式对眼肌进行放松按摩，缓解视疲劳，并结合眼保健操进行眼部放松。

3. 佩戴隐形眼镜护理　长期佩戴隐形眼镜的患者应适当减少佩戴时间，并注意严格按照隐形眼镜的使用时效及护理方式使用，避免超期使用。应使用隐形眼镜专业护理滋润药水，使用时将上眼睑轻轻提起，将专用滴眼液滴入结膜囊中，使药水充盈于结膜囊，避免直接滴于角膜上。最佳用量为每次 1～2 滴，每天 4～6 次。非必要时尽量不佩戴隐形眼镜。

（四）心理护理

眼干燥症患者因出现眼睛干涩、异物感、烧灼感及眼痒、眼痛等症状，以及对疾病知识的缺乏，易产生恐惧感和焦虑情绪。护理人员应关心、体贴患者，积极与其交流沟通，耐心解释患者提出的问题，消除和减轻患者的恐惧、焦虑等心理压力。应向患者讲解眼干燥症的相关知识，介绍眼干燥症的自然病程，提高患者的自我防护能力。多给予患者正面支持和鼓励，使患者树立信心，提升治疗依从性，在良好的心理状态下积极接受治疗。

（五）健康指导

将眼干燥症发病的相关因素、治疗及预防知识作为重要的健康宣教内容，及时对患者进行讲解、指导，提高患者对眼干燥症危害的认识，加强防护，减轻眼部不适症状，避免病情加重，减少对视力的损害。指导伴有睑板腺功能障碍者进行眼部护理治疗。向患者详细介绍病情，强调长期用药的必要性，告知患者经治疗可实现的预期目标，讲解正确使用滴眼液和眼药膏的方法。通过健康宣教，使患者养成良好用眼习惯与生活习惯，提高药物使用及自我防护等对眼干燥症治疗重要性的认识。

第二节　葡　萄　膜　炎

葡萄膜炎（uveitis）是指虹膜、睫状体、脉络膜及邻近相关眼结构的炎症，按发病部位可分为前葡萄膜炎（anterior uveitis）、中间葡萄膜炎（intermediate uveitis）、后葡萄膜炎（posterior uveitis）及全葡萄膜炎（panuveitis）。前葡萄膜炎最常见，其次为全葡萄膜炎，男性患病比例高于女性。葡萄膜炎多发生于青壮年，是主要的致盲眼病之一。

一、病因与发病机制

葡萄膜炎的病因与发病机制复杂，种类繁多，常与下列因素有关。

1. 感染 眼球穿孔伤、手术创伤、角膜溃疡后，细菌、病毒、寄生虫等病原体可直接侵犯葡萄膜、视网膜或视网膜血管引起炎症，身体其他部位病变如败血症、口腔炎、鼻旁窦炎等可经血行转移引起葡萄膜炎症，还可通过病原体与人体或眼组织共同抗原的交叉反应引起炎症。

2. 自身免疫 正常眼组织中含有多种致葡萄膜炎抗原，如视网膜可溶性抗原（S 抗原）、光感受器间维生素 A 类结合蛋白、黑色素相关抗原等，在机体免疫功能紊乱时，出现针对这些抗原的免疫应答，引起葡萄膜炎。

3. 创伤及理化损伤 可激活花生四烯酸代谢，产生前列腺素、血栓烷 A2 和白三烯等炎症介质，引起葡萄膜炎。

4. 遗传因素 葡萄膜炎与某些遗传基因有关，如强直性脊柱炎伴发的葡萄膜炎与 HLA-B27 基因密切相关；白塞病与 HLA-B5/B51 基因有关；福格特-小柳-原田综合征与 HLA-DR4w53 基因密切相关。

二、临 床 表 现

1. 前葡萄膜炎 包括虹膜炎、虹膜睫状体炎和前部睫状体炎，是最常见的葡萄膜炎类型，约占我国葡萄膜炎总数的 50%。

（1）症状：急性或急性复发者表现为眼痛、结膜充血、畏光、流泪及视物模糊，当前房出现大量纤维蛋白渗出或出现反应性黄斑和视盘水肿时，可引起视力明显下降；发生并发性白内障和继发性青光眼时，可导致视力严重下降。慢性者症状轻微，表现不明显。

（2）体征：急性葡萄膜炎可见睫状充血或混合充血、角膜后沉着物。房水有闪辉，房水中出现炎症细胞，前房积脓、积血。虹膜充血水肿，纹理不清、后粘连，可有虹膜结节。瞳孔缩小、闭锁，对光反射迟钝，晶状体表面色素沉着。眼底一般正常，少数可出现反应性黄斑及视盘水肿。慢性者无或有轻度睫状充血，角膜后沉着物多带棕色，虹膜常有后粘连和晶状体、玻璃体混浊。

2. 中间葡萄膜炎 又称周边葡萄膜炎或睫状体平坦部葡萄膜炎，是指睫状体平坦部、玻璃体基底部、周边视网膜和脉络膜的慢性炎症性疾病。

（1）症状：轻者初发可无症状或有眼前黑影、视物模糊、暂时性近视；重者可出现中心视力及周边视力减退。当出现急性玻璃体积血、视网膜脱离时，可突然出现严重视力下降。

（2）体征：多数患者眼前段出现轻度至中度炎症反应。玻璃体内可见由炎症细胞凝集而成的尘埃状或小粒状"雪球样"混浊。睫状体平坦部和玻璃体基底部可见伸向玻璃体腔的"雪堤样"病变。玻璃体变性、后脱离、积血，周边视网膜血管炎、血管周围炎及闭塞等。后期可出现增生性玻璃体及囊样黄斑水肿、弥漫性视网膜水肿等视网膜病变。

3. 后葡萄膜炎 是一组累及脉络膜、视网膜、视网膜血管和玻璃体的炎症性疾病，临床上包括脉络膜炎、视网膜炎、视网膜脉络膜炎及视网膜血管炎等类型。

（1）症状：取决于炎症的类型、受累部位及严重程度。可有视力减退，眼前黑影飘动或暗点、闪光感，视物模糊、视物变形等表现，如合并全身性疾病，则有相应的全身症状。

（2）体征：取决于炎症累及部位及严重程度。常见的有玻璃体混浊，以后部玻璃体为主；视网膜或脉络膜出现局限性或散在性浸润病灶，可有视网膜水肿、出血、渗出、血管白鞘等；可出现渗出性视网膜脱离、视网膜血管炎、增生性视网膜病变和玻璃体积血等。晚期可出现眼底色素沉着、晚霞状眼底、瘢痕、增生性改变及视网膜下新生血管。一般不出现眼前段改变，偶尔可出现轻度前房闪辉，少量前房炎症细胞。

4. 全葡萄膜炎　是指虹膜、睫状体及脉络膜同时或先后发生的，累及整个葡萄膜的炎症性疾病，常伴有视网膜和玻璃体的炎症。当全葡萄膜炎由感染因素引起时，称为眼内炎。常见的全葡萄膜炎有福格特-小柳-原田综合征、白塞病性葡萄膜炎和交感性眼炎。

（1）福格特-小柳-原田综合征。福格特-小柳-原田综合征是一种伴有皮肤、毛发改变、听力障碍和脑膜刺激症状的双眼弥漫性肉芽肿性葡萄膜炎，多为双眼发病。本病的眼部临床表现可分为前驱期、葡萄膜炎期、恢复期及复发期。前驱期表现为感冒症状，随后出现葡萄膜炎，视力急性下降，双眼弥漫性渗出性后葡萄膜炎，体征为后极部脉络膜增厚，伴有视盘水肿、充血及视盘周围视网膜水肿。脉络膜炎症早期表现为多灶性灰白病损，边界模糊，典型者眼底外观上有"丘陵状"凹凸不平感。炎症继续进展可出现下方渗出性视网膜脱离，此体征具有重要诊断意义。恢复期形成典型的晚霞状眼底，并可出现视盘苍白。复发期出现慢性肉芽肿性全葡萄膜炎，伴活动性肉芽肿性前葡萄膜炎的反复发作，常出现虹膜结节。

（2）白塞病性葡萄膜炎。白塞病是一种累及眼、口腔、皮肤和生殖系统等多系统的闭塞性细小血管炎。炎症侵犯眼球可引发角膜炎、疱疹性结膜炎、巩膜炎、视网膜炎、视盘炎及葡萄膜炎等。其中以葡萄膜炎最常见，如不及时治疗，致盲率可达 25%。本病一般累及双眼，可同时或先后发病，患者出现畏光、疼痛、视力下降等。前房积脓为重要特征，且较常见。玻璃体混浊，脉络膜、视网膜渗出、出血，视网膜血管充盈迂曲，视盘充血、水肿等。

（3）交感性眼炎。交感性眼炎是指单眼发生穿通伤或内眼手术后，双眼出现肉芽肿性葡萄膜炎。受伤眼称为诱发眼，未受伤眼称为交感眼。患者交感眼表现为起初轻微眼痛、畏光、流泪、视物模糊，后刺激症状逐渐明显，呈轻度睫状充血，房水混浊。随着病情发展，出现虹膜纹理不清，瞳孔缩小而虹膜后粘连，瞳孔缘结节、瞳孔闭锁，玻璃体混浊，视盘充血、水肿。周边部脉络膜可见细小黄白色类似玻璃膜疣样病灶，逐渐融合扩大，并散布到整个脉络膜。恢复期后眼底遗留色素沉着、色素脱色和色素紊乱，眼底可出现晚霞样"夕阳红"改变。

三、诊 断 要 点

葡萄膜炎的诊断主要根据病史、临床表现、辅助检查和实验室检查。对于由感染所致的葡萄膜炎，实验室检查往往可确定病因。常用的检查方法有眼内液或呼吸道分泌物、消化道和尿道排泄物的直接病原体培养和观察、特异性抗体测定和聚合酶链反应检测病原体核酸。房水和玻璃体标本可直接用于抗体的检测和 PCR 检测，二者联合应用可显著提高诊断的阳性率。

眼部超声检查对葡萄膜炎的诊断具有重要作用。对于葡萄膜炎引起瞳孔缩小、前房混浊、瞳孔膜闭的患者，利用超声可了解眼后节情况。超声生物显微镜可协助诊断中间葡萄膜炎及位于虹膜后的囊肿。

光学相干断层扫描仪（optical coherence tomography，OCT）可用于葡萄膜炎、脉络膜新生血管等引起的黄斑水肿的诊断。荧光眼底血管造影（fluorescence fundus angiography，FFA）可用于葡萄膜炎、脉络膜血管充盈缺损、脉络膜新生血管及各类视网膜血管病变的诊断。吲哚菁绿血管造影（indocyanine green angiography，ICGA）可显示脉络膜病变，也可观察视网膜循环，与荧光眼底血管造影联合使用可取长补短，提高诊断效果。

四、治 疗 原 则

葡萄膜炎的治疗原则是根据不同的病因、类型和临床表现，采取个性化的治疗措施。急性期患者应立即扩瞳以防止虹膜后粘连，迅速抗炎以防止眼组织破坏和并发症的发生。对于高度怀疑或确诊由病原体感染所致者应给予相应抗感染治疗。对非感染因素所致葡萄膜炎，由于局部用药在眼前段能够达到有效浓度，一般不采取全身用药治疗。

1. 散瞳和睫状肌麻痹剂 散瞳可解除瞳孔括约肌和睫状肌痉挛，也可减轻睫状肌对睫状血管的压迫，改善局部血液循环，并降低血管通透性，减少渗出物；可使瞳孔散大，防止虹膜后粘连。常用的用于急性严重前葡萄膜炎的散瞳剂为阿托品，用于轻度或中度葡萄膜炎的散瞳剂为复方托吡卡胺滴眼液，用量为每日 1～2 次。为充分散瞳，可在结膜下注射混合散瞳剂，每次 0.1～0.2ml，注射于新形成的虹膜后粘连附近的角膜缘外侧。

2. 糖皮质激素 是葡萄膜炎的主要治疗药物，目前常用的药物有泼尼松、泼尼松龙、地塞米松、甲泼尼龙、氢化可的松、曲安奈德等。给药途径有局部外用滴眼液滴眼、眼球结膜下注射、眼球周注射、眼球后注射、眼球内注射、口服全身给药及静脉滴注全身给药等。局部滴眼剂一般应用 0.1%地塞米松滴眼液。对于患眼球结膜下、球周或球后注射，急重病例使用地塞米松注射液，短期内不能治愈者可改用长效药物曲安奈德或甲泼尼龙结膜下注射。对于葡萄膜炎，只有在局部用药不能控制炎症时，才采用全身应用糖皮质激素的方法。

3. 非甾体抗炎药 常用于治疗葡萄膜炎的药物有双氯芬酸钠滴眼液、水杨酸钠、阿司匹林、吲哚美辛、布洛芬及保泰松。

4. 免疫抑制剂 临床上用于葡萄膜炎的免疫抑制剂有选择性 T 细胞抑制剂、抗代谢药物、烷化剂及生物制剂四类。选择性 T 细胞抑制剂常用环孢素、他克莫司（FK506）及西罗莫司；抗代谢药物常用吗替麦考酚酯、硫唑嘌呤、甲氨蝶呤等；烷化剂常用苯丁酸氮芥、环磷酰胺等；生物制剂主要有来氟米特、人基因重组 α 干扰素、英夫利昔单抗、利妥昔单抗等。

5. 其他治疗 对葡萄膜炎继发性青光眼者可给予降眼压药物治疗，对有瞳孔阻滞者尽早行激光虹膜切开术或行虹膜周边切除术，对房角粘连广泛者可行滤过性手术。对并发性白内障者应在控制炎症的前提下行白内障摘除和人工晶体植入术。对中间葡萄膜炎药物治疗无效者可行睫状体扁平部冷冻，出现视网膜新生血管时可行激光光凝治疗。对修复无望的眼球破裂伤，可慎行眼球摘除术。

五、护 理 措 施

（一）一般护理

保持病房的整洁，创造安静、舒适的环境，保持地面干燥，移开危险物品。可在病区摆设绿色植物，张贴各种温馨提示，如激素及免疫抑制剂药物的作用及不良反应等。定期对患者所在的病房进行打扫、消毒，每天开窗通风换气，并调节病房内的光照强度，保持室内光线适宜，保证患者睡眠充足。教会患者使用床头铃，嘱患者必要时及时寻求帮助。协助患者起居、饮食，帮助患者尽快熟悉周围环境，提高其听、触、摸及辨别环境的能力，避免坠床或摔伤等意外发生。对于视力差的患者，加强生活护理，安装床栏，每小时巡视病房 1 次。应有陪护人员，患者起床、如厕时需有陪同。

（二）饮食指导

葡萄膜炎患者饮食宜选择营养丰富、低脂、低胆固醇的清淡易消化食物，多吃新鲜水果、蔬菜等维生素丰富的食物，进餐中增加纤维素含量，防止便秘。少吃海鲜等高蛋白食物，少吃煎、炸、辛辣等食物。避免进食过硬的食物，不吃或少吃高糖或过咸的食物。禁烟酒，禁饮浓茶、咖啡。多食含钾、钙丰富的食物，以防止长期应用激素引起的肌无力、骨质疏松。适当限制水的摄入量。早晚喝一杯热牛奶可保护胃黏膜。

（三）专科护理

1. 病情观察　密切观察患者的眼部情况，包括视力、眼压、结膜、角膜情况，询问患者主诉，注意眼痛有无缓解。每日进行视力检查 1 次，上午、下午各常规监测眼压 1 次。由专业人员每天观察眼部充血情况并记录。观察患者的精神状态变化，如有无情绪波动、欣快感、失眠、多梦、抑郁等表现，是否有心悸、乏力、恶心、呕吐、腹痛等症状。监测体温、脉搏、血压、血糖，观察大便颜色，每天记录 1 次。用药 1 周后复查血清钾、心电图、血常规等。

2. 眼部护理　保持眼部及周围皮肤的清洁，如分泌物较多，可用无菌棉签轻轻擦拭，避免用手揉眼，勿压迫眼球。使用滴眼液时严格无菌操作。给患者滴药前要洗手、消毒，操作时嘱患者眼睛向上看，拉开患者下眼睑，滴眼液瓶口距离眼睛 2～3cm，勿触及眼睑和睫毛，滴 1～2 滴至下结膜囊内后，嘱患者轻轻闭眼 2～3 分钟。对疼痛明显的患者，可湿、热敷患眼，每次 15 分钟，每天 2～3 次，以加快炎症的吸收，缓解疼痛与炎症反应。外出时可佩戴有色眼镜，以减少强光刺激、缓解疼痛不适。避免过度用眼。

3. 用药护理

（1）使用激素药物的护理。治疗前应详细询问有无胃肠疾病史，治疗期间按医嘱给予胃酸抑制剂和胃黏膜保护剂。用药期间注意观察患者有无腹部不适、腹胀、恶心、呃逆、黑便等情况，及时发现胃肠出血并做好处理。严格控制糖皮质激素用药时间，定期检测血压、血糖变化。定期做生化检查，观察患者有无出现水、电解质紊乱。如出现低钾，应及时补充。同时指导患者进食香蕉、香菇等含钾丰富的食物。

（2）使用降眼压药的护理。输注甘露醇时应选择粗大的血管，穿刺时要保证针尖完全在血管内，以免外渗引起局部组织坏死。一般情况下，静脉滴注甘露醇要在30～40分钟内结束，对于年老体弱或有心脏疾病的患者，可适当减慢速度并注意观察呼吸、脉搏的变化，以防发生意外。用药后尽量卧床休息，起床及上洗手间的动作缓慢，以免发生直立性低血压。服用异山梨醇口服液（易思清）时勿与水混合饮用，以免稀释药液影响疗效，服药后可用温水漱口。冬天服用异山梨醇口服液前应适当加温，以减少恶心及咽喉、胃肠的不适感。

（3）使用睫状肌麻痹剂的护理。阿托品、后马托品等睫状肌麻痹剂经鼻黏膜吸收后，易出现心动过速、口干、脸部、颈部皮肤潮红甚至小便困难等中毒症状，使用时药量及使用次数应严格按照医嘱执行，以免用量过度引起毒性反应。滴眼液每次用一滴，眼膏用量如米粒大小即可。滴药时远离内眼角，滴完后应压迫内眼角3～5分钟，以避免药水经鼻泪管至鼻黏膜被吸收。用药后如患者出现面部潮红，应嘱患者勿用力擦脸，可用蘸凉水的毛巾湿敷缓解症状。对于葡萄膜炎所致青光眼患者，不宜局部滴缩瞳剂，特别是作用强的缩瞳剂，因其可增加虹膜后粘连的危险。

（4）使用免疫抑制剂的护理。免疫抑制剂常见的副作用为厌食、恶心、呕吐、脱发，长期使用可引起骨髓抑制、出血性膀胱炎、肝肾损害及不育等，使用前应签署知情同意书。使用过程中定期复查血常规、尿常规、生化检查、肝功能，以免出现免疫过度抑制，引发其他感染性疾病。

（四）心理护理

葡萄膜炎病程长、反复发作，难以根治。不少患者不仅表现为眼部疾患，还伴有其他疾病。患者经济负担较重，加上使用激素时间较长，容易造成患者内心焦虑、悲观、多疑、恐惧、紧张，因担心预后问题又常导致悲观、失望甚至绝望，对治疗失去信心。部分患者勉强接受治疗但并不愿意积极配合治疗。在护理过程中，应根据患者的心理特点制订心理护理计划，进行心理疏导。多与患者交流，鼓励患者表达焦虑情绪，耐心细致做好安慰解释工作，用乐观的态度感染患者，消除患者的顾虑，激发患者对生活的热爱，帮助患者增强战胜疾病的信心。在患者情绪低落时可通过牵手、轻拍其肩膀等肢体语言安抚患者。

同时，利用患者的社会支持系统给予患者信心和力量，如指导家属定期探望、陪伴，给予情感上的支持，减少患者的心理压力，与患者携手共同战胜疾病，使患者保持良好的心理状态，配合治疗和护理。

（五）健康指导

健康教育应贯穿治疗和护理的全过程。可对住院患者实行个体化教育和安排定期集中讲课。指导患者注意劳逸结合，生活有规律，补充营养，积极锻炼身体，增强体质，预防感冒，减少复发。指导患者遵医嘱坚持用药，应用糖皮质激素治疗期间不能自行突然停药，应按医嘱逐渐减量以防病情"反跳"。服药期间自我观察胃肠道的反应，如出现胃痛、黑便，要立即报告医生。自我监测血压、体重和精神意识变化，如出现感觉障碍、情绪不稳定，应及时向医生反映。

　　患者出院后，通过电话、填写量表的方式对患者进行跟踪随访，对患者出现的不良反应及时给予指导，防止复发。告知患者使用散瞳剂可引起视物不清，但其主要目的是预防虹膜后粘连而引起眼压升高。出院后要按医嘱用药，不可贪图一时的视清晰而自行停药。叮嘱患者定期复查，预防复发，如自觉有复发症状，应及早诊治。

第三节　变应性鼻炎

　　变应性鼻炎（allergic rhinitis，AR）是变态反应性鼻炎的简称，又称过敏性鼻炎，是特应性个体暴露于过敏原（变应原）后，主要由 IgE 介导的鼻黏膜非感染性慢性炎症反应性疾病，临床一般分为常年性（perennial）和季节性（seasonal）两种类型，后者又称"花粉症"。近年来变应性鼻炎的患病率显著增加，已成为主要的呼吸道慢性炎性疾病。发病人群以儿童、青壮年为主，无显著性别差异。

一、病　　因

　　1. 遗传因素及特应性　变应性鼻炎是特应性个体接触过敏原后发病，近一半患者有家族遗传史，同卵双生子的这种遗传现象比异卵双生子明显。在同卵双生子中，如其中一人患有变应性鼻炎，另一人患病的概率为 45%～60%，而异卵双生子的比例则仅为 25%。目前已发现多个相关候选基因，如与 IgE 水平相关的 11q13、细胞因子基因簇 5q31 及 12q，以及组胺受体及相关基因、内皮素-1 基因等。全基因组关联研究发现，多个遗传基因位点的单核苷酸多态性（如 rs34004019、rs950881）可能与变应性鼻炎有关。组蛋白的乙酰化/去乙酰化、DNA 的甲基化/去甲基化及微小 RNA 等表观遗传学机制也与变应性鼻炎的发生密切相关。

　　2. 过敏原　是诱发变应性鼻炎的直接原因。常年性变应性鼻炎常见的过敏原有屋尘螨、蟑螂、动物皮屑、羽毛、真菌、化学物质、室内尘土等；季节性变应性鼻炎常见的过敏原为树木、花草及植物花粉等。食物中的常见过敏原有面粉、奶、蛋、鱼虾、花生、大豆等。

　　3. 空气污染　是导致变应性鼻炎患病率上升的重要因素。室外污染主要来源于机动车和大气污染成分，如臭氧、氮氧化物、二氧化硫和工业燃烧排放的芳香烃化合物等。室内污染主要有甲醛、甲苯、烟雾等。

　　4. 药物因素　阿司匹林及某些非类固醇抗炎药物可使特应性人群在正常药物剂量下产生非正常反应，如变应性鼻炎、荨麻疹、哮喘等。

　　5. 其他因素　生活环境和肠道微生物菌群在变应性鼻炎的发病中也起着重要的作用。

"卫生假说"认为，由于环境卫生过于清洁，生命早期暴露于微生物和寄生虫环境的概率减少，日后发生变应性鼻炎和哮喘等变应性疾病的风险增高。生命早期肠道微生物菌群稳态的建立对机体免疫耐受状态的形成至关重要。

二、发病机制

IgE 介导的 I 型超敏反应是变应性鼻炎发病的核心机制。当特应性个体暴露于吸入过敏原时，过敏原在鼻黏膜局部被树突状细胞捕获和处理后，提呈给淋巴结的初始 T 细胞，分化为 2 型滤泡辅助性 T 细胞（Tfh2 细胞）或 2 型辅助性 T 细胞（Th2 细胞）。其中 Tfh2 细胞在淋巴滤泡产生 IL-4 和 IL-13，诱导 B 细胞发生抗体类别转换，产生过敏原特异性 IgE（sIgE）。sIgE 通过循环系统到达鼻黏膜，与局部肥大细胞和嗜碱性粒细胞表面的高亲和力受体（FcεR I）结合，使机体处于致敏状态。当致敏机体再次暴露于同一过敏原时，过敏原与锚定在肥大细胞和嗜碱性粒细胞表面的 sIgE 结合，导致细胞脱颗粒释放组胺、白三烯和血小板活化因子等炎症介质，诱发包括血管扩张与通透性增加、血管内容物渗出、黏液产生、感觉神经刺激及炎症细胞向鼻黏膜局部趋化聚集等一系列的病理反应，引起变应性鼻炎。

非 IgE 介导的机制及神经免疫失调也参与变应性鼻炎的发病。某些过敏原可通过其酶活性诱导上皮细胞产生细胞因子和趋化因子，促进 Th2 反应；或削弱上皮连接的紧密性，破坏上皮细胞屏障功能，促进树突状细胞与过敏原的接触。

三、病理变化

鼻黏膜组织间隙水肿，小血管扩张，黏膜上皮杯状细胞增生，也可看到腺体扩张。黏膜中有较多嗜酸性粒细胞、淋巴细胞、单核细胞和浆细胞浸润。如用甲苯胺蓝染色，可见黏膜组织中有较多肥大细胞，黏膜浅层有较多嗜碱性粒细胞。组织中嗜酸性粒细胞的有无或多少与近期是否接触过敏原有关，但鼻黏膜一旦被致敏，其肥大细胞和嗜碱性粒细胞的数量一般高于正常人。

四、临床表现

（一）症状

变应性鼻炎的典型症状为阵发性喷嚏、清水样鼻涕、鼻塞和鼻痒，可伴有眼部症状如眼痒、流泪、结膜充血和灼热感等，多见于花粉过敏患者。致病因素以室内过敏原（尘螨、蟑螂、动物皮屑等）为主，症状多为常年发作。40% 的变应性鼻炎患者可合并支气管哮喘，在有鼻部症状的同时，还可伴喘鸣、咳嗽、气急、胸闷等呼吸系统症状。

1. 阵发性喷嚏 每天数次阵发性发作，每次多于 3 个，多数在早晨或夜晚接触过敏原后发作。

2. 清水样鼻涕 有大量清水样鼻涕，有时会不自觉从鼻孔中滴下，也可流至鼻咽部引起刺激性咳嗽。

3. 鼻塞　间歇或持续，单侧或双侧，轻重程度不一，进食或睡眠时表现明显。

4. 鼻痒　大多数患者鼻内发痒，常有异物感或蚁行感。花粉症患者可伴有眼、耳、咽痒。

（二）体征

变应性鼻炎发作时最主要的体征是双侧鼻黏膜苍白、肿胀，下鼻甲水肿，鼻腔有多量水样分泌物。眼部体征主要为结膜充血、水肿，有时可见乳头样反应。伴有哮喘、湿疹或特应性皮炎的患者有相应的肺部、皮肤体征。

五、诊断要点

变应性鼻炎的诊断应根据患者典型的过敏病史、临床表现及与其一致的过敏原检测结果做出判断。过敏原检测通常需要将体内和体外检测相结合，并充分结合临床病史，以判断患者是由何种过敏原致敏，以及致敏的程度与疾病症状的关系。在诊断中应注意患者是否伴有支气管哮喘、变应性结膜炎、慢性鼻窦炎、分泌性中耳炎等。

诊断依据如下。①症状：阵发性喷嚏、清水样涕、鼻痒和鼻塞等症状出现 2 种或以上，症状持续或累计每天达 1 小时以上，可伴有流泪、眼痒、结膜充血等眼部症状；②体征：常见鼻黏膜苍白、水肿，鼻腔水样分泌物；③过敏原检测：至少 1 种过敏原皮肤点刺试验和（或）血清特异性 IgE 阳性，或鼻激发试验阳性。

六、治疗原则

变应性鼻炎的治疗原则包括避免接触过敏原（环境控制）、药物治疗、免疫治疗、外科治疗等。

1. 避免接触过敏原　患者确定特定过敏原后，应避免或尽可能减少接触。对于尘螨过敏的患者，可采用控制湿度、减少尘螨的食物来源和生存区域、用防尘螨材料物理隔离、热处理或冷冻杀灭尘螨等措施综合进行防控。对于花粉过敏的患者，应避开花粉飘散高峰期进行户外活动。在自然暴露于花粉的环境中，使用特制的口罩、眼镜、鼻腔过滤器或阻隔剂等。

2. 药物治疗　变应性鼻炎常用的治疗药物分为一线药物和二线药物。一线药物包括鼻用糖皮质激素（简称鼻用激素）、第二代口服和鼻用抗组胺药、口服抗白三烯药；二线药物包括口服糖皮质激素、口服和鼻用肥大细胞膜稳定剂、鼻用减充血剂、鼻用抗胆碱能药。鼻用激素常用的有糠酸莫米松、丙酸氟替卡松、糠酸氟替卡松、倍他米松及环索奈德等。第二代抗组胺药主要有西替利嗪、氯雷他定、咪唑斯汀、阿司咪唑等。抗白三烯药主要为白三烯受体拮抗剂（如扎鲁司特、孟鲁司特）和白三烯合成抑制剂（如齐留通）。肥大细胞膜稳定剂包括色甘酸钠、尼多酸钠、曲呫诺、奈多罗米钠、吡嘧司特钾和曲尼司特等。鼻用减充血剂包括肾上腺素、麻黄碱及羟甲唑啉、赛洛唑啉、萘甲唑啉等。抗胆碱能药目前主要有苯环喹溴铵和异丙托溴铵。

3. 免疫治疗 过敏原特异性免疫治疗是针对 IgE 介导的 I 型变态反应性疾病的对因治疗，即给患者逐步增加过敏原提取物（治疗性疫苗）剂量，诱导机体产生免疫耐受，常用的给药方式为舌下含服法和皮下注射法。

4. 外科治疗 外科治疗为变应性鼻炎的辅助治疗方法，手术方式主要有两种：一种是以改善鼻腔通气功能为目的的下鼻甲成形术及鼻中隔矫正术；另一种是以降低鼻黏膜高反应性为目的的神经切断术。

5. 其他疗法 包括鼻腔盐水冲洗、中药治疗等。

6. 健康教育 良好的健康教育可提高患者预防和治疗疾病的意识，增强对治疗的依从性和自信心，从而优化治疗效果。教育内容包括过敏知识的普及和指导、过敏原检查的必要性和主要检测方法，指导患者尽量避免接触过敏原、介绍治疗方法及指导患者用药等。

七、护 理 措 施

（一）一般护理

保持病房清洁干燥，不使用繁杂的装饰、窗帘和沙发，尽量减少地毯、纺织物和衣物等容易滋生真菌的物品。室内不宜摆放鲜花，慎用香水、驱蚊剂。打扫时应使用湿抹布，防止出现较大的灰尘。清理病房、房间时患者应佩戴防护面罩。通过开窗通风、地面洒水、使用空气调节器等措施，对病房内的温、湿度进行适当调节，防止寒冷刺激导致病情发作。对凉空气过敏的患者，应避免对流风。每周采用 55℃以上的热水对患者所使用的床单、被套进行清洗，在阳光下暴晒。嘱患者适当参加体育锻炼，增加抗病能力。在花粉季节，白天应减少室外活动，特别是在花粉指数比较高的时段，参加户外活动或运动项目时应选择花粉指数相对较低的清晨或雨后时段。

患者因鼻黏膜肿胀、鼻塞，可出现不同程度的头痛症状，应向患者做好解释工作。对疼痛耐受性差的患者，夜间给予布洛芬或阿普唑仑 0.4mg（口服），使患者安静入睡。半卧位或头高位可减轻头面部充血及鼻部压力，改善微循环，减轻疼痛。播放患者喜欢的音乐，使患者放松身心、减轻疼痛。

（二）饮食指导

根据患者的爱好和疾病状况，制订科学合理的饮食计划，给予患者高蛋白、高维生素、易消化的饮食。禁止摄入含香草醛、苯甲醛、桉油醇等添加剂的食物及人工色素、乳制品、牛肉、辣椒、芥末等。多食用生姜、蒜、韭菜、香菜等暖性食物，多吃菠菜、大白菜、小白菜、白萝卜等富含维生素 A 和维生素 C 的食物。戒酒禁烟。

（三）专科护理

1. 用药护理 遵医嘱给药，并注意观察疗效及不良反应。传统抗组胺药如氯苯那敏（扑尔敏）等对治疗鼻痒、打喷嚏和鼻分泌物增多有效，因存在不同程度的中枢抑制作用，故从事精密工作人员、驾驶员、高空作业人员等应慎用。第二代抗组胺药西替利嗪、氯雷他定等，偶尔也可引起心律失常，用药时应掌握适应证，注意观察患者的脉搏、心律等体征。叮嘱患者坚持正规用药。教会患者正确的滴鼻方法和使用鼻喷雾剂的方法。严重肝肾功能不良者应慎用 H_2 受体拮抗剂，确需使用时应注意调整药物剂量，并注意配伍禁忌。

2. 鼻腔冲洗的护理　使用生理盐水对鼻腔进行清洗，每天 2～6 次。对儿童患者采取浓度较低的盐水冲洗，防止浓度过高诱发鼻塞和咽喉不适。设定冲洗温度为 35℃左右，>40℃ 可影响鼻黏膜纤毛摆动效能，降低冲洗效果；温度过低则会使鼻腔黏膜遭受不良刺激。冲洗操作时，左鼻孔在下，把生理盐水从右鼻孔灌入，使水能够从左鼻孔流出来，重复进行上述操作几遍，转过头再对另一侧鼻腔进行冲洗。压力选择适当，以防压力过大诱发咽喉部不适，压力不足则达不到冲洗目的。

3. 雾化吸入治疗的护理　嘱患者取端坐位，定好雾化时间，根据病情需要调节喷雾量的大小。指导患者慢慢吸入，吸入时稍屏气片刻。对于有鼻部症状的患者，嘱其将口闭合，用鼻吸气，然后偏向气口外，用口腔呼气。对于患咽部疾病的患者，嘱其从口吸气吞咽后再由鼻腔呼气。雾化治疗结束后先关雾化开关，再切断电源，嘱患者擦干面部。将装药器用清水冲洗并浸泡消毒以备用，每位患者配备 1 根螺纹管。

4. 脱敏治疗的护理　给患者行脱敏治疗时，应严格执行查对制度。每次注射前应检查脱敏药液的浓度、有效期、生产日期，观察脱敏液有无变色、沉淀、混浊等情况。认真查对患者的姓名、年龄及注射剂量。采用皮下注射法进行脱敏治疗时，如进针太浅易出现局部反应，进针太深则有抗原进入血管而引起强烈反应的危险，因此进针后须先回抽并观察有无回血，无回血后再注射。脱敏注射应严格遵循浓度递增注射的原则，循序渐进。如一次大剂量注射抗原，可能导致严重超敏反应。舌下用药治疗时，应明确指导患者给药方式和方法，避免鼻内用药。

5. 支气管激发试验护理　提前备好急救用品，如抢救车、气管切开包、沙丁胺醇、输氧装置、输液设备、心电监护仪等。向患者详细解释检查步骤，嘱其放松心情，双唇抿紧口器，严防漏气，指导患者听从操作者指令。操作者示范完全吸气，用力快速、完全连续呼气动作和深吸快吐吸入激发剂的潮式呼吸动作。激发试验过程中注意观察患者各项肺功能指标的改变和配合程度，避免出现呼气时漏气、未尽力呼吸的情况。同时观察患者反应，详细询问患者感觉，如出现胸闷、喘息、心悸等症状，应及时检查其呼吸频率、脉氧，并结合肺功能指标给予进一步的处理。激发试验结束后应继续观察 30 分钟。

（四）心理护理

变应性鼻炎虽然不是严重的致命性疾病，但病情易反复发作，影响日常生活及工作，给患者带来极大痛苦，严重影响患者的生活质量。加之患者多为青少年，具有鲜明的个性特征，易产生焦虑、易怒、敏感及敌对情绪，对医嘱的执行能力差，在一定程度上影响了疗效。护理工作者应根据患者年龄、文化程度、生活习惯制订心理护理措施，耐心解释变应性鼻炎的相关知识、治疗及预防措施，主动与患者进行沟通、交流。沟通过程中随时掌握患者的心理变化，帮助患者释放负面情绪，消除焦虑、紧张心理，使患者能配合治疗和护理。护理工作者可列举治疗成功病例，或请治愈的病友现身说法，让患者能够真正地看到战胜疾病的病例，增强治疗信心。

（五）健康指导

通过定期举办健康教育沙龙、发放通俗易懂的宣传资料及超敏反应知识手册等，开展过敏知识的普及和指导，让患者了解变应性疾病的病因、危险因素、自然进程及疾病可能造成的危害性，使患者及家长更好地了解疾病及健康知识。对尘螨、皮屑、花粉等吸入性过敏原及鱼虾、花生、面粉等食物性过敏原进行详细介绍，说明避免过敏原的具体方法与技巧。向患者介绍药物治疗和免疫治疗的作用、效果、疗程和可能发生的不良反应，指导患者用药方法。告知患者过敏原检查的必要性和主要检测方法。

告知患者养成良好的生活习惯，如季节交替或雾霾天气外出时应戴口罩。房间湿式清扫或使用附有过滤网的真空吸尘器，不养宠物。定时开窗通风，室内不铺地毯、不存放旧报纸及杂志。书柜和陈列柜保持关闭。床上用品勤洗、勤晒、勤换，不用鸭绒、鹅绒或木棉等做枕芯，避免诱发疾病或加重病情。指导患者坚持用药，遵医嘱逐渐减药直至停药。

第四节　急性变态反应性会厌炎

急性变态反应性会厌炎（acute allergic epiglottitis）是以发生于会厌为主的声门上区喉黏膜或黏膜下组织的急性变应性炎症。其临床特点是起病突然，发展迅速，易窒息，病情凶险。本病多发生于成人，儿童也可发病；常反复发作，全年均可发病，春季多发。

一、病因与发病机制

导致急性变态反应性会厌炎的过敏原多为药物、血清、生物制品或食物。

1. 药物　是引起急性变态反应性会厌炎的最常见过敏原，主要包括抗生素、磺胺类药、非甾体抗炎药、肌肉松弛剂、放射造影剂等，以青霉素最多见，阿司匹林、碘剂或其他药物次之。

2. 血清　可导致急性变态反应性会厌炎的血清包括通过静脉注射的动物免疫血清及来自献血者的人免疫球蛋白。

3. 生物制品　是人工制备的用于预防、诊断、治疗传染病或其他疾病的免疫学生物制剂，如疫苗、类毒素、抗毒素等。

4. 食物　引起急性变态反应性会厌炎的食物以虾、蟹或其他海鲜多见，少数也可由其他食物引起过敏反应，最终导致本病。

急性变态反应性会厌炎属于 I 型超敏反应。当过敏原进入机体后，刺激机体免疫系统产生相应的 IgE 抗体吸附于肥大细胞和嗜碱性粒细胞，使机体处于致敏状态。当再次接触相同的过敏原时，过敏原与吸附在肥大细胞和嗜碱性粒细胞上的 IgE 抗体结合，引起肥大细胞和嗜碱性粒细胞脱颗粒，释放大量血管活性物质，导致毛细血管扩张、通透性增加，当病变部位发生于会厌及其周围组织时，即可引起急性变态反应性会厌炎。

二、病 理 变 化

急性变态反应性会厌炎的常见病理变化为会厌、杓状会厌襞甚至杓状软骨等处的黏膜和黏膜下组织均高度水肿，有的呈水泡状，有的呈圆球状，黏膜苍白、增厚，甚至可达正常厚度的6～7倍。间接喉镜和纤维或电子喉镜检查可见会厌明显肿胀，颜色苍白，组织疏松。活体组织检查可见黏膜水肿、增厚，嗜酸性粒细胞浸润，基膜破坏，嗜碱性粒细胞和肥大细胞增多。

三、临 床 表 现

急性变态反应性会厌炎发病急骤，常在用药0.5小时或进食2～3小时内发病，进展快。主要症状是喉咽部堵塞感和说话含混不清，但声音无改变。咽喉痛、吞咽和呼吸困难为主要临床特征。无畏寒、发热，也无疼痛或压痛，全身检查也多正常。间接喉镜、硬喉内镜和纤维声带镜或电子喉镜检查可见会厌明显肿胀。

急性变态反应性会厌炎虽然症状不很明显，但危险性很大，有时在咳嗽或深吸气后，甚至患者更换体位时，水肿组织可嵌入声门，突然发生窒息，如抢救不及时，可致患者死亡。

喉镜检查可见会厌水肿明显，有的呈圆球状，颜色苍白，组织疏松。杓状会厌襞及杓状软骨处也多呈明显肿胀。声带及声门下组织可无改变。实验室检查末梢血或会厌分泌物涂片可见嗜酸性粒细胞增多至3%～7%，其他血细胞均正常。过敏原皮内试验多呈阳性。

四、诊 断 要 点

对于急性发生的喉咽部堵塞感和说话含糊不清，口咽部检查无特殊病变，应考虑急性变态反应性会厌炎的可能，并做间接喉镜检查。追问病史、有无短时间内用药史、有无变态反应性疾病的过往史和家族史，结合局部表现和实验室检查，可做出诊断，但症状不典型时容易漏诊或误诊。

五、治 疗 原 则

急性变态反应性会厌炎主要的治疗方法是抗过敏治疗，如药物治疗后患者的咳嗽、呼吸困难症状不缓解，会厌水肿加重，则采取手术治疗。

1. 抗过敏治疗　成人皮下注射0.1%肾上腺素0.1～0.2ml，同时肌内注射或静脉滴注氢化可的松100mg或地塞米松5～10mg。组胺的释放是引起过敏的罪魁祸首，可肌内注射异丙嗪。神志清醒者可口服西替利嗪或氯雷他定，也可静脉注射10%葡萄糖酸钙进行治疗。

肾上腺素可收缩血管，减轻水肿，也具有兴奋心肌、升高血压、松弛支气管等作用。氢化可的松使用剂量要大，也可使用甲泼尼龙。地塞米松与糖皮质激素受体结合力强，抗炎作用强，维持时间长，且在皮肤小血管的分布浓度高，组织穿透力强，可有效减少渗出，减轻会厌及附近组织水肿，减轻呼吸道梗阻的症状。

2. 手术治疗 对于会厌及杓状会厌襞水肿非常严重的患者，应立即在水肿明显处切开1～3刀，以减轻水肿程度。治疗中及治疗后应密切观察呼吸情况。1小时后若堵塞症状不减轻，或水肿仍很明显，可考虑做预防性气管切开术。因声门被四周水肿组织堵塞而较难找到，可用喉插管或硬管支气管镜使气道通畅，也可选择紧急气管切开术或环甲膜切开术。如有窒息，应同时进行人工呼吸。

六、护 理 措 施

（一）一般护理

迅速安置患者，首选安静舒适、人员流动较少和距离护士站较近的床位。保持病房内环境整洁，温度18～20℃，相对湿度50%～60%。床旁可使用加湿器加湿，每日3次，每次30分钟。每日开窗通风至少2次，保持空气清洁。患者均取半卧位休息，角度为30°～60°，使患者既能休息又不影响呼吸。如患者有严重呼吸困难，不强迫卧床，取端坐位也可，以患者感觉舒适为主。根据需要安装吸氧、吸痰、心电监护等装置并使用。床边备气管切开包和相应物品，以防突发状况的发生。减少陪护、探视人员，减少病房人员流动。

保持口腔清洁。由于咽喉部的炎性分泌物排入口腔，加上食物残渣滞留于口腔，易出现口腔感染、溃疡。每天早、中、晚协助患者漱口，并执行口腔护理每日2次；也可遵医嘱每日用复方氯己定漱口液漱口，使漱口液反复冲击口腔，既能保持口腔清洁又可促进伤口愈合。

（二）饮食指导

由于急性变态反应性会厌炎患者咽痛明显，尤其是吞咽时加重，患者往往拒绝进食。此时应向患者说明进食的重要性，鼓励其进食，以提高机体抵抗力。对于疼痛剧烈者，可先向口咽部喷涂少许1%丁卡因进行表面麻醉后再进食。饮食应先选择营养丰富的高蛋白、高维生素的温凉、清淡、易消化的流质或半流质饮食，忌辛辣、生硬等刺激性饮食，再根据病情逐步过渡到软食、普食。若患者完全拒绝饮食，可静脉滴注营养液以维持机体代谢所需的能量。对进食困难或行气管切开术后的患者，给予鼻饲饮食。

（三）专科护理

1. 病情观察 由于本病起病急、进展快，若不及时治疗，短时间内可因呼吸困难而窒息死亡。应严密观察患者病情变化，包括意识、面色、口唇、甲床颜色，体温、心率、血压情况，呼吸频率、节律、深浅度及血氧饱和度的变化，以及有无出现胸骨上窝、锁骨上窝及肋间隙内陷的"三凹征"。密切观察患者的呼吸改变，防止因呼吸突然异常而引起喉梗阻。如发现异常，呼吸次数>35次/分或<5次/分，呼吸深而快、不规则，应立即报告医生进行抢救处理。同时准备好抢救物品，如气管切开包、吸引器、多功能监护仪等，建立静脉通路。伴呼吸困难者给予氧气吸入。糖尿病患者应密切监测血糖变化，若血糖偏高，在

使用激素的同时应加强降血糖治疗。

2. 呼吸道护理　协助患者取舒适的体位，如高枕卧位或半卧位，这对于呼吸困难者尤为重要。遵医嘱给予布地奈德混悬液2mg，每日2次雾化吸入，以减轻咽部疼痛，促进水肿吸收。可用庆大霉素加地塞米松加糜蛋白酶及生理盐水行雾化吸入，以保持气道湿润，稀释痰液和预防感染。对于呼吸困难的患者，解开衣领，以免压迫气管；经常帮助患者叩背，叩背时用力适度，自下而上叩击3～5次，有利于痰液咳出。给予氧气吸入，调节氧流量，监测血氧饱和度变化。Ⅱ度以上呼吸困难者适当增加氧浓度，并改为面罩给氧。

急性变态反应性会厌炎患者均存在吞咽困难，口腔及呼吸道分泌物较多，需及时吸痰，排出分泌物，以便缓解呼吸困难。帮助患者每隔2小时变换一次体位，预防肺部并发症的发生。做好急救准备，患者床旁备环甲膜穿刺包或气管切开包。如病情加重，出现严重喉梗阻的症状，应配合医生迅速行环甲膜穿刺或气管切开术。

3. 气管切开术后护理

（1）基础护理。室内温度宜在22℃左右，相对湿度在60%以上，病房每日进行紫外线消毒。应用微量泵使气道湿化，可降低痰的黏稠度，减少痰痂的形成，使痰液易咳出，增加患者舒适度。保持内套管通畅，每4～6小时清洗1次，消毒后立即放回，如内套管分泌物较多，应及时吸出并增加清洗次数。套管口覆盖双层浸有湿生理盐水的纱布，保持气道内湿润。套管系带打成死结，防止外管脱落。给予患者雾化吸入或蒸汽吸入糜蛋白酶，防止分泌物干涸，堵塞内套管。保持伤口敷料的清洁干燥，每日更换2次，如伤口渗血较多要随时更换。注意观察患者伤口处有无出血、气胸、皮下气肿等并发症，如有异常通知医生及时处理。术后1周内给予流质或半流质饮食，呼吸和吞咽困难者进食时可取坐位或半坐位。

（2）保持气道通畅，及时吸出气道内分泌物。吸痰时严格遵守无菌操作，动作要轻柔，避免损伤气管黏膜，吸痰管用柔软的硅胶管。每次吸痰前先用生理盐水试吸并冲洗一次性吸痰管，一方面具有润滑作用，另一方面可防止黏稠的痰液在气管内结痂而造成堵塞。每次吸痰时间不超过15秒，定时向气管导管处滴湿化液，达到稀释痰液的作用。观察患者呼吸情况，若突然出现烦躁不安、呼吸急促，应立即检查气管套管有无堵塞、脱管并及时报告医生。

（3）拔管护理。急性变态反应性会厌炎患者经治疗后呼吸道阻塞症状解除，病情稳定后可进行拔管。拔管前24～48小时先进行堵管，并严密观察患者呼吸情况，呼吸平稳、无呼吸困难者可将气管套管拔除。拔管后24～48小时内应继续对患者的呼吸情况进行密切观察。

（四）心理护理

急性变态反应性会厌炎起病急骤，严重时可有剧烈疼痛，无法吞咽唾液，甚至有明显的呼吸困难症状，语言沟通障碍。同时由于缺乏对本病基本知识的了解，患者普遍存在紧张、焦虑、烦躁甚至恐惧的心理反应。护理人员要沉着、冷静、迅速、准确地执行医嘱，还要耐心、细致地向患者讲解疾病的相关知识，帮助患者克服因呼吸困难或窒息而出现的紧张或恐惧感。

护理人员应尽量守在患者身旁，给患者增加安全感，减轻他们心理上的压力。通过言语的关怀和周到的护理服务，给予患者心理上的支持，消除患者的恐惧心理，帮其树立战胜疾病的信心，从而主动配合治疗和护理。如患者因缺氧出现烦躁不安、出汗等，要通过和蔼可亲的语言与患者交流，劝说患者保持安静，避免烦躁以减少耗氧量，使患者能以稳定的情绪配合治疗。

（五）健康指导

通过健康教育和指导，使患者了解急性变态反应性会厌炎的发生及预后与发病时间、喉局部病变、饮酒史、过敏史等密切相关。为预防本病，平时应避免与过敏原接触，加强体育锻炼，增强机体抵抗力，及时治疗邻近器官的急性炎症。生活要有规律，合理安排饮食起居，避免着凉。杜绝不良的生活习惯，如吸烟、酗酒、进食刺激性食物等。保持口腔卫生，保持精神放松。如出现咽部不适应及时就诊，切勿延误治疗的最佳时机。同时告诉患者应在家里预备必要的药物，以便发病时紧急使用。

第五节　梅尼埃病

梅尼埃病（Ménière's disease）又称耳性眩晕，曾称美尼尔综合征，是一种特发性内耳病，表现为反复发作的旋转性眩晕、波动性感音性听力损失、耳鸣和耳胀满感。本病多发生于青壮年，发病高峰在 40～60 岁，儿童少见。男女无明显差别。一般单耳发病，随着病情进展可出现双耳受累。

一、病因与发病机制

梅尼埃病的病因和发病机制目前尚不明确。临床研究发现，所有梅尼埃病患者均发现内淋巴积水，但并非所有的内淋巴积水患者均同时患有梅尼埃病，内淋巴产生和吸收失衡导致内淋巴积水可能是最终的病理途径。通常认为梅尼埃病与多种因素有关，包括自身免疫、病毒感染、外伤、先天性内耳异常、内耳血液循环障碍、自主神经系统功能紊乱及遗传基因异常等。

1. 内淋巴机械阻塞与内淋巴吸收障碍　内淋巴纵流中任何部位的狭窄或梗阻，如先天性狭窄、头部创伤骨折、炎性纤维变性增厚等引起内淋巴管机械性阻塞或囊吸收障碍等，均可导致膜迷路积水。膜迷路积水是梅尼埃病患者发生眩晕的基础。

2. 自身免疫反应　膜迷路积水可能与自身免疫反应引起的吸收功能障碍有关，尤其与内淋巴囊的局部免疫反应具有密切关系。内耳能对抗原刺激产生免疫应答，外界进入或内耳自身产生的抗原可刺激聚集在血管、内淋巴管和囊壁的免疫细胞产生抗体，免疫反应引起内耳毛细血管扩张、通透性增加、血管纹分泌亢进，体液渗入膜迷路。过激的免疫应答可引起内淋巴囊吸收功能障碍。内淋巴管壁抗原-抗体复合物沉积致吸收功能障碍也可引起膜迷路积水。研究表明，梅尼埃病与Ⅰ型超敏反应存在密切关系。部分食物或吸入性过敏原也可能与梅尼埃病的发生有关。

3. 自主神经功能紊乱　正常情况下，内耳血管的舒张和收缩由交感神经和副交感神经控制。如自主神经功能发生紊乱，交感神经应激性增高，抑制副交感神经兴奋性，诱发小血管痉挛，使内耳淋巴囊微循环受阻，囊壁细胞缺血缺氧，代谢功能紊乱，引起渗透压升高，可导致膜迷路积水，出现梅尼埃病的典型临床表现。临床观察也发现，多数梅尼埃病患者在发病前有情绪异常、精神焦虑、过度劳累史。

4. 炎症因素　某些病原体感染，如巨细胞病毒、疱疹病毒、梅毒螺旋体感染后，可诱发一系列炎性、微血管免疫反应，造成内淋巴管、血管纹及内耳暗细胞等功能受损。同时，由于机体炎症细胞因子释放，毛细血管内皮细胞的活性增加，进而毛细血管的通透性增加，导致膜迷路积水。

5. 遗传因素　5%～15%的梅尼埃病患者存在家族遗传现象，具有常染色体遗传特征，并有遗传早发现象。梅尼埃病的发病率也与地区、种族有关。目前已有多个候选基因被证实与梅尼埃病相关，如 HLA-Cw*04 基因、水通道蛋白基因及热休克蛋白 70（HSP-70）基因等。

二、病 理 变 化

梅尼埃病最主要的组织病理学改变是内耳膜迷路积水。发病初期耳蜗顶回内淋巴积水，随着病情进展，病变由耳蜗中回、底回逐步累及球囊。由于积水致膜迷路膨大、扩张，尤以耳蜗中阶和球状囊为甚。前庭膜可突入前庭阶中，使前庭阶内空隙闭合。前庭膜的最上段可通过蜗孔疝入蜗阶。球囊膨大，周围偶有纤维化。椭圆囊也可膨大，并可呈疝状突向一个或数个半规管的外淋巴腔内。膨胀的膜迷路可破裂，甚至有瘘管形成。内耳感觉上皮可发生不同程度的变性改变。病程长者可有内耳感受器和基膜退化。

三、临 床 表 现

1. 眩晕　梅尼埃病的主要临床表现为反复发作的眩晕，眩晕多持续 20 分钟至 12 小时，疾病晚期眩晕持续时间可缩短为数分钟。常伴有恶心、呕吐、面色苍白、冷汗及自发性眼球震颤等症状；可出现平衡功能障碍，引起走路不稳，甚至出现幻视。发作后进入间歇期，病症消失。

2. 听力下降　一般为波动性感应神经性听力下降，早期呈中低频听力减退且多为可逆性，在发病间歇期听力可恢复至患病前。随着病情的发展，听力损伤逐渐加重。中期或晚期表现为平坦或下降型听力损伤，高频听力逐渐丧失，间歇期无法恢复正常，个别患者可出现听力完全丧失。

3. 耳鸣　可能是梅尼埃病出现最早的主观症状。早期为低音调耳鸣，表现为持续性的低音调嗡嗡声或风声。晚期可出现多种高音调的噪声，如尖锐的哨声或轰鸣声。发病间歇期耳鸣消失，久病患者耳鸣症状可持续存在。

4. 耳闷胀感　也是梅尼埃病的特征之一。病情发作时，患者耳内可出现膨胀感、压迫感、沉重感等，部分患者还可有轻微疼痛感或瘙痒感。

四、诊 断 要 点

梅尼埃病的诊断应根据病史、临床表现，以及听力学检查、前庭功能检查、平衡功能检查、影像学检查及免疫学检查等做出综合判断。梅尼埃病的诊断标准如下。

1. 确定诊断

（1）2 次及以上眩晕发作，每次持续 20 分钟至 12 小时。

（2）病程中至少有 1 次听力学检查证实患耳有低频至中频的感音神经性听力下降。

（3）患耳有波动性听力下降、耳鸣和（或）耳闷胀感。

（4）排除其他疾病引起的眩晕，排除继发性膜迷路积水。

2. 可能诊断标准

（1）2 次及以上眩晕发作，每次持续 20 分钟至 24 小时。

（2）患耳有波动性听力下降、耳鸣和（或）耳闷胀感。

（3）排除其他疾病引起的眩晕，排除继发性膜迷路积水。

五、治 疗 原 则

梅尼埃病的治疗目的是减少或控制眩晕，保护听力，减轻耳鸣及耳闷胀感。

1. 发作期的治疗 治疗原则是控制眩晕，对症治疗。

（1）前庭抑制剂：常用药物包括异丙嗪、苯海拉明、地西泮、美克洛嗪及氟哌利多等，使用时长原则上不超过 72 小时。

（2）糖皮质激素：如眩晕症状严重或听力下降明显，可口服或静脉给予糖皮质激素。

（3）其他治疗：必要时使用甘露醇、碳酸氢钠等脱水剂。恶心、呕吐严重者给予补液支持治疗。

2. 间歇期的治疗 治疗原则是减少、控制或预防眩晕发作，尽量保护内耳功能。

（1）调整生活方式：避免不良情绪、压力等诱发因素；减少盐分摄入，避免饮用咖啡因、酒精制品。

（2）药物治疗：倍他司汀可改善内耳供血，控制眩晕发作；利尿剂如氢氯噻嗪、氨苯蝶啶等可减轻内淋巴积水；鼓室注射糖皮质激素可控制眩晕发作；鼓室注射庆大霉素可控制眩晕症状。

（3）鼓室低压脉冲治疗：可减少眩晕发作频率。

（4）手术治疗：可用于眩晕发作频繁、剧烈并经 6 个月非手术治疗无效的患者。手术方法有内淋巴囊减压术、内淋巴囊引流术、半规管阻塞术、前庭神经切断术及迷路切除术等。

六、护 理 措 施

（一）一般护理

病房应安静、舒适，光线宜稍暗，空气清新但应避免患者直接吹风。避免环境嘈杂、大声喧哗、灯光直射及强声刺激，以免患者耳鸣症状更加严重。条件许可时安排单独病房。减少陪护，谢绝会客、探视，使患者安心静养。注意安全，加床栏，防止坠床。协助患者绝对卧床休息，平卧、头侧向一边，以免呕吐物引起窒息。尽量不晃动患者所在的床铺，少变换患者体位，以免不良刺激而加重患者眩晕、耳鸣程度。调整体位时动作应该轻缓。呕吐频繁时应补液，以维持水、电解质平衡，但应适当控制液体入量及钠盐。

严密观察患者用药后的反应。应用扩血管药物时，应注意输液的速度及药物的剂量。观察心率、血压、尿量等变化，并详细记录。可提供音乐疗法，使患者放松心情，缓解压力和症状。做好皮肤和口腔护理，协助患者洗漱，早晨用温水洗脸，晚上用热水泡脚，促进睡眠。

（二）饮食指导

梅尼埃病患者发病时常有食欲缺乏、消化吸收功能减弱及恶心、呕吐等现象，应根据病情加强饮食护理。依据患者口味选择饮食，宜摄入高蛋白、高维生素、低脂肪、低盐、易消化的流质或半流质饮食，减轻肠胃负担，每日食盐摄入量少于 1.0g。恶心、呕吐严重者应在症状缓解后再进食。发病严重者禁食，以防进食时呕吐导致窒息。必要时输营养液，防止患者呕吐过度导致水、电解质紊乱。禁烟、酒、浓茶和咖啡，禁用耳毒性药物。避免刺激性食物，以免因饮食不当引发其他症状。进食前可用复方硼砂漱口，以促进食欲。限制入水量，防止水钠潴留，以减轻迷路水肿。用药后口干为药物副作用所致，不需大量饮水。保持大小便通畅，便秘者适当予以缓泻药。

（三）专科护理

1. 用药护理　梅尼埃病以药物治疗为主，通过药物控制急性眩晕发作及处理慢性眩晕。护理人员应掌握所用药物的药理作用、疗效、副作用及禁忌证。由于常用的药物中不少药物均有毒副作用，应在用药过程中密切观察药物不良反应。例如，苯二氮䓬类药物可引起轻度嗜睡、头痛、乏力等，过量服用可致急性中毒，出现昏睡、动作失调，甚至呼吸抑制；噻嗪类利尿剂的副作用主要有低钾血症、氮质血症、中性粒细胞减少、高血糖及肝功能异常等；长期使用钙拮抗剂氟桂利嗪可诱发抑郁和帕金森综合征等；甲氧氯普胺可有锥体外系反应及便秘、腹泻、困倦，注射给药可引起直立性低血压；山莨菪碱可引起青光眼。用药时应注意观察是否出现副作用。应用扩血管药物时，应注意输液的速度及药物的剂量，观察心率、血压、尿量等变化并详细记录。及时发现药物不良反应并及时处理，最大限度防范药物副作用。

2. 鼓室注药术后护理　鼓室注药术的患者可能会出现听力下降、共济失调、震动幻觉及急性前庭功能低下等副作用，应向患者做好解释，以免患者误以为病情加重而紧张。叮嘱患者遵医嘱用药，7～10 天内禁止自行滴耳、游泳；洗头、洗澡时用无菌棉球堵塞外耳道，避免污水进耳。避免用力拧鼻和受凉感冒，以免引起经咽鼓管的逆行感染。

3. 手术治疗后护理　对于经手术方法治疗的患者，应注意观察切口敷料有无渗血及脱落，如渗血较多，应及时告知医生查看及更换。使用引流管时观察有无扭曲、脱落及阻塞，观察引流液的量、颜色与性质。对于行前庭神经切断术和内淋巴囊手术的患者，密切观察有无头痛、恶心、呕吐等颅内压增高症状，有无发热、出汗等感染症状，有无走路不稳、头晕、走路偏斜及面瘫等症状。如有上述情况，及时通知医生处理。术后卧床休息 3～5 天，限制活动，予以营养丰富的流质或半流质低盐食物。限制入水量，防止迷路水肿。

4. 指导患者配合检查 梅尼埃病的确诊需要进行多项检查。尽量安排患者在症状缓解后进行检查，以免增加患者的痛苦。如确需在急性发作期进行检查，应告知患者检查的必要性及如何配合检查，取得患者的理解和支持，并安排专人陪同前往，以减轻患者的心理压力。指导患者正确配合检查，以缩短检查时间。如进行甘油试验，应提前告知患者空腹。

（四）心理护理

患者急性发作入院期间，向患者及家属介绍梅尼埃病的特点，解释本病是由内耳疾病引起，虽然临床症状较重，但并非严重疾病，以消除患者及家属的紧张、恐惧和焦虑心理，使患者精神放松，积极配合治疗。在疾病稳定治疗期，通过与患者交谈，明确其性格特征和发病的诱因，对患者实施针对性的心理疏导，改善患者的心理状态。患者出院前做好心理咨询和辅导工作，告知患者日常生活中要保持乐观豁达的心态，积极良好的心理状态有利于防止或减少梅尼埃病的复发。

（五）健康指导

向患者解释梅尼埃病的相关知识，使其了解疾病的自然病程规律、可能的诱发因素、治疗方法及预后。指导患者建立良好的健康意识。指导患者改变生活方式，戒除不良生活习惯，限制盐、咖啡、酒精和浓茶的摄入。改善工作节奏，注意劳逸结合，适当增强锻炼，避免过度劳累，预防感冒。减少应激，避免过敏。注意调节心理状态，学会自我开导，避免情绪大幅波动。尤其应避免睡眠不足和精神紧张，以预防梅尼埃病的复发。叮嘱出院后按医生的随访要求记录眩晕、耳鸣、听力下降及生活质量改变情况。

第十四章　皮肤免疫相关性疾病及护理

皮肤覆盖于全身表面，是人体与外界存在广泛接触的最大的器官。皮肤由表皮和真皮构成，并借皮下组织与深层组织相连。皮肤中还有毛发、皮脂腺、汗腺和指（趾）甲等附属器。皮肤直接同外界环境接触，具有保护、吸收、排泄、感觉、调节体温及参与物质代谢等作用。

皮肤构成了机体抵御外界物理、化学及生物等因素对机体损害的第一道防线。皮肤作为机体免疫系统最外围的前哨阵地，发挥着固有免疫的屏障作用。同时，皮肤还对外来异种抗原展开适应性免疫应答。

第一节　荨　麻　疹

荨麻疹（urticaria）俗称风团或风疹块，是由于皮肤、黏膜小血管扩张及渗透性增加而出现的一种局限性水肿反应，病程超过 6 周者称为慢性荨麻疹。荨麻疹属于过敏性疾病，发病没有明显的种族差异和性别差异，各年龄段均可发生。特应性皮炎患者更易发生此病。

一、病　　因

荨麻疹的病因十分复杂，多数患者找不到确切原因，尤其是慢性荨麻疹患者。常见的病因主要有以下几种。

1. 食物　是荨麻疹最常见的病因，主要包括动物性蛋白，如鱼、蟹、虾、牛奶及蛋类、肉类、贝壳类等；植物性食品，如杧果、番茄、草莓、大蒜、可可等；食品添加剂，如防腐剂、柠檬酸、水杨酸、苯甲酸盐及香料、调味品等。

2. 药物　常见的可导致荨麻疹的药物有青霉素、阿司匹林、呋喃唑酮、免疫血清、疫苗、破伤风抗毒素、吗啡、阿托品及维生素 B_1 等。磺胺、链霉素、四环素、氯霉素等有时也可引起荨麻疹。

3. 感染　某些细菌、病毒、寄生虫、真菌等引起的感染可导致荨麻疹。

4. 物理因素　如冷热、摩擦、日光及压力、震动等刺激，均可引起某些患者发病。

5. 动物及植物因素　如动物皮毛、昆虫毒素、蛇毒、海蜇毒素、荨麻及花粉等。甚至屋尘、虫咬、蜜蜂螫刺等都可导致荨麻疹的发生。

6. 精神因素 精神紧张引起乙酰胆碱释放，使毛细血管扩张、血管通透性增加、血清渗出，可导致荨麻疹的发生。

7. 内脏和全身疾病 风湿热、类风湿关节炎、系统性红斑狼疮、恶性肿瘤、甲状腺功能亢进及内分泌紊乱、代谢障碍等，均可成为荨麻疹尤其是慢性荨麻疹的发病原因。

8. 体内外来异物 因治疗需要植入的人体钢钉、钢板、人工关节、心脏瓣膜等也可引发荨麻疹。

二、发病机制

荨麻疹的发病机制较为复杂，至今尚未完全明了。现代医学认为，荨麻疹发病机制包括超敏反应性和非超敏反应性两种机制。

1. 超敏反应性 荨麻疹的发生机制多数为Ⅰ型超敏反应。各种抗原物质刺激机体的免疫系统产生 IgE 并作用于肥大细胞，导致肥大细胞等多种炎症细胞活化，释放具有炎症活性的化学介质，如组胺、5-羟色胺、细胞因子、趋化因子、花生四烯酸代谢产物（如前列腺素 D_2、白三烯 E）等，引起血管扩张和血管通透性增加、平滑肌收缩及腺体分泌增加等，产生皮肤、黏膜、呼吸道和消化道等一系列局部或全身性过敏现象。

少数荨麻疹的发生机制为Ⅱ型或Ⅲ型超敏反应。Ⅱ型超敏反应多发生在输血后，为输血反应所致。Ⅲ型超敏反应多见于血清病和荨麻疹性血管炎。

2. 非超敏反应性 某些食物、药物、各种动物毒素、补体、神经递质及物理、机械性刺激等，可通过肥大细胞膜表面的受体与配体间直接作用，导致肥大细胞活化，释放组胺等炎症介质，引起荨麻疹。

三、病理变化

荨麻疹的病理变化主要表现为真皮水肿、血管扩张充血、淋巴管扩张及血管周围轻度炎症细胞浸润。水肿在真皮上部网状层最明显，不仅表现在胶原束间使胶原束间距离增宽，甚至在胶原纤维间也可见水肿而使纤维分离。真皮浅层血管周围的炎症细胞浸润主要为淋巴细胞、巨噬细胞、肥大细胞、嗜酸性细胞及中性粒细胞的混合浸润。

四、临床表现

根据病程长短可分为急性荨麻疹和慢性荨麻疹。

1. 急性荨麻疹 起病常较急，患者常突然自觉皮肤瘙痒，很快于瘙痒部位出现大小不等的红色风团，呈圆形、椭圆形或不规则形，开始孤立或散在，逐渐扩大并融合成片。如微血管内血清渗出急剧，压迫管壁，可使风团呈苍白色，皮肤凹凸不平，呈橘皮样。数小时内水肿减轻，风团变为红斑并逐渐消失，持续时间一般不超过 24 小时，但新风团可此起彼伏，不断发生。病情严重者可伴有烦躁、心悸、恶心、呕吐和腹泻等。病变累及喉头、支气管时可出现胸闷、呼吸困难甚至窒息。由感染引起者可出现寒战、高热、脉速等全身中毒症状。

2. 慢性荨麻疹　皮损反复发作超过 6 周以上者称为慢性荨麻疹。全身症状一般较急性荨麻疹轻，风团时多时少，反复发生，常达数月或数年之久。偶尔急性发作，表现类似急性荨麻疹。部分患者皮损发作时间有一定规律性。

3. 特殊类型荨麻疹　主要有皮肤划痕型荨麻疹（人工荨麻疹）、寒冷性荨麻疹、胆碱能性荨麻疹、日光性荨麻疹及压力性荨麻疹等。皮肤划痕型荨麻疹沿划痕出现条状隆起，伴瘙痒，不久后可自行消退。寒冷性荨麻疹表现为接触冷风、冷水或冷物后，暴露或接触部位产生风团或斑块状水肿。胆碱能性荨麻疹主要由于运动、受热、情绪紧张、进食热饮或含乙醇饮料后，躯体深部温度上升，促使乙酰胆碱作用于肥大细胞而发病。日光性荨麻疹常由中波、长波紫外线或可见光引起，风团发生于暴露部位的皮肤，自觉瘙痒和刺痛。压力性荨麻疹常见于足底部和长期卧床患者的臀部，一般持续 8～12 小时消退。

五、诊 断 要 点

荨麻疹可根据病史、生活史、生活环境，以及大小不等的风团，呈鲜红色、苍白色或正常皮色，剧烈瘙痒，速起速消，消退后不留痕迹等临床特点，做出诊断。诊断时应避免误诊为其他皮肤病，急性荨麻疹应注意与丘疹性荨麻疹、接触性皮炎等疾病相区别，慢性荨麻疹应注意与多形性红斑及其他红斑类皮肤病相区别。

六、治 疗 原 则

荨麻疹的治疗目标是完全缓解症状，尽量发现并去除病因。

1. 内用药物治疗

（1）急性荨麻疹。首选第二代非镇静抗组胺药，包括西替利嗪、左西替利嗪、氯雷他定、地氯雷他定、非索非那定、阿伐斯汀、依巴斯汀、依美斯汀、依匹斯汀、咪唑斯汀、苯磺贝他斯汀、比拉斯汀、奥洛他定及卢帕他定等，必要时可加量或联合用药。症状严重如伴腹痛腹泻、呼吸困难等消化、呼吸系统症状时，可选择使用糖皮质激素泼尼松每日 0.5～1mg/kg，或使用相当剂量的地塞米松静脉或肌内注射，根据症状变化情况再酌情调整剂量和疗程。由感染引起者应使用抗生素控制感染。

（2）慢性荨麻疹。以第二代抗组胺药为一线治疗药物，足量、足疗程规律用药，而非按需用药。疗程至少 3～6 个月或更长时间。治疗期间以达到有效控制风团和瘙痒发作为目标，按可稳定控制症状的最小剂量维持治疗 1～2 周后，逐渐减少剂量或延长用药间期，直至停药。在使用标准剂量的第二代抗组胺药治疗慢性荨麻疹 1～2 周后不能有效控制症状时，可增加药物剂量进行治疗，也可使用奥马珠单抗治疗。

（3）特殊类型荨麻疹。治疗原则基本上同急性荨麻疹，但效果较差。在抗组胺药基础上，根据不同类型荨麻疹可联合使用不同药物。如皮肤划痕型荨麻疹可使用酮替芬；寒冷性荨麻疹可使用酮替芬、赛庚啶、多塞平等；胆碱能性荨麻疹可使用酮替芬、阿托品；日光性荨麻疹可使用氯喹；压力性荨麻疹可使用羟嗪。

2. 外用药物治疗　夏季可使用止痒液、炉甘石洗剂等，冬季可选用具有止痒作用的乳剂，如苯海拉明霜、氢化可的松霜等。

七、护 理 措 施

（一）一般护理

病房应整洁、光线充足，保持通风、干燥，无灰尘、煤气、烟雾、漆气及其他刺激性物质，去除可能造成荨麻疹的过敏原，保证患者的居住环境舒适安静。温湿度舒适，室温保持在 20～22℃，相对湿度为 50%～60%，避免潮湿、过冷，无蚊虫。避免布置花卉，禁止家属及探视人员携带鲜花探视。建议患者家中禁养猫、犬等宠物，指导病房保洁人员避免使用浓度过高、气味浓呛的消毒剂。指导患者注意卧床休息，避免疲劳及心情烦躁，避免曝晒。洗澡水温度适宜，避免过热或过凉。尽量穿柔软棉质衣物，尽量避免抓挠皮肤。

密切观察患者皮疹分布部位、颜色、大小、形状及瘙痒程度，以及意识、睡眠、大小便等情况。对伴有呼吸道、消化道症状的患者，尤其要严密观察体温、脉搏、呼吸、血压等生命体征变化，如发现急性喉头水肿、血压下降，应及时报告医生并配合处理，防止过敏性休克的发生。

（二）饮食指导

食物是荨麻疹常见的致敏原之一，应加强荨麻疹患者的饮食护理，结合患者自身病情发展情况和饮食情况制订预防性饮食方案，指导患者合理饮食。饮食宜清淡、易消化，多摄取含维生素的新鲜蔬菜和水果或果汁等，鼓励多饮水。忌食辛辣和刺激食物，以及牛肉、羊肉、鱼虾及有人工添加剂的食品，禁饮酒、浓咖啡、浓茶。禁用促使肥大细胞脱颗粒、释放组胺的药物，如吗啡、阿托品等。

（三）专科护理

1. 协助寻找过敏原　应结合患者病史、生活环境、工作性质等协助医生查找过敏原，如发现对某种食物或药物过敏，应立即停用。对于误食过敏食物的患者，遵医嘱让其服用适量的缓泻药，以促进其体内致敏物质的排出。若发现患者对花粉过敏，应嘱咐其家属及探视人员避免将花卉带入病房内。协助对患者进行过敏原测试，如正在使用抗过敏药物，停药 1 周后方可进行过敏原测试。

2. 皮肤瘙痒的护理　协助患者剪指甲。劝阻患者不可以过度挠抓、烫洗、摩擦等方式止痒，阻止患者反复搔抓的恶性循环行为。护理人员应通过多种方式转移患者的注意力，如让患者听音乐、聊天、看书、看电视。注意个人清洁卫生，保持皮肤的清洁，防止蚊虫的叮咬。避免穿着硬、粗、厚的化纤衣物及紧身衣服，建议患者穿棉质、透气性好的衣服。患者沐浴时，水温不宜过高，不宜用热水烫洗，避免使用香皂、肥皂、沐浴露等一切化学合成用品，尽量不接触橡胶、染发剂等化学物品。指导患者遵医嘱严格用药，避免私自用药、停药或更改用药时间，指导并协助患者外涂止痒药物。

3. 并发症护理　过敏性休克是急性荨麻疹的严重并发症。一旦发生，应密切关注患者病情变化，发现急性喉头水肿、血压下降等现象时，应立即启动抢救应急预案，立即报告医生，让患者平卧，就地抢救。立即遵医嘱皮下注射 0.1% 肾上腺素，有静脉通道的可选择静脉注射。给予患者高流量氧气吸入，改善患者缺氧症状，保持呼吸道通畅，遵医嘱给予升压药及激素等药物治疗，做好心电监护，准确及时记录神志、血压、脉搏、呼吸及尿量变化。

4. 腹型荨麻疹护理 若患者出现腹痛症状，应暂时禁食禁水，注意卧床休息，保暖，必要时可按摩或热敷腹部。有腹泻症状者注意保持会阴部清洁，擦拭肛门时用质地柔软的纸制品，顺序由前到后，动作轻柔，大小便后用温水清洁肛周。肛周可涂保护油，勤换内衣裤。注意观察腹痛出现的时间、性质、程度，及时报告医生，必要时遵医嘱使用肠道解痉药。

（四）心理护理

由于荨麻疹的症状会影响患者全身，扰乱日常生活和工作，易导致患者出现焦虑、紧张、抑郁、烦躁甚至悲观的心理状态。在患者入院初期，护理人员应尽快了解患者的病情及心理状态，加强与患者的沟通，主动、热情关心患者，稳定患者的情绪，调动患者战胜疾病的主观能动性。针对患者的悲观和抑郁情绪，耐心安慰患者，消除患者由于病情反复、治疗期限长而产生的不安和焦虑，避免患者由于精神紧张引起组织胺、乙酰胆碱、5-羟色胺等过敏物质的过多释放及消化系统功能紊乱，继而导致腹痛、恶心、腹泻等的发生。同时做好患者家属的思想工作，通过亲人的关怀，消除患者因全身大片丘疹、红斑影响美观而产生的自卑感。

（五）健康指导

对荨麻疹患者进行健康教育和指导，加强患者对本病的认识，有利于病情控制和疾病预防。告知患者尤其是慢性荨麻疹患者，本病容易反复发作，部分患者病程迁延，但除极少数并发呼吸道或其他系统症状之外，绝大多数呈良性经过。对患者进行宣教时，告知患者遵医嘱规律用药，不宜自行对药物剂量和种类进行随意调整。指导患者饮食起居要规律，适当加强身体锻炼，增强体质，提高免疫力。

建议患者主动寻找并避免可能的病因或诱发因素。对于怀疑与食物相关的荨麻疹患者，可鼓励患者记食物日记，寻找可能的食物性诱发或加重因素并加以避免，但不必盲目忌口。由于情绪和精神压力可能会加重荨麻疹的症状，故应建议患者保持心情愉悦，有助于缓解症状。

第二节 银 屑 病

银屑病（psoriasis）俗称"牛皮癣"，是一种慢性炎症性皮肤病，特征性损害为红色丘疹或斑块上覆有多层银白色鳞屑。本病好发于头皮、四肢伸侧及背部。多见于青壮年，男性发病多于女性，北方多于南方。春冬季容易复发或加重，夏秋季多缓解。银屑病临床上有寻常性、脓疱性、红皮病性和关节病性四种类型，以寻常性银屑病最常见。

一、病因与发病机制

银屑病的病因和发病机制未完全明确。研究发现，本病的发病与遗传因素、环境因素及免疫功能异常等有关。

1. 遗传因素 约31%的银屑病患者有家族史，其中一级亲属和二级亲属的遗传度分别为67%和46%。如父母一方患银屑病，其子女的发病率约为16%，父母双方患银屑病时，其子女的发病率达50%。已发现的银屑病易感位点有 PSORS1～15，已被确认的易感基因有 IL-12B、IL-23R、LCE3B 等80多个。

2. 环境因素 包括感染、精神紧张、不良嗜好、创伤及某些药物反应等，可诱发或加重银屑病，或使病情迁延不愈。咽部和肛周的溶血性链球菌感染是儿童时期重要的银屑病诱发因素，也与点滴状银屑病的发病和加重相关。可能诱发银屑病的药物包括丙戊酸钠、非甾体抗炎药及某些锂制剂、β 受体阻滞剂、抗疟药等。其他环境诱因包括吸烟、生理和心理压力、创伤、肥胖等。

3. 免疫因素 越来越多的证据表明，银屑病是一种由 Th1 和 Th17 细胞介导的炎症性免疫性疾病。树突状细胞等抗原提呈细胞产生 IL-23，诱导 Th17 细胞分化成熟并分泌 IL-17、IL-21、IL-22 等多种 Th17 类细胞因子，刺激角质形成细胞过度增殖或关节滑膜的炎症反应。因此 IL-23/IL-17 在银屑病发病机制中处于关键环节。IFN-α、IFN-γ、TNF-α 等细胞因子的过度表达也在银屑病的发生中起重要作用。

二、病理变化

寻常性银屑病的皮肤组织病理表现为表皮角化过度、角化不全，角质层或角质层下有时可见中性粒细胞聚集形成芒罗（Munro）微脓肿，颗粒层变薄或消失，棘层增厚，表皮嵴下延呈杵状。真皮乳头水肿、上延，上方棘层变薄，颗粒层多消失。真皮乳头毛细血管迂曲、扩张，管壁轻度增厚，向上延伸至真皮乳头顶部。真皮上部呈轻中度炎症细胞浸润，血管周围可见淋巴细胞和中性粒细胞。脓疱性银屑病病理变化基本与寻常性银屑病相同，但在颗粒层或棘层上部海绵形成基础上，中性粒细胞聚集成科戈介（Kogoj）微脓肿。红皮病性银屑病真皮浅层血管扩张充血更明显。

三、临床表现

1. 寻常性银屑病 是银屑病最为常见的类型，可分为斑块状银屑病和点滴状银屑病，其中斑块状银屑病占银屑病的 80%～90%。损害可见于全身各处，多对称发生。典型表现为境界清楚、形状大小不一的红斑，周围有炎性红晕。皮损好发于头部、骶部和四肢伸侧面。皮损初期为红色丘疹或斑丘疹，粟粒至绿豆样大小，以后可逐渐扩大融合成红色斑片，基底浸润明显。皮损表面覆有多层银白色鳞屑。鳞屑易于刮除。去除表面鳞屑可见一层淡红色发亮的半透明薄膜，刮破薄膜可见筛状小出血点，称为"点状出血现象"。白色鳞屑、发亮薄膜和点状出血是本病的临床特征。部分患者自觉不同程度的瘙痒。

2. 脓疱性银屑病 较少见，分为泛发型和局限型。泛发型脓疱性银屑病表现为红斑基础上急性发作的播散性无菌性脓疱，针尖至粟粒大小，融合成脓湖。全身均可发病，以四肢屈侧和皱褶部位多见，口腔黏膜可同时受累。多呈周期性发作，在缓解期往往出现寻常性银屑病皮损。急性发病或突然加重时常伴有发热、寒战、关节疼痛等全身症状。局限型脓疱性银屑病皮损通常局限于手掌及足跖，常对称发生，伴或不伴经典的斑块状皮损。病情顽固，反复发作。

3. 红皮病性银屑病 又称银屑病性剥脱性皮炎，是一种少见的严重银屑病，常因某些因素刺激或治疗不当诱发。脓疱性银屑病在脓疱消退过程中亦可表现为此型。临床表现为全身皮肤弥漫性潮红、肿胀，伴大量糠状鳞屑，其间可见正常皮岛。常伴发热、畏寒等全身症状，可有浅表淋巴结肿大，白细胞计数升高。

4. 关节病性银屑病 又称银屑病性关节炎。除皮损外，还会出现关节病变，可累及全身大小关节，但以末端指间关节病变最具特征。临床以炎症性关节炎表现为主，受累关节红肿疼痛及晨僵，关节周围皮肤也常红肿。关节症状常与皮肤症状同时加重或减轻。严重者可导致功能障碍，甚至残毁。血液类风湿因子常呈阴性。

四、诊 断 要 点

银屑病的诊断主要依据皮损特点，结合病史资料[包括首先受累部位、伴随症状、前期感染史、疫苗接种史、身体及心理创伤情况和既往病史（1 型糖尿病、克罗恩病、精神疾病）]，以及演变、消长规律和治疗反应做出诊断。家族史具有重要参考价值，一半以上银屑病患者家族史阳性。典型体征（如点状出血）有诊断价值。对于不典型皮损，还需借助皮肤镜和反射式共聚焦显微镜、皮肤超声等影像技术检查辅助诊断。皮肤组织病理表现对确诊银屑病有重要价值。

五、治 疗 原 则

银屑病是一种慢性复发性疾病，通常需要长期治疗，并根据严重程度选择治疗方案，主要治疗方法包括外用药物、光疗、系统药物治疗等。银屑病一般可分为轻度或中度至重度银屑病两类。轻度至中度银屑病可采用局部使用糖皮质激素和维生素 D 类似物治疗；中度至重度银屑病通常需要光疗和全身系统药物治疗，尤其是伴有并发症的患者。

1. 局部药物治疗 外用药物适用于绝大多数银屑病患者，也是首选治疗方案。根据皮损特点和患者情况选择不同的外用药物。常用的药物有糖皮质激素、维生素 D_3 衍生物（如卡泊三醇）、钙调磷酸酶抑制剂（如他克莫司、吡美莫司）、维 A 酸制剂（如他扎罗汀）、角质松解剂（如乳酸、二甲硅油、水杨酸、高浓度尿素软膏）及地蒽酚、本维莫德乳膏、鲁索替尼乳膏、克立硼罗软膏等，必要时可联合用药。

2. 光疗 临床用于银屑病治疗的紫外线有窄谱中波紫外线（NB-UVB）、长波紫外线

（UVA）及 308nm 准分子激光。长波紫外线光疗主要为 UVA 联合补骨脂素（PUVA），包括外用及口服补骨脂加 UVA 治疗。

3. 系统药物治疗 甲氨蝶呤是目前治疗中重度银屑病的最常见系统性药物，对各类型的银屑病，包括中重度斑块状、关节病性银屑病，红皮病性银屑病及脓疱性银屑病均疗效确切。维 A 酸类药物阿维 A 是第二代芳香族维 A 酸，可用于治疗泛发点滴状或中重度斑块状银屑病或脓疱性银屑病。环孢素对各种类型银屑病都有效，可用于治疗严重及其他疗法无效的中重度银屑病患者。生物制剂如依那西普、英夫利昔单抗、阿达木单抗、乌司奴单抗、古塞奇尤单抗、司库奇尤单抗等也可用于银屑病的治疗。

4. 心理治疗 心理因素在银屑病的发生、发展及治疗中有重要作用，心理治疗也是银屑病治疗中不可或缺的一部分，心理疏导对患者非常重要。

六、护 理 措 施

（一）一般护理

保持病房清洁、整齐，温度适宜，室内定时开窗通风。每天以紫外线照射进行消毒，防止感染加重病情。为病情严重的患者安排单间病房，减少陪护及患者之间的交叉感染。根据病程分型及进展情况实施基础护理，病情严重时应卧床休息，注意保暖，避免受凉。每日定期测量患者的生命体征。如为合并高血压、糖尿病者，定期监测血压和血糖。因银屑病患者大量皮屑脱落，应每天打扫鳞屑，及时更换床单，保持床单元整洁。保持皮肤清洁，尤其注意五官、外阴及肛门卫生，预防感染。每天进行全身皮肤检查，及时观察皮肤变化，有无皮肤感染灶。如为关节型银屑病患者，由于关节受累行动不便，应加强安全防护，防止发生跌倒、坠床等意外事件。

对于高热患者，应予温水擦浴、冰袋、冰枕等物理方法进行降温，禁用乙醇擦浴。鼓励患者少量多次饮水，密切观察降温情况，防止低血压、虚脱现象发生。退热过程中出汗较多者应及时擦干汗液，病情稳定后更换衣服、被单。高热期间每天早晚进行口腔护理，饮食前后均应漱口，口唇干裂者可涂液状石蜡油保湿。

（二）饮食指导

银屑病病情缠绵，易反复发作，不合理的饮食习惯及盲目的忌口容易导致患者机体缺乏营养，加上患者皮肤长时间脱落大量鳞屑，造成蛋白质丢失。如营养缺乏严重，可引起营养不良性贫血或低蛋白血症。应正确指导患者养成良好的饮食习惯，进食高蛋白、高热量、高维生素、低脂肪、低胆固醇的营养丰富易消化的食物，如猪肉、鸡肉、蛋白、豆制品等，少量多餐。鼓励患者多食新鲜蔬菜和水果，以满足其机体需要，防止低蛋白血症的发生，并可提高身体素质，增强机体免疫力。急性期患者应戒烟、酒，不饮浓茶、咖啡，忌食海鲜、牛羊肉及葱姜蒜等辛辣刺激性食物。

（三）专科护理

1. 用药护理 指导患者严格遵医嘱按时按量使用药物。银屑病的内用药物包括免疫抑制剂、糖皮质激素、抗生素等。使用免疫抑制剂期间，应注意观察药物的不良反应，用药期间定期复查血、尿常规及肝肾功能。使用维A酸可对胎儿产生影响，避免对孕妇使用该药。糖皮质激素因其易发生"反跳"，一般仅用于红皮病性、关节病性和泛发性脓疱性且使用其他药无效的银屑病患者。

银屑病的外用药以还原剂、角质剥脱剂及细胞抑制剂为主。护理人员应教会患者正确涂用外用药的方法。急性期不宜使用作用强烈的角质剥脱剂，以免皮损扩散，激发红皮病。静止期可使用作用较强的外用药。每次用药前应清除皮损上的鳞屑及残留药物，以增强药物效果。涂外用软膏时每次不宜超过全身面积的1/3，皮肤破损处切忌涂用。对于皮损范围广泛的患者，应采取分区交替涂药，以防药物过量吸收引起全身性副作用。涂药时注意观察皮损变化，如发现皮损扩大、皮色发红，应停止涂药，并及时报告医师处理。头部涂药时，可劝男性患者剃去头发，女性患者可剪短头发，外出时可通过戴帽子等方式进行修饰。脓疱性患者用药时应严格遵守无菌操作，糜烂面可用1:2000小檗碱或0.1%依沙吖啶湿敷或清洗，以预防感染。结痂者不宜过早将痂揭除，防止继发感染。

2. 皮肤黏膜护理　注意保持床铺清洁、柔软，衣服、枕套、被单等被沾污浸湿后及时更换。指导患者做好自身清洁卫生，贴身内衣裤应为宽松柔软的棉织品，勤换内衣裤。常修剪指（趾）甲，避免抓伤皮肤。在使用外用药前，可先淋浴，将鳞屑洗去，以提高药效。指导患者用温水洗澡，使用温和的洗浴用品，忌用过烫热水、盐水，禁用强碱性肥皂和洗发水，宜用温水清洗。急性期应尽量避免沐浴，以防皮损加重；静止期及消退期可每日沐浴，以帮助鳞屑脱落，促进血液循环。脓疱性患者忌用热水清洗。

对于应用免疫抑制剂治疗的银屑病患者，应做好口腔黏膜护理，以预防口腔念珠菌感染，可用生理盐水或呋喃西林溶液漱口，并定期观察口腔黏膜，对于结膜充血、眼睑外翻的患者，多使用地塞米松滴眼液。

密切观察皮损变化，注意观察渗出物的量、颜色及有无异味，定时帮助患者翻身，受压部位垫棉垫或气圈。遵医嘱给予抗生素预防皮损感染，皮损处涂硼酸软膏，皮损处有渗出时用2%～3%硼酸液湿敷或氧化锌油外涂。注意患者眼部分泌物情况，结膜有炎症者给予含有5mg地塞米松的氯霉素滴眼液滴眼。避免接触刺激性物品，皮损处禁止进行静脉穿刺及使用胶布粘贴。银屑病患者皮肤屏障功能受损，经皮水分丢失增多，可选择使用保湿润肤剂，每天1～2次。保湿润肤剂具有减少皮肤损伤、修复皮肤屏障功能、缓解瘙痒、减少鳞屑和帮助局部抗炎药物渗透等作用。轻微皮损仅用润肤剂即可。

3. 静脉穿刺的护理　银屑病患者因皮损严重，皮肤表面见不到血管走行，造成静脉穿刺较困难。在静脉穿刺前，护理工作者要根据肢体血管的走行路线，用手触摸穿刺部皮肤，根据皮下组织和血管之间弹性的差异判断表浅血管所在位置，力求一次穿刺成功，以减少患者痛苦。穿刺中严格遵循无菌技术操作，动作轻柔。

对患者进行输液穿刺时，穿刺部位应避开破损处，消毒时避免使用刺激性碘酊，穿刺时将进针部位上方6cm处用无菌治疗巾包裹后再扎止血带，也可将止血带系在患者内衣外，减少患者的疼痛。穿刺成功后禁止使用胶布粘贴，应先用消毒纱布覆盖，再用绷带固定，以免因胶布拉扯而加重皮损面创伤。

4. 光疗的护理　光疗室内应保持温度适宜，通风良好，保持室温23～25℃，照射时关闭门窗。患者和工作人员在照射时均佩戴可完全覆盖眼睛的紫外线护目镜，以保护眼睛。男性患者生殖器部位应严密遮盖，并签知情同意书。患者接受照射前，光疗护理人员应详细询问患者对紫外线有无过敏史及前一次接受光疗后的反应，根据患者皮肤反应情况确定本次治疗剂量，且每次治疗量按在前次光疗量的基础上常规增加 15% 的剂量。

光疗过程中，护理人员要全面观察紫外线照射部位，观察有无红肿、干燥等现象，并根据具体情况及时调整照射剂量。反应严重者皮肤可出现水疱，此类患者应暂时停止光疗，有大疱者可用无菌注射器抽吸疱液，根据皮肤反应情况缓慢递增光疗剂量。

（四）心理护理

银屑病由于病程较长、反复发作，皮损影响美观、顽固难治等因素，患者存在不同程度的焦虑、自卑及恐惧心理，给患者造成极大的心理痛苦，同时因银屑病的发病与神经精神因素有关，患者不愿与他人沟通，性格沉闷，且由于外表不雅观，不敢见外人，担心被嘲笑、被指点，患者多有抑郁、悲观的心理。针对这些心理问题，护理人员应详细了解病情，向患者介绍有关银屑病的病因、诱因、发病机制、治疗方法及预后等知识，让患者能正确认识该病。

在护理工作中，给予患者精心周到的照顾，在语言与行动上不歧视患者，有计划地开展心理护理，鼓励患者诉说内心的焦虑，尽量使患者思想情绪中的悲观、恐惧转变为乐观、豁达、舒畅，解除其心理压力，并向患者介绍治疗效果好的病例，树立和提高患者战胜疾病的信心。同时，叮嘱患者家属理解、关心患者，给予患者感情支持并体贴照顾，减轻患者的思想顾虑和压力，以积极的心态配合医护人员的治疗和护理。

（五）健康指导

与患者进行一对一的健康教育和健康指导是银屑病良好疗效和减少复发的重要保障。健康教育内容包括疾病知识教育、治疗用药和依从性教育、皮肤护理、饮食指导及心理教育等。告诉患者及家属银屑病的性质，避免各种诱因，如精神刺激、过度疲劳、上呼吸道感染、外伤等，避免各种物理性、化学性物质和药物的刺激，遵医嘱按时服药，不可随意停药、换药，增减药量，定期检查血常规、肝肾功能等。指导患者和家属学会和掌握局部与全身用药的方法。教育患者病情稳定后切不可因盲目追求彻底治愈而采用可导致严重毒副作用的药物。

对于即将出院的患者，医护人员应说明银屑病病程较长且易复发，出院后需坚持服药以巩固疗效，并随时门诊随诊，防止复发。患者应保持健康的生活规律，日常清淡饮食，限烟酒，保证睡眠，避免不良刺激及接触感染因素，保持乐观。坚持适度的娱乐活动和体育锻炼。有条件的患者可洗温泉浴，温泉水可软化皮肤角质，加速鳞屑脱落，并可使过度增生变薄甚至消散，有利于促进银屑病的康复。

第三节　特应性皮炎

特应性皮炎（atopic dermatitis，AD）又称异位性皮炎和遗传过敏性皮炎，是一种慢性、复发性皮肤炎症性疾病，多发于儿童，大多数在婴儿期发病。由于患者常合并过敏性鼻炎、哮喘等其他特应性疾病，故被认为是一种系统性疾病。特应性皮炎的患病率在过去 30 年逐渐升高，发达国家儿童的患病率达 10%～20%，近 10 年我国的发病率也在持续上升。

一、病因与发病机制

特应性皮炎的确切病因和发病机制尚不清楚，但与遗传、免疫和环境等因素关系密切，免疫异常、皮肤屏障功能障碍、皮肤菌群紊乱等是本病发病的重要环节。

1. 遗传因素 特应性皮炎具有明显的家族遗传倾向，许多患者存在与过敏性疾病相关的阳性家族史。父母亲等家族成员有过敏性疾病史是本病的最大风险因素。有研究显示，在异卵双生子中，特应性皮炎的同时患病率仅为 20%，而同卵双生子同时患病率则为 80%。若父母中的一方患本病，其后代的患病率是 59%；若父母均患本病，后代患病的发生率将上升至 81%。遗传因素主要影响皮肤屏障功能与免疫平衡。聚丝蛋白（filaggrin，FLG）基因是特应性皮炎发病的高度关联易感基因，10%～50%的患者 FLG 基因发生失活突变。

2. 免疫因素 特应性皮炎患者的免疫异常主要表现为 IgE 水平升高、以 Th2 占优势的 Th1/Th2 平衡失调及由此所致的相应细胞因子、免疫炎症介质分泌的异常，以及皮肤屏障功能减弱或破坏如表皮中聚丝蛋白减少或缺失。Th2 型炎症是特应性皮炎的基本特征，IL-4 和 IL-13 是介导特应性皮炎发病的重要细胞因子，主要由 Th2 细胞、嗜碱性粒细胞和 2 型固有淋巴样细胞（innate lymphoid cell）等产生。在特应性皮炎的慢性期，皮损中还可见 Th1、Th17 和 Th22 的混合炎症浸润。聚丝蛋白等基因突变导致的皮肤屏障功能障碍使外界环境物质（如微生物、过敏原等）易于侵入表皮而启动 Th2 型炎症反应，朗格汉斯细胞和皮肤树突状细胞通过对过敏原的提呈参与这一过程。Th2 型炎症因子可以抑制角质形成细胞屏障相关蛋白的表达，进一步破坏皮肤屏障功能。反复搔抓促使角质形成细胞产生炎症介质，也会导致自身抗原释放，产生针对自身抗原的 IgE。

3. 感染性因素 在特应性皮炎患者皮肤上可检出多种微生物，包括细菌、真菌、病毒等，突出表现为金黄色葡萄球菌和糠秕马拉色菌。例如，特应性皮炎皮损和外观正常皮肤常伴有以金黄色葡萄球菌定植增加和菌群多样性下降为主要表现的皮肤菌群紊乱。菌群紊乱及其所致的代谢等功能异常促进了皮肤炎症的进展。皮肤微生物群生态失衡也可激活皮肤免疫系统和加重皮肤屏障破坏，导致特应性皮炎的发病风险显著提高。

4. 环境因素 包括气候变化、生活方式改变、不正确的洗浴、过敏原刺激等。现代生活方式（如卫生要求过高、西式饮食等）及环境暴露（如环境污染、被动吸烟等）可能通过表观遗传修饰引起免疫系统与皮肤屏障异常，参与特应性皮炎的发病。此外，心理因素（如精神紧张、焦虑、抑郁等）也在特应性皮炎的发病中发挥一定作用，神经-内分泌因素也可参与特应性皮炎的发生和发展。

二、临床表现

特应性皮炎的临床表现多样，最基本的特征性表现是皮肤干燥（干皮症）、慢性湿疹样皮损

（皱褶部位为主）、特殊部位皮肤色素性改变（眶周黑晕、白色糠疹等）和明显瘙痒，可同时伴发其他过敏性疾病。在我国轻中度患者占 98.5%以上。根据不同年龄段的表现不同，分为婴儿期（出生至 2 岁）、儿童期（2～12 岁）、青少年与成人期（12～60 岁）和老年期（>60 岁）。

1. 婴儿期 以婴儿湿疹为初发表现，1 岁前发病者约占全部患者的 50%。皮损多分布于两颊、额部和头皮，皮疹以急性湿疹表现为主，后逐渐蔓延至四肢伸侧。典型皮疹为水肿性红斑伴渗出和结痂。

2. 儿童期 多由婴儿期演变而来，也可不经过婴儿期而发生，多发生于面颈、肘窝、腘窝和小腿伸侧，以亚急性和慢性皮损为主要表现。典型皮疹为暗红色斑片，干燥且肥厚，表面粗糙，覆有鳞屑，有明显苔藓样变。

3. 青少年与成人期 皮损与儿童期类似，也以亚急性和慢性皮炎为主，主要发生在肘窝、腘窝、颈前等部位，也可发生于躯干、四肢、面部、手部，大部分呈干燥、肥厚性皮炎损害，部分患者也可表现为痒疹样皮疹。

4. 老年期 男性多于女性，通常表现为严重而泛发的慢性湿疹样皮疹，严重时可累及体表面积的 90%以上，甚至可出现红皮病。

三、诊断要点

特应性皮炎的诊断主要依靠特征性的皮疹检查和仔细的病史问诊，有的需要长期随访观察才能判断。对于不同年龄段有湿疹样皮损，尤其是慢性反复发作者，均要考虑到特应性皮炎的可能，需详细询问个人及其家族的过敏性鼻炎、过敏性哮喘、过敏性结膜炎等病史，结合临床表现和全面体检进行诊断，必要时行外周血嗜酸性粒细胞计数、血清总 IgE 和特异性 IgE 等检查，以协助诊断。

目前我国皮肤科医生推荐使用的诊断标准主要为 Williams 诊断标准。

（1）主要标准：皮肤瘙痒。

（2）次要标准：①屈侧受累史，包括肘窝、腘窝、踝前、颈部（10 岁以下儿童包括颊部皮疹）；②哮喘或过敏性鼻炎史（或在 4 岁以下儿童的一级亲属中有特应性疾病史）；③近年来全身皮肤干燥史；④有屈侧湿疹（4 岁以下儿童面颊部、前额和四肢伸侧湿疹）；⑤2 岁前发病（适用于>4 岁的患者）。

（3）确定诊断：主要标准加 3 条或 3 条以上次要标准。

四、治疗原则

特应性皮炎的治疗目的是缓解或消除临床症状，消除诱发和（或）加重因素，减少和预防复发，减少或减轻合并症，提高患者的生活质量。

1. 基础治疗 洗浴有助于缓解特应性皮炎症状，建议洗浴温度在 32～37℃，时间 5～10 分钟。如皮损有感染倾向，可在盆浴中加入 0.005%的次氯酸钠，还可外用保湿润肤剂恢复和保持皮肤屏障功能。减少各种外界物质刺激，避免进食引发过敏的食物。

2. 外用药物　特应性皮炎的一线疗法仍然是外用糖皮质激素。应根据病情选择合适的强度及剂型。初始使用强效的制剂，在数天内迅速控制炎症，其后逐渐过渡到使用中弱效糖皮质激素或钙调神经磷酸酶抑制剂。对于中重度或易复发的患者，皮损控制后可在原有皮损区每周 2 次外用糖皮质激素或钙调神经磷酸酶抑制剂，并配合全身外用保湿润肤剂。钙调神经磷酸酶抑制剂用于皮肤薄嫩或褶皱部位。对于不耐受钙调神经磷酸酶抑制剂的患者，可先用糖皮质激素控制病情，再换用钙调神经磷酸酶抑制剂维持治疗。其他外用药如磷酸二酯酶Ⅳ抑制剂软膏已有国家批准用于 2 岁以上轻中度特应性皮炎的治疗。

3. 系统治疗　口服抗组胺药可选用第二代抗组胺药。免疫抑制剂可用环孢素，使用时需注意适应证和禁忌证，并密切监测不良反应。病情严重或其他药物难以控制时可短期系统应用糖皮质激素。生物制剂如度普利尤单抗（dupilumab）可抑制 IL-4 和 IL-13，巴瑞克替尼（baricitinib）、乌帕替尼（upadacitinib）等 Janus 激酶抑制剂和外用托法替尼等用于治疗特应性皮炎，均取得良好疗效。

4. 紫外线疗法　紫外线可用于治疗特应性皮炎，可选择窄谱中波紫外线（NB-UVB）和中大剂量长波紫外线（UVA），配合糖皮质激素及保湿剂。NB-UVB 不适合急性期特应性皮炎患者。12 岁以下儿童应避免使用全身紫外线疗法。日光暴露加重皮损的患者不宜使用紫外线治疗。紫外线治疗不宜与钙调神经磷酸酶抑制剂联合使用。

5. 瘙痒治疗　润肤剂、抗组胺药、外用抗炎药物等可缓解瘙痒。

6. 抗微生物治疗　具有明显感染指征时，可系统使用或外用抗细菌、抗真菌药物，疗程 1～2 周。如出现疱疹性湿疹，可使用抗病毒药物治疗。

五、护 理 措 施

（一）一般护理

尽量将特应性皮炎患者安排在单人病房，严禁与带状疱疹、单纯疱疹患者接触，以防引起疱疹样湿疹。加强病房管理，保持患者所在的病房空气清新，每日开窗通风 2～3 次，保持室温 18～23℃，相对湿度 50%～60%，当环境干燥时可使用加湿器。每天紫外线消毒 2 次，每次 30 分钟。病房避免使用地毯，室内禁放鲜花等植物，减少探望。病房地面、门窗、房间内物品等均使用含氯消毒剂擦拭。用扫床刷每日清扫床单元，及时更换污染的床单被服。指导患者避免接触含油漆、尘螨的物品，日常穿棉质、宽松的衣服。

保持皮肤清洁，皮损处禁用热水、肥皂水清洗，避免搔抓。婴幼儿可用纱布裹手，或穿袖子较长的棉质内衣，防止搔抓感染。护理人员接触患者前后要洗手，严格执行护理操作规程。监测生命体征，及时记录心率、血压、大小便情况，观察皮疹形态大小、渗出、糜烂、瘙痒及全身情况，发现异常及时报告医生处理。适度锻炼身体，但应避免进行大量出汗的剧烈运动。尽量避免患者去动物园、植物园等动物毛屑或花粉聚集地。

（二）饮食指导

指导患者选择营养丰富、高热量、高植物蛋白、清淡易消化的食物，选择进食富含维生素的新鲜水果、蔬菜，如苹果、胡萝卜、青椒等。患者应避免进食可能诱发或加重病情的食物，如海鲜等。避免接触生、冷、辛辣及刺激物，如烟、酒、浓茶、咖啡等。应规避明确的过敏食物，当不能确定过敏食物种类时，可进行过敏原检测，但应避免盲目忌口。患者应足量饮水，保持出入量平衡、大小便通畅。

（三）专科护理

1. 皮肤护理 叮嘱患者穿柔软、透气性好、宽松的棉质衣物，必要时戴棉手套。避免接触毛织品、丝织品、人造纤维及颜色鲜亮、含有荧光剂的服装。贴身衣物勤换洗，根据温度变化适时增减衣物，防止过冷或过热刺激。定期修剪指甲，保持皮肤干燥清洁，避免使用消毒水或碱性肥皂清洁皮肤。沐浴频率以每日或隔日 1 次为宜，次数不宜过于频繁。沐浴时避免烫洗，水温以 32～37℃为宜，洗澡时间小于 10 分钟，使用低敏无刺激的洁肤用品，避免使用沐浴露，避免搔抓、摩擦等刺激皮肤的行为。沐浴后 3 分钟内涂抹适量的润肤剂，以维持皮肤水分。出行时注意防晒、防过敏，可使用防晒指数为 15 或更高防晒指数的防晒霜，或选择使用遮阳伞等物理防晒方法。

注意观察患者皮疹、水疱、结痂情况，颜色有无改变，瘙痒程度有无加重，有无便秘或消化不良等，必要时指导患者或家属采用记日记的方法简单记录病情，有情况及时联系医生并遵医嘱处理。

2. 用药护理 患者皮损瘙痒时可外喷抗敏止痒水，瘙痒难忍且严重影响睡眠者给予抗组胺类药口服。针对皮损，指导患者早晚各 1 次正确涂抹硅油膏、凡士林羊毛脂等药物，以达到保湿和恢复皮肤屏障的作用，洗澡后 3～5 分钟内涂药最佳，利于药物吸收。皮损糜烂渗出处予 3%硼酸溶液冷湿敷，每次 30 分钟，每日 2 次。若患者皮损部位结痂较厚，则使用氧化锌油 24 小时持续包敷，每日更换 1 次，直至结痂脱落。局部使用激素类药物是中重度特应性皮炎的重要疗法，部分患者对外用激素心存顾虑，担心药物副作用，甚至拒绝使用。护理人员应耐心解释，消除患者的顾虑，提高用药依从性。

根据患者年龄、皮损性质、部位及病情程度指导患者选择不同剂型和强度的激素制剂，儿童尽量选择中弱效激素或用润肤剂适当稀释激素类药膏。对于系统性治疗用药，如抗组胺药、免疫抑制剂及糖皮质激素等，使用时应密切观察药物的副作用，并及时与医生沟通，遵医嘱处理。

3. 睡眠形态紊乱的护理 评估患者的生活习惯及睡眠困难的原因，准备好有关资料并向患者解释。在休息时间段暗化病房，并避免噪声。医护人员的治疗及护理操作尽量集中、轻柔，开关门、步行尽量不发出噪声。去除影响睡眠的不利因素。睡前应避免剧烈运动，避免饮浓茶、咖啡等兴奋性或刺激性饮料。避免观看惊险、恐怖、刺激性电影、电视或书刊。指导患者掌握促进睡眠的方法，如睡前饮用适量的热牛奶、听舒缓的音乐等。指导患者养成规律的作息时间，保证午休。对于瘙痒引起的睡眠困难，可遵医嘱对症用药，以缓解症状。

（四）心理护理

情绪管理也是维持患者病情稳定的重要方面，对长病程和病情较重的患者应定期、适时给予心理指导。由于特应性皮炎患者病程较长，反复发作，甚至久治不愈，患者极易出现精神紧张、急躁、易怒、抑郁等负面情绪，丧失自信心，不愿与人交流。护理人员要有爱心、耐心，主动与患者及家属沟通，鼓励患者积极表达内心的想法，主动宣泄疾病带来的各种身心不适，对患者的感受予以同情和理解，建议患者通过看书、听音乐等方式转移注意力。护理操作动作应轻柔，并使用通俗易懂的语言向患者及其家属讲述疾病的相关知识及预后转归，介绍其他病例治愈情况。

同时，护理人员应指导家属保持良好的情绪，对患者的积极行为及时给予鼓励和表扬，增强其信心，从而使患者主动参与、积极配合治疗。通过有效的心理护理，促进患者及家属科学认知疾病本质，配合医护人员积极参与疾病的管理，以达到控制症状、较少复发和提高生活质量的长期目标。

（五）健康指导

由于特应性皮炎是慢性复发性疾病，需要长期治疗，应建立起良好的医患关系，而健康教育是建立良好医患关系的前提。医护人员应向患者和家属说明本病的性质、临床特点和注意事项，向患者及家属解释药物使用的方法、预期疗效和可能的不良反应等。对于反复发作的患者，还应与患者及家属详细分析并寻找发病原因和诱发加重因素（包括非特异性诱发因素、特异性过敏原诱发因素等），告知其具体避免或回避策略。在随访过程中，应仔细观察患者的病情变化，遵医嘱及时调整治疗方案，并通过维持治疗，尽可能长期控制症状，减少复发。

第四节　天　疱　疮

天疱疮（pemphigus）是一组累及皮肤黏膜，以表皮内水疱为主要特征的自身免疫性慢性大疱性皮肤病。特点是薄壁、易于破裂的松弛性水疱或大疱，由表皮棘层细胞松解引起。多发于中老年人，男女发病比例无明显差异。

一、病因与发病机制

天疱疮的病因不明，目前认为其是一种自身免疫病，好发于具有 HLA-DR 区易感基因及衰老等易感因素的个体，在其他诱因如药物、热烧伤或电烧伤、外科手术、创伤、紫外线照射、放射治疗、化学制剂、感染等的刺激下，上皮细胞棘细胞层间的黏合物质成为自身抗原，进而诱发自身免疫反应。支持该推断的依据如下：①用间接免疫荧光检查，发现患者血清中有抗表皮棘细胞间物质的特异抗体（又称天疱疮抗体）；②血清中天疱疮抗体滴度与疾病的严重程度相平行；③天疱疮抗体的沉积部位在病理组织学上为天疱疮的发病部位（棘层松解发生的部位）；④天疱疮抗体的作用部位为表皮细胞间的结合部。

天疱疮抗原主要为角质形成细胞桥粒结构中的桥粒黏蛋白（desmoglein，Dsg）1 和 Dsg3，主要分布于角质形成细胞间。天疱疮抗体主要是 IgG，包括四种 IgG 亚型，少数为 IgA。天疱疮自身抗体结合到表皮细胞上，与基膜带的桥粒黏蛋白结合，活化补体系统，引起肥大细胞脱颗粒，趋化中性粒细胞、嗜酸性粒细胞等炎症细胞在局部浸润并释放多种蛋白水解酶和炎症介质，破坏真表皮连接中起重要作用的结构分子，导致棘层松解，最终形成表皮下水疱。自身抗体与桥粒黏蛋白结合后，还可激活纤溶酶原-纤溶酶的激活，引起角质细胞间黏附能力丧失，出现典型的临床和病理表现。天疱疮桥粒黏蛋白抗原的 cDNA 序列与钙黏蛋白有明显的同源性，故天疱疮抗体也可损害表皮细胞间的粘连功能，导致棘层松解。

有研究显示，体内氧化应激产物增加破坏了皮肤组织的上皮细胞，因此氧化应激也可能在棘层松解的过程中发挥重要作用。

二、临 床 表 现

1. 症状 发病初期常表现为皮肤黏膜灼热、瘙痒性红斑或荨麻疹样斑片、斑块，继之出现水疱、大疱，疱壁薄而易破裂，破溃后发生疼痛，形成糜烂面，病程慢性反复。多伴有发热、畏寒、头痛、乏力、食欲缺乏等全身症状。

2. 体征 大疱壁薄、松弛、易破，疱液澄清或混浊，疱周大多无红晕。用手指压迫水疱，疱壁即向周围扩大，可与邻近水疱融合；以手指摩擦水疱周围的皮肤，表皮即与真皮分离，此现象称为尼科利斯基（Nikolsky）征阳性。

3. 临床分型 根据临床特点，天疱疮可分为寻常型、增殖型、落叶型、红斑型、疱疹样、副肿瘤性及 IgA 型天疱疮等。

（1）寻常型天疱疮：是最常见的天疱疮类型。多发于中年人，好发于口腔、胸背、头颈部，严重者可全身泛发。绝大多数患者有口腔黏膜受累，且常是最先出现的症状。典型皮损为外观正常皮肤上或在红斑基础上出现松弛性大疱，疱壁薄，尼科利斯基征阳性，易破溃形成不易愈合的糜烂面、渗液及结痂。

（2）增殖型天疱疮：皮损好发于头面及身体皱襞部位，早期皮损与寻常型天疱疮类似，但糜烂面上可出现乳头瘤样增殖。轻型原发病损为小脓疱，症状轻，病程慢性，可自行缓解。重型如同寻常型天疱疮，尼科利斯基征阳性，黏膜损害多见，病程长，很难自行缓解。

（3）落叶型天疱疮：皮损多泛发全身，黏膜损害少见或较轻。初为浅在的松弛性水疱，易破溃，继之出现大片表皮剥脱的糜烂面，上覆落叶状痂屑，类似剥脱性皮炎，尼科利斯基征阳性。自觉灼热、疼痛、瘙痒。

（4）红斑型天疱疮：是落叶型天疱疮的良性型，好发于头面及胸背上部，下肢和黏膜很少累及。疱壁极薄易破，形成糜烂和结痂，尼科利斯基征阳性。面部皮损为鳞屑性红斑，蝶形分布，类似红斑狼疮。躯干部皮损与脂溢性皮炎相似。自觉症状较轻，日晒后可加重。

（5）疱疹样天疱疮：多发于老年人。皮损好发于胸、腹、背部及四肢近端，为环形或多环形红斑，边缘略隆起，表面分布针帽至黄豆大紧张性水疱，类似于疱疹样皮炎。尼科利斯基征阴性。病程缓慢，瘙痒明显，反复发作，预后较好。

（6）副肿瘤性天疱疮：伴发于淋巴网状内皮细胞瘤、乳腺癌、肺癌、宫颈癌等肿瘤。表现为躯干、四肢及掌跖处有红斑、水疱、血疱、糜烂等皮损，口腔黏膜受累较重，结膜、鼻咽部黏膜等也可受累。

（7）IgA 型天疱疮：常发生于老年人，女性多见。以表皮内细胞间 IgA 沉积并有中性粒细胞浸润和棘细胞松解为特征。皮损主要为红斑基础上发生松弛的水疱、大疱或脓疱，常排列成环状或融合，自觉强烈瘙痒。尼科利斯基征大多呈阴性，少数呈阳性。

三、病 理 变 化

天疱疮的基本组织病理表现为棘层细胞松解、表皮内裂隙和水疱。不同类型天疱疮发生棘层松解的部位不同。寻常型和增殖型天疱疮的水疱和裂隙位于棘细胞层中下部，水疱内可见棘层松解细胞。增殖型天疱疮除棘层细胞松解、表皮内裂隙和水疱外，还可见乳头瘤样增生。落叶型和红斑型天疱疮的水疱或裂隙位于棘细胞层上部或颗粒层，陈旧损害伴棘层肥厚、角化过度。红斑型天疱疮陈旧性损害内还可见毛囊角化过度、颗粒层角化不良。疱疹样天疱疮可见表皮内水疱、海绵形成和嗜酸性粒细胞浸润。副肿瘤性天疱疮还可见角质形成细胞坏死、基底层细胞空泡变性。

天疱疮水疱的疱液内可见松解脱落的上皮细胞，单个或成团，称棘层松解细胞（Tzanck cell）。细胞水肿、呈圆形，核大深染，核周有淡蓝色晕。胞质呈嗜碱性，有时核浓缩。黏膜固有层可见中度炎症细胞浸润，主要为淋巴细胞和嗜酸性粒细胞。

直接免疫荧光检查主要表现为棘细胞间 IgG 和 C3 网状沉积，少数可见 IgA 和 IgM 的沉积。使用间接免疫荧光和酶联免疫吸附试验检查，可在天疱疮患者外周血中检出 IgG 型抗桥粒黏蛋白抗体。

四、诊 断 要 点

天疱疮的诊断需结合临床表现、组织学特点及免疫荧光进行综合判断。诊断依据：皮肤上出现松弛性水疱、大疱，疱壁易破，形成糜烂，结痂，常伴黏膜损害，尼科利斯基征阳性；疱液或疱底涂片可查见棘层松解细胞；组织病理主要表现为表皮内水疱和棘层松解；免疫病理检查显示棘细胞间 IgG 和 C3 网状沉积；外周血间接免疫荧光检查中检出高滴度桥粒黏蛋白抗体。

五、治 疗 原 则

1. 一般治疗　保护皮肤创面和预防继发感染，保持创面干燥，高蛋白饮食。大疱需抽吸疱液，尽量保留原有的疱壁。小面积破溃无须包扎，每日清创换药后暴露创面即可，大面积破溃可用湿性敷料，避免用易粘连的敷料。破溃处外用抗菌药，防止继发感染。

2. 药物治疗

（1）糖皮质激素：是目前治疗天疱疮最有效的药物，确诊后应首选此类药物。用药时应做到及时治疗、足量控制、正确减量并长时间最小剂量维持用药。局限性或轻症患者首选外用超强效或强效糖皮质激素，10～20g/d，分 1～2 次外用，若 3 周病情未控制，可增加用量至 40g/d（体重＜45kg 者加至 20g/d）。局限性天疱疮患者仅用于皮损处，轻度天疱疮患者需外用于全身，包括正常皮肤，注意避免用于面部。中重症患者外用激素 30～40g/d（体重＜45kg 者 20g/d），同时口服泼尼松，起始剂量 0.5～1mg/（kg·d）。如疗效不好，酌情增加剂量。严重者可采用甲泼尼龙冲击疗法。

（2）免疫抑制剂：天疱疮病情较重者可采用免疫抑制剂与糖皮质激素联合应用，也可单独用于对糖皮质激素治疗抵抗的患者。免疫调节剂可选用硫唑嘌呤、环磷酰胺、甲氨蝶呤、环孢素等。

（3）生物制剂：对于病情较重、反复发作的患者，可选用利妥昔单抗治疗。利妥昔单抗通常与糖皮质激素、静脉注射用丙种球蛋白等联用，可有效治疗重度天疱疮，一般剂量为每周 375mg/m²，连续用药 4 周。

（4）其他疗法：对于高剂量糖皮质激素和免疫抑制剂治疗无效或存在糖皮质激素或免疫抑制剂禁忌证的中重度天疱疮患者，可采用大剂量静脉注射用免疫球蛋白或血浆置换疗法。对于 IgA 型天疱疮患者，首选氨苯砜治疗。

（5）抗感染：由于天疱疮患者存在皮肤破损，再加上长期使用糖皮质激素，合并细菌、真菌感染者常见，应及时选用有效的抗生素或抗真菌药物治疗。

六、护 理 措 施

（一）一般护理

将患者置于单间病房，床上放置保护架，将被子盖在保护架上。叮嘱患者卧床休息，尽量减少活动。保持病房整洁、安静，保持室温 25～28℃，相对湿度 40%～50%。定时开窗通风，同时注意保暖，预防感冒。保持床单元整洁、干燥。患者的床单及衣裤均应高压消毒后使用，并及时更换。紫外线消毒 2 次/日，每次 30 分钟，消毒时注意遮挡患者或将患者暂时转移出消毒病房，以防紫外线灼伤。地面用含氯消毒剂擦拭（2 次/日），各项操作严格按照无菌操作规则执行，并禁止探视，以防交叉感染的发生。保护好静脉通道，一般选择小血管由远端到近端建立静脉通道，输液时避免将液体溅在皮损上。

对于重症天疱疮患者，由于出现皮肤糜烂，形状与烧伤相似，可采用暴露疗法进行治疗和护理。为避免坠积性肺炎的发生，每次翻身时应叩背，鼓励患者咳嗽、咳痰。密切观察患者全身情况，并认真、仔细听取患者的主诉。

（二）饮食指导

天疱疮患者因口腔糜烂、疼痛，不易张口，故不愿进食。护理人员要积极鼓励患者进食。由于水疱、糜烂面积大，渗出较多，易导致蛋白质、水和电解质丢失。长期大量应用皮质类固醇使患者蛋白质分解代谢增强、血糖升高、低钾、低钙。因此，宜给予患者高蛋白、高维生素、低盐低脂饮食，根据病情变化及时补充钾、钙等电解质，维持机体正氮平衡与水、电解质平衡。食物应易消化，如牛奶、鸡蛋、肉泥、水果汁、蔬菜汁、豆制品等，多吃新鲜的瓜果、蔬菜，保证维生素的足量摄入。注意补充香蕉等含钾的食物，食物忌过冷或过热，避免辛辣刺激性食物摄入。宜少食多餐，以免加重胃肠负担。多饮水，保持大便通畅。根据病情由流食逐渐过渡到半流食、普食。对于重症天疱疮患者，由于多伴消化道黏膜受损，患者进食前可用生理盐水漱口，以保持口腔清洁。如疼痛严重，可用 0.5% 的利多卡因溶液含漱。

（三）专科护理

1. 用药护理　由于患者长期使用糖皮质激素，极易出现各种不良反应，如继发感染、高血压、高血糖、消化性溃疡、出血、电解质紊乱及精神障碍等。护理过程中应严密监测患者生命体征、出入量情况及血糖变化。每周测量体重一次。注意用药后的反应，尤其是激素对皮损的反应。定期复查血常规、尿常规、血糖、电解质、肝肾功能、眼底及骨密度。注意观察有无黑便、血便等消化性溃疡症状。静脉输注免疫抑制剂时，注意观察输液速度及局部皮肤情况，防止发生药物渗漏，并密切观察患者有无恶心、呕吐、抽搐、乏力等不良反应。叮嘱患者多饮水。

2. 皮肤护理　密切观察、准确记录皮损变化情况，包括有无新发水疱或糜烂、尼科利期基征、创面分泌物量及形状等。严格执行无菌操作规程，换药及翻身动作要轻柔，外用治疗应根据皮损特点，选用适合的药物和剂型。对于大面积水疱糜烂者，可采用支架暴露疗法，以避免被服与皮肤的摩擦，并利于外用药的应用。对于直径大于 1cm 的水疱，使用安尔碘消毒后，用无菌注射器在水疱的低位穿刺抽出疱液。对于直径小于 1cm 的水疱，采用无菌针头刺破疱壁后用无菌干棉签吸出疱液，保持疱壁完整，外涂氧化锌糊剂。对于糜烂面渗出多者，可用 3% 硼酸溶液湿敷。

对于继发感染的部位，可选用 0.5% 新霉素溶液湿敷，每次湿敷不超过体表面积的 1/3。对于渗出较少的糜烂面，清洗后可用碱性成纤维细胞生长因子并暴露 10～20 分钟，再外盖纱布或将腹带内侧预先涂以较厚的 0.5% 新霉素软膏，以防与新生肉芽组织粘连。静脉输液时，可在扎止血带前先用无菌纱布环绕腕部，针头用无菌绷带固定，避免拖、拉、拽动作，动作轻柔、迅速。

3. 黏膜护理　对于口腔黏膜破溃的患者，可给予口泰含漱液饭后漱口。疼痛明显者可在漱口液中加入利多卡因镇痛。如发现口腔黏膜上出现白点或白斑，说明存在白假丝酵母菌感染。此时可给予患者 5% $NaHCO_3$ 溶液漱口及制霉菌素外涂。叮嘱患者勿用脏物擦拭咽部。眼结膜糜烂渗出并有大量脓性分泌物的患者，可每天 3 次使用生理盐水冲洗睑结膜，然后滴入泰利必妥（氟氧沙星）滴眼液。夜间使用迪可罗眼膏涂双眼，以预防感染和粘连。

保持会阴清洁干燥，根据渗出情况每日 2 次用 3% 硼酸溶液湿敷，或使用 0.1% 新洁尔灭溶液棉球蘸洗。便后用 1：5000 的高锰酸钾溶液冲洗，再用无菌纱布或棉球擦干。

4. 病情观察　每日测量生命体征，观察患者出入液量情况、大便的颜色和性状等。每隔 4 小时测体温、脉搏、呼吸一次。每日使用外用药物前，密切观察皮损的变化，及时做出皮肤评估。观察使用激素、免疫抑制剂等药物后的反应，特别是使用激素后的反应。每日观察皮疹面积、颜色，有无新发的皮疹和水疱，糜烂面有无缩小、创面渗出及分泌物有无减少、有无脓性分泌物等。根据医嘱定时监测血尿便常规、肝肾功能、电解质及血糖等的变化。

（四）心理护理

天疱疮患者由于疾病迁延难愈，疗程长，经济负担重，加之疾病本身的痛苦及药物的不良反应，容易产生心理问题，如忧虑、烦躁、痛苦、恐惧、悲观等。护理人员应多巡视病房，多与患者及家属沟通，及时了解患者的思想动态和心理状态，亲切、热情地与患者交流，用温和的语言、高度的责任心和同情心关心患者，耐心安慰患者，与患者建立良好的护患关系。用通俗易懂的语言和方法解说诊疗过程及检查结果、疾病康复知识，使其了解疾病的发生、发展、治疗及康复的转化过程。鼓励患者面对现实，帮助患者正确认识和对待疾病，消除恐惧心理，积极配合治疗和护理工作。

（五）健康指导

患者住院期间，向患者及家属介绍病情及疾病的相关知识、治疗方案及治疗中可能出现的并发症和处理方法。向患者讲解糖皮质激素的副作用，并告知已采取的措施，如预防感染、补钾、补钙、测血糖、测血压等。解释激素逐渐减量后激素所带来的副作用将逐渐消失，指导患者采用正确的应对措施及技巧。

患者出院前指导提醒患者增加营养，提高机体抵抗力，注意皮肤及用物清洁，防止感染。避免着凉、感冒，远离呼吸道传染病患者。不可随意减药、停药。注意观察激素副作用，如高血压、糖尿病、电解质紊乱、消化道出血等。避免进食过硬、过热、过冷的食物。尽量少食富含粗纤维和不易消化的食物，曾发生过消化道出血的患者尤其要严格饮食。

第十五章 移植排斥反应性疾病及护理

移植（transplantation）是指应用异体或自体正常细胞、组织、器官置换病变的或功能缺损的细胞、组织、器官，以维持和重建机体生理功能的一种治疗方法。移植是目前临床上用于治疗多种终末期疾病的有效手段。移植时，提供移植物的个体称为供者（donor），接受移植物的个体称为受者（recipient）。根据移植物种类的不同，可分为器官移植（如肝、肾移植），组织移植（如皮肤、角膜移植等）和细胞移植（如胰岛细胞移植）。根据移植物的来源和供受者间遗传背景的差异，可分为自体移植、同基因移植、同种异基因移植和异种移植四种类型（表 15-1）。临床上的移植大多属于同种异基因移植，又称同种异体移植。

表 15-1 移植的四种类型

移植类型	供者受者组合	排斥反应	举例
自体移植	同一个体	不发生	自体断肢再植、自体皮片移植
同基因移植	同基因的个体间	不发生	同卵双生子间的器官移植
同种异基因移植	同一物种不同基因的个体间	常发生	人与人之间的肾移植
异种移植	异种动物间	较严重	猪的器官移植给人类

移植后，宿主的免疫系统与供者的移植物相互作用，或移植物中的免疫细胞对宿主组织抗原识别而发生的免疫应答，称为移植免疫或移植排斥反应。在同种异基因移植或异种移植中，受者对移植物的排斥反应是移植成功的主要障碍。移植免疫引起的疾病包括移植排斥反应和移植物抗宿主病，移植排斥反应主要发生于器官移植，移植物抗宿主病主要发生于骨髓移植和其他免疫细胞的移植。引起移植排斥反应的抗原称移植抗原，存在于机体细胞膜的表面。主要的移植抗原有主要组织相容性复合体抗原（MHC 抗原）、次要组织相容性抗原（mH 抗原）、ABO 血型抗原及组织特异性抗原等。

第一节 肾移植排斥反应

肾移植排斥反应是移植肾与受者产生免疫病理反应所致的病症。根据排斥反应发生的时间，临床上可将移植排斥反应分为四种类型：超急性排斥反应（hyper acute rejection，HAR）、加速性排斥反应（accelerated rejection，AAR）、急性排斥反应（acute rejection，AR）和慢性排斥反应（chronic rejection，CR）。依据其发病机制，移植排斥反应可分为细胞介导的排斥反应（cell-mediated rejection，CMR）和抗体介导的排斥反应（antibody-mediated rejection，AMR）两种类型。

肾移植后发生的排斥反应最常见的为细胞介导的急性排斥反应，而影响移植肾近期和远期存活的主要是抗体介导的排斥反应。

一、发 病 机 制

1. 同种异基因抗原的 T 细胞识别机制　同种反应性 T 细胞（alloreactive T cell）是同种异基因移植排斥反应的关键效应细胞，通过直接和间接两条途径识别抗原。直接识别是指供者抗原提呈细胞（APC）将其表面的 MHC 分子或抗原肽-MHC 分子复合物直接提呈给受者的同种反应性 T 细胞，供其识别并产生免疫应答，而无须经受者抗原提呈细胞处理。移植物中残留的白细胞即过路白细胞（passenger leukocyte），包括成熟的树突状细胞和巨噬细胞等抗原提呈细胞，是参与排斥反应的重要抗原提呈细胞。直接识别机制在移植早期急性排斥反应中起重要作用。间接识别是指供者移植物的脱落细胞或 MHC 抗原经受者抗原提呈细胞摄取、加工、处理，以供者抗原肽-受者 MHC 分子复合物的形式提呈给受者的 CD4$^+$T 细胞，使之活化。间接识别在急性排斥反应中晚期和慢性急性排斥反应中起重要作用。

2. 同种异基因移植排斥反应的效应机制　同种移植物首先引发固有免疫应答，导致移植物炎症反应及相应组织损伤，随后才发生适应性免疫应答。细胞免疫是导致移植物组织细胞损伤的主要机制。

（1）细胞免疫应答效应。T 细胞介导的细胞免疫应答在移植排斥反应的效应机制中发挥关键作用。在同种异基因移植排斥反应中，CD4$^+$ Th1 细胞是主要的效应细胞。受者 Th细胞经直接识别途径和间接识别途径识别抗原并被激活，活化的 Th1 细胞和巨噬细胞释放多种细胞因子，如 IFN-γ、IL-2 等，其所导致的迟发型超敏反应造成移植物组织损伤。此外，CD8$^+$细胞毒性 T 细胞也可直接杀伤移植物细胞。

（2）体液免疫应答效应。移植抗原特异性 CD4$^+$ Th2 细胞被激活，可辅助 B 细胞活化并分化为浆细胞，后者分泌针对同种异基因抗原的特异性抗体，通过调理作用、ADCC 效应、活化补体、损伤血管内皮细胞、血小板聚集及溶解移植物细胞等机制参与排斥反应。

3. 固有免疫应答机制　NK 细胞也可参与排斥反应，其机制是由于受者 NK 细胞上的杀伤细胞抑制性受体（KIR）不能识别移植物上的 MHC 分子，抑制信号传入受阻，导致 NK 细胞活化并攻击移植物。

二、肾移植各型排斥反应的表现和治疗原则

（一）超急性排斥反应

超急性排斥反应是最剧烈且后果最严重的一类排斥反应，多为体内预存的供体特异性抗体所致，未经特殊处理接受 ABO 血型不相容的供肾也是超急性排斥反应发生的重要原

因。由于组织配型技术的提高及高效免疫抑制剂的日益普及，此类排斥反应现已非常少见。

1. 临床表现　超急性排斥反应多发生在移植后数分钟至数小时内，一般发生在 24 小时内，也有个别延迟至 48 小时。当供肾重新恢复血供时，移植肾饱满，呈深红色，数分钟后，移植肾变为花斑色，体积增大，肾由色泽鲜红开始出现紫纹，进而呈暗红，乃至呈紫褐色并失去光泽。移植肾由饱胀变柔软，体积缩小，肾动脉搏动有力而肾静脉塌陷，泌尿停止。

2. 病理表现　移植肾血管壁内皮细胞损伤，血小板聚集，纤维素沉着及微血栓形成，动脉和肾小球出现纤维素样坏死。

3. 治疗原则　超急性排斥反应目前缺乏有效的治疗方法，关键在于预防。确诊后应尽早切除移植肾，以防危及患者生命。

（二）加速性排斥反应

加速性排斥反应多发生在移植术后 2~5 天，是介于超急性排斥反应和急性排斥反应之间的一种排斥反应。加速性排斥反应程度剧烈，病程进展快，严重时可致移植肾破裂出血，移植肾的功能常迅速丧失。

1. 临床表现　表现为术后移植肾功能恢复过程中突然出现少尿或无尿，体温上升，血压升高，移植肾肿胀，出现疼痛，并出现明显的血尿，原已下降的血清肌酐水平又迅速升高，病情严重，进展迅速。

2. 病理表现　组织病理学主要呈血管性排斥反应，以小血管炎症和纤维素样坏死为特征。血管壁淋巴细胞浸润。血管内纤维蛋白和血小板沉积，管腔内不同程度血栓形成。小动脉中层纤维蛋白样坏死，肾实质不均匀梗死、出血。间质可有水肿及不同数量的淋巴细胞浸润。

3. 治疗原则　加速性排斥反应治疗困难，明确诊断后应尽早应用抗胸腺细胞球蛋白或抗 T 细胞 CD3 鼠单抗治疗，可联合应用 X 线照射移植肾，或进行血浆置换和免疫吸附治疗。

（三）急性排斥反应

急性排斥反应是最常见的排斥反应，多数发生在移植后的前 3 个月内。各种原因导致的免疫抑制剂剂量不足是急性排斥反应的常见原因，如免疫抑制剂突然减量或撤除，频繁呕吐、腹泻，短期内体重明显增加等，早期发生的急性排斥反应多与钙调神经蛋白抑制剂未达到目标浓度有关。急性排斥反应可分为急性细胞性排斥反应和急性抗体介导的排斥反应。急性抗体介导的排斥反应是导致移植肾急性或慢性失去功能的重要原因，其可显著降低移植肾的近期和长期存活率，现已成为排斥反应预防和诊治的核心内容。

1. 临床表现　急性细胞性排斥反应和急性抗体介导的排斥反应的临床表现类似。局部表现为移植肾的肿胀、疼痛，或伴发血尿。全身反应为无特殊原因的尿量减少和体重增加，突发的不可解释的血压升高、发热（以低热为主）、乏力、关节疼痛等。查体可发现移植肾肿大、质地变硬，可有压痛。

2. 病理表现　重要组织病理学标志是肾小管周围毛细血管（peritubular capillary，PTC）补体成分 C4d 的广泛沉积。C4d 被覆在肾小管周围毛细血管内皮细胞和基膜的胶原上。

3. 治疗原则 对于急性细胞性排斥反应患者，糖皮质激素冲击疗法是一线治疗方案，对激素治疗效果不明显者，应尽早给予抗胸腺细胞球蛋白治疗。对于急性抗体介导的排斥反应患者，预防和抑制供者特异性抗体的产生是关键。避免对不经处理的高致敏受者进行肾移植。治疗措施包括：静脉滴注人源性 CD20 单克隆抗体如利妥昔单抗，抑制体内 B 细胞的活性；静脉注射免疫球蛋白；使用抗浆细胞活性制剂如蛋白酶抑制剂、硼替佐米；应用免疫吸附与血浆置换治疗，清除体内产生的供者特异性抗体。

（四）慢性排斥反应

慢性排斥反应是移植器官或组织功能逐渐而缓慢恶化的一种排斥反应，至少发生于移植术 3 个月之后，持续 6 个月以上。大多数慢性排斥反应的病因涉及免疫性和非免疫性肾脏损伤机制，如急性排斥反应、组织相容性差、既往致敏史、免疫抑制剂剂量不足、缺血损伤和移植物功能延迟恢复等。

1. 临床表现 目前对移植肾慢性排斥反应临床及病理特点认识不足，且有相当数量的肾移植受者尽管存在与慢性排斥反应相似的病理学变化，但其肾功能检查结果正常。

2. 诊断标准 移植肾的组织学变化符合慢性排斥反应组织学表现（Banff 标准）；移植肾功能进行性减退；发生时间应在肾移植术后 3 个月以上；排除其他原因造成的移植肾功能异常。

3. 治疗原则 慢性排斥反应的治疗目标是尽可能防止肾功能进行性恶化。在移植肾穿刺活检病理组织学结果的基础上，结合临床表现，积极寻找并排除引起慢性排斥反应的原因。治疗方法包括加强血压、血糖和血脂的管理，调整或优化免疫抑制剂治疗方案，采取抗凝、抗血栓治疗。

三、护 理 措 施

（一）一般护理

肾移植患者应集中住在同一间病房，有感染的除外，有条件时安排在单人隔离间。24小时开启室内空气消毒机。室内物品、床单、地面等定期用含氯消毒液消毒。患者离开病房需戴口罩。对患者实行保护性隔离，患者衣物、被褥均高压灭菌后方可使用。限制入室人数，入室人员戴口罩帽子，穿隔离衣，换专用鞋。安排专人专护。各种护理措施尽量集中进行，专人负责，减少人员流动。禁止有上呼吸道感染的医护人员进入病房，严格执行消毒隔离制度及无菌操作。患者每次进食和服药前用生理盐水漱口，必要时用 5% 碳酸氢钠溶液漱口。每日 3 次用艾利克（聚维酮碘溶液）等清洗尿道口和会阴部，尽量不留置尿管。每日用温水擦身 2 次。每日遵医嘱按时按量使用抗生素。保持呼吸道通畅，必要时给予吸氧。

严密监测生命体征。每 4 小时测体温、脉搏、呼吸、血压，记录每小时尿量。每日晨抽血查血肌酐、尿素氮、电解质及血常规。严密监测移植肾的大小、质地及是否有移植肾区疼痛，防止移植肾破裂。观察患者有无腹痛、腹泻，大便是否为柏油样变。如有此类情况，应高度怀疑患者存在消化道出血的可能，应及时向医生报告，遵医嘱给予相应检查及对症处理。

（二）饮食指导

肾移植排斥反应患者因肾功能急剧减退，尿量骤减，需行血液透析治疗，禁止摄入含钾高的食物，宜进食低盐、低脂、低磷、优质蛋白的易消化饮食，选择富含维生素、纤维素的食品，多摄入蔬菜和水果。避免摄入刺激性食物，避免饮用浓茶、咖啡，禁止吸烟。宜少量多餐，进食蛋白质应根据患者的体质情况而确定。由于利尿剂和类固醇的作用，患者可发生骨质疏松，故应多进食含钙量高的食物。保持食物和餐具的卫生，以免因肠道感染引起并发症，加重排斥反应。

（三）专科护理

1. 排斥反应的监测　尿量是反映肾功能最直接的指标。术后每小时动态监测患者的尿量、尿色及尿液性状，及时、准确记录 24 小时出入量。尿量突然减至移植术后的 1/2 时，应报告医生采取相应措施；若尿量减少至原来的 1/3，或肉眼血尿长时间存在或出现尿液浑浊，在排除导尿管堵塞、血容量不足后，应警惕排斥反应的可能。每 2 小时挤压导尿管。术后应予心电监测，每 4 小时测量体温，若体温升高应警惕排斥反应。术后 1～3 天每日检查血常规、血生化、尿常规及血肌酐值，根据指标变化及时调整治疗方案。

2. 排斥反应的护理　发生急性排斥反应时，按医嘱及时给予大剂量甲泼尼龙 0.5mg/d，快速静脉滴注，连续 3 天。对部分严重排斥反应或再次排斥反应病例，应给予 0.5～1mg/d，连续 6 天静脉滴注。密切观察体温及血压，记录每小时尿量，每天测体重，准确记录出入量。根据每小时尿量调整补液的速度，维持水、电解质、酸碱平衡，防止血容量不足或水钠潴留。注意观察患者的生命体征，观察移植肾疼痛情况及肾功能变化。对体温升高者采取降温护理措施；对血压偏低者应用去氧肾上腺素等升压药物。

3. 免疫抑制剂用药护理　常用的口服免疫抑制剂包括环孢素、吗替麦考酚酯、他克莫司、泼尼松等，静脉滴注用药主要为甲泼尼龙。护理人员应熟练掌握药物的药理作用及不良反应，向患者说明用药重要性，并进行专业的用药指导。按医嘱准时、准剂量用药，及时观察用药后反应，定期抽血检测血药浓度，防止中毒反应。同时密切观察患者的全身状况，如有无感染病灶、消化道出血、血糖升高及精神异常等，发现异常及时报告医生处理。

4. 并发症的预防与护理　排斥反应发生后，由于患者的尿量骤减，移植肾组织结构的改变及甲泼尼龙冲击治疗等易引起一系列的并发症，如电解质紊乱（主要为高血钾）、高血压、心力衰竭、肺水肿、移植肾破裂、感染等。应加强并发症的预防、观察和护理。

密切观察血压变化，若血压过高，应使用硝普钠等药物控制血压。对于发生急性肾衰竭的患者还应防止低血压，以免引起肾组织缺血，从而加重肾小管坏死和肾功能障碍。少尿期应限制患者的入水量，低盐饮食，禁止摄入高钾食物，防止高钾血症。每日进行肾功能、血钾的监测，一旦发生高钾血症，应立即进行透析治疗。控制输液量及输液速度为 15～20 滴/分，并观察患者是否有心力衰竭、肺水肿表现。如发现患者出现呼吸困难、心律失常、心率加快等症状，应立即将患者置于半卧位、给予吸氧，报告医生并遵医嘱进行强心、镇静、利尿等治疗。准确记录24小时出入液体量，保持水、电解质平衡。严格做好消毒隔离和无菌操作，防止感染。

（四）心理护理

患者由于长期经受疾病折磨，对肾移植手术成功的期望值很高，当术后出现排斥反应时心理上准备不足，易产生焦虑、抑郁、自我封闭、悲观、绝望等异常心理表现，甚至可能出现放弃治疗的思想。应针对患者的不同病情和心理特点，实施个体化的心理护理，有的放矢地给予心理疏导，并将心理护理贯穿于患者治疗的全程。耐心倾听患者的心理诉求，对患者进行排斥反应相关知识的宣教，鼓励患者保持乐观开朗的心态。可将治疗成功的病例介绍给患者，并让患者家属配合做好患者的心理疏导，发挥家庭支持力量，激励患者保持乐观、坚韧的心态，树立战胜疾病的信心，从而积极配合对排斥反应的治疗和护理。

（五）健康指导

向患者宣教肾移植排斥反应的发生机制、治疗方法等疾病的基本知识，加深患者对排斥反应的认知。指导患者掌握相关药物作用机制、不良反应等药物使用知识，并要求患者遵医嘱用药，切忌随意减量或停药、漏服或加服，切不可私自服用其他药物。指导患者观察记录并掌握自身病情变化，如尿液颜色、尿量变化及体温变化等情况。指导患者自我观察药物不良反应，若有异常，及时联系医护人员，配合医护人员的治疗和护理。

指导患者忌食人参和菌菇类食物，忌进食含钾、含磷、含钠量高的食物，以免引起高钾等电解质紊乱。不可剧烈活动，注意保持大便通畅，防止因腹压骤增而引起移植肾破裂。教育患者注意预防日常生活中可能引起的感染。

第二节　移植物抗宿主病

移植物抗宿主病（graft versus host disease，GVHD）是指移植后，由于供者和受者的遗传背景差异，植入受者体内的供者免疫活性细胞被受者抗原致敏而增殖分化，直接或间接攻击受者细胞所引起的移植免疫反应。移植物抗宿主病主要发生在骨髓移植后，也可见于胸腺、脾移植及新生儿接受大量输血后。移植物抗宿主病可分为急性移植物抗宿主病（acute GVHD，aGVHD）和慢性移植物抗宿主病（chronic GVHD，cGVHD）。一般将移植后100天内发生的 GVHD 称为急性移植物抗宿主病，将移植100天之后发生的 GVHD 称为慢性移植物抗宿主病，但目前更趋向根据临床表现和病理特征进行分类。急性移植物抗宿主病的发病率为30%~45%，慢性移植物抗宿主病发病率低于急性移植物抗宿主病。

异基因造血干细胞移植（allogenic hematopoietic stem cell transplantation，allo-HSCT）是目前治疗造血系统各种恶性疾病或非恶性增殖性疾病的有效方法。虽然免疫抑制剂已普遍应用于移植物抗宿主病的预防，但本病的发生率仍接近50%，即使由 HLA 完全匹配的亲缘供者移植，还是无法完全避免发生移植物抗宿主病。移植物抗宿主病已成为移植相关死亡的重要原因和移植成功的严重阻碍，降低了造血干细胞移植的成功率。

一、病　　因

移植物抗宿主病的发病一般存在 3 个先决条件：移植物中含有足够数量的免疫活性细胞；受者表达供者所不具备的主要组织相容性抗原，即供者与受者间存在 MHC 的差异；受者处于免疫功能低下状态（被抑制或免疫缺陷），不能清除移植物中的免疫细胞。异基因造血干细胞移植具备了以上三个条件，其中供、受者间 MHC 的差异是发病的主要原因，次要组织相容性抗原的差异也发挥作用。

移植物抗宿主病的发生存在某些危险因素。急性移植物抗宿主病发病的危险因素是HLA 相符合的无关供者、HLA 不相符合的亲缘供者或无关供者、预处理采用全身照射及女性供者男性受者的移植。慢性移植物抗宿主病发病的危险因素是既往有急性移植物抗宿主病史、供者与受者 HLA 不相合、高龄受者、接受同种异基因外周血干细胞移植、供者淋巴细胞输注、病毒感染及二次造血干细胞移植。

二、发 病 机 制

移植物抗宿主病的发生是由于供者淋巴细胞移植入免疫受损的宿主体内并大量增生，从而产生免疫效应，其中细胞因子的大量分泌是导致发病的关键环节。

1. 急性移植物抗宿主病　其发病主要由 Th1 细胞及其效应细胞和细胞因子介导，其机制包括三个阶段。第一阶段为组织损伤和细胞激活：移植前预处理引起受者的组织损伤，后者释放 IL-1、TNF-α、IFN-γ 等炎症因子，并激活抗原提呈细胞；抗原提呈细胞活化后释放更多的炎症细胞因子，进一步加重组织损伤和炎症反应，并将受者抗原提呈给移植物 T 细胞。第二阶段为移植物 T 细胞的活化增殖：移植物抗原提呈细胞将受者抗原提呈给 T 细胞，T 细胞被激活、增殖分化为 Th1 细胞和 CTL，并释放大量 IL-2、IL-12、TNF-α。第三阶段为组织器官的损伤：Th1 的效应细胞和细胞因子产生级联反应、直接损伤组织器官或引起正常细胞凋亡。Th1 的效应细胞包括 CTL、NK 细胞等，促炎细胞因子包括 IL-1、TNF-α、IFN-γ 和一氧化氮等。

2. 慢性移植物抗宿主病　发病机制尚未阐明，可能损伤机制为正常组织的纤维化，类似于干燥综合征、类风湿关节炎等自身免疫病。受者在受预处理及急性移植物抗宿主病打击后胸腺组织功能受损，T 细胞的阴性选择出现障碍，大量自身反应性 T 细胞由中枢免疫器官进入外周免疫器官，引起对自身组织的免疫反应，患者体内可检出自身抗体。

三、临 床 表 现

1. 急性移植物抗宿主病　主要累及皮肤、肝脏及胃肠道，少数情况下也可累及其他脏器。皮肤是最常受累的器官，主要表现为皮肤充血及斑丘疹，可伴痒、痛，初发于手掌、足底，随后扩展至面颊、耳、颈、躯干及胸背部；重者伴表皮坏死及皮肤剥脱。肝脏病变常最后出现，表现为黄疸、血清胆红素和碱性磷酸酶升高。胃肠道受累主要表现为顽固性腹泻，每日排便量可达 1000ml 以上，伴厌食、恶心、呕吐等。严重者出现肠绞痛、便血和肠梗阻。

2. 慢性移植物抗宿主病　其临床表现多样化，具有自身免疫病的特征，如表现为类风湿关节炎、干燥综合征、系统性硬化或系统性红斑狼疮的临床症状。根据临床表现一般可分为两类：一类为局限性，主要累及皮肤或肝脏；另一类为广泛性，除了局限性的临床表现外，几乎影响所有的器官和组织，最常见累及的器官和组织包括皮肤、口腔、肝脏、眼和上呼吸道，还可累及小肠、肺、肌肉骨骼系统、浆膜等。慢性移植物抗宿主病的皮肤损害可表现为苔藓样改变、厚硬，局部或大片脱发，亦可有水疱及溃疡、色素沉着。口腔损害往往表现为口腔干燥、味觉敏感（特别是对辛辣、酸性食物敏感），以及口腔溃疡、黏膜白斑、红斑、唾液腺分泌障碍等。肝脏损害典型表现为肝内阻塞性疾病，实验室检查显示碱性磷酸和（或）血清胆红素水平升高。眼部改变常有泪腺的不可逆性损害，表现为眼干燥症、畏光、角膜结膜炎。上呼吸道受累表现为咳嗽、哮喘、呼吸困难、周期性发作的支气管炎、鼻窦炎等。

四、诊断要点

1. 急性移植物抗宿主病　可根据以下 4 个条件进行诊断：①具有患病的风险因素；②皮肤、肝脏和（或）肠道出现相应的临床表现；③皮肤活检可见嗜酸性小体，肝脏活检可见胆道损伤，肠道活检可见肝内大颗粒淋巴细胞降解；④排除药物过敏、感染和放疗、化疗反应等原因。

2. 慢性移植物抗宿主病　主要根据病史、临床表现（如皮疹、胃肠道症状、肝酶升高等），结合组织病理学检查进行判断。

五、治疗原则

控制移植物抗宿主病重在预防，预防重于治疗。预防措施包括改进 HLA 配型技术、尽量减少预处理毒性、预防感染及制订急性移植物抗宿主病预防方案等，对控制移植物抗宿主病的发生至关重要。常规预防移植物抗宿主病的方法为应用钙调神经磷酸酶抑制剂。

1. 急性移植物抗宿主病　一线治疗药物为糖皮质激素，最常用的是在原免疫抑制剂基础上加用甲泼尼龙，起始剂量为 $1 \sim 2mg/$（kg·d），静脉注射，根据病情可增加剂量。二线治疗的对象为对糖皮质激素耐药的难治性患者，通常需在应用糖皮质激素的基础上长期联合应用其他治疗方法，包括吗替麦考酚酯、抗 IL-2 受体抗体、抗 TNF-α 抗体、西罗莫司、体外光化学疗法、甲氨蝶呤、阿伦单抗、间充质干细胞及其他单克隆抗体治疗等。

2. 慢性移植物抗宿主病　目前对于慢性移植物抗宿主病的治疗目的在于阻止破坏性的免疫损伤过程，减轻症状，阻止或减缓疾病进展。治疗包括系统性的免疫治疗、综合辅助性治疗及免疫调节治疗。环孢素联合泼尼松是目前最常用的一线方案。对于一线方案无效的难治性患者，可采用吗替麦考酚酯联合他克莫司，也可选用沙利度胺、利妥昔单抗等。

六、护理措施

（一）一般护理

将患者安置在单人病房，做好保护性隔离。严格限制探视时间及人员，进入病房的人员均应洗手、戴口罩和帽子、换鞋、穿隔离衣。医护人员严格执行无菌操作，接触患者前后严格落实手卫生，床边配置免洗手消毒液。做好探视人员和卫生员的手卫生管理，防止交叉感染。保持环境舒适，空气新鲜，病房开窗通风，2 次/日，30 分/次。落实消毒制度，病房用紫外线消毒，4 次/日，30~60 分/次。病房内物品表面和地面用 500mg/L 健之素、优氯净或防消散等消毒液擦拭，2 次/日。患者使用的毛巾、衣服、床单、被套应经高压灭菌。

加强病情观察，了解和掌握病情进展情况。每日准确记录大便次数和大便量，严密观察大便的性质、颜色及气味。及时绘制体温单，动态观察体温变化。如有发热，应特别关注发热的持续时间、热型及伴随症状等。协助患者勤翻身，翻身及活动时动作轻柔。

（二）饮食指导

在移植物抗宿主病的治疗过程中，化疗药物、抗排异药物、抗生素、激素等多种药物都可导致患者胃肠道不良反应及口腔炎，出现进食困难或食欲明显减退。医护人员向患者及家属说明饮食治疗的意义和原则，鼓励患者进食，保证饮食营养，必要时请营养科医师会诊。根据患者个体情况制订个性化营养食谱，每日制订饮食计划，尽可能增加患者营养，促进均衡营养物质的供给，从而增强患者抵抗力。饮食应以易消化、低脂、营养丰富的清淡食物为主，避免粗糙及刺激性的食物，以免造成消化道黏膜损伤。食物均需经高温消毒后食用。如有肠道移植物抗宿主病，应禁食禁水，并给予充足的静脉营养。

如患者白细胞计数低于 2×10^9/L，应进食富含铁质和蛋白质、柔软无渣、温凉的食物。口腔黏膜糜烂或溃疡引发疼痛不愿进食者，鼓励其用吸管吸食流质食物。腹泻严重及进食困难者，给予高营养液静脉营养支持。恢复期进食高维生素、高蛋白、高热量食物，但应适量进餐，以免饮食过饱加重胃肠道负担。

（三）专科护理

1. 皮肤护理　密切观察患者的皮肤情况，注意有无皮疹和皮肤破损。若有皮疹，密切观察并记录皮疹出现的时间、部位、出疹的先后顺序，以及面积、颜色、进展和消退等情况。皮疹消退后，观察有无脱屑、结痂、色素沉着等变化。保持患者衣物和被服舒适、柔软、干燥，污染后随时更换，并及时清理脱落的皮屑。保持皮疹部位干燥清洁。避免对皮疹及周围皮肤的刺激，避免因瘙痒及疼痛搔抓皮肤。对皮疹量较少的患者，每日进行温水擦浴，皮疹及周边区域皮肤涂抹地塞米松软膏。及时更换灭菌床单、被罩，保持床单元清洁。

若皮疹形成水疱，应尽量保护水疱完整。若水疱破溃，每日用 0.02%呋喃西林清洗，局部涂抹阿昔洛韦软膏，以预防病毒感染，并用无菌纱布覆盖或碘伏油纱布外敷，及时更换渗湿纱布。若水疱范围较大且出现破溃，为避免翻身时加重皮肤损伤，可在床单上均匀撒上无菌滑石粉。皮疹轻者可口服泼尼松片 15～20mg，1 次/日；重者静脉滴注甲泼尼龙，根据病情的轻重确定剂量。

2. 口腔护理 每日定时用消毒漱口水漱口，并于进食、睡前用生理盐水漱口。密切监测口腔黏膜状态，若发现口腔溃疡，需对溃疡表面进行细菌培养，根据咽拭子培养结果选用口腔护理液进行口腔护理，4 次/日。患处可采用 3% 过氧化氢溶液清洁，再局部涂 0.5% 碘伏。如黏膜出现疼痛，可用利多卡因的复方漱口水进行漱口，以减轻患者的疼痛。睡前行口腔护理，需彻底清洁牙缝，防止病菌生长。

3. 肛周护理 频繁腹泻易造成患者肛周皮肤、黏膜损伤，出现发红、疼痛、感染等。患者应卧床休息，避免或减少下床活动，勿用力排便。每日腹泻后用 1∶2000 氯己定液清洗肛周，清洗擦干后外涂 0.5% 碘伏。肛周黏膜有发红、疼痛等感染者，早晨、午睡后、夜间临睡前及便后应清洗肛门，每日 2 次 1∶5000 高锰酸钾溶液坐浴 15 分钟，外涂莫匹罗星软膏。不能坐浴者可用氯己定液湿敷肛门 10 分钟。合并痔疮的患者外涂痔疮软膏，用硫酸阿米卡星 0.4g 湿敷肛周，每日 3 次，预防感染。

4. 胃肠道护理 患者肠道最常见的表现为腹泻，常为墨绿色水样便，严重者为血水样便，可有肠黏膜脱落，伴腹部痉挛性疼痛、恶心、呕吐、厌食，严重者可累及整个消化道。患者每次腹泻后应清洗局部皮肤，肛周涂抹 2% 碘仿软膏。给予易消化的半流质饮食，并用微波炉对食物进行加热 5 分钟处理，停止水果的摄入。准确记录 24 小时出入量，保持出入量平衡。局部出现糜烂、溃疡者，每次便后用紫外线治疗仪照射溃疡黏膜面，1 次/日，每次 10 秒，连续照射 3～5 日。紫外线治疗仪发射的短波紫外线具有减轻创面炎症反应和镇痛作用。对于伴有肠梗阻的患者，禁食并给予胃肠减压，采用胃肠外营养支持。

5. 肝脏的监测与护理 肝脏是另一个易受损的脏器，主要表现为巩膜、皮肤黄染，肝功能异常，肝大、肝区疼痛、体液潴留及不明原因的体重增加等。当患者肝功能出现异常时，常表现为厌食、恶心、呕吐等。密切观察患者的皮肤、巩膜的颜色和尿量、尿色，动态监测肝功能及血、尿胆红素、尿胆原等指标。每天进行体重及腹围的测量，计算 24 小时出入水量，并做详细记录。同时严格控制输液量及摄入水量。给予低盐饮食，限制钠的摄入。

6. 预防感染 感染是导致移植物抗宿主病患者死亡的重要原因。对于移植物抗宿主病患者，应及时转入层流病房，进行保护性隔离，减少探视，避免交叉感染。每日更换病号服，每日紫外线照射消毒 2 次，每次 0.5 小时。使用含氯消毒液擦拭房间内物品。鼓励患者多咳嗽、多排痰，可遵医嘱给予雾化吸入、叩背，以促进排痰。定时留取标本送检，根据化验结果调整治疗方案。保持病房空气新鲜、流通，使用无菌床单、被套，勤更换。每日用消毒剂消毒地面、卫生间。严密监查患者全血细胞的变化。

（四）心理护理

当患者出现移植物抗宿主病有关症状，医生告知疾病诊断、病因和危险性后，患者往往难以承受，易出现焦虑、恐惧和悲哀等心理问题，担心移植失败。护理人员应多与患者交谈，及时对患者的心理状态进行评估，深入了解患者的个性特征和内心活动，与患者建立良好的护患关系，采用个体化方法进行心理疏导。鼓励患者说出内心感受，给予适当解释，安慰患者，改善其悲观情绪，调动患者的求生欲望，使患者以稳定的情绪和积极乐观的心态配合治疗。在症状好转时及时给予患者鼓励，还可通过介绍移植成功案例提升患者的自信心。

医护人员还应加强与患者家属的沟通，取得家属的配合，一旦患者出现心理问题，及时沟通并解决。对可能有危险行为发生的患者，应加强监控，防止意外情况的发生。每天由专人护理，给予家属探视时间。医护人员每天与患者进行病情沟通，使患者了解自身病情变化，主动配合治疗和护理，共同面对疾病。

（五）健康指导

制订健康教育计划，做好患者治疗过程中的健康宣教工作。根据患者自身及病情特点，通过口头讲解、书面指导、座谈交流等多种教育方式开展移植物抗宿主病基本知识教育，耐心向患者和家属详细介绍移植物抗宿主病的病因、症状体征、诊断、治疗方案、预后及成功案例等，使患者及家属对移植物抗宿主病有比较全面的了解和认知，发现问题及时向医护人员反映，便于及时检查治疗。在疾病的缓解期或康复期，教育并指导患者不可随意更改所用药物的剂量或停用药物。指导患者加强营养，增强机体免疫力；注意卫生，避免感染；避免剧烈运动，保证休息时间。叮嘱患者定期检查或复查，如有异常情况及时告知医护人员。

参 考 文 献

柏佳，宗秋，贾林杰，等，2023. 126 例肺结节病患者的临床特征及气道受累的相关因素[J]. 临床内科杂志，40（1）：29-33.

北京医学会过敏变态反应学分会，2022. 过敏性疾病诊治和预防专家共识（Ⅰ）[J]. 中华预防医学杂志，56（10）：1387-1394.

曹梅琳，苗苗，周海舟，2022. DNA 甲基化参与类风湿性关节炎发病机理中的表观遗传学调控[J]. 国际免疫学杂志，45（5）：553-557.

曹雪涛，2021. 医学免疫学[M]. 2 版. 北京：人民卫生出版社.

曹雪涛，张烜，2022. 免疫系统与疾病[M]. 2 版. 北京：人民卫生出版社.

陈洁，张贝磊，蔡玉娟，等，2023. 任务清单指导下预见性护理对支气管哮喘患儿的影响[J]. 齐鲁护理杂志，29（11）：5-8.

褚敏娟，2014. 1 例复发性多软骨炎导致困难气道病人的护理[J]. 全科护理，12（10）：959-960.

董忻悦，张贤，沈志云，等，2023. 扩张型心肌病护理实践规范[J]. 中国分子心脏病学杂志，23（2）：5239-5249.

窦菲，钟洁敏，王艳芳，2021. "一病一品"护理对银屑病病人心理状态及护理满意度的影响[J]. 全科护理，19（2）：209-211.

范玲，2022. 儿童护理学[M]. 4 版. 北京：人民卫生出版社.

风湿免疫病慢病管理全国护理协作组，王莉，高超，等，2021. 干燥综合征护理管理专家共识[J]. 护理管理杂志，21（04）：265-270，275.

冯鸿雁，王华，陈亚婷，2011. 混合性结缔组织病 65 例临床护理[J]. 齐鲁护理杂志，17（10）：91-92.

高岩，张林，2020. 《艾滋病临床护理实践指南》要点解读及应用思考[J]. 上海护理，20（12）：1-5.

郜旭东，2016. 寻常型天疱疮的护理体会[J]. 护士进修杂志，31（15）：1413-1414.

葛均波，徐永健，王辰，2018. 内科学[M]. 9 版. 北京：人民卫生出版社.

龚立超，常红，吴瑛，2022. 国外开业护士在多发性硬化症患者管理中的作用[J]. 中华现代护理杂志，28（17）：2262-2265.

龚文容，2020. 临床免疫学[M]. 武汉：华中科技大学出版社.

何雪瑜，许珂，魏彩虹，等，2020. 湿包裹疗法在中重度特应性皮炎患者护理中的效果评价[J]. 皮肤性病诊疗学杂志，27（1）：45-48.

黄方俊，何洋，唐军，等，2022. 《国际指南：静脉注射免疫球蛋白在治疗 Rh 和 ABO 新生儿溶血病中的作用》解读[J]. 中国当代儿科杂志，24（11）：1183-1188.

黄烽，朱剑，王玉华，等，2022. 强直性脊柱炎诊疗规范[J]. 中华内科杂志，61（8）：893-900.

黄华琼，沈华浩，2023. 支气管哮喘治疗年度进展 2022[J]. 中华结核和呼吸杂志，46（1）：55-61.

黄慧，徐作军，2022. 国际特发性肺纤维化指南及进展性肺纤维化临床诊疗指南摘译[J]. 中华结核和呼吸杂志，45（7）：721-724.

姜林娣，马莉莉，薛愉，等，2022. 大动脉炎诊疗规范[J]. 中华内科杂志，61（5）：517-524.

康熙雄，2010. 临床免疫学[M]. 北京：人民卫生出版社.

蓝柯，庄柯，2023. 发现可能导致多发性硬化的病毒[J]. 中国科学基金，37（2）：256-257.

李静, 刘长山, 王雪艳, 2022. 天津地区 4488 例儿童过敏性鼻炎吸入性变应原谱分析[J]. 中华实用儿科临床杂志, 37 (24): 1866-1872.

李庆亮, 吕芸, 张玥钰, 等, 2021. 变应性鼻炎特异性免疫治疗研究进展[J]. 国际耳鼻咽喉头颈外科杂志, 45 (5): 290-293.

李勇兰, 李娟, 曾婷, 2009. H5N1 型高致病性人禽流感患者的护理[J]. 中华护理杂志, 44 (9): 817-818.

李柱一, 常婷, 2022. 重症肌无力的诊断与治疗[J]. 中华神经科杂志, 55 (3): 238-247.

梁晓萍, 陈海莲, 肖碧玲, 等, 2015. 综合护理在支气管哮喘中的应用研究[J]. 国际护理学杂志, 34 (3): 299-301.

林燕, 俞超, 王奉涛, 等, 2022. 2 例异基因造血干细胞移植术后移植物抗宿主病患者行肺移植术的护理[J]. 中华护理杂志, 57 (4): 481-486.

林志斌, 李添应, 胡丽茎, 等, 2011. 变应性鼻炎特异性免疫治疗患者的依从性及相关因素调查分析与护理[J]. 中国实用护理杂志, 27 (7): 18-20.

刘成学, 张玉, 王梦川, 等, 2023. 1 例急性眼部移植物抗宿主病的个案护理[J]. 中国临床案例成果数据库, 5 (1): E00808.

刘丹, 冯莞舒, 王兆惠, 等, 2023. 基于 SMART 原则的护理干预在慢性荨麻疹患者中的应用[J]. 中华现代护理杂志, 29 (19): 2616-2620.

刘茹茹, 黄小琼, 王毓琴, 等, 2015. 大剂量激素冲击治疗葡萄膜炎患者的观察与护理[J]. 中华现代护理杂志, 21 (6): 660-662.

罗丹, 王霆, 谭忠元, 等, 2021. 新型冠状病毒——从基础研究到临床[J]. 中国科学: 生命科学, 51 (11): 1508-1522.

罗凤婷, 王毅, 2022. 强直性脊柱炎病因及发病机制研究进展[J]. 国际免疫学杂志, 45 (6): 640-645.

罗帅寒天, 龙海, 陆前进, 2023. 2022 年系统性红斑狼疮研究新进展[J]. 中华皮肤科杂志, 56 (3): 266-269.

马铮铮, 钮美娥, 钱春娅, 等, 2023. 1 例肾移植术后合并急性抗体介导排斥反应患者的护理[J]. 中华护理杂志, 58 (10): 1225-1229.

莫颖倩, 严青, 叶霜, 等, 2022. 未分化结缔组织病和混合性结缔组织病的诊疗规范[J]. 中华内科杂志, 61(10): 1119-1127.

牛燕华, 李秀春, 魏长春, 2011. 成人迟发性自身免疫性糖尿病的整体护理[J]. 护理研究, 25 (27): 2517-2518.

欧阳维杰, 刘祖国, 孙旭光, 等, 2022. 中国干眼诊断标准诊断干眼与亚洲干眼诊断标准的符合率[J]. 中华实验眼科杂志, 40 (11): 1038-1045.

彭小梅, 吴丽文, 2023. 重症肌无力免疫调节药物治疗进展[J]. 中华实用儿科临床杂志, 38 (2): 158-160.

齐梦影, 万磊, 方业香, 等, 2023. 体外膜肺氧合联合血液净化治疗吉兰-巴雷综合征并发 Takotsubo 心肌病一例的护理[J]. 军事护理, 40 (1): 112-114.

邵素美, 2012. 急性肾炎的临床护理体会[J]. 国际护理学杂志, 31 (4): 654-655.

沈晓炜, 潘蕾, 陈颖丹, 等, 2022. 系统性红斑狼疮患者心理弹性相关因素与护理应对策略[J]. 国际护理学杂志, 41 (5): 800-803.

石炳毅, 陈莉萍, 2016. 中国肾移植排斥反应临床诊疗指南 (2016 版) [J]. 器官移植, 7 (5): 332-338.

石炳毅, 袁铭, 2016. 中国肾移植受者免疫抑制治疗指南 (2016 版) [J]. 器官移植, 7 (5): 327-331.

司传平, 2022. 医学免疫学[M]. 5 版. 北京: 人民卫生出版社.

孙锟, 沈颖, 黄国英, 2020. 小儿内科学[M]. 6 版. 北京: 人民卫生出版社.

孙美丽, 李呼伦, 2022. 不同 B 细胞亚群在多发性硬化中的作用[J]. 中国免疫学杂志, 38 (4): 488-494.

万学红, 卢雪峰, 2018. 诊断学[M]. 9 版. 北京: 人民卫生出版社.

王虹丽，吕基扬，蔡月明，等，2023. 特发性炎症性肌病生物标志物的研究进展[J]. 国际免疫学杂志，46（1）：87-92.

王会，翟庆慧，刘婉姝，2012. 159 例应用泼尼松治疗自身免疫性肝炎的护理[J]. 全科护理，10（21）：1965-1966.

王吉耀，葛均波，邹和建，2022. 实用内科学[M]. 16 版. 北京：人民卫生出版社.

王丽华，孙丕云，2023. 重症肌无力[M]. 北京：科学出版社.

王龙，卢琳，陆召麟，等，2020. 原发性肾上腺皮质功能减退症的病因构成及临床特点[J]. 中华医学杂志，100（12）：915-921.

王文琨，杨冬雪，骈晓琴，2023. 协同心理护理对非霍奇金淋巴瘤患者及其照护者生命质量和心理的影响[J]. 白血病淋巴瘤，32（5）：289-293.

王燕南，2016. 特发性肺纤维化患者的护理[J]. 现代实用医学，28（8）：1106-1107.

王业明，徐逸天，曹彬，2021. 新型冠状病毒感染传播、发病机制、诊断和治疗的进展[J]. 中华结核和呼吸杂志，44（7）：684-688.

卫生部医政司，2011. 流行性感冒诊断与治疗指南（2011 年版）[J]. 国际呼吸杂志，31（6）：401-409.

卫生健康委办公厅，中医药局综合司，2023. 关于印发新型冠状病毒感染诊疗方案（试行第十版）的通知. [2023-06-05]. https://www.gov.cn/zhengce/zhengceku/2023-01/06/5735343/files/5844ce04246b431dbd322d8ba10afb48.pdf.

魏丽丽，吴欣娟，2020. 多发性骨髓瘤护理实践指南[J]. 中华护理杂志，55（5）：721.

魏婷，涂名进，郑斯平，等，2022. 免疫调节细胞影响特发性肺纤维化的研究进展[J]. 国际呼吸杂志，42（8）：618-622.

温敏，石义容，苗琪琪，等，2022. 深圳市新型冠状病毒感染患者护理规范[J]. 深圳中西医结合杂志，32（12）：5-10.

吴松泉，廖力，2022. 医学微生物学与寄生虫学[M]. 5 版. 北京：人民卫生出版社.

吴松泉，王光丽，卢俊婉，等，2013. 浙江丽水地区家庭螨类分布情况调查[J]. 环境与健康杂志，30（1）：40-41.

吴园园，周旋，2021. 天疱疮皮肤损伤的临床护理研究进展[J]. 全科护理，19（02）：192-196.

武晓燕，2019. 心理护理和健康教育对扩张型心肌病并心衰患者的疗效[J]. 国际护理学杂志，38（5）：610-611.

肖纯凌，吴松泉，2018. 病原生物学和免疫学[M]. 8 版. 北京：人民卫生出版社.

徐建萍，贾彬，2019. 风湿免疫科疾病观察与护理技能[M]. 北京：中国医药科技出版社.

徐健，王丹丹，石桂秀，等，2022. 复发性多软骨炎诊疗规范[J]. 中华内科杂志，61（5）：525-530.

严腊梅，李亚男，2014. 原发性高血压患者治疗依从性的研究进展[J]. 中华现代护理杂志，20（1）：115-117.

杨晶，张春燕，2013. 42 例原发性胆汁性肝硬化患者肝活检术后并发症的护理[J]. 护理学报，20（19）：49，50.

杨晓玲，索南巴吉，周珂冰，等，2022. 2021 年成人隐匿性自身免疫性糖尿病共识解读[J]. 中国实用内科杂志，42（8）：647-650.

杨颖，2022.全面护理干预对慢性荨麻疹患者治疗效果的影响[J]. 中国医药指南，20（12）：180-182.

叶惠，黄婷，何倩，2019. 优质护理干预对类风湿性关节炎患者疼痛、治疗依从性的影响[J]. 国际护理学杂志，38（19）：3200-3203.

叶义琴，王筱慧，李建萍，2018. 临床内科护理学[M]. 2 版. 北京：科学出版社.

尤黎明，吴瑛，2022. 内科护理学[M]. 7 版. 北京：人民卫生出版社.

游权，张颖，2013. 异基因造血干细胞移植术后并发移植物抗宿主病的护理[J]. 天津护理，21（5）：462-463.

于慧前，李华伟，李庆忠，2021. 2020 版梅尼埃病临床实践指南解读[J]. 临床耳鼻咽喉头颈外科杂志，35（5）：385-390.

岳蓓蓓，2020. 急性肾小球肾炎 60 例的临床护理体会[J]. 临床医药文献电子杂志，7（47）：86-90.

曾小峰，邹和建，2021. 风湿免疫内科学[M]. 3 版. 北京：人民卫生出版社.

张春燕，2016. 北京协和医院风湿免疫科护理工作指南[M]. 北京：人民卫生出版社.

张红，陈晓云，马淑玲，等，2011. 改良标准型 BEACOPP 方案治疗进展期霍奇金淋巴瘤患者的护理[J]. 中国实用护理杂志，27（2）：50-51.

张琳程，钟华，2022. 结节病的发病机制与临床治疗研究进展[J]. 上海交通大学学报：医学版，42（7）：931-938.

张佩，郭蕾蕾，2015. 消化、代谢和内分泌系统及风湿免疫性疾病护理[M]. 北京：科学出版社.

张熙楠，2023. 针对性护理干预在干眼症患者护理中的应用[J]. 中国地方病防治，38（1）：74-76.

中国抗癌协会淋巴瘤专业委员会，中国医师协会肿瘤医师分会，中国医疗保健国际交流促进会肿瘤内科分会，2021. 中国淋巴瘤治疗指南（2021 年版）[J]. 中华肿瘤杂志，43（7）：707-735.

中国抗癌协会血液肿瘤专业委员会，中华医学会血液学分会，中国慢性淋巴细胞白血病工作组，2022. 中国慢性淋巴细胞白血病/小淋巴细胞淋巴瘤的诊断与治疗指南（2022 年版）[J]. 中华血液学杂志，43（5）：353-358.

中国抗癌协会血液肿瘤专业委员会，中华医学会血液学分会，中国霍奇金淋巴瘤工作组，2022. 中国霍奇金淋巴瘤的诊断与治疗指南（2022 年版）[J]. 中华血液学杂志，43（9）：705-715.

中国血脂管理指南修订联合专家委员会，2023. 中国血脂管理指南（2023 年）[J]. 中华心血管病杂志，51（3）：221-255.

中国医师协会内分泌代谢科医师分会，国家代谢性疾病临床医学研究中心，2021. 成人隐匿性自身免疫糖尿病诊疗中国专家共识（2021 版）[J]. 中华医学杂志，101（38）：3077-3091.

中国医师协会皮肤科医师分会，中华医学会皮肤性病学分会，空军军医大学西京医院，等，2023. 中国银屑病患者饮食管理指南（2023）[J]. 中华皮肤科杂志，56（5）：389-401.

中国医师协会血液科医师分会，中华医学会血液学分会，2022. 中国多发性骨髓瘤诊治指南（2022 年修订）[J]. 中华内科杂志，61（5）：480-487.

中华耳鼻咽喉头颈外科杂志编辑委员会，中华医学会耳鼻咽喉头颈外科学分会，2017. 梅尼埃病诊断和治疗指南（2017）[J]. 中华耳鼻咽喉头颈外科杂志，52（3）：167-172.

中华耳鼻咽喉头颈外科杂志编辑委员会鼻科组，中华医学会耳鼻咽喉头颈外科学分会鼻科学组，2022. 中国变应性鼻炎诊断和治疗指南（2022 年修订版）[J]. 中华耳鼻咽喉头颈外科杂志，57（2）：106-129.

中华医学会风湿病学分会，2011. 系统性硬化病诊断及治疗指南[J]. 中华风湿病学杂志，15（4）：256-259.

中华医学会风湿病学分会，国家皮肤与免疫疾病临床医学研究中心，中国系统性红斑狼疮研究协作组，2020. 2020 中国系统性红斑狼疮诊疗指南[J]. 中华内科杂志，59（3）：172-185.

中华医学会妇产科学分会妊娠期高血压疾病学组，2020. 妊娠期高血压疾病诊治指南（2020）[J]. 中华妇产科杂志，55（4）：227-238.

中华医学会肝病学分会，2022. 自身免疫性肝炎诊断和治疗指南（2021）[J]. 中华肝脏病杂志，30（5）：482-492.

中华医学会肝病学分会，中华医学会消化病学分会，中华医学会感染病学分会，2016. 原发性胆汁性肝硬化（又名原发性胆汁性胆管炎）诊断和治疗共识（2015）[J]. 中华肝脏病杂志，24（1）：5-13.

中华医学会感染病学分会艾滋病丙型肝炎学组，中国疾病预防控制中心，2021. 中国艾滋病诊疗指南

（2021 年版）[J]. 中华内科杂志, 60（12）：1106-1128.

中华医学会呼吸病学分会哮喘学组, 2020. 支气管哮喘防治指南（2020 年版）[J]. 中华结核和呼吸杂志, 43（12）：1023-1048.

中华医学会呼吸病学分会哮喘学组, 2022. 奥马珠单抗治疗过敏性哮喘的中国专家共识（2021 版）[J]. 中华结核和呼吸杂志, 45（4）：341-354.

中华医学会内分泌学分会, 中国医师协会内分泌代谢科医师分会, 中华医学会核医学分会, 等, 2022. 中国甲状腺功能亢进症和其他原因所致甲状腺毒症诊治指南[J]. 国际内分泌代谢杂志, 42（5）：401-450.

中华医学会皮肤性病学分会, 中国医师协会皮肤科医师分会, 2022. 自身免疫性表皮下大疱病诊疗共识（2022）[J]. 中华皮肤科杂志, 55（1）：1-11.

中华医学会皮肤性病学分会, 中国医师协会皮肤科医师分会, 中国中西医结合学会皮肤性病专业委员会, 2021. 中国银屑病生物制剂治疗指南（2021）[J]. 中华皮肤科杂志, 54（12）：1033-1047.

中华医学会皮肤性病学分会免疫学组, 2023. 特应性皮炎的全程管理共识[J]. 中华皮肤科杂志, 56（1）：5-15.

中华医学会皮肤性病学分会免疫学组, 特应性皮炎协作研究中心, 2020. 中国特应性皮炎诊疗指南（2020 版）[J]. 中华皮肤科杂志, 53（2）：81-88.

中华医学会皮肤性病学分会荨麻疹研究中心, 2022. 中国荨麻疹诊疗指南（2022 版）[J]. 中华皮肤科杂志, 55（12）：1041-1049.

中华医学会皮肤性病学分会银屑病专业委员会, 2019. 中国银屑病诊疗指南（2018 完整版）[J]. 中华皮肤科杂志, 52（10）：667-710.

中华医学会神经病学分会, 中华医学会神经病学分会周围神经病协作组, 中华医学会神经病学分会肌电图与临床神经电生理学组, 2019. 中国吉兰-巴雷综合征诊治指南 2019[J]. 中华神经科杂志, 52（11）：877-882.

中华医学会神经病学分会神经免疫学组, 中国免疫学会神经免疫学分会, 2015. 中国重症肌无力诊断和治疗指南 2015[J]. 中华神经科杂志, 48（11）：934-940.

中华医学会神经病学分会神经免疫学组, 中国免疫学会神经免疫分会, 2015. 多发性硬化诊断和治疗中国专家共识（2014 版）[J]. 中华神经科杂志, 48（5）：362-367.

中华医学会糖尿病学分会, 中国医师协会内分泌代谢科医师分会, 中华医学会内分泌学分会, 等, 2022. 中国 1 型糖尿病诊治指南（2021 版）[J]. 中华糖尿病杂志, 14（11）：1143-1250.

中华医学会消化病学分会炎症性肠病学组, 2018. 炎症性肠病诊断与治疗的共识意见（2018 年，北京）[J]. 中华消化杂志, 38（5）：292-311.

中华医学会消化病学分会炎症性肠病学组病理分组, 2021. 中国炎症性肠病病理诊断专家指导意见[J]. 中华炎性肠病杂志, 5（1）：5-20.

中华医学会心血管病学分会, 中华心血管病杂志编辑委员会, 2023. 盐敏感性高血压管理的中国专家共识[J]. 中华心血管病杂志, 51（4）：364-376.

中华医学会血液学分会干细胞应用学组, 2020. 中国异基因造血干细胞移植治疗血液系统疾病专家共识（Ⅲ）——急性移植物抗宿主病（2020 年版）[J]. 中华血液学杂志, 41（7）：529-536.

中华医学会血液学分会红细胞疾病（贫血）学组, 2023. 中国成人自身免疫性溶血性贫血诊疗指南（2023 年版）[J]. 中华血液学杂志, 44（1）：12-18.

中华医学会血液学分会血栓与止血学组, 2022. 血栓性血小板减少性紫癜诊断与治疗中国指南（2022 年版）[J]. 中华血液学杂志, 43（1）：7-12.

中华医学会血液学分会造血干细胞应用学组, 中国抗癌协会血液病转化委员会, 2021. 慢性移植物抗宿主病（cGVHD）诊断与治疗中国专家共识（2021 年版）[J]. 中华血液学杂志，42（4）：265-275.

中华医学会眼科学分会眼免疫学组，中国医师协会眼科医师分会葡萄膜炎与免疫学组，2023. 中国福格特-小柳-原田综合征临床诊疗专家共识（2023 年）[J]. 中华眼科杂志，59（7）：518-525.

周薇，赵京，车会莲，等，2022. 中国儿童食物过敏循证指南[J]. 中华实用儿科临床杂志，37（8）：572-583.

朱秀琴，张素，王霞，等，2022. 成人活动期炎症性肠病护理专家共识[J]. 护理学杂志，37（8）：1-6.

Abbas AK, Lichtman AH, Pillai S, 2018. Cellular and molecular immunology[M]. 9th ed. Philadelphia：W.B.Sauders Company.

Amaya-Uribe L, Rojas M, Azizi G, et al, 2019. Gershwin ME. Primary immunodeficiency and autoimmunity：A comprehensive review[J]. J Autoimmun, 99：52-72.

Antia C, Baquerizo K, Korman A, et al, 2018. Urticaria：a comprehensive review：epidemiology, diagnosis, and work-up[J]. J Am Acad Dermatol, 79（4）：599-614.

Argüello MM, López RM, Castilla GL, 2023. Autoimmune haemolytic anaemia[J]. Med Clin（Barc）, 160（1）：30-38.

Armitage JO, Gascoyne RD, Lunning MA, et al, 2017. Non-Hodgkin lymphoma[J]. Lancet, 390（10091）：298-310.

Arnaud L, Costedoat-Chalumeau N, Mathian A, et al, 2023. French practical guidelines for the diagnosis and management of relapsing polychondritis[J]. Rev Med Interne, 44（6）：282-294.

Ashton C, Paramalingam S, Stevenson B, et al, 2021. Idiopathic inflammatory myopathies：a review[J]. Intern Med J, 51（6）：845-852.

Beichler H, Grabovac I, Dorner TE, 2023. Integrated care as a model for interprofessional disease management and the benefits for people living with HIV/AIDS[J]. Int J Environ Res Public Health, 20（4）：3374.

Bond D, 2013. Ankylosing spondylitis：diagnosis and management[J]. Nurs Stand, 28（16-18）：52-59.

Branisteanu DE, Cojocaru C, Diaconu R, et al, 2022. Update on the etiopathogenesis of psoriasis（review）[J]. Exp Ther Med, 23（3）：201.

Brice P, de Kerviler E, Friedberg JW, 2021. Classical Hodgkin lymphoma[J]. Lancet, 398（10310）：1518-1527.

Brigle K, Rogers B, 2017. Pathobiology and diagnosis of multiple myeloma[J]. Semin Oncol Nurs, 33（3）：225-236.

Burkholder BM, Jabs DA, 2021. Uveitis for the non-ophthalmologist[J]. BMJ, 372：m4979.

Buzzetti R, Maddaloni E, Gaglia J, et al, 2022. Adult-onset autoimmune diabetes[J]. Nat Rev Dis Primers, 8（1）：63.

Caravaca-Fontán F, Fernández-Juárez G, Praga M, 2019. Acute kidney injury in interstitial nephritis[J]. Curr Opin Crit Care, 25（6）：558-564.

Cazeau N, Rodriguez S, 2023. Steroid-refractory chronic graft-versus-host disease：treatment options and nursing care[J]. Clin J Oncol Nurs, 27（3）：259-265.

Choudhury A, Stuart E, Stoler J, et al, 2023. Regional disparities in pediatric uveitis care availability in the United States[J]. Ophthalmology, 130（10）：1099-1101.

Christopher LH, Wilkinson EP, 2021. Meniere's disease：medical management, rationale for vestibular preservation and suggested protocol in medical failure[J]. Am J Otolaryngol, 42（1）：102817.

Clifford K, Copeland A, Knutzen G, et al, 2018. Brentuximab vedotin：a nursing perspective on best practices and management of associated adverse events[J]. Clin J Oncol Nurs, 22（4）：E103-E114.

Collins-Yoder A, 2018. Gastrointestinal manifestations of autoimmune diseases requiring critical care[J]. Crit

Care Nurs Clin North Am，30（1）：1-12.

Cowan AJ，Green DJ，Kwok M，et al，2022. Diagnosis and management of multiple myeloma：a review[J]. JAMA，327（5）：464-477.

Dawson K，2015. Rituximab faster infusion for patients with non-Hodgkin's lymphoma in the United States：implications for nursing practice[J]. J Infus Nurs，36（3）：172-178.

De Winter DP，Hulzebos C，Van't Oever RM，et al，2023. History and current standard of postnatal management in hemolytic disease of the fetus and newborn[J]. Eur J Pediatr，182（2）：489-500.

Delves PJ，Martin SJ，Burton DR，2017. Roitt's essential immunology[M]. 13th ed. London：John Wiley & Sons，Ltd.

DiMeglio LA，Evans-Molina C，Oram RA，2018. Type 1 diabetes[J]. Lancet，391（10138）：2449-2462.

Dinulos J，2020. Habif's clinical dermatology：a color guide to diagnosis and therapy[M]. 7th ed. London：Elsevier Ltd.

Dobrican CT，Muntean IA，Pintea I，et al，2022. Immunological signature of chronic spontaneous urticaria（Review）[J]. Exp Ther Med，23（6）：381.

Donna D，Ignatavicius M，Linda Workman，Cherie Rebar，et al，2020. Medical-surgical nursing：concepts for interprofessional collaborative care[M]. 10th ed. Amsterdam：Elsevier Inc.

Dowdy RAE，Cornelius BW，2020. Medical management of epiglottitis[J]. Anesth Prog，67（2）：90-97.

Dowling M，Kelly M，Meenaghan T，2016. Multiple myeloma：managing a complex blood cancer[J]. Br J Nurs，25（16）：S18-S28.

Drake WP，Culver DA，Baughman RP，et al，2021. Phase Ⅱ investigation of the efficacy of antimycobacterial therapy in chronic pulmonary sarcoidosis[J]. Chest，159（5）：1902-1912.

Drent M，Crouser ED，Grunewald J，2021. Challenges of sarcoidosis and its management[J]. N Engl J Med，385（11）：1018-1032.

Eichenfield LF，Tom WL，Berger TG，et al，2014. Guidelines of care for the management of atopic dermatitis：section 2. management and treatment of atopic dermatitis with topical therapies [J]. J Am Acad Dermatol，71（1）：116-132.

Etesami I，Dadkhahfar S，Kalantari Y，2022. Topical care in pemphigus wounds：a systematic review of the literature[J]. Dermatol Ther，35（11）：e15808.

Fan J，Watanabe T，2022. Atherosclerosis：known and unknown[J]. Pathol Int，72（3）：151-160.

Fava A，Petri M，2019. Systemic lupus erythematosus：diagnosis and clinical management[J]. J Autoimmun，96：1-13.

Ferdinand KC，Nasser SA，2017. Management of essential hypertension[J]. Cardiol Clin，35（2）：231-246.

Ferreira MB，Silveira CF，Silva SR，et al，2016. Nursing care for women with pre-eclampsia and/or eclampsia：integrative review[J]. Rev Esc Enferm USP，50（2）：324-334.

Firestein GS，Budd RC，O'dell JR，et al，2020. Kelley and Firestein's textbook of rheumatology[M]. 11th ed. Amsterdam：Elsevier Inc.

Fragoso MCBV，Bachega TASS，Dain L，2022. Editorial：molecular-genetic causes underlying primary adrenal insufficiency：current insights into diagnosis and treatment[J]. Front Endocrinol（Lausanne），13：995151.

Galante CM，2022. Asthma management updates[J]. Nursing，52（2）：25-34.

Garovic VD，Dechend R，Easterling T，et al，2022. Hypertension in pregnancy：diagnosis, blood pressure goals, and pharmacotherapy：a scientific statement from the American Heart Association[J]. Hypertension，79（2）：

e21-e41.

George JN, 2022. Thrombotic thrombocytopenic purpura：from 1972 to 2022 and beyond[J]. Semin Thromb Hemost, 48（8）：926-936.

Global Initiative for Asthma, 2023. Global Strategy for Asthma Management and Prevention. [2023-05-29]. https：//ginasthma.org/wp-content/uploads/2023/05/GINA-2023-Full-Report-2023-WMS.pdf.

Greving JP, Kaasjager HA, Vernooij JW, et al, 2015. Cost-effectiveness of a nurse-led internet-based vascular risk factor management programme：economic evaluation alongside a randomised controlled clinical trial[J]. BMJ Open, 5（5）：e007128.

Grossman S, Tagliavini LB, 2015. Managing Sjogren's syndrome[J]. Home Healthc Now, 33（9）：487-492.

Gulamhusein AF, Hirschfield GM, 2020. Primary biliary cholangitis：pathogenesis and therapeutic opportunities[J]. Nat Rev Gastroenterol Hepatol, 17（2）：93-110.

Hall A, Baldwin C, Scott C, et al, 2016. Clinical Immunology（Fundamentals of Biomedical Science）[M]. 2th ed. Oxford：Oxford University Press.

Hallek M, Al-Sawaf O, 2021. Chronic lymphocytic leukemia：2022 update on diagnostic and therapeutic procedures[J]. Am J Hematol, 96（12）：1679-1705.

Hallek M, Shanafelt TD, Eichhorst B, 2018. Chronic lymphocytic leukaemia[J]. Lancet, 391（10129）：1524-1537.

Hammad H, Lambrecht BN, 2021.The basic immunology of asthma[J]. Cell, 184（6）：1469-1485.

Hampel PJ, Parikh SA, 2022. Chronic lymphocytic leukemia treatment algorithm 2022[J]. Blood Cancer J, 12（11）：161.

Hariharan S, Israni AK, Danovitch G, 2021. Long-term survival after kidney transplantation[J]. N Engl J Med, 385（8）：729-743.

Harper LJ, Love G, Singh R, et al, 2021. Barriers to care among patients with sarcoidosis: a qualitative study[J]. Ann Am Thorac Soc, 18（11）：1832-1838.

Holly Stromberg, 2022. Medical-surgical nursing: concepts & practice[M]. 5th ed. Philadelphia：W.B. Saunders Ltd.

Hom G, Graham RR, Modrek B, et al, 2008. Association of systemic lupus erythematosus with C8orf13-BLK and ITGAM-ITGAX. N Engl J Med, 358（9）：900-909.

Jackson CB, Farzan M, Chen B, et al, 2022. Mechanisms of SARS-CoV-2 entry into cells[J]. Nat Rev Mol Cell Biol, 23（1）：3-20.

Jasti AK, Selmi C, Sarmiento-Monroy JC, et al, 2016. Guillain-Barré syndrome：causes, immunopathogenic mechanisms and treatment[J]. Expert Rev Clin Immunol, 12（11）：1175-1189.

Jerjen R, Nikpour M, Krieg T, et al, 2022. Systemic sclerosis in adults. part I : clinical features and pathogenesis[J]. J Am Acad Dermatol, 87（5）：937-954.

Karthikeyan G, Guilherme L, 2018. Acute rheumatic fever[J]. Lancet, 392（10142）：161-174.

Katsumi T, Ueno Y, 2022. Epidemiology and surveillance of autoimmune hepatitis in Asia[J]. Liver Int, 42（9）：2015-2022.

Kellar M, 2022. Rheumatology: current research and clinical aspects[M]. Miami：American Medical Publishers.

Khedagi AM, Bello NA, 2021. Hypertensive disorders of pregnancy[J]. Cardiol Clin, 39（1）：77-90.

Kotsani K, Antonopoulou V, Kountouri A, et al, 2018. The role of telenursing in the management of Diabetes Type 1：A randomized controlled trial[J]. Int J Nurs Stud, 80：29-35.

Koutsouraki E, Theodoros K, Eleni G, et al, 2023. Autonomic nervous system disorders in multiple sclerosis[J].

J Neurol，270（8）：3703-3713.

Kwong H，Reinisch RH，2019. Lewis's medical-surgical nursing. assessment and management of clinical problems [M]. 11th ed. New York：Mosby.

Lachner KD，2016. Caring for the patient with limited systemic scleroderma[J]. Orthop Nurs，35（1）：5-10.

Lamb CA，Kennedy NA，Raine T，et al，2019. British Society of Gastroenterology consensus guidelines on the management of inflammatory bowel disease in adults[J]. Gut，68（Suppl 3）：s1-s106.

Lambrecht BN，Hammad H，Fahy JV，2019. The cytokines of asthma[J]. Immunity，50（4）：975-991.

Lederer DJ，Martinez FJ，2018. Idiopathic pulmonary fibrosis[J]. N Engl J Med，378（19）：1811-1823.

Lewis A，Thant AA，Aslam A，et al，2023. Diagnosis and management of adrenal insufficiency[J]. Clin Med（Lond），23（2）：115-118.

Li C，Tong F，Ma Y，et al，2018. Association of the CD11b rs1143679 polymorphism with systemic lupus erythematosus in the Han Chinese population. J Int Med Res，46（3）：1008-1014.

Libby P，2021. The changing landscape of atherosclerosis[J]. Nature，592（7855）：524-533.

Lieow Y，Christensen M，2014. Graft-versus-host disease in oncology nursing practice[J]. Br J Nurs，23（10）：S4，S6，S8-S10.

Lin X，Corcoran S，2019. CE：Caring for survivors of Hodgkin lymphoma[J]. Am J Nurs，119（2）：32-41.

Lin YJ，Anzaghe M，Schülke S，2020. Update on the pathomechanism，diagnosis，and treatment options for rheumatoid arthritis[J]. Cells，9（4）：880.

Lindo A，Breikert A，Lakwijk P，et al，2023. Patient needs and care：moves toward person-centered care for Graves' disease in Sweden[J]. Eur Thyroid J，12（3）：e230010.

Linton AD，Matteson MA，2020. Medical-surgical nursing[M]. 7th ed. Amsterdam：Elsevier Inc.

Long A，Kleiner A，Looney RJ，2023. Immune dysregulation[J]. J Allergy Clin Immunol，151（1）：70-80.

Macy E，2021. Practical management of new-onset urticaria and angioedema presenting in primary care，urgent care，and the emergency department [J]. Perm J，25：21.058.

Malik AM，Tupchong S，Huang S，et al，2021. An updated review of pemphigus diseases[J]. Medicina（Kaunas），57（10）：1080.

Mauro D，Thomas R，Guggino G，et al，2021. Ankylosing spondylitis：an autoimmune or autoinflammatory disease? [J]. Nat Rev Rheumatol，17（7）：387-404.

Mehta P，McAuley DF，Brown M，et al，2020. COVID-19：consider cytokine storm syndromes and immunosuppression[J]. Lancet，395（10229）：1033-1034.

Menter A，Cordoro KM，Davis DMR，et al，2020. Joint American Academy of Dermatology-National Psoriasis Foundation guidelines of care for the management and treatment of psoriasis in pediatric patients [J]. J Am Acad Dermatol，82（1）：161-201.

Minnie SA，Hill GR，2020. Immunotherapy of multiple myeloma[J]. J Clin Invest，130（4）：1565-1575.

Moledina DG，Perazella MA，2017. Drug-induced acute interstitial nephritis[J]. Clin J Am Soc Nephrol，12（12）：2046-2049.

Murphy KM，2017. Janeway' immunobiology[M]. 9th ed. New York：Garland Science.

Murray B，O'Neill M，2018. Supporting self-management of asthma through patient education[J]. Br J Nurs，27（7）：396-401.

Narayanaswami P，Sanders DB，Wolfe G，et al，2021. International consensus guidance for management of Myasthenia Gravis：2020 Update[J]. Neurology，96（3）：114-122.

Naughton P, Healy M, Enright F, et al, 2021. Infectious Mononucleosis: diagnosis and clinical interpretation[J]. Br J Biomed Sci, 78 (3): 107-116.

Negrini S, Emmi G, Greco M, et al, 2022. Sjögren's syndrome: a systemic autoimmune disease[J]. Clin Exp Med, 22 (1): 9-25.

Nierman P, 2021. Acalabrutinib: nursing considerations for use in patients with chronic lymphocytic leukemia and small lymphocytic lymphoma[J]. Clin J Oncol Nurs, 25 (6): 687-696.

Nikolaishvili M, Pazhava A, Di Lernia V, 2023. Viral infections may be associated with Henoch-Schönlein Purpura [J]. J Clin Med, 12 (2): 697.

Olivas I, Rodríguez-Tajes S, Londoño MC, 2022. Autoimmune hepatitis: Challenges and novelties[J]. Med Clin (Barc), 159 (6): 289-298.

Orphanou N, Papatheodorou E, Anastasakis A, 2022. Dilated cardiomyopathy in the era of precision medicine: latest concepts and developments[J]. Heart Fail Rev, 27 (4): 1173-1191.

Ortiz Pastelero P, Martínez Lara C, 2021. Influence of the nursing professional over the quality of life in patients receiving kidney transplants[J]. Rev Esp Salud Publica, 95: e202107093.

Ow KV, Brant JM, 2021. Non-Hodgkin lymphoma: examining mycosis fungoides and Sézary syndrome in the context of oncology nursing[J]. Clin J Oncol Nurs, 25 (5): 555-562.

Perkins R, Ingebretson E, Holifield L, et al, 2021. A nurse's guide to COVID-19[J]. Am J Nurs, 121 (3): 28-38.

Petitdemange A, Sztejkowski C, Damian L, et al, 2022. Treatment of relapsing polychondritis: a systematic review[J]. Clin Exp Rheumatol, 40 Suppl 134 (5): 81-85.

Pruitt B, 2021. Idiopathic pulmonary fibrosis: what nurses need to know[J]. Nursing, 51 (1): 22-29.

Pugh D, Karabayas M, Basu N, et al, 2022. Large-vessel vasculitis[J]. Nat Rev Dis Primers, 7 (1): 93.

Pullen R, 2020. A clinical review of primary biliary cholangitis[J]. Gastroenterol Nurs, 43 (2): E48-E55.

Qiao JG, Zhang L, Tong YH, et al, 2014. Management of the first confirmed case of avian influenza A H7N9[J]. Respir Care, 59 (4): e43-e46.

Radu AF, Bungau SG, 2021. Management of rheumatoid arthritis: an overview[J]. Cells, 10 (11): 2857.

Ramachandran V, Kolli SS, Strowd LC, 2019. Review of graft-versus-host disease[J]. Dermatol Clin, 37 (4): 569-582.

Randhawa B, Lewis E, Owen C, 2021. Treating CLL with bruton tyrosine kinase inhibitors: the role of the outpatient oncology nurse[J]. Semin Oncol Nurs, 37 (4): 151177.

Redmond MT, Scherzer R, Prince BT, 2022. Novel genetic discoveries in primary immunodeficiency disorders[J]. Clin Rev Allergy Immunol, 63 (1): 55-74.

Reich DS, Lucchinetti CF, Calabresi PA, 2018. Multiple sclerosis[J]. N Engl J Med, 378 (2): 169-180.

Revell MA, 2018. Infection-related glomerular disease[J]. Nurs Clin North Am, 53 (4): 541-549.

Rheumatology Nurses Society, American Nurses Association, 2019. Rheumatology nursing: scope and standards of practice[M]. Washington: American Nurses Association.

Rich RR, Fleisher TA, Weyand CM, et al, 2022. Clinical immunology: principles and practice[M]. 6th ed. Amsterdam: Elsevier Inc.

Rivera SL, Martin J, Landry J, 2019. Acute and chronic hypertension: what clinicians need to know for diagnosis and management[J]. Crit Care Nurs Clin North Am, 31 (1): 97-108.

Rizk HG, Mehta NK, Qureshi U, et al, 2022. Pathogenesis and etiology of Ménière disease: a scoping review of a century of evidence[J]. JAMA Otolaryngol Head Neck Surg, 148（4）: 360-368.

Rosso C, Aaron AA, Armandi A, et al, 2021. Inflammatory bowel disease nurse-practical messages[J]. Nurs Rep, 11（2）: 229-241.

Rouen PA, White ML, 2018. Dry eye disease: prevalence, assessment, and management[J]. Home Healthc Now, 36（2）: 74-83.

Saverino S, Falorni A, 2020. Autoimmune Addison's disease[J]. Best Pract Res Clin Endocrinol Metab, 34（1）: 101379.

Schultheiss HP, Fairweather D, Caforio ALP, et al, 2019. Dilated cardiomyopathy[J]. Nat Rev Dis Primers, 5（1）: 32.

Seyedian SS, Nokhostin F, Malamir MD, 2019. A review of the diagnosis, prevention, and treatment methods of inflammatory bowel disease[J]. J Med Life, 12（2）: 113-122.

Shaul C, Levin PD, Attal PD, et al, 2022. The management of acute supraglottitis patients at the intensive care unit[J]. Eur Arch Otorhinolaryngol, 279（3）: 1425-1429.

Shilts J, Severin Y, Galaway F, et al, 2022. A physical wiring diagram for the human immune system[J]. Nature, 608（7922）: 397-404.

Siddiqui ZA, Walker A, Pirwani MM, et al, 2022. Allergic rhinitis: diagnosis and management[J]. Br J Hosp Med（Lond）, 83（2）: 1-9.

Smith TJ, Hegedüs L, 2016. Graves' disease[J]. N Engl J Med, 375（16）: 1552-1565.

Spagnolo P, Kropski JA, Jones MG, et al, 2021. Idiopathic pulmonary fibrosis: disease mechanisms and drug development[J]. Pharmacol Ther, 222: 107798.

Sroka-Tomaszewska J, Trzeciak M, 2021. Molecular mechanisms of atopic dermatitis pathogenesis [J]. Int J Mol Sci, 22（8）: 4130.

Steppie S, 2023. Caring for people with HIV/AIDS[J]. Nursing, 53（2）: 37-38.

Stolk-Vos AC, Kasigar H, Nijmeijer KJ, et al, 2020. Outcomes in patients with chronic uveitis: which factors matter to patients? A qualitative study[J]. BMC Ophthalmol, 20（1）: 125.

Sturm A, White L, 2019. Inflammatory bowel disease nursing Manual[M]. Cham: Springer Cham.

Sucher E, Sucher R, Gradistanac T, et al, 2019. Autoimmune hepatitis-immunologically triggered liver pathogenesis-diagnostic and therapeutic strategies[J]. J Immunol Res, 2019: 9437043.

Svejgaard A, 2008. The immunogenetics of multiple sclerosis. Immunogenetics, 60（6）: 275-286.

Sylvester JE, Buchanan BK, Silva TW, 2023. Infectious Mononucleosis: rapid evidence review[J]. Am Fam Physician, 107（1）: 71-78.

Tombetti E, Mason JC, 2019. Takayasu arteritis: advanced understanding is leading to new horizons [J]. Rheumatology（Oxford）, 58（2）: 206-219.

Turner PJ, Arasi S, Ballmer-Weber B, et al, 2022. Risk factors for severe reactions in food allergy: rapid evidence review with meta-analysis[J]. Allergy, 77（9）: 2634-2652.

Voora S, Adey DB, 2019. Management of kidney transplant recipients by general nephrologists: core curriculum 2019[J]. Am J Kidney Dis, 73（6）: 866-879.

Wang D, Zheng M, Qiu Y, et al, 2014. Tespa1 negatively regulates FcεRI-mediated signaling and the mast cell-mediated allergic response[J]. J Exp Med, 211（13）: 2635-2649.

Wise SK, Damask C, Roland LT, et al, 2023. International consensus statement on allergy and rhinology: allergic rhinitis - 2023[J]. Int Forum Allergy Rhinol, 13（4）: 293-859.

Wojeck RK，Bailey DE，Somers TJ，et al，2021. Self-management interventions in systemic sclerosis: a systematic review[J]. Res Nurs Health，44（2）: 376-392.

Worm M，Vieths S，Mahler V，2022. An update on anaphylaxis and urticaria[J]. J Allergy Clin Immunol，150（6）: 1265-1278.

Wu S，Wang G，Yang R，et al，2016. Anti-inflammatory effects of Boletus edulis polysaccharide on asthma pathology[J]. Am J Transl Res，8（10）: 4478-4489.

Wu S，Yang R，Wang G，2017. Anti-asthmatic effect of pitavastatin through aerosol inhalation is associated with CD4$^+$ CD25$^+$ Foxp3$^+$ T cells in an asthma mouse model[J]. Sci Rep，7（1）: 6084.

Wu SQ，Wang GL，Li LY，et al，2014. Effects of microRNA-21 on the interleukin 12/signal transducer and activator of transcription 4 signaling pathway in asthmatic mice[J]. Cent Eur J Immunol，39（1）: 40-45.

Xing H，Wang J，Sun Y，et al，2022. Recent advances in the allergic cross-reactivity between fungi and foods[J]. J Immunol Res，2022: 7583400.

Yang R，Wang G，Li L，et al，2020. Tespa1 plays a role in the modulation of airway hyperreactivity through the IL-4/STAT6 pathway[J]. J Transl Med，18（1）: 444.

Zeiser R，Blazar BR，2017. Acute Graft-versus-host disease-biologic process，prevention，and therapy[J]. N Engl J Med，377（22）: 2167-2179.

Zemanová M，2021. Dry eye disease: a review[J]. Cesk Slov Oftalmol，77（3）: 107-119.